国家出版基金资助项目

中国针灸

Zhongguo
Zhenjiu
Dacheng

Zhenfajuan

针法卷

大成

Compendium of
Chinese
Acupuncture
and Moxibustion

总主编／石学敏　执行主编／王旭东　陈丽云　尚　力

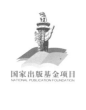

国家出版基金项目
NATIONAL PUBLICATION FOUNDATION

云岐子论经络迎随补泻法
《济生拔粹》本

治病针法
明隆庆三年刻本

针灸法总要
越南阮朝明命八年抄本

选针三要集
日本明治抄本

灸膏肓腧穴法
日本明治抄本

痈疽神秘灸经
日本享保十四年刻本

采艾编
清嘉庆抄本

艾灸通说
日本文化六年刻本

太乙神针心法
清康熙五十六年刻本

太乙神针
清同治七年刻本

湖南科学技术出版社
·长沙·

序

是书初成，岁在庚子；壬寅将尽，又创续编。华夏天清，神州日朗，国既昌泰，民亦心安。抚胸额首，朋辈相聚酒酣；笑逐颜开，握手道故纵谈。谈古论今，喜看中医盛况；数典读书，深爱针灸文献。针矣砭矣，历史班班可考；炳焉燕焉，成就历历在目。针灸之术，盖吾一生足迹之所跬步蹒跚；集成先贤，乃吾多年夙愿之所魂牵梦绕。湖南科学技术出版社，欲集历代针灸文献于一编，甚合我意，大快我心。吾素好书，老而弥笃，幸喜年将老而体未衰，又得旭东教授鼎力相助，丽云、尚力诸君共同协力，《大成》之作，蒐材博远，体例创新，备而不烦，详而有体。历代针灸著述，美不胜收；各种理论技法，宛在心目。吾深知翰墨之苦，寻书之难；珍本善本，岂能易得？尤其影校对峙，瑕疵不容，若无奉献精神，哪能至此？吾忝列榜首，只是出谋划策；出版社与诸同道，方为编书栋梁。夫万种医书，内外妇儿皆有；针灸虽小，亦医学宝库一脉。《针经》之《问难》，《甲乙》之《明堂》，皇甫谧、王惟一，《标幽赋》《玉龙经》，书集一百一十四种。论、图、歌、文，连类而相继。文献详备，版亦珍奇，法国朝鲜，日本越南，宋版元刻，明清官坊，见善必求，虽远必访。虽专志我针灸，亦合之国策，活我古籍，壮我中华；弘扬国粹，继承发展。故见是书，已无憾。书适成，可以献国家而备采择，供专家而作查考，遗学子而为深耘。吾固知才疏学浅，难为针灸之不刊之梓，尚需方家润色斧削。盼师长悯我诚恳，实乃真心忧，非何求，赐我良教，点我迷津，开我愚钝，正我讹误，使是书趋善近美，助中医药学飞腾世界医学之巅，则善莫大矣！

中 国 工 程 院 院 士

国 医 大 师 石学敏

《中国针灸大成》总主编

重新认识针灸学

20世纪初，笔者于欧洲巡医，某国际体育大赛前一日，一体育明星腰伤，四壮汉抬一担架，逶迤辗转，访遍当地名医，毫无起色。万般无奈之下，求针灸一试，作死马活马之想。笔者银针一枚，刺入人中，原本动则锥心、嗷嗷呼痛之世界冠军，当即挺立行走，喜极而泣。随行记者瞠目结舌，医疗团队大惊失色——在西方医生的知识储备里，穷尽所有聪明才智，也想不出鼻唇沟和腰部有什么关系，"结构决定功能"的"真理"被人中沟上的一根银针击碎了！

这在中医行业内最平常的针灸技术，却被欧洲人看成"神操作"，恰恰展示了中国传统医学引以为豪的价值观："立象尽意"。以人类的智慧发现外象与内象的联系，以功能（疗效）作为理论的本源。笔者以为，这是针灸学在诊治疾病之外，对于人类认知世界的重大贡献。亦即：针灸学远远不只是诊疗疾病，更是人类发现世界真理的另一个重要途径。

2018年3月28日，*Science Reports*杂志发表一篇科学报告，证明了笔者上述观点。国内外媒体宣称美国科学家发现了人体内一个未知的器官，而且是人体中面积最大的一个器官。这一发现能够显著地提高现有医学对癌症以及其他诸多疾病的认知。而这一器官体内的密集结缔组织，实际上是充满流体的间质（interstitium）网络，并发挥着"减震器"的作用。科学家首次建议将该间质组织归为一个完整的器官。也就是说它拥有独立的生理作用和构成部分，并执行着特殊任务，如人体中的心脏、肝脏一样。

基于上述发现是对人体普遍联系方式的一种描述，所以研究中医的学者认为经络就是这样一种结构。人体的十四经脉主要是由组织间隙组成，上连神经和血管，下接局部细胞，直接关系着细胞的生死存亡。经络与间质组织一样无处不在，所有细胞都浸润在组织液中，整体的普遍联系就是通过全身运行的"水"来实现的。事实上，中药就是疏通经络来治病的，这与西药直接杀死病变细胞的药理有着根本的不同。可以这样说，证明了经络的存在，也就间接证明了中药药理的科学性，可以理解为什么癌症在侵袭某些人体部位后更容易蔓延。

穷神极变出针砭　万壑春云一冰台
——代前言

笔者认为，中医学者对美国科学家的发现进行相似性印证，或许不那么贴切和完全对应，但是，从整体观念而言，这种发现无疑是西方医学的进步。这也佐证了针灸学知识领域内，古老而晦涩的语言文字里，隐含着朦胧而内涵深远的知识，有待我们深入挖掘研究。

应用现有的科学认知来评价针灸的科学性，我们已经吃尽苦头。"经络研究"进行了几十年，花费无数人力、物力、财力，最终却是一无所获。因为这些研究一直是以西方科学的知识结构、价值观和思维方式来检验古代的成果，犯了本质的错误。"人中"和腰椎、腰肌的关系，任何现代医学知识都是无法证实的，但是我们却硬要在实验室寻找物质基础和有形的联系，终究是没有结果的。古代针刺合谷催产，谁能找到合谷和子宫的关联？若是我们以针灸学的认知为线索，将会获得全新启示，能找到人中与腰部联系通道的人，获得诺贝尔生理学或医学奖将是一件很容易的事。因此，包括中医药学界的学者专家，并未能完全认识到针灸学术的深邃和伟大。我们欠针灸学术一个客观的评价。

不过，尽管科学在不断证实着针灸学的伟大和深奥，但是，在中国传统医学的版图上，无论是古代还是现代，针灸学术的地位，一直处于从属、次要的地位。笔者只有在外国才从事针灸工作，回到中国境内，便重归诊脉开方之途。其中种种隐曲不便展开，但业内视针灸为带有劳作性质的小科的潜意识，却是真实的存在。

再以现存古籍为例，现代中医古籍目录学著作如《中国中医古籍总目》《中医图书联合目录》，收录古籍都在万种以上，但1911年以前的针灸类著作数量却不到200种。郭霭春先生、黄龙祥先生等针灸文献学家都做过类似的统计，如郭先生《现存针灸医籍》129种，黄先生《针灸名著集成》180种（含日本所藏）。且大多是转抄、辑录、类编、汇编、节抄之类，学术含量较高的也就30多种。

如今，"中医走向世界"已成为业内共识，但是，准确的说法应该是"针灸走向世界"，遍布欧美、东南亚，乃至非洲、大洋洲的"TCM"，其实都是针灸诊所。由于用药受到种种限制，中药方剂至今未被世界各国广泛接受。中医对世界人民的贡献，针灸至少占90%以上。因此，全方位审视针灸学的历史地位和医学价值，是中医界必须要做的工作。

此次湖南科学技术出版社策划，针灸学大师石学敏院士领衔，收集现存针灸古籍，编纂一套集成性的针灸文献丛书，为医学界提供相对系统的原生态古典针灸文献，虽然达不到集大成的要求，但至少能满足针灸学者们从事文献研究时看到古籍原貌的愿望，以历史真实的遗存来实现针灸文献的权威性。

历尽坎坷的针灸发展史

从针灸文献的数量和质量上，可以看出针灸学术的地位。其实轻慢针灸技术，这不是现代才有的问题，历史上也曾多次发生类似问题。有高潮也有低谷。

针灸学术最辉煌的时期，莫过于历史的两头：即中医学知识体系的形成阶段和20世纪美国总统尼克松访华至今。

一、高光时刻：春秋战国至两汉

春秋战国到西汉时期，是中医学初步成形的时期，药物和药剂的应用还没有成熟，对药物不良反应的认识也不充分，因此，药物的使用受到极大的限制，即便是医学经典著作，《黄帝内经》中也只有 13 首方剂。而此时的针灸技术相对成熟得多，《灵枢》中针灸理论和技术的内容占比高达 80%，文献记载当时针灸主治的疾病几乎涉及人类的所有病种。从现有文献来看，这一时期应该是针灸技术最为辉煌的时期。

汉代，药物学知识日渐丰富，在《黄帝内经》理论指导下，药物配伍理论也得到长足的发展。东汉末年，医圣张仲景著《伤寒杂病论》，完善了《黄帝内经》六经辨治理论，形成了外感热病诊疗体系。该书也是方剂药物运用比较纯熟的标志。仲景治疗疾病的主要方法是方药、针灸，呈针、药并重的态势。至于魏晋皇甫谧之《针灸甲乙经》，则是对先秦两汉针灸学辉煌盛世的全面总结。

此后，方药的发展突飞猛进，势不可挡。诚如笔者在《中医方剂大辞典》第 2 版"感言"中所述："《录验方》《范汪方》《删繁方》《小品方》，追随道家气质；《僧深方》《波罗门》《耆婆药》《经心录》，兼修佛学思想……《抱朴子》《肘后方》，为长寿学先导，传急救学仙方。《肘后备急》，成就诺奖；《巢氏病源》，医道大全。《食经》《产经》《素女经》，《崔公》《徐公》《廪丘公》，录诸医经验，载民间验方，百花齐放，蔚为大观……"方药学术，一片繁荣，逐渐成为治疗疾病的主流技术。到了唐代，孙思邈、王焘等人在强盛国力和社会文明的催促下，对方药治疗的盛况进行了总结，《千金要方》《外台秘要》等大型方书是方药技术成为医学主流的写照。

二、初受重创：中唐以降

方药兴起，一段时间内与针灸并驾齐驱，针灸技术在初唐时期在学术界还具有较高地位。杨上善整理《黄帝明堂经》，著《黄帝内经太素》，孙思邈推崇针灸，《千金要方》《外台秘要》中也载录了不少针灸学著作，但都是沿袭前人，未见新作。不仅没有创新，而且出现了对针灸非常不利的信号：王焘在《外台秘要》卷三十九中对针刺治病提出了质疑，贬低针刺的疗效，"汤药攻其内，以灸攻其外，则病无所逃。知火艾之功，过半于汤药矣。其针法，古来以为深奥，今人卒不可解。经云：针能杀生人，不能起死人。若欲录之，恐伤性命。今并不录《针经》，唯取灸法"。这里，王焘大肆鼓吹艾灸，严重质疑针刺，明确提出：我的《外台秘要》只收灸学著作《黄帝明堂经》，不收《针经》，因为针刺会死人！《外台秘要》这样一部权威著作，竟然提出这样的观点，对社会的负面影响可想而知！以至于中唐之后很长一段时间内，社会上只见艾灸，少见针刺，针灸学文献只有灸学著作而无针学之书。这种现象甚至波及日本，当时的唐朝，在日本人心目中可是神圣般的国度，唐风所及，日本的灸疗蔚然成风。

三、再度辉煌：两宋金元

宋代确是中国历史上文化最为繁荣的时代，人文科技在政府的高度重视下得到全面发展。笔者认为，北宋医学最醒目的成就，除了世人熟知的校正医书局对中医古籍的保存和整理之外，王惟一铸针灸铜人，宋徽宗撰《圣济经》，成为三项标志性的成果。

其一，宋代官方设立校正医书局，宋以前所有医学著作得到收集整理，其中包括《针灸甲乙经》等珍贵针灸著作。同时，政府组织纂修的大型综合性医学著作《太平圣惠方》《圣济总录》等，也保留了大量珍贵针灸典籍。

其二，北宋太医院医官王惟一在官方支持下，设计并主持铸造针灸铜人孔穴模型两具，撰《铜人腧穴针灸图经》与之呼应。该书与铜人模型完成了宋以前针灸理论及临床技术的全面总结，对我国针灸学的发展具有深远而重大的影响。

其三，宋徽宗亲自撰述《圣济经》，将儒家思想、伦理秩序全面注入医学知识体系，促进整体思想和辨证论治法则在中医学理论和临床运用等全方位的贯彻运用。在中国五千年历史中，除了《黄帝内经》托黄帝之名外，这是唯一由帝王亲自撰稿的医学书籍。

宋代是中国历史上商品经济、文化教育、科学创新高度繁荣的时代。陈寅恪言："华夏民族之文化，历数千载之演进，造极于赵宋之世。"民间的富庶与社会经济的繁荣实远超盛唐。虽然重文轻武的治国方略导致外族侵略而亡国，但是这个历史时期为人类文明创造了无数辉煌而不朽的文化遗产，其中就包括针灸技术的中兴。

两宋时期，针灸学术的传承和发展是多方位的，不仅有针灸铜人之创新，具有《太平圣惠方》《圣济总录》之存古，更有《针灸资生经》之集大成。

时至金元，窦默（汉卿）在针灸领域独树一帜，成为针灸史上一位标志性人物。其所著《标幽赋》《通玄指要赋》等，完成了对针刺手法的系统总结，印证了《黄帝内经》对手法论述的正确性。并且采用歌赋的形式把幽冥隐晦、深奥难懂的针灸理论表达出来，文字精练，叙述准确，对后世医家影响很大。

由于金元时期针灸书散佚较多，虽然大多内容被明清针灸著作所引录，但终究不利于后世对这一历史时期针灸学成就的认知。就现有文献的学术水平来看，当时对针灸腧穴、刺灸法的研究程度，已经达到了历史最高水平，腧穴主治的内容都已定型，可以作为针灸临床的规范和标准，且高度成熟，一直影响到现在。

因此，可以毫不夸张地说，两宋金元时期是中国针灸从中兴走向成熟的时代，创造了针灸学术的又一个盛世景象。

四、惯性沿袭：明代

明代，开国皇帝朱元璋出身草莽，颇为亲民，对前朝文化兼收并蓄，故针灸术在窦汉卿的总结和普及下，成为解除战火之余灾病之得力手段，而在民间盛行。在临床技艺、操作手法等方面则越来越纯熟。

例如，明初泉石心在《金针赋》中提出了烧山火、透天凉等复式补泻手法，以及青龙摆尾、白虎摇头、苍龟探穴、赤凤迎源等飞经走气法。此后又有徐凤、高武等针灸名家闻名于世，并有著作传世。尤其是杨继洲、靳贤所撰《针灸大成》，是继《针灸甲乙经》《针灸资生经》以后又一集大成者，内容最为详尽，具有较高的学术价值和实用价值。该书被翻译成德文、日文等文字，在世界范围内受到推崇。

明代的针灸学术具有鲜明的特色，即临床较多，理论较少；文献辑录较多，理论创新较少。明代雕版印刷技术发达，书坊林立，针灸书得以广泛传播，但也因此造成了大量抄袭，或抄中有改，抄后改编，单项辑录，多项类编等以取巧、取利、窃名为目的的书籍。大部分存世针灸书都是抄来抄去。从文献的意义上来说，确实起到了存续及传播的作用，但是，就学术发展而言，却缺乏发皇古义之推演、融会新知之发挥。

五、惨遭废止：清代

时至清代，统治在政权稳固后，对中华传统文化的传承和践行，较之前朝有过之而无不及。针灸学术在清代前期尚可延续，乾隆年间的《医宗金鉴》集中医药学之大成，其中《刺灸心法要诀》等，系统记录了古代针灸医学的主要内容，是对针灸学术的最后一次官方总结。道光二年（1882），皇帝发布禁令：废止针灸科。任锡庚《太医院志职掌》："针刺火灸，终非奉君之所宜，太医院针灸一科，着永远停止。"这一禁令，将针灸科、祝由科逐出医学门墙。此后，针灸的学术传承被拦腰斩断，伴随着"嘉道中衰"，针灸医生完全没有了社会地位，只是因为疗效和廉价，悄悄地转入民间。

从本书收录的文献来看，情况也确实如此，《医宗金鉴》之后，几乎没有像样的针灸类刻本传世，大多是手录之抄本、辑本、节本，再就是日本的各种传本。清晚期，针灸有再起之象，业界出现了公开出版物，但是，比起明代的普及，清代针灸学术几乎没有发展。针灸医生的社会地位彻底沦为下九流，难登大雅之堂，而正是这些民间针灸医生的存在，才使得传统针灸并没有完全失传。

六、现代复兴：近代以来

晚清至民国时期，针灸学开始复兴，民间的针灸医生崭露头角，医界的名家大力提倡，出版书籍，成立学校，开设专科，编写教材……各种针灸文献如雨后春笋，层出不穷。晚清以前数千年流传下来的针灸古籍只有100多种，而同治以后铅字排版、机器印刷迅速普及，仅几十年时间，到1949年新中国成立前的文献综述已达到400多种。

个人以为，晚清以后的针灸复兴，与西学东渐的时代潮流密切相关，当西方的解剖学、生理学理论，临床诊断、外科手术之类的技术成为社会常态时，针灸操作暴露身体之"不雅"就完全不值一提。加之针灸学术的历史积淀和现实疗效，更因为其简便实用和价格优势，自然成为中西医学家青睐的治疗技术。

综上所述，针灸学术发展并非一帆风顺，而是多灾多难。这与使用药物的中医其他分支有很大区别。金代阎明广注何若愚《流注指微赋》言："古之治疾，特论针石，《素问》先论刺，后论脉；《难经》先论脉，后论刺。刺之与脉，不可偏废。昔之越人起死，华佗愈躄，非有神哉，皆此法也。离圣久远，后学难精，所以针之玄妙，罕闻于世。今时有疾，多求医命药，用针者寡矣。"反复强调前代的针药并用，夸耀名医针技之神奇，而后世的针灸越来越不景气，以至于患者只能"求医命药"，以药为主。其实，金代的针灸学术氛围并不消沉，还是个不错的历史时期，阎明广尚且如此慨叹，可见其他朝代更加严重。究其原因，不外乎以下三个方面。

医生：针灸的操作性很强，需要工匠精神和手工劳作。在中国古代文化传统的"重文轻技"的观念下，凡是能开方治病的，当然不愿动手操作。俗语"君子动口不动手"就是这种观念的世俗化表述。除了出自民间，且为了提高疗效的大医之外，大多数医生多少是有这样的想法。南宋王执中在《针灸资生经》卷二中言："世所谓医者，则但知有药而已，针灸则未尝过而问焉。人或诘之，则曰是外科也，业贵精不贵杂也。否则曰富贵之家，未必肯针灸也。皆自文其过尔。""自文其过"，正是这种心态的真实写照。

患者：畏惧针灸是老百姓的普遍心理。《扁鹊心书·进医书表》："无如叔世衰离，只知耳食，性喜寒凉，畏恶针灸，稍一谈及，俱摇头咋舌，甘死不受。"说是社会上的人只知道道听途说，只要听说施用针灸，死都不肯。除了怕疼怕苦以外，不愿暴露身体，也是畏惧针灸的原因之一。

官府：道光皇帝废止针灸科，理由只有一个，"非奉君之所宜"。也就是中国传统文化中的"忠君""奉亲"，儒家理学强调"身体发肤，受之父母，不敢毁伤"，针要穿肤，灸要烂肉，这都有违圣人之道，对自己尚且如此，更不用说用这种技术来治疗"君""亲"之病。除了"不敢毁伤"外，"男不露脐，女不露皮"，暴露身体也是有违圣训的。所以，不惜用强制手段加以禁绝。

其实，无论是平民百姓，还是士者医官，乃至皇帝朝廷，轻视针灸的根本原因，都是根源于儒家伦理纲常。在"独尊儒术"之前，或者儒术不振之时，针灸术就会昌盛。春秋战国百花齐放，所以是针灸的高光时刻；北宋文化昌盛，包罗万象，儒学并未成为主宰，所以平等对待针灸学术；金元外族主政，儒学偃伏，刀兵之下，医学不继，自然推崇针灸。唯有南宋理学兴起，明代理学当道，孔孟之道统治社会，针灸学就会受到制约。这种情况在清代中期到了无以复加的地步，非禁绝不能平其意。

旧时代的伦理确实对针灸术的发展造成了一定的阻碍，但是正如本文标题所说，这是一门学问，是人类认识世界的丰硕成果，正如魏晋时期皇甫谧在《针灸甲乙经·序》中所总结的，"穷神极变，而针道生焉"。穷神极变并不是绞尽脑汁，而是在"内考五脏六腑，外综经络血气色候，参之天地，验之人物……"种种努力之后，方可达成。此类基于天地本质的生命活动，却不是人力所能阻挡。中国针灸，以其原生态的顽强，一直在延续中为人民服务。

200多年前，日本人平井庸信在《名家灸选大成》序言中，已经把药物、针刺、艾灸的适应范围说得很清楚了，对针灸在医学领域中的地位，也有中肯的评价："夫医斡旋造化，燮理阴阳，以赞天地之化育也。盖人之有生，惟天是命，而所以不得尽其命者，疾病职之由。圣人体天地好生之心，阐明斯道，设立斯职，使人得保终乎天年也，岂其医小道乎哉！其治病之法，则有导引、行气、膏摩、灸熨、刺焫、饮药之数者，而毒药攻其中，针、艾治其外，此三者乃其大者已。《内经》之所载，服饵仅一二，而灸者三四，针刺十居其七。盖上古之人，起居有常，寒暑知避，精神内守，虽有贼风虚邪，无能深入，是以惟治其外，病随已。自兹而降，风化愈薄，适情任欲，病多生于内，六淫亦易中也。故方剂盛行，而针灸若存若亡。然三者各有其用，针之所不宜，灸之所宜；灸之所不宜，药之所宜，岂可偏废乎？非针、艾宜于古，而不宜于今，抑不善用而不用也。在昔本邦针灸之传达备，然贵权豪富，或恶热，或恐疼，惟安甘药补汤，是以针灸之法，寖以陵迟。"而文末所述，是针灸之术在当时日本的态势。鉴于日本社会受伦理纲常的约束较少，所以针灸发展中除了患者畏痛外，实在要比中国简单得多，正因为如此，所以如今我们要跑到日本去寻访针灸古籍。

针灸文献概览

回望历史，中医药古籍琳琅满目，人们常以"汗牛充栋"来形容中医宝库之丰富，但是，针灸文献之数量，只能以凋零、寒酸来形容。如前所述，在现存一万多种中医古籍中，针灸学文献占比还不到百分之二。就本书收载的 114 种古籍而论，大致有以下几种类型。

一、最有价值的针灸文献

最有价值的针灸文献，指原创，或原创性较高，对推进针灸学术发展作用巨大的著作，如《十一脉灸经》《灵枢》《针灸甲乙经》《针灸资生经》《黄帝明堂经》《铜人腧穴针灸图经》《十四经发挥》《针灸大成》等。

（一）《十一脉灸经》

《十一脉灸经》由马王堆出土帛书《足臂十一脉灸经》《阴阳十一脉灸经》组成，是我国现存最早的经络学和灸学专著，反映了汉代以前医学家对人体生理和疾病的认知状态，与后来发达的中医理论比较，《十一脉灸经》呈现的经脉形态非常原始，还没有形成上下纵横联络成网的经络系统，但是却可以明确看出其与后代经络学说之间的渊源关系，是针灸经络学的祖本，为了解《黄帝内经》成书前的经络形态提供了宝贵的资料。

（二）《黄帝明堂经》

《黄帝明堂经》又名《明堂》《明堂经》，约成书于西汉末至东汉初（公元前 138 年至公元 106 年），约在唐以后至宋之初即已亡佚。书虽不存，但却在中国针灸学历史上开创了一个完整的学术体系——腧穴学，是腧穴学乃至针灸学的开山鼻祖。

"明堂"，是上古黄帝居所，也是黄帝观测天象地形和举行重要政治经济文化活动的场所，具有中国文化源头的象征性意义，在远古先民心目中的地位极其崇高。随着文明的发展进步，学术日渐繁荣，人们发现了经络、腧穴，形成对人体生理功能的理性认知，建立了针灸学的基础理论：经络和腧穴。黄帝居于明堂，明堂建有十二宫，黄帝每月轮流居住，与十二经循环相类。黄帝于明堂观察天地时令，又与腧穴流注的时令节律类似。基于明堂功用与经络、腧穴的基本特性的相似性，将记载经络、腧穴特性的书籍命名为《明堂经》。沿袭日久，不断演变，但"明堂"作为腧穴学代名词和腧穴学文献的象征符号，却被历史固定了下来。

《黄帝明堂经》的内容，是将汉以前医学著作中有关腧穴的所有知识，如穴位名称、部位、取穴方法、主治病症、刺法灸法等，加以归纳、梳理、分类、总结，形成了独立的、完整的知识体系。因此，该书是针灸学术发展的标志性成果，也是宋以前最权威的针灸学教科书和腧穴学行业标准。晋皇甫谧编撰综合性针灸著作《针灸甲乙经》，其中腧穴部分多来源于该书。

盛唐时期，政府两次重修该书，形成了两个新的版本，一是甄权的《明堂图》，一是杨上善的《黄帝内经明堂》，又名《黄帝内经明堂类成》。后者较好地保留了《黄帝明堂经》三卷的内容。唐末以后，明堂类著作迅速凋零，几乎荡然无存，所幸本书随鉴真东渡时带至日本，然至唐景福年间（893年前后）亦仅残存一卷，内容为《明堂序》和第一卷全文。目前日本保存多个该残本的抄本，其中永仁抄本、永德抄本为较早期之抄本，藏于日本京都仁和寺，被日本政府定为"国宝"。清末国人黄以周到日本访书时，得永仁抄本，此书得以回归。本书影印校录了仁和寺的两个版本，这两个版本的书影在国内流传不广，故弥足珍贵。

（三）《针经》和《灵枢》

先秦至汉，我国先后流传过多种名为《针经》的著作，如《黄帝针经》九卷、《黄帝针灸经》十二卷、《针经并孔穴虾蟆图》三卷、《杂针经》四卷、《针经》六卷、《偃侧杂针灸经》三卷、《涪翁针经》、《赤乌神针经》……这些著作现在都已经失传了，在现代中医人心目中，凡是说到《针经》，那一定是指《灵枢》。几乎所有的工具书都称《灵枢》为《针经》。如，今人读张仲景《伤寒论·序》"撰用《素问》《九卷》"，注《九卷》为《灵枢》；读孙思邈《千金要方·大医习业》"凡欲为大医，必须谙《甲乙》《素问》《黄帝针经》、明堂流注……"，注《黄帝针经》为《灵枢》……现今已是定规，固化为中医学的思维定式。

回望历史，这里存在一个难解的历史之谜：在现存历史文献中，《灵枢》作为书名，最早出现在王冰注《素问·三部九候论篇第二十》，此时已是中唐，此前再无痕迹。王冰在《素问》两处不同地方引用了同一段文字，一处称"《针经》曰"，另一处却称"《灵枢经》曰"，全元起《新校正》认为这是王冰的意思：《针经》即《灵枢》。北宋校正医书局则据此将《针经》《灵枢》认定为同一本书而名称不同，并大力推崇，到了南宋史崧编订，《灵枢》已与《素问》等同，登上中医经典的顶峰地位。

更加诡异的是，直到宋哲宗元祐八年（1093）高丽献《黄帝针经》，此前中国从未见到《灵枢》或者相同内容书名不同者。1027年王惟一奉敕修成《铜人腧穴针灸图经》，国家级的纂修而未见到此书，道理上说不过去。而高丽献书之后的《圣济总录》，也不认这部伟大的巅峰之作，"凡针灸腧穴，并根据《铜人经》及《黄帝三部针灸经》参定"。高丽献书后，《宋志》著录既有《黄帝灵枢经》九卷，也有《黄帝针经》九卷，恰好证明此前将《灵枢》《针经》视作同一著作是有疑问的。

后世史论著述和史家评述，均对《灵枢》存疑多多。如晁公武《读书志》、李濂《医史》以及周学海等，或认为是冒名之作，或认为是后人补缀，或认为即使存在其价值也不如《甲乙经》甚至《铜人针灸经》，而更多人则认为王冰以前即便有《灵枢》，也不能将其认作《黄帝针经》。亦有人认为是南宋史崧对《灵枢》进行了大量增改然后冒名顶替《针经》……

最典型的例证，莫过于历代文献学家均不重视《灵枢》。明代《针灸大成》卷一的《针道源流》可谓是针灸历史考源之作，其中对28种重要针灸著作进行了评述，唯独没有《灵枢》。只是在论述《铜人针灸图》三卷时，称该书穴位："比之《灵枢》本输、骨空等篇，颇亦繁杂也。"说明至少在明代针灸学家心目中，《灵枢》地位并不崇高。

以上存疑，尚需我中医学界深入研究。

（四）《针灸甲乙经》

《针灸甲乙经》成书于三国魏甘露元年（256）至晋太康三年（282）之间，是我国现存最早的针灸学经典著作。作者将前代《素问》《针经》《黄帝明堂经》等针灸经典中的文字加以汇辑类编，首次系统记载人体生理、经络、穴位、针灸法，以及临床应用，成为后世历代针灸著作的祖本。

（五）《铜人腧穴针灸图经》

《铜人腧穴针灸图经》可视为官修腧穴学，属针灸名著之一。

（六）《针灸资生经》

《针灸资生经》系综述性针灸临床著述，内容丰富，资料广博，且有腧穴考证和修正。

（七）《十四经发挥》

《十四经发挥》是经络学重要著作。

（八）《针灸大成》

《针灸大成》是明以前针灸著述之集大成者，也是我国针灸学术史上规模较大较全的重要著作。

二、保留已佚原创书的著作

唐《千金要方》《千金翼方》，保留了大量唐代以前已佚针灸书，如已佚之《甄权针经》，又如《小品方》所引《曹氏灸方》，原书、引书均亡（《小品方》仅剩抄本残卷），但书中内容被《千金要方》载录。尤其是《甄权针经》，作者为初唐针灸的大师级人物，临证实验非常丰富，该书即出自甄氏经验，强调刺法且描述明晰，穴位、刺法与主治精准对应，临床价值和学术价值都非常高。可惜早已亡佚，幸得孙思邈《千金翼方》记述了该书主要内容，这对宋以后针灸学术发展意义非常重大。

《外台秘要》保留了已佚崔知悌《骨蒸病灸方》。

《太平圣惠方》卷九十九保留了早已失传的《甄权针经》和已佚的隋唐间重要腧穴书内容，是宋王惟一《铜人腧穴针灸图经》乃至后世所有《针经》之祖本；卷一百则收录唐代失传之《明堂》，其中包括《岐伯明堂经》《扁鹊明堂经》《华佗明堂》《孙思邈明堂经》《秦承祖明堂》和已失传之北宋医官吴复珪《小儿明堂》，后世所有冠以《黄帝明堂灸经》的各种版本，均是从本书录出后冠名印行，故乃存世《明堂》之祖本。可知该两卷实际上是现存针灸典籍之源头。

《圣济总录》引述了已佚之《崔丞相灸劳法》《普济针经》。

《医学纲目》转录了大量金元亡佚的针灸书内容。如，完整保存了元代忽泰《金兰循经取穴图解》一书所附的全部四幅"明堂图"。

以上著作多是综合性医著，亦有针灸专门著作中存有失传古籍的，如《针灸集书》中的《小易赋》，可知前代在蒐集资料、保留遗作方面，建有卓越之功。

三、实用性著作

如前所述，针灸学在其发展过程中遭受颇多摧残，学术发展之路并不顺利，多处于民间实用层面，如《针经摘英》内容简要，言简意赅，是一本简易读本；《扁鹊神应针灸玉龙经》为针灸歌诀；《神应经》临床实用价值较大，颇似临床针灸手册。自明代以后直至晚清，针灸学文献多为循经取穴、临床应用、歌赋韵文等内容，基本上与《针灸大成》大同小异。如《针灸逢源》《针方六集》。另外，辑录、类编、抄录前代文献的著作较多，如《针灸聚英》《针灸素难要旨》等。

再如《徐氏针灸大全》《杨敬斋针灸全书》《勉学堂针灸集成》等，虽然内容都是互相转抄，但是却起到了传播和普及针灸学术的作用。

四、值得研究的针灸文献

上述重要针灸文献都是需要后世深入研究的宝库，如前述《灵枢》的形成发展源流和真相。除此之外，还有一些貌似不重要，其实深藏内涵的文献。

《黄帝虾蟆经》，分9章，借"月中有兔与虾蟆"之古训，记述逐日、逐月、逐年、四时等不同阶段虾蟆和兔在月球上所处位置，与之相应，人体不同穴位、不同经络的血气分布亦不同，由此指出针灸禁刺、禁忌图解、补泻方式等与针灸推拿相关的基础知识。其中有较多费解之处，文字难读，术语生涩。虽列入针灸门类，但是与针灸临床的关系，尚需深入考证和研究。

《子午流注针经》，现代人认为子午流注属古代的时间医学、时间针灸学，但该书内容如何应用到临床，以及其客观评价，亦须深入研究。

《存真环中图》《尊生图要》《人体经穴脏腑图》等彩绘针灸图，可以从古代画师的角度，研究历史氛围下的古代身体观及相关文化。

关于灸学文献

本文标题有"万壑春云—冰台"之句，"冰台"，即艾草。《博物志》："削冰令圆，举而向日，以艾承其影则得火，故艾名冰台。"在相当长的一个历史阶段内，灸学在针灸领域内占据着统治地位。

现存最早的针灸文献《十一脉灸经》，便是以"灸"命名。有学者据此认为灸法早于针法。但这仅仅是灸法、针法两种医疗技术形成过程中的先后次序问题。待到针法成熟，与灸法并行，广泛运用于临床之后，针灸学术史上有过"崇灸、抑针"的历史现象，而此风至晋唐始盛：晋代《小品》，唐代《外台》，均大肆宣传"针能杀人"，贬针经，崇明堂，甚至以"明堂"作为艾灸疗法的专用定语。这一现象存续多年，历史上也留存有相当数量的灸学专著，或仅以"灸"

字命名的著作。最典型的就是《黄帝明堂灸经》，沿袭者如《西方子明堂灸经》，也有临床灸学如《备急灸法》，甚至单穴灸书，如《灸膏肓腧穴法》。此风东传，唐以后日本有专门的灸家和流派，灸学著作众多，如《名家灸选》《灸草考》《灸焫要览》等灸学专著。明清时期，也曾出现过艾灸流行的小高潮，出现了《采艾编》《采艾编翼》《神灸经纶》等著作。

其实，有识之士一直提倡多法并举，根据病人需要而采用不同疗法。约在公元前581年（鲁成公十年），《左传》记载医缓治晋侯疾，称"疾不可为也，在膏之上，肓之下，攻之不可，达之不及"，据杜预注，此处的"攻"即灸，"达"即针。《灵枢·官能》："针所不为，灸之所宜"。可见，一个全面的医生，应该针灸并重，各取所长。如果合理使用，效果很好，如《孟子·离娄·桀纣章》："今之欲王者，尤七年之病，求三年之艾。"

不过，文献记载中的艾灸，尽管有种种神奇疗效的宣传，但却和现代艾灸是完全不同的治疗方法。尽管现代针灸学著作上介绍艾灸有"直接灸""间接灸"两大类，但如今直接灸几乎绝迹，临床全都是温和舒适的间接灸。

古代多用直接灸、化脓灸，用大艾炷直接烧灼皮肤，结果是皮焦肉烂，感染化脓，然后等待灸疮结痂。灸学著作中还要告诫医患双方："灸不三分，是谓徒冤。"——烧得不到位，等于白白受罪。因此，此法无异于酷刑加身。为了减轻患者痛苦，古人只得麻醉患者，让他们服用曼陀罗花和火麻花制成的"睡圣散"，麻翻后再灸。

"睡圣散"之类的麻醉药只能减轻当时疼痛，灸后化脓成疮，依旧难熬，因此，到了清代，终于有人加以变革，产生了"太乙神针"之法，此法类似于后世"间接灸"。这种创新，在崇古尊经的时代，容易遭受攻击，被指离经叛道，于是编造出种种神话故事，或称紫霞洞天之异人秘授，或称得之汉阴丛山之壁神授古方……都是时人假托古圣之名，标榜源远流长，以示正宗之惯用套路。尽管此法经过不断渲染，裹上神秘的面纱，但其本质却很简单：药艾条、间接灸而已。此类书籍有《太乙神针心法》《太乙神针》《太乙离火感应神针》等。

古代的直接灸（化脓灸）过于痛苦，现今已不再用，而是采用艾条、温针，更有为方便而设计出温灸器。即便用直接灸的方法，也不会让艾炷烧到皮肉，而是患者感觉热烫，即撤除正在燃烧的艾炷，另换一炷，生怕烫伤，有医院将烫伤起泡都要算作医疗事故。其实，古代的烧灼皮肉虽然痛苦，但真的能够治疗顽疾，诸如寒痹（风湿性关节炎、类风湿关节炎）、顽固性哮喘等，忍受一两次痛苦，可换取顽疾消除。如何取舍？我以为更应以患者意愿为主。

总之，古今艾灸文献中同样蕴含着无数值得探索的秘密，即便是温和的间接灸，也有无穷无尽的待解之谜。笔者常用艾灸治疗子宫内膜异位症所致顽固痛经，仅用足三里、三阴交两个穴位，较之西医的激素、止痛药更为有效，而现今流行的"冬病夏治"三伏药灸，防治"老寒腿""老寒喘""老寒泻"，更是另有玄机。

本书编纂概述

2016年，石学敏院士领衔，湖南科学技术出版社组织申报，《中国针灸大成》入选"十三

"五"国家重点图书出版规划项目，2022年又获国家出版基金资助，自立项始，距今已有7年。笔者在石院士领导下，在三所院校数十位师生的大力协助下，为此书工作了整整6年。至此雏形初现之时，概述梗概，以志备考。

一、本书的体例和版式

石院士、出版社决定采用影印加校录的体例，颇有远见卓识。但凡古籍整理者，最忌讳的就是这种整理方式，因为读者不仅能看到现代简体汉字标点校录的现代文本和相关校注，更能看到古代珍贵版本的书影，只要整理者功力不足，出现任何错漏，读者立马可以通过对照原书书影而发现。上半部分的书影如同照妖镜，要求录写、断句、标点、校勘不能出一点错误。因此，这种出版形式，对校订者要求极高。出版物面世后，一定会招致方家吹毛求疵，因此具有一定的风险。然而，总主编和出版社明知如此，仍然采用影校对照形式，一是要以此体现本书整理者和出版社编校水平，二是从长远计，错误难免，但是可以通过未来的修订增减，终将成为各种针灸古籍的最佳版本。

本书收录历代针灸古籍共114种，上至秦汉，下至清末，基本涵盖中医史上各个朝代的代表性针灸文献，为全面反映古代针灸学的国际传播，还选收了部分日本、朝鲜、越南等国家的针灸古籍。全书兼收并蓄，溯源求本，是历史上最全面的针灸文献大成。

每种古籍由三部分组成：原书书影、简体汉字录写及标点、校勘与注释。在古籍整理领域，这些内容本应分属影印、点校等不同形式的出版方式，本书将其合为一体，于一页之中得窥原貌和整理状况，信息量是普通古籍整理的数倍。

中医古籍中的文字极不规范，通假、古今、繁简、避讳、俗字等异位字比比皆是，较之正统古籍，中医的世俗化、平民化特点则使得刻书、抄书者求简、求便、求速，更是导致文字混杂，诸如：

"文、纹""掖、腋""齐、脐""王、旺""鬲、膈""支、肢""已、以""指、趾""旁、傍""写、泻""大、太""宛、脘""宛、腕""窌、髎""腧、俞、输""虐、疟""契、瘈""累历、瘰疬"……

本书所收古籍中，上述文字互用、代用、混用现象十分严重，如果原字照录，则录写出来的文字必定混乱不堪，影响现代读者阅读；若按照一般古籍校注规范，分别予以注释，则因版面所限，注不胜注。因此，本书录写部分遵循通行原则，在不产生歧义的原则上，予以规范化处理，或在首见处标注，以方便现代学者阅读。

二、本书的版本访求和呈现

为体现本书作者发皇针灸古籍的初心，对版本选择精益求精，千方百计获取珍本善本图书。这在当前一些藏书单位自矜珍秘、秘不示人，或者高价待沽、谋求私利的现状下，珍贵版本的访求难上加难。本书收录的114种古籍书影，虽不能尽善尽美，但已经殚精竭虑，尽呈所能，半数以上都是行业内难以见到的古籍。将如此众多珍贵底本展示给读者，凸显了本书的特色。

学术研究到了一定水平，学者最大的心愿便是阅读原书，求索珍本。石院士、出版社倾尽心力，决心以版本取胜，凸显特色。特别是为了方便学者研究，对一些版本的选择独具匠心，如《针灸甲乙经》，校订者在拥有近10种版本的基础上，大胆选用明代蓝格抄本，就是为学界提供珍稀而不普及的资料。

此外，本书首次刊行面世的，有不少是最新发现的孤本或海外珍藏本，有些版本连《中国中医古籍总目》等目录学著作中都未曾收录。现举例如下。

《铜人腧穴针灸图经》三卷：明正统八年（1443）刻本，该版本为明代早期刻本，仅存孤本，藏于法国国家图书馆。而国内现存最早版本为明代天启年间（1621年后）三多斋刻本。

《神农皇帝真传针灸经》与《神农皇帝真传针灸图》合编：著者不详，成书于明代。此二书国内无传本，无著录，仅日本国立公文书馆内阁文库及京都大学图书馆各有一抄本，亦为本书访得。

《十四经穴歌》：未见著录，《中国中医古籍总目》等中医目录学著作亦无著录。本书收载底本为清代精抄本。

《针灸集书》：成书于明正德十年（1515）。书中"小易赋"则是已经失传的珍贵资料。卷下"经络起止腧穴交会图解"，以十四经为单位，介绍循行部位和所属腧穴。此与《针灸资生经》等前代针灸书以身体部位排列腧穴的方式有明显不同。本书国内仅存残本（明刻朝鲜刊本卷下）一册，足本仅有日本国立公文书馆藏江户时期抄本一部，故本书所收实际上就是孤本，弥足珍贵，亦为首发。

《十四经合参》：国内失传，《中医联合目录》《中国中医古籍总目》等目录学著作均未著录，现仅存抄本为当今孤本，藏于日本宫内厅书陵部。此次依照该本影印刊出。

《经络考略》：清抄孤本，《中医联合目录》《中国中医古籍总目》等目录学著作均无著录。原书有多处缺文、缺页、装订错误导致的错简，现均已据相关资料补出或乙正。

《节穴身镜》二卷：张星余撰。张氏生平里籍无考，书成何时亦无考。但该书第一篇序言作者为"娄东李继贞"，李氏乃明万历年间兵部侍郎兼右都御史，其余两篇序言亦多次提及"大中丞李公"，则此书必成于万历崇祯年间无疑。惜世无传承，现仅有孤抄本存世，抄年不详。本书首次整理出版。

《经穴指掌图》：湖南中医药大学图书馆藏有明崇祯十二年（1639）抄本残卷18页。现访得日本国立公文书馆内阁文库藏有明崇祯年华亭施衙啬斋藏板，属全帙。本书即以该版录出并点校刊印。

《凌门传授铜人指穴》：未见文献著录，仅存抄本。本书首次点校。

《治病针法》：是《医学统宗》之一种。《医学统宗》目前国内仅存残本一部。现访得日本京都大学图书馆藏明隆庆三年（1569）刊本，属全帙，今以此本出版。

《针灸法总要》：抄本，越南阮朝明命八年（1827）作品。藏越南国家图书馆。国内无著录，本书首次刊出。

《选针三要集》一卷：日本杉山和一著，约成书于日本明治二十年（1887）。国内仅有1937年东方针灸书局铅印本及《皇汉医学丛书》等排印本。今据富士川家藏本抄本影印。

《针灸捷径》两卷：约成书于明代正统至成化年间（1439—1487）。本书未见于我国古籍著录，亦未见藏本记载。书中有现存最早以病证为纲的针灸图谱，颇具临床价值，亦合乎书名"捷径"之称。此次刊印，以日本宫内厅藏明正德嘉靖间建阳刊本为底本，该藏本为海外孤本，有较高的针灸文献学价值。

《太平圣惠方·针灸》：本书采用宋代刻（配抄）本为底本，该版本极其珍贵，此次是该版本首次以印刷品形式面世。

以上所列书目，或首次面世，或版本宝贵，仅此一项，已无愧于学界，造福读者。

三、针灸文献的学术传承和素质养成

目前中医药领域西化严重，一切上升渠道都要凭借实验研究、临床研究，而文献整理挖掘研究的现状，只能用"惨不忍睹"来形容。俗语有"心不在马"之譬，原本形容不学无术之人，本书编纂之初，文献专业的研究生居然实证了这个俗语：交来的稿子中，所有的"焉"字全都录作"马"字！而且不是个别人！此情此景，看似搞笑，实则心酸。

通过6年多的工作，老师们不断审核，学生们不断修改，目前的书稿，至少在繁体字识读上，参与者的水平与6年前判若两人。实践出真知，实战锻炼人，本书编委会所有成员有共同体会：在当前的学术大环境下，此书并不能带来业绩，然而增长学问，养成素质，却是实验研究和SCI论文中得不到的。

文献、文化研究的学术氛围，目前依然不是很景气。本书编纂一半之时，本人年届退休，因有重大项目在身，必须完成后方可离任，书记因此热情挽留，约谈返聘，然最终还是不了了之，其中因果未明。本书编纂也因此陷入困境。所幸上海中医药大学青睐，礼聘于我，在人力、物力上大力支持，陈丽云、尚力教授亲力亲为，彰显了一流大学重视人才的气度和心胸，也使得本书得以顺利完成。谨此向上海中医药大学致敬、致谢！

成稿之余，颇有感慨，现代人多称"医者仁心"，其实，仅仅靠"仁心"是当不好医生的。明代裴一中在《言医·序》中言："学不贯古今，识不通天人，才不近仙，心不近佛者，宁耕田织布取衣食耳，断不可作医以误世。"本书所收所有古籍，都可以让我们学贯古今，识通天人，有神仙之能，有慈悲之心，成为一名真正的医者。

上海中医药大学科技人文研究院教授
《中 国 针 灸 大 成》 执 行 主 编
王旭东

目录

云岐子论经络迎随补泻法

（题）［金］张元素　张璧　著

［元］杜思敬　辑　王旭东　校订

《济生拔粹》本

《云岐子论经络迎随补泻法》一卷，又名《洁古云岐针法》，元代杜思敬（号宝善老人）辑，成书于元延祐二年（1315）。本书原作者不详，但据书名所载信息，应是金代张元素（字洁古）、张璧（张元素之子，号云岐子）所作。主要论述针法补泻和针刺治疗经验，文辞简略，内容实用。因张洁古父子原著不存，杜氏所辑便成定本，备受后人重视。现以上海涵芬楼据元刻本影印《济生拔粹》本刊出。

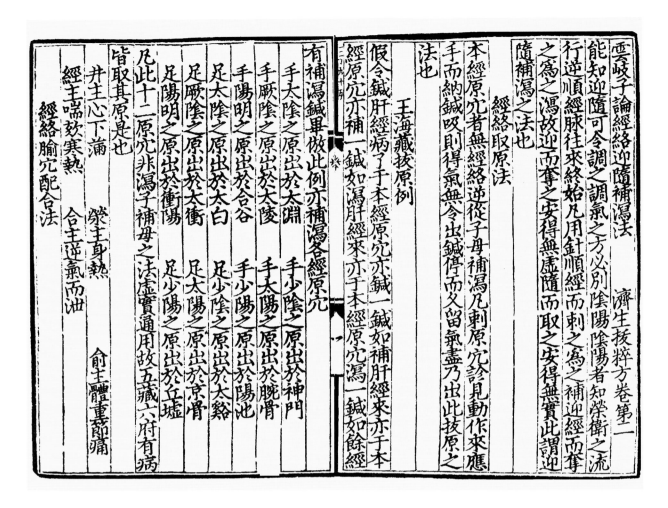

云岐子论经络迎随补泻法　济生拔粹方卷第二

能知迎随可令调之。调气之方必别阴阳，阴阳者，知荣卫之流行逆顺，经脉往来终始。凡用针顺经而刺之为之补，迎经而夺之为之泻。故迎而夺之，安得无虚；随而取之，安得无实？此谓迎随补泻之法也。

经络取原法

本经原穴者，无经络逆从、子母补泻。凡刺原穴，诊见动作来应手而纳针，吸则得气，无令出针，停而久留，气尽乃出，此拔原之法也。

王海藏拔原例

假令针肝经病了，于本经原穴亦针一针。如补肝经来，亦于本经原穴亦补一针。如泻肝经来，亦于本经原穴泻一针。如余经有补泻，针毕仿此例，亦补泻各经原穴。

手太阴之原出于太渊　手少阴之原出于神门　手厥阴之原出于大陵　手太阳之原出于腕骨

手阳明之原出于合谷　手少阳之原出于阳池　手太阴之原出于太白　足少阴之原出于太溪

足厥阴之原出于太冲　足太阳之原出于京骨　足阳明之原出于冲阳　足少阳之原出于丘墟

凡此十二原穴非泻子补母之法，虚实通用，故五脏六腑有病皆取其原是也。

井主心下满　荥主身热　俞主体重节痛　经主喘咳寒热　合主逆气而泄

经络腧穴配合法

五脏六腑各有井、荥、俞、经、合。腑为阳，脏为阴，阳主表，阴主里，故为阴阳荣卫相合。其中阴井乙木、阳井庚金、阴荥丁火、阳荥壬水、阴俞己土、阴俞甲木、阴经辛金、阳经丙火、阴合癸水、阳合戊土，故阴阳俞荥而各不同。有配之法，名曰对刺。手之三阴始于癸而终于乙，手之三阳始于庚而终于戊，足之三阳始于戊而终于庚，足之三阴始于乙而终于癸。手之阴阳，阴逆而阳顺；足之阴阳，阳逆而阴顺。此阴阳逆顺，不可不知也。

辨伤寒热甚五十九刺

五十九刺者，为头上五行，以克越诸阳之热也。

大杼、膺俞、缺盆、背俞，*此八者以泻胸中之热也。*

气冲、三里、巨虚、上下廉，*此八者以泻胃中之热也。*

云门、髃①骨、委中、髓空，*此八者以泻四肢之热也。*

五脏俞旁五，*此十者以泻五脏之热也。* 凡此五十九穴者，背之左右，故病甚则当刺之。凡刺之法，吸则纳针得气，则泻勿令迟缓。起似发机，故《针经》曰：热者疾之。

刺热病汗不出

夫伤寒热病汗不出者，荣卫不交，阴阳不和，故汗不出。当解结雪汗，通其经络，和其阴阳，令汗得出。

手阳明有商阳合谷　手太阳有腕骨阳谷　足少阳有侠溪　足阳明有历兑　手厥阴有劳宫

凡此七穴，皆刺热病汗不出。随经辨脉，调其阴阳，和其荣卫，令汗得出。又十二经之荣，皆治身热为主。身热皆南方火，故经曰：荣主身热，皆可刺也。

---

①髃骨：原作“偶骨”，据《素问·刺热篇》改。

刺伤寒结胸痞气

伤寒下后结胸、痞气者，皆足三阴之终，手三阴之始。胸中结痞，过在足少阴肾、手厥阴包络，刺两经之井、原，以泻胸中之气。心中结痞，过在足太阴脾、手少阴心，刺两经之井、原，以泻心中之气。胃中结痞，过在足厥阴肝、手太阴肺，刺两经之井、原，以泻胃中之气。或上脘、中脘、下脘，应痞结而泻之。

刺伤寒三阳头痛法

伤寒三阳头痛，何法刺之？答曰：手之三阳、足之三阳皆会于头者，谓诸阳之会。其受邪伏留而不去，故曰：三阳头痛，视其色脉，知在何经而取之。

如脉浮而头痛，过在手足太阳，刺　腕骨　京骨

如脉浮而长，过在手足阳明，刺　合谷　冲阳

如脉浮而弦，过在手足少阳，刺　阳池　丘墟　风府　风池

以上数穴，刺三阳头痛之法也。

刺伤寒三阴腹痛法

伤寒邪在三阴内不得交通，故为腹痛。手足之经皆会于腹，随经取之。

如脉弦而腹痛，过在足厥阴肝、手太阴肺，刺　太冲　太渊　大陵

如脉沉而腹痛，过在足少阴肾、手厥阴心，刺　太溪　大陵

如脉细沉而腹痛，过在足太阴脾、手少阴心，刺　太白　神门　三阴交

以上数穴，刺三阴腹痛之法也。

灸少阴原救脉法

伤寒阴病脉欲绝，当灸太溪穴。太溪者，足少阴肾之原。少阴病属水，阴气太盛，阳气不得营，故泻阴补阳。阴毒伤寒，体沉，四肢俱重，腹痛，脉微迟，当灸气海或关元。脉属少阴，故同法泻阴补阳也。

辨伤寒药附针灸法

伤寒经与表合，针与药，自汗遂漏不止，刺风池、风府，却与桂枝汤。伤寒经与里合，灸太溪七壮，与通脉四逆汤，此太阳少阴表里之法。故表可针太阳也，里可灸少阴也。

伤寒刺期门

太阳病头痛眩冒，心下痞者，刺肺俞、肝俞，不可发汗，发汗则谵语不止，当刺期门穴。

头痛冒眩，太阳经病，可发汗。心下痞满，邪传里也，不可发汗，刺肺俞、肝俞，夺其邪气。二穴皆在太阳经也，是高下之刺也。妄发其汗，内亡津液，传属阳明，故谵语不止。未太实者当泻肝经，刺期门恐传于脾胃也。

伤寒腹满谵语，寸口脉浮而紧，此肝乘脾也，名曰纵[①]，刺期门。

腹满谵语，太阴阳明也，脉浮而紧，肝脉也，故夫乘妻名曰纵，当刺期门。

伤寒发热，啬啬恶寒，大渴欲水。其腹必满，自汗出，小便利，肝乘肺也，名曰横，刺期门。发热，啬啬恶寒者，肺病也，大渴也，上焦有热也。自汗者，表虚也，小便利者，里和也。妻来乘夫，名曰横，当刺期门。

洁古刺诸痛法

《内经》曰：留瘦不移，节而刺之。十二经无遏绝。假令如见十二经

①纵：原作"踨"，据《伤寒论·辨太阳病脉证并治中》改。

中是何经络不通行，当针不通以凝滞，俱令气过节次，无问其病，以平为期。如诸经俱虚补之，诸经俱实泻之。补当随而济之，泻当迎而夺之。又补母亦名随而济之，泻子亦名迎而夺之。又随呼吸出纳亦名迎随也。

两胁痛：少阳丘墟　心痛：少阴太溪、涌泉，足厥阴原穴

腰痛：昆仑及委中出血　喘满痰实，口中如胶：足少阴太溪

呕哕无度：手厥阴大陵　头痛：手足太阳原穴

热无度不可止：陷谷出血

百节疼痛，实无所知：三棱刺绝骨出血

小肠疝痛：足厥阴太冲

血衄不止，大小便血，妇人血不止：刺足太阴井

喉闭：手足少阳井并少商、手足太阴井穴

大烦热不止，昼夜无度：刺十指间出血，谓八关大刺

眼发晴欲出者，亦须大刺八关

阴头中痛不可忍，卒疝痛，妇人阴中痛，皆刺足厥阴井

眼痛大眦痛：刺手太阳井　小眦痛：少阳井

骨热不可治，前板齿干燥：当灸骨会、大椎

心痛脉沉：肾原穴　弦：肝原穴　涩：肺原穴　浮：心原穴　缓：脾原穴

腰痛　身之前：足阳明原穴　身之后：足太阳原穴　身之侧：足少阳原穴

此针之撮要也。

〔明〕 何柬 撰 王旭东 校订

明隆庆三年刻本

治病针法

《治病针法》一卷，针法著作，又名《医学统宗针经》，明代何柬撰，系何柬综合性医书《医学统宗》之第二种，成书于明隆庆三年（1569）。主要内容乃作者对《难经》六十二难至八十一难中针法内容的演绎发挥，包括针刺补泻手法、子午流注、八穴主治病证等。其次是何氏自撰针论"九针十二原天人心法"和"九变刺十二经刺五脏刺心法"，内容则是对《内经》针灸理论的心得和解读。此外，书中还收录了《医经小学》《十四经发挥》等针灸著作中的多首歌诀和经络图。此书明代后即失传，未见著录，现发现日本京都大学图书馆藏有孤本一部，本书即据此本影印校订。

医学统宗·治病针法

海陵一阳何柬文选授正

六安李氏，曾祖号石磷，仕六安卫千帅。公暇精岐黄业，而留心于针灸焉。见其经书隐秘，理法玄微，诚浩瀚难穷，不便于后学者也，乃于子午八法取六摽由之旨，著为诗章，以授我先大父，号四一叟；我先大父授我父，号杏庄；我父授予。语约义博，辞典理完，针灸中之捷径者也。予尝诵之，则精微奥妙，固未得其浑融。而阴阳五行之蕴，风寒暑湿之变，一按图而可以识其概矣。予与维扬一阳何公友，何公久得针法之正传。予与公朝夕相论，潜合符节。不敢自

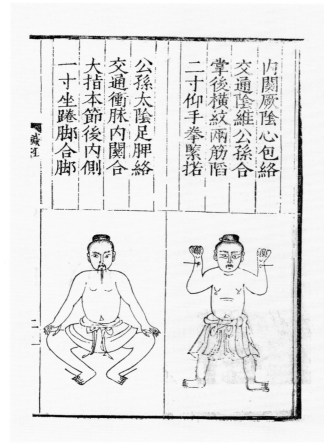

私，托一阳公锓梓，与四方同志共焉，俾我曾祖仁天下，康后世之心，一阳公与予之心，得以绵绵而未泯也。高明君子勿以僭逾见诮予。惟叙其源流云。

时嘉靖乙酉中秋旦，六安后学李松寿苓友鹤谨著于熙春草堂曾祖李玉，字成章；祖李春，字时盛；父李知，字哲夫。

一阳曰： 六十二难至八十一，越人备载用针之法。但世人多不寻绎正经根本上，做工夫只在毫末上。说些话头，自为知要，妄谬尊大。有海言，我是天星十一穴某家传授，我是子午流注，我是捷径八法某家传授。噫，是何言哉？骗财事小，而阴捐人寿元害大。予不得已，又续《针治心法》一册，内采集近理切要者成帙，以便时俗之尚，以资医者之用。于中有心领神会，默得指趣者，自成一家。俾《灵枢》、越人之意，千万世不泯。由粗入精，在兹有径，亦予志道之初心也，不揣谤劣，是为引云。

内关厥阴心包络，交通阴维公孙合，
掌后横纹两筋陷，二寸仰手拳紧搭。（穴图见上）

公孙太阴足脾络，交通冲脉内关合，
大指本节后内侧，一寸坐蹉脚合脚。（穴图见上）

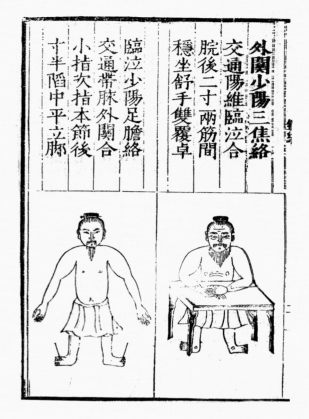

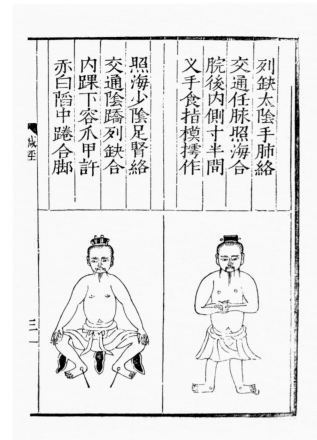

外关少阳三焦络，交通阳维临泣合，
腕后二寸两筋间，稳坐舒手双覆卓。（穴图见上）

临泣少阳足胆络，交通带脉外关合，
小指次指本节后，寸半陷中平立脚。（穴图见上）

列缺太阴手肺络，交通任脉照海合，
腕后内侧寸半间，义手食指模撑作。（穴图见上）

照海少阴足肾络，交通阴跷列缺合，
内踝下容爪甲许，赤白陷中蜷合脚。（穴图见上）

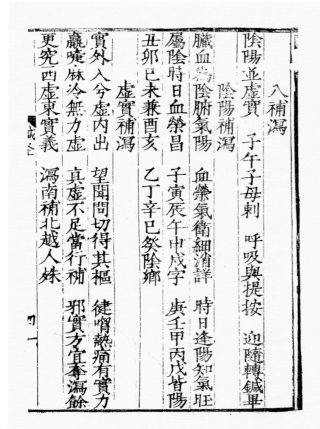
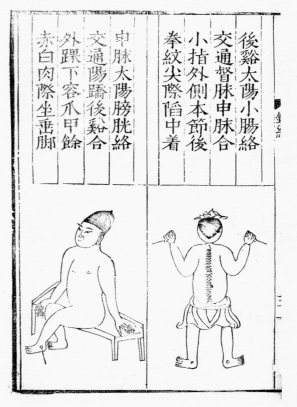

后溪太阳小肠络，交通督脉申脉合，

小指外侧本节后，拳纹尖际陷中着。（穴图见上）

申脉太阳膀胱络，交通阳跷后溪合，

外踝下容爪甲余，赤白肉际坐垂脚。（穴图见上）

八补泻

阴阳并虚实，子午子母刺，呼吸与提按，迎随转针毕。

阴阳补泻

脏血为阴腑气阳，血荣气卫细消详。时日逢阳知气旺，属阴时日血荣昌。

子寅辰午申戌字，庚壬甲丙戊皆阳。丑卯巳未兼酉亥，乙丁辛巳癸阴乡。

虚实补泻

实外入兮虚内出，望闻问切得其枢。健胸热痛有实力，羸嚏麻冷无力虚。

真虚不足当行补，邪实方宜夺泻余。更究西虚东实义，泻南补北越人殊。

子午补泻

子后为阳午后阴，热因阳动冷阴生。子初至巳六阳止，午初至亥六阴沉。

一阳已动方施补，阴气才生始泻行。六阳发表扶阳足，六阴下里助阴平。

子母补泻

补母泻子何经病，金不足兮补土乡。土虚补火木虚水，水弱裨金火木强。

木实泻火金实水，水余泻木土金当。火实泻土金生子，生金为母论阴阳。

呼吸补泻

鼻天口地为玄牝，吸凉呼热泄仙机。天气入收呼地气，热经补法少人知。

地气吸来天气降，凉经泻法不须疑。补退将扪当一吸，泻经摇动一呼宜。

提按补泻

提提二字莫颠行，一三慢急倒颠轮。补虚轻慢先提一，三按连施手急沉。

三急连提因实泻，一轻慢按不宜深。急提慢按凉如水，慢提急按热通经。

迎随补泻

迎随逆顺要先知，逆经迎转顺经随。急夺逆迎原是泻，缓随济补顺经为。

手上三阴胸走手，三阳从手走头眉。足上三阳头走足，三阴自足走胸面。

赤鳳搖頭　　　　下行閉上上下求　各經逆順須明記

轉鍼補瀉

左外右内指頭移　緊慢上下急留施　左順慢轉留鍼補
右逆緊移疾出之　左内右外下行奇
至緊太過人受痛　極輕不及病難離
氣龍血虎要昇騰　指頭規矩後前分　前行一轉通勿斷
龍虎昇騰
後方斷退是催行
蒼龍擺尾
蒼龍擺尾法幽然　過關走節妙通玄　輕伏鍼頭須左右
先行此勢氣週全

赤鳳搖頭
後催血氣遍身週
龍虎交戰
真氣爲陽故號龍　陰血號虎兩和通　氣淺血深分逆順
先九後六一般同
燒山火
燒山火法譬如珍　順陽九撚莫加增　地部分中三出入
出輕入重熱如蒸
透天涼

转针补泻

左外右内指头移，紧慢上下急留施。左顺慢转留针补，右逆紧移疾出之。左内右外上行气，右内左外下行奇。至紧太过人受痛，极轻不及病难离。

龙虎升腾

气龙血虎要升腾，指头规矩后前分。前行一转通勿断，后方断退是催行。

苍龙摆尾

苍龙摆尾法幽然，过关走节妙通玄。轻伏针头须左右，先行此势气周全。

赤凤摇头

赤凤摇头若橹浮，下行闭上上下求。各经逆顺须明记，后催血气遍身周。

龙虎交战

真气为阳故号龙，阴血号虎两和通。气浅血深分逆顺，先九后六一般同。

烧山火

烧山火法譬如珍，顺阳九撚莫加增。地部分中三出入，出轻入重热如蒸。

透天凉

透天凉法善驱阳，逆阴六捻后神当。人地部中三出入，入轻出重若冰凉。

子午捣臼

子午捣臼得传稀，子后慢出入沉施。午后急出当轻入，九出六入有参差。

嘉靖二十八年八月十五日夜月下指授心法：先三天出地一入，贰二天出地一入，共五出二入。

天地人留豆许

一出一入，一出一入，一出一入，一出一入。

补法，随迎徐疾轻重留深，随迎慢急浅留。循扪摄按，弹[1]努爪切，进伸弹捻。

龙虎升腾，苍龙摆尾，赤凤摇头，一提三按，

烧山火，子午捣臼，龙虎交战，捻搓出搓入

退留豆许顺卧针出扪

泻法，迎随疾徐重轻浅疾，迎随急慢深疾。循扪按摄弹努切爪，进伸捻弹。

龙虎升腾，苍龙摆尾，赤凤摇头，三提一按，

透天凉，子午捣臼，龙虎交战，捻搓出搓入

退留豆许迎卧针摇出

左手右足三阳，右手左足三阴。食指向前随顺，

---

① 弹：原作"掸"，在针法上通"弹"，《针灸大成》等针灸书均写作"弹"，据改。下同，不另出注。

大指向前逆迎

右手左足三陽　左手右足三陰　大指向前隨順

食指向前逆迎

子午流注六十六穴

寅手太陰辛肺傳　少商井木大指端　内側相去爪甲許　一韭葉後穴初旋

魚際滎火手大指　本節陷後内側裏　散脉中穴接太淵　俞土掌後陷中底

經渠經金寸脉中　尺澤合水約文止

卯手陽明大腸庚　金井商陽食指分　内側去爪角如韭　二間本節前水滎

三間俞木本節後　歧骨罅原合谷名　陽谿經火腕之中　側上兩筋間陷存

曲池合土在肘外　輔骨面肘拱胷平

辰足陽明戊干胃　大指次指端後背　去爪甲如韭葉許　土府金井是厲兌

内庭滎水次指外　陷骨俞木俱陷内　大指次指本節後　相去二寸内庭銳

衝陽原附輔骨上　五寸骨間動脉會　陷骨三寸後點穴　衝脉寸半經火配

解谿腕上陷中間　三里合土膝下位　犢鼻去下三寸間　掀外大筋宛宛内

巳足太陰巳土脾　足大指内側端微　去爪甲角如韭葉　隱白井水始相隨

大都滎火本節後　太白俞土核骨垂

大指向前逆迎。

右手左足三阳，左手右足三阴。大指向前随顺，食指向前逆迎。

子午流注六十六穴

寅手太阴辛肺传，少商井木大指端。内侧相去爪甲许，一韭叶后穴初旋。

鱼际荥火手大指，本节陷后内侧里。散脉中穴接太渊，俞土掌后陷中底。

经渠经金寸脉中，尺泽合水约文止。

卯手阳明大肠庚，金井商阳食指分。内侧去爪角如韭，二间本节前水荥。

三间俞木本节后，歧骨罅原合谷名。阳溪经火腕之中，侧上两筋间陷寸。

曲池合土在肘外，辅骨面肘拱胸平。

辰足阳明戊干胃，大指次指端后背。去爪甲如韭叶许，土府金井是历兑。

内庭荥水次指外，陷骨俞木俱陷内。大指次指本节后，相去二寸内庭锐。

冲阳原附辅骨上，五寸骨间动脉会。陷骨三寸后点穴，冲脉寸半经火配。

解溪腕上陷中间，三里合土膝下位。犊鼻去下三寸间，掀外大筋宛宛内。

巳足太阴巳土脾，足大指内侧端微。去爪甲角如韭叶，隐白井水始相随。

大都荥火本节后，太白俞土核骨垂。

商丘经金踝微前，合水伸足阴陵泉。膝下内侧辅骨下，以上四穴陷中边。

午手少阴心丁火，井出为初木少冲。小指内廉侧后去，爪甲角如韭叶终。

少府荣火手小指，本节陷后直劳宫。神门俞土在掌后，兑骨端上陷之中。

灵道经金亦掌后，相去横纹寸半逢。少海肘内廉合水，肘内大骨外傍肌。

去肘端后五分许，取法屈指向头知。

未手太阳小肠内，少泽井金小指端。去爪甲下一分陷，前谷荣水外侧边。

本节前陷连俞水，后溪节后陷中间。腕骨为原手外侧，腕前起骨下陷看。

阳谷经火手外侧，兑骨向下陷中安。小海合土在肘内，大骨之外细扪循。

相去肘端五分陷，向头屈手取方真。

申足太阳膀胱壬，金井初开号至阴。小指外侧去爪甲，角后犹如韭叶形。

通骨荣水足小指，外侧本节前陷里。束骨俞木小指外，侧边本节后陷彼。

京骨过原足外侧，赤白肉际大骨底。昆仑经火外踝后，脚跟骨上陷缝里。

委中合土腘中央，约文动脉来应指。

酉足少阴癸水肾，涌泉井木足中心。陷宛屈足蜷指取，然谷荣水内踝邻。

前起大骨下陷内，太溪俞土踝下真。脚跟骨上具动脉，踝上二寸复溜经。

陷中动脉经金穴，

阴谷合水曲膝髌。辅骨之后大筋下，小筋上应手方针。

戌 手厥阴心包络，水井中冲中指端。去爪甲如韭叶陷，劳宫荥火掌纹看。

无名指屈动脉是，大陵俞土两筋间。掌纹陷内接间使，经金掌后寸该三。

曲泽合水内廉肘，陷中屈肘若弓湾。

亥 手少阳三焦井，无名指上关冲金。端后相去爪甲角，一韭叶后用余针。

液门荥水节前陷，中渚俞水节后间。阳池原木①腕上陷，支沟经火两筋间。

腕后三寸两骨陷，天井合土肘尖边。大骨肘上一寸陷，取法屈肘两筋间。

子 足少阳甲木胆，金井窍阴依法取。小指次指端向后，去爪甲如韭叶许。

侠溪荥水本节陷，小指次指歧首间。临泣俞木去侠溪，同身寸半不须参。

丘墟原外踝前陷，临泣去后寸当三。阳辅经火外踝上，直上四寸辅骨前。

绝骨端前三分许，相去丘墟七寸边。阳陵泉合土膝下，外廉一寸陷中间。

丑 足厥阴肝木乙，大敦井水大指端。去爪甲如一韭叶，只向三毛聚处观。

行间荥水大指外，动脉应手陷中安太冲俞土大指本节后二寸，脉宜男。中封经金内踝前，平量一寸莫那偏。

仰足取之伸足得，合水原来是曲泉。膝内骨下大筋上，小筋下屈膝方完。

---

① 木：原作"表"，据上下文体例及穴位五行归属改。

八作用

医人：循、扪、弹、努、摄、按、爪、切

针头：进、退、弹、捻、提、内、撞、搓

病人：按、跷、扪、摩、屈、伸、导、引

十二经呼吸歌

手三阳经长五尺五六三丈，共该呼六百七十五，每九呼过四寸的。前长定数该若干，百十二半呼同吸。○手三阴经三尺五二丈一尺，共该呼二百九十四，每七呼过五寸睇。前长定数该若干，四十九呼同吸数。○足三阳经八尺长四丈八尺，共该呼一千六百八十，每十四呼四寸量。前长定数该若干，二百八十呼同详。○足三阴经六尺半三丈九尺，共该呼九百三十六，每十二呼五寸断。前长定数该若干，百五十六呼同算。

以上总三千五百八十五。

九针形制治病歌

镵似巾针寸六制，去来头大末锐利。今云治病专功效，热在头身泻阳气。

圆似絮针一寸六，筒身卵锋泻气速。今云治病泻分气，揩摩不得伤肌肉。

鍉针三寸五分记，锋似粟锐按脉治。今云治病专功效，按脉邪出勿陷气。

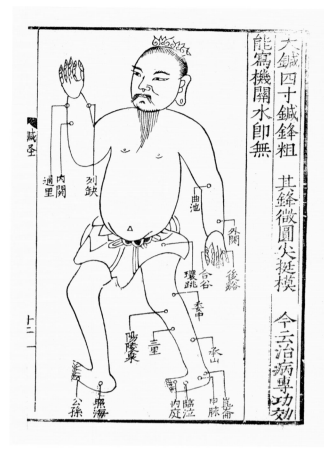

锋似絮针寸六拘，筒身锋末刃三隅。今云治病专功效，瘅热去血瘤疾除。

铍广二分半四寸，形似剑锋双利刃。今云治病专功效，痈脓两热火去净。

圆利寸六似毫针，中身微大圆锐精。今云治病专功效，痈痹暴气可内深。

毫长三寸六分直，蚊虻喙尖功最急。今云治病专功效，寒热痛痹平虚实。

长针七寸其针同，身长细薄尖锐锋。今云治病专功效，能除深邪远痹通。

大针四寸针锋粗，其锋微圆尖挺模。今云治病专功效，能泻机关水即无。

手道、足道取穴图（图见上）

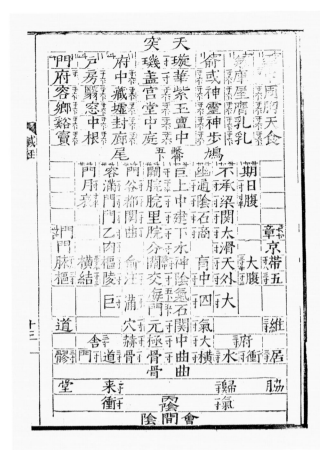
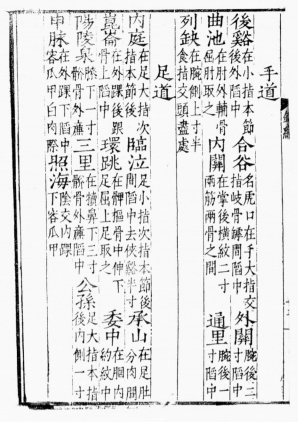

手道

后溪在小指本节后外陷中　合谷名虎口，在手大指交指歧骨罅间陷中　外关腕后三寸陷中　曲池在肘外辅骨屈肘取之　内关在掌后横纹二寸两筋两骨之间　通里腕后一寸陷中　列缺在腕侧上寸半食指交头尽处

足道

内庭在足大指次指本节后　临泣足小指次指本节后间陷中，去侠溪半寸　承山在足肚分肉间　昆仑在外踝后跟骨上陷中　环跳在髀枢骨中伸下足屈上足取之　委中在腘内约纹中　阳陵泉膝下一寸胻骨外廉　三里在犊鼻下三寸胻骨外廉陷中　公孙足大指本指后内侧一寸　申脉在外踝下陷中容爪甲白肉际　照海阴交内踝下容爪甲

天突

二寸	二寸	二寸			二寸	二寸	二寸
门	户	府	玑 一寸	璇	俞	气	云
府 一寸	房 一寸六分	中 一寸六分	盖 一寸六分	华	或 一寸六分	库 一寸六分	中 一寸
容 一寸六分	翳 一寸六分	藏 一寸六分	宫 一寸六分	紫	神 一寸六分	屋 一寸六分	周 一寸
乡 一寸六分	窗 一寸六分	墟 一寸六分	堂 一寸六分	玉	灵 一寸六分	膺 一寸六分	胸 一寸
溪 一寸六分	中 一寸六分	封 一寸六分	中 一寸六分	膻	神 一寸六分	神 一寸六分	天 一寸
窦 一寸六分	根 一寸六分	廊 一寸六分	庭 六分	中	步 六分	乳 一寸六分	乳 一寸六分 / 天食

鸠尾（蔽骨五分）

寸半	寸半	寸半			寸半	寸半	寸半
	门	容	门	阙 巨	幽	不	期
	月 一寸	满 一寸	谷 一寸	脘 上 一寸	通 一寸	承 一寸	日
	哀 一寸	门 一寸	都 一寸	脘 中 一寸	阴 一寸	梁 寸半	腹
		门 一寸	关 一寸	里 建 一寸	石 一寸	关 一寸	
九寸 门		乙 一寸	曲 一寸	脘 下	商 一寸	太 一寸	章 九寸
门		肉 一寸		分 水 一寸	滑 一寸		京
脉 一寸八	横 三寸半	枢 一寸	俞	阙 神 中	肓	天 三寸半	大 一寸八 带
枢 三寸	结 一寸三	陵	注	交 阴	中	外 三寸	腹 五
		巨 一寸	满 一寸	海 五分 气	四 一寸	大	
道			穴 一寸	元	关 气 一寸		维 三寸
	舍 三寸		赫 一寸	极	中 大 一寸	府 三寸	
髎 三寸	门 一寸	道 三寸	骨 一寸	骨 曲 一寸	横 三寸	水 冲 一寸	居 三寸

曲骨

堂	来 三寸				归 二寸		胁
	冲 一寸		两旁间 二寸		气 一寸		
			阴 会				

人身背①后穴俞图

除脊三寸	除脊一寸半	○		除脊一寸半	除脊三寸
	杼	椎	大	大	附
分	门	道	陶	风	魄
户	俞	柱	身	肺	膏肓
俞	俞	道	神	厥阴	神
堂	俞	台	灵	心	噫
嘻	俞	阳	至	督	膈
关	俞	缩	筋	膈	魂
门	俞	中	脊	肝	阳
纲	俞	脊	中	胆	意
舍	俞	枢	悬	脾	胃
仓	俞	门	命	胃	肓
门	俞			三焦	志
室	俞	关	阳	肾	
	俞			气海	
	俞			大肠	
	俞			关元	
	俞	俞		小肠	
肓	俞			膀胱	胞
边	俞		腰	中膂	秩
	髎		上	白环	
	髎		次		
	髎		中		
	髎	长	下		
	阳	强	会		

前后子午尺寸歌

龈交唇内龈缝间，兑端正在唇中央。水沟鼻下沟内索，素髎宜向鼻端详。头行比高面南下，先以前后发际量。分为一尺有二寸，发上五分神庭常。庭上五分上星位，囟会星上一寸强。上至前顶一寸半，寸半百会居中央。神聪百会四面取，各开一寸风痫主。后顶强间脑户三，相去各是一寸五。后发五分定哑门，门上五分定风府。上有大椎下尾骶，分为二十有一椎。古来自有折量法，《灵枢》凛凛不可欺。九寸八分分之七，上之七节如是椎。大椎第一节上是，二椎节下陶道知。身柱第三椎节下，神道第五无足疑。灵台第六至阳七，筋缩第九椎下思。脊中接脊十一是，悬枢十

---

① 背：原作"臂"，据文义改。

三次属累。阳关十六椎下看，二十一下腰俞窥。其下再有长强穴，请君逐一细寻之。中间七节长二分，命门十四前平脐。二尺一寸一分四，后有密户宜审思。下此是名下七节，一寸二分为六厘。

男子向前为补，退后为泻。女子反之。

男子阳经要补，阴经要泻。女子反之。

男子先针阳经，后针阴经，不可并针，恐气血相斗发胀故也。

女子先针阴经，后针阳经，不可并针，恐气血相斗发胀故也。

男子看他血气俱虚者，用平补平泻之法，不论阴经全要泻，女子亦然。先补退后三转，后泻向前三转针，是谓平补平泻。乃为先补向前三转针，后泻退后三转针，是谓平补平泻也。亦不论男子阳经全要补，阴经全要泻，俱要先补，向前三转针，退后为泻三转针，是谓平补平泻也，明矣。

男子看他壮盛者，阳经也要泻，阴经亦要泻，不可用补针，全在活，法看人。血盛也。提针者，弹引其气也。

男子看他虚弱之人，阴经也要补，阳经亦要补，不可用泻针，全在活，法看人。女子虚弱亦然。

女子看他壮盛，阴经也要泻，阳经亦要泻，不可俱用补针。

督脉属阳，背后，大指向前为补。

任脉属阴，面前，大指向前为泻。

鍼男子右手左足三陽經以我大指向前為補
鍼男子左手右足三陽經以我大指退後為補
鍼男子右手左足三陰經以我大指退後為補
鍼男子左手右足三陰經以我大指向前為補
鍼女子補瀉反之
凡補瀉順吾之手而行補瀉
手三陰經足三陽經補瀉迎隨兩疑載詳
鍼男子當子後大指向前為補大指退後為瀉○鍼女子子後反之
鍼男子當午後大指退後為補大指向前為瀉○鍼女子午後反之不用呼吸之法

凡氣未至先要搓那補其氣使氣至然後看病行補瀉之法鍼之中間只管搓那如楊柳隨風之狀到搓那盡頭始或用其補或用其瀉

八穴主治病證與諸書同

公孫二穴通衝脈脾之經在足大指內側本節後一寸陷中令病人坐合兩掌相對取之　主治三十一證

凡治後證必先取公孫為主吹取各穴應之

○九種心疼一切冷氣　　大陵二穴　中脘一穴　隱白二穴

针男子右手、左足三阳经，以我大指向前为补。

针男子左手、右足三阳经，以我大指退后为补。

针男子右手、左足三阴经，以我大指退后为补。

针男子左手、右足三阴经，以我大指向前为补。

针女子补泻反之。

凡补泻，顺吾之手而行补泻。

手三阴经、足三阳经补泻迎随两疑载详

针男子当子后，大指向前为补，大指退后为泻。○针女子子后，反之。

针男子当午后，大指退后为补，大指向前为泻。○针女子午后，反之。不用呼吸之法。

凡气未至，先要搓那补其气，使气至，然后看病，行补泻之法。针之中间，只管搓那，如杨柳随风之状，到搓那尽头，始或用其补或用其泻。

八穴主治病证与诸书同

公孙二穴通冲脉脾之经，在足大指内侧本节后一寸陷中，令病人坐，合两掌相对取之，主治三十一证。

凡治后证，必先取公孙为主，吹取各穴应之。

○九种心疼，一切冷气。　大陵二穴、中脘一穴、隐白二穴

○痰膈涩闷，胸中隐痛。　劳宫二穴、膻中一穴、间使二穴

○脐腹胀满，气不消化。　天枢二穴、水分一穴、内庭二穴

○胁肋下痛，起止艰难。　支沟二穴、章门二穴、阳陵泉二穴

○泄泻不止，里急后重。　下脘一穴、天枢二穴、照海二穴

○胸中刺痛，隐隐不乐。　内关二穴、大陵一穴、彧中二穴

○两胁胀满，气攻疼痛。　阳陵泉穴、章门二穴、绝骨二穴一名悬钟

○中满不快，翻胃吐食。　中脘一穴、太白二穴、中魁二穴一名阳溪

○气膈五噎，饮食不下。　膻中一穴、三里二穴、太白二穴

○胃脘停痰，口吐清水。　巨阙一穴、历兑二穴、中脘一穴

○中脘停食，痛刺不已。　解溪二穴、三里二穴、太仓一穴一名中脘穴

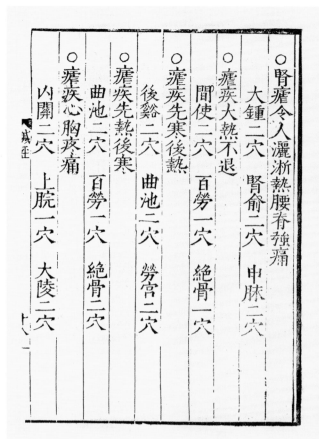

○呕吐痰涎，眩晕不已。　丰隆二穴、中魁二穴、膻中一穴

○心疟，令人心内怔忡。　神门二穴、心俞二穴、百劳一穴即大椎穴

○肝疟，令人气色苍苍，恶寒发热。　中封二穴、肝俞二穴、绝骨二穴

○脾疟，令人怕寒，腹中痛。　商丘二穴、脾俞二穴、三里二穴

○肺疟，令人心寒，怕惊。　列缺二穴、肺俞二穴、合谷二穴

○肾疟，令人洒淅热，腰脊强痛。　大钟二穴、肾俞二穴、申脉二穴

○疟疾，大热不退。　间使二穴、百劳一穴、绝骨一穴

○疟疾，先寒后热。　后溪二穴、曲池二穴、劳宫二穴

○疟疾，先热后寒。　曲池二穴、百劳一穴、绝骨二穴

○疟疾，心胸疼痛。　内关二穴、上脘一穴、大陵二穴

○疟疾，头痛眩晕，吐痰不已。　合谷二穴、中脘一穴、列缺二穴

○疟疾，骨节酸痛。　魄户二穴、百劳一穴、然谷二穴

○疟疾，口渴不已。　关冲二穴、人中一穴、间使二穴

○胃疟，令人善饥，而不能食。　历兑二穴、胃俞二穴、大都二穴

○胆疟令人恶寒怕惊，睡卧不安。　临泣二穴、胆俞二穴、期门二穴

○黄汗、疸，四肢俱肿，汗出染衣。　至阳一穴、百劳一穴、腕骨二穴、中脘一穴、三里二穴

○黄疸，遍身皮肤黄，及面目、小便俱黄。　脾俞二穴、隐白二穴、百劳一穴、至阳一穴、三里二穴、腕骨二穴

○谷疸，食毕则头眩，心中怫郁，遍体发黄。　胃俞二穴、内庭二穴、至阳一穴、三里二穴、腕骨二穴、阳谷二穴

○酒疸，身目俱黄，心中俱痛，面发赤斑，小便赤黄。

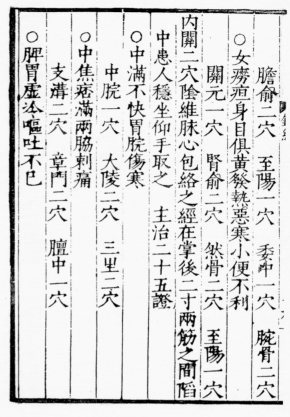

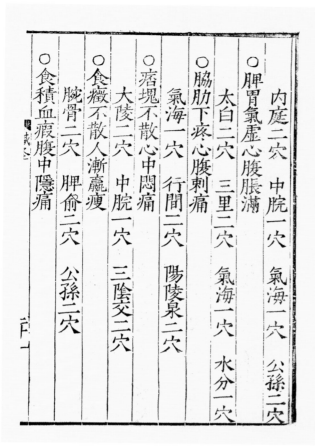

胆俞二穴、至阳一穴、委中一穴、腕骨二穴

　　○女痨疸，身目俱黄，发热恶寒，小便不利。　关元一穴、肾俞二穴、然谷二穴、至阳一穴

　　内关二穴，阴维脉心包络之经，在掌后二寸两筋之间陷中。患人稳坐，仰手取之。主治二十五证。

　　　　○中满不快，胃脘伤寒。　　中脘一穴、大陵二穴、三里二穴

　　　　○中焦痞满，两胁刺痛。　　支沟二穴、章门二穴、膻中一穴

　　　　○脾胃虚冷，呕吐不已。　　内庭二穴、中脘一穴、气海一穴、公孙二穴

　　　　○脾胃气虚，心腹胀满。　　太白二穴、三里二穴、气海一穴、水分一穴

　　　　○胁肋下疼，心腹刺痛。　　气海一穴、行间二穴、阳陵泉二穴

　　　　○痞块不散，心中闷痛。　　大陵二穴、中脘一穴、三阴交二穴

　　　　○食癥不散，人渐羸瘦。　　腕骨二穴、脾俞二穴、公孙二穴

　　　　○食积血瘕，腹中隐痛。

胃俞二穴　行間二穴　氣海一穴

〇五積氣塊血積血癖　膈俞二穴　肝俞二穴　大敦二穴　照海二穴

〇臟腑虛冷兩脅疼痛　支溝二穴　建里一穴　章門二穴　陽陵泉二穴

〇風壅氣滯心腹刺痛　風門二穴　膻中一穴　勞宮二穴　三里二穴

〇大腸虛冷脫肛不收　百會一穴　命門一穴　長強一穴　承山二穴

〇大便艱難用力脫肛　照海二穴　百會一穴　支溝二穴

〇臟毒腫痛便血不止　承山二穴　肝俞二穴　膈俞二穴　長強一穴

〇五種痔疾攻痛不已　合陽二穴　長強一穴　承山二穴

〇五癇等證口中吐沫　後谿二穴　神門二穴　心俞二穴　鬼眼四穴

〇心性呆痴悲泣不已　通里二穴　後谿二穴　神門二穴　大鍾二穴

〇心驚發狂不識親疏

胃俞二穴、行间二穴、气海一穴

　　〇五积气块，血积血癖。　　膈俞二穴、肝俞二穴、大敦二穴、照海二穴

　　〇脏腑虚冷，两胁疼痛。　　支沟二穴、建里一穴、章门二穴、阳陵泉二穴

　　〇风壅气滞，心腹刺痛。　　风门二穴、膻中一穴、劳宫二穴、三里二穴

　　〇大肠虚冷，脱肛不收。　　百会一穴、命门一穴、长强一穴、承山二穴

　　〇大便艰难，用力脱肛。　　照海二穴、百会一穴、支沟二穴

　　〇脏毒肿痛，便血不止。　　承山二穴、肝俞二穴、膈俞二穴、长强一穴

　　〇五种痔疾，攻痛不已。　　合阳二穴、长强一穴、承山二穴

　　〇五痫等证，口中吐沫。　　后溪二穴、神门二穴、心俞二穴、鬼眼四穴

　　〇心性呆痴，悲泣不已。　　通里二穴、后溪二穴、神门二穴、大钟二穴

　　〇心惊发狂，不识亲疏。

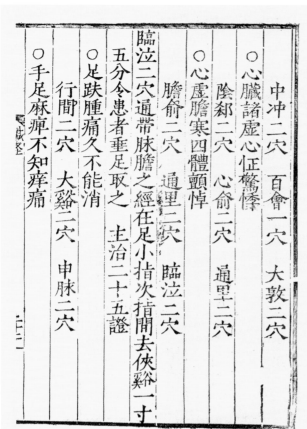

少冲二穴、心俞二穴、中脘一穴、十宣十穴

　　〇健忘易失，言语不记。　　心俞二穴、通里二穴、少冲二穴

　　〇心气虚损、或歌或笑。　　灵道二穴、心俞二穴、通里二穴

　　〇心中惊悸，言语错乱。　　少海二穴、少府二穴、心俞二穴、后溪二穴

　　〇心中虚惕，神思不安。　　乳根二穴、通里二穴、胆俞二穴、心俞二穴

　　〇心惊中风，不省人事。　　中冲二穴、百会一穴、大敦二穴

　　〇心脏诸虚，心怔惊悸。　　阴郄二穴、心俞二穴、通里二穴

　　〇心虚胆寒，四体颤悼。　　胆俞二穴、通里二穴、临泣二穴

　　临泣二穴，通带脉、胆之经，在足小指次指间，去侠溪一寸五分，令患者垂足取之。主治二十五证。

　　〇足跗肿痛，久不能消。　　行间二穴、太溪二穴、申脉二穴

　　〇手足麻痹，不知痒痛。

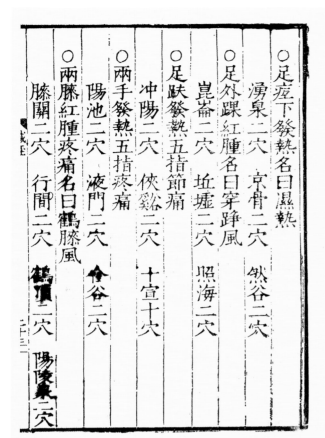

太冲二穴、曲池二穴、大陵二穴、合谷二穴、三里二穴、中渚二穴

　　○两足颤悼，不能行步。　太冲二穴、昆仑二穴、阳陵泉二穴

　　○两手颤悼，不能握物。　曲泽二穴、腕骨二穴、合谷二穴、中渚二穴

　　○足指拘挛，筋紧不开。　丘墟二穴、公孙二穴、阳陵泉二穴

　　○手指拘挛，伸缩疼痛。　尺泽二穴、阳溪二穴、中渚二穴、五虎二穴

　　○足底下发热，名曰湿热。　涌泉二穴、京骨二穴、然谷二穴

　　○足外踝红肿，名曰穿踝①风。　昆仑二穴、丘墟二穴、照海二穴

　　○足跗发热，五指节痛。　冲阳二穴、侠溪二穴、十宣十穴

　　○两手发热，五指疼痛。　阳池二穴、液门二穴、合谷二穴

　　○两膝红肿疼痛，名曰鹤膝风。　膝关二穴、行间二穴、鹤顶二穴、阳陵泉二穴

---

① 踝：原作"踝"，据《针灸大成》卷五、《医宗金鉴·刺灸心法要诀》卷一改。

○手腕起骨疼痛，名曰绕踝风。　太渊二穴、腕骨二穴、大陵二穴

○腰胯疼痛，名曰寒疝。　五枢二穴、委中二穴、三阴交二穴

○臂膊痛连肩背。　肩井二穴、曲池二穴、中渚二穴

○腿胯疼痛，名曰腿胯风。　环跳二穴、委中二穴、阳陵泉二穴

○白虎历节风疼痛。　肩井二穴、三里二穴、曲池二穴、委中二穴、合谷二穴、行间二穴、天应穴遇痛处针，弹努出血

○走之风，游走，四肢疼痛。　天应之穴、曲池二穴、三里二穴、委中二穴

○浮风，浑身搔痒。　百会一穴、太阳紫脉、百劳一穴、命门一穴、风市二穴、绝骨二穴、水分一穴、气海一穴、血海二穴、委中二穴、曲池二穴

○头项红肿强痛。　承浆一穴、风池二穴、肩井二穴、风府一穴

○肾虚腰痛，举动艰难。

肾俞二穴、脊中一穴、委中二穴

　　○闪挫腰痛，起止艰难。　　脊中一穴、腰俞二穴、肾俞二穴、委中二穴

　　○虚损，湿滞腰痛，行动无力。　　脊中一穴、肾俞二穴、委中二穴

　　○诸虚百损，四肢无力。　　膏肓二穴、百劳一穴、心俞二穴、肾俞二穴、三里二穴、关元一穴

　　○胁下肝积，气块刺痛。　　章门二穴、支沟二穴、阳陵泉二穴

　　○肾急坚痛，胸胀胁痛。　　中脘一穴、大陵二穴、支沟二穴

外关二穴，阳维脉、三焦之经，在手背腕后二寸陷中，令患人稳坐，覆手取之。主治二十七证。

　　○肩膊红肿，肢节疼痛。　　肘髎二穴、肩髃二穴、腕骨二穴

　　○足内踝骨红肿疼痛，名曰绕踝风。　　侠溪二穴、丘墟二穴、临泣二穴、昆仑二穴

　　○手指节痛，不能伸屈。　　阳谷二穴、五虎二穴、腕骨二穴、合谷二穴

○足指節痛不能行步　内庭二穴　太冲二穴　崑崙二穴
○五臟結熱吐血不已　取五臟俞穴并血會治之　心俞二穴　肝俞二穴　脾俞二穴　肺俞二穴　腎俞二穴　膈俞二穴
○六腑結熱血妄行不已　取六腑俞穴并血會治之　膽俞二穴　胃俞二穴　小腸俞穴　大腸俞穴　膀胱俞穴　三焦俞穴　膈俞二穴
○鼻衄不止名血妄行　少澤二穴　心俞二穴　膈俞二穴　湧泉二穴
○吐血昏暈不省人事　肝俞二穴　膈俞二穴　通里二穴　大敦二穴
○虛損氣逆吐血不已　膏肓二穴　膈俞二穴　丹田一穴　肝俞二穴
○吐血衄血陽乘於陰血熱妄行　中冲二穴　肝俞二穴　膈俞二穴　通里二穴　三陰交二穴
○血寒亦吐陰乘於陽名心肺二經嘔血　少商二穴　心俞二穴　神門二穴　肺俞二穴　膈俞二穴　三陰交二穴

○足指节痛，不能行步。　内庭二穴、太冲二穴、昆仑二穴

○五脏结热，吐血不已，取五脏俞穴并血会治之。　心俞二穴、肝俞二穴、脾俞二穴、肺俞二穴、肾俞二穴、膈俞二穴

○六腑结热，血妄行不已，取六腑俞穴并血会治之。　胆俞二穴、胃俞二穴、小肠俞穴、大肠俞穴、膀胱俞穴、三焦俞穴、膈俞二穴

○鼻衄不止，名血妄行。　少泽二穴、心俞二穴、膈俞二穴、涌泉二穴

○吐血昏晕，不省人事。　肝俞二穴、膈俞二穴、通里二穴、大敦二穴

○虚损气逆，吐血不已。　膏肓二穴、膈俞二穴、丹田一穴、肝俞二穴

○吐血衄血，阳乘于阴，血热妄行。　中冲二穴、肝俞二穴、膈俞二穴、通里二穴、三阴交二穴

○血寒亦吐，阴乘于阳，名心肺二经呕血。　少商二穴、心俞二穴、神门二穴、肺俞二穴、膈俞二穴、三阴交二穴

○舌强难言，及生白苔。　关冲二穴、中冲二穴、承浆一穴、廉泉一穴

○重舌肿胀，热极难言。　十宣十穴、海泉一穴在舌底中、金津一穴在舌下左边、玉液一穴在舌下右边

○口内生疮，名曰枯曹风。　兑端一穴、支沟二穴、承浆一穴、十宣十穴

○舌吐不收，名曰阳强。　涌泉二穴、兑端一穴、少冲二穴、神门二穴

○舌缩不能言，名曰阴强。　心俞二穴、膻中一穴、海泉一穴在舌底中

○唇吻裂破，血出干痛。　承浆一穴、少商二穴、关冲二穴

○项生瘰疬，绕颈起核，名曰蟠蛇疬。　天井二穴、风池二穴、肘尖二穴、缺盆二穴、十宣十穴

○瘰疬延生胸前连腋下者，名曰瓜藤疬。　肩井二穴、膻中一穴、大陵二穴、支沟二穴、阳陵泉二穴

○左耳根肿核者，名曰惠袋疬。

翳风二穴、后溪二穴、肘尖二穴

○右耳根肿核者，名曰蜂窠疬。　翳风二穴、颊车二穴、后溪二穴、合谷二穴

○耳根红肿痛。　合谷二穴、翳风二穴、颊车二穴

○颈项红肿不消，名曰项疽。　风府一穴、肩井二穴、承浆一穴

○目生翳膜，隐涩难开。　睛明二穴、合谷二穴、鱼尾二穴在肩外头、肝俞二穴

○风沿烂眼，迎风冷泪。　攒竹二穴、丝竹空穴、小骨空穴在手小指第二节尖上、二间二穴

○目风肿痛，努肉攀睛。　和髎二穴、睛明二穴、攒竹二穴、肝俞二穴、委中二穴、合谷二穴、肘尖二穴

○目暴赤肿疼痛。　攒竹二穴、合谷二穴、迎香二穴

后溪二穴，通督脉、小肠之经，在手小指本节后，握拳尖上是穴，令疾者仰手握拳取之。主治二十二证。

○手足挛急，屈伸艰难。

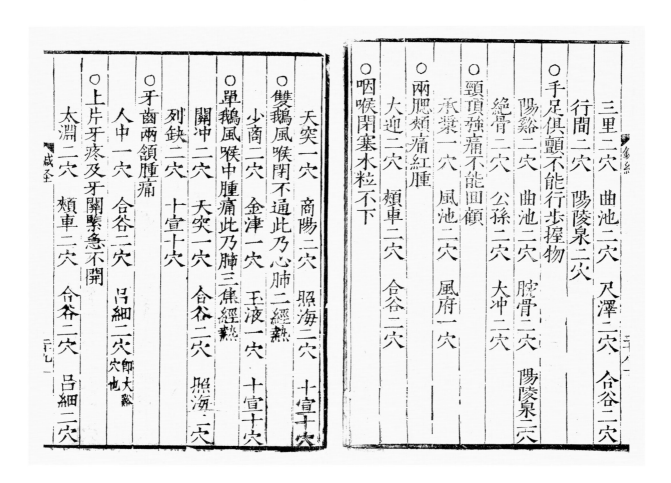

三里二穴、曲池二穴、尺泽二穴、合谷二穴、行间二穴、阳陵泉二穴

〇手足俱颤，不能行步握物。　阳溪二穴、曲池二穴、腕骨二穴、阳陵泉二穴、绝骨二穴、公孙二穴、太冲二穴。

〇颈项强痛，不能回顾。　承浆一穴、风池二穴、风府一穴

〇两腮颊痛红肿。　大迎二穴、颊车二穴、合谷二穴

〇咽喉闭塞，水粒不下。　天突一穴、商阳二穴、照海二穴、十宣十六

〇双鹅风，喉闭不通，此乃心肺二经热。　少商二穴、金津一穴、玉液一穴、十宣十六

〇单鹅风，喉中肿痛，此乃肺、三焦经热。　关冲二穴、天突一穴、合谷二穴、照海二穴、列缺二穴、十宣十六

〇牙齿两颌肿痛。　人中一穴、合谷二穴、吕细二穴即太溪穴也

〇上片牙疼，及牙关紧急不开。　太渊二穴、颊车二穴、合谷二穴、吕细二穴

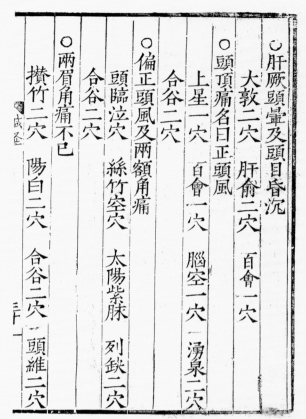

○中片牙疼，及颊颔红肿痛。　阳溪二穴、承浆二穴、颊车二穴、太溪二穴

○耳聋气痞疼痛。　听会二穴、肾俞二穴、三里二穴、翳风二穴

○耳内或鸣或痒或痛。　客主人穴、合谷二穴、听会二穴

○雷头风晕，呕吐痰涎。　百会一穴、中脘一穴、太渊二穴、风门二穴

○肾虚头痛，头重不举。　肾虚二穴、百会一穴、太溪二穴、列缺二穴

○肝厥头晕，及头目昏沉。　大敦二穴、肝俞二穴、百会一穴

○头顶痛，名曰正头风。　上星一穴、百会一穴、脑空一穴、涌泉二穴、合谷二穴

○偏正头风及两额角痛。　头临泣穴、丝竹空穴、太阳紫脉、列缺二穴、合谷二穴

○两眉角痛不已。　攒竹二穴、阳白二穴、合谷二穴、头维二穴、

印堂一穴在两眉中间

　　○头目昏沉，太阳痛。　　合谷二穴、太阳紫脉、头缝二穴在额角发尖处

　　○头顶拘急，引肩背痛。　　承浆一穴、百会一穴、肩井二穴、中渚二穴

　　○醉头风，呕吐不止，恶闻人言。　　涌泉二穴、列缺二穴、百劳一穴、合谷二穴

　　○眼赤痛冲风，泪下不已。　　攒竹二穴、合谷二穴、小骨空穴、临泣二穴

　　○破伤风，因他事搐发，浑身发血热癫狂。　　大敦二穴、合谷二穴、行间二穴、十宣十穴、太阳
紫脉宜锋针出血

　　申脉一穴，阳跷脉、膀胱之经，在足外踝下微前赤白肉际是穴。主治二十五证。

　　○腰臂强不可俯仰。　　腰俞二穴、膏肓二穴、委中二穴决紫脉出血

　　○肢节烦痛，牵引腰脚疼。　　肩髃二穴、曲池二穴、昆仑二穴、阳陵泉二穴

　　○中风不省人事。　　中冲二穴、百会一穴、印堂一穴、大敦二穴

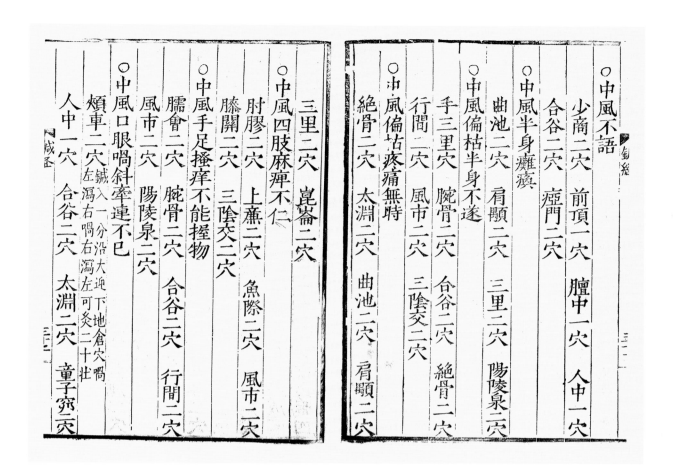

○中风不语。　少商二穴、前顶一穴、膻中一穴、人中一穴、合谷二穴、哑门二穴

○中风半身瘫痪。　曲池二穴、肩髃二穴、三里二穴、阳陵泉二穴

○中风偏枯，半身不遂。　手三里穴、腕骨二穴、合谷二穴、绝骨二穴、行间二穴、风市二穴、三阴交二穴

○中风偏枯，疼痛无时。　绝骨二穴、太渊二穴、曲池二穴、肩髃二穴、三里二穴、昆仑二穴

○中风四肢麻痹不仁。　肘髎二穴、上廉二穴、鱼际二穴、风市二穴、膝关二穴、三阴交二穴

○中风手足搔痒，不能握物。　臑会二穴、腕骨二穴、合谷二穴、行间二穴、风市二穴、阳陵泉二穴

○中风口眼㖞斜，牵连不已。　颊车二穴针入一分，沿大迎下地仓穴。㖞左泻右，㖞右泻左，可灸二十壮、人中一穴、合谷二穴、太渊二穴、瞳子髎二穴、

十宣十穴
〇中風角弓反張眼目盲視
百會一穴　百勞一穴　合谷二穴　曲池二穴
行間二穴　十宣十穴　陽陵泉二穴
〇中風口禁不開言語
地倉二穴鍼透頰車二穴　人中一穴　合谷二穴
夫中風有五不治開口閉眼散手遺尿喉中雷鳴鼾睡惡候也且中風者為百病之長至其變化各不同焉或中於臟或中於腑或痰或氣或怒或喜隨其隙而成害也中於臟者則令人不省人事痰涎上壅喉中雷鳴四肢癱瘓不知疼痛語言謇澀故難治也中於腑者則令人半身不遂口眼喎斜知疼痛能言語形色不變故易治也治之先於視色脉分虛實其中五臟六腑形證各有名必細察其源而體天時人事爪刺之無不效也
一肝中之狀無汗惡寒其色青名曰怒中
二心中之狀多汗怕驚其色赤名曰思慮中
三脾中之狀多汗身熱其色黃名曰喜中
四肺中之狀多汗惡風其色白名曰氣中
五腎中之狀多汗身冷其色黑名曰氣勞中
六胃中之狀飲食不下痰涎上壅其色淡黃名曰食

十宣十穴

　　〇中风角弓反张，眼目盲视。　　百会一穴、百劳一穴、合谷二穴、曲池二穴、行间二穴、十宣十穴、阳陵泉二穴

　　〇中风口禁，不开言语。　　地仓二穴针透、颊车二穴、人中一穴、合谷二穴

　　夫中风有五不治：开口，闭眼，散手，遗尿，喉中雷鸣鼾睡。恶候也。且中风者，为百病之长，至其变化各不同焉。或中于脏，或中于腑，或痰或气，或怒或喜，随其隙而成害也。中于脏者，则令人不省人事，痰涎上壅，喉中雷鸣，四肢瘫痪，不知疼痛，语言謇涩，故难治也。中于腑者，则令人半身不遂，口眼㖞斜，知疼痛，能言语，形色不变，故易治也。治之先于视色脉分虚实，其中五脏六腑形证各有名，必细察其源，而体天时人事，爪刺之无不效也。

　　一肝中之状，无汗恶寒，其色青，名曰怒中。〇二心中之状，多汗怕惊，其色赤，名曰思虑中。〇三脾中之状，多汗身热，其色黄，名曰喜中。〇四肺中之状，多汗恶风，其色白，名曰气中。〇五肾中之状，多汗身冷，其色黑，名曰气劳中。〇六胃中之状，饮食不下，痰涎上壅，其色淡黄，名曰食

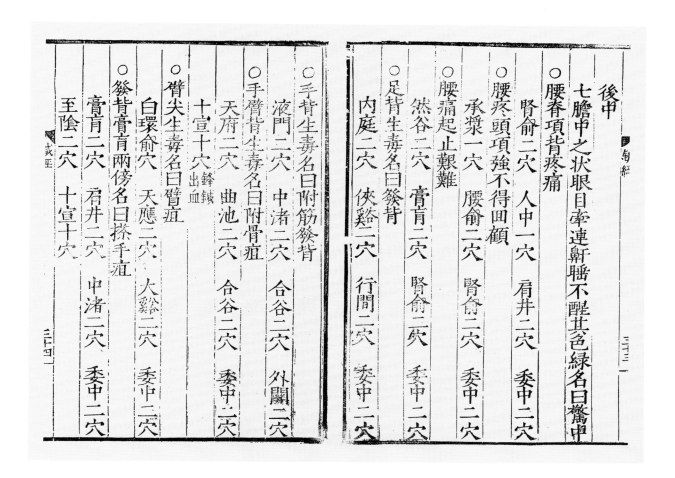

后中。○七胆中之状，眼目牵连，鼾睡不醒，其色绿，名曰惊中。

○腰脊项背疼痛。　肾俞二穴、人中一穴、肩井二穴、委中二穴

○腰疼头项强，不得回顾。　承浆一穴、腰俞二穴、肾俞二穴、委中二穴

○腰痛起止艰难。　然谷二穴、膏肓二穴、肾俞二穴、委中二穴

○足背生毒，名曰发背。　内庭二穴、侠溪二穴、行间二穴、委中二穴

○手背生毒，名曰附筋发背。　液门二穴、中渚二穴、合谷二穴、外关二穴

○手臂背生毒，名曰附骨疽。　天府二穴、曲池二穴、合谷二穴、委中二穴、十宣十穴锋针出血

○臂尖生毒，名曰臂疽。　白环俞穴、天应二穴、太溪二穴、委中二穴

○发背膏肓两旁，名曰搭手疽。　膏肓二穴、肩井二穴、中渚二穴、委中二穴、至阴二穴、十宣

十穴

○癹背與臍相平名曰腎疽　三焦俞穴　白環俞穴　委中二穴・大谿二穴
至陰二穴

○順鬢後三分生毒名曰發鬢疽　頭維二穴　絲竹空穴　合谷二穴　大谿二穴
委中二穴　太陽紫脈上出血

○正項上生毒名曰對口疽　強間一穴　百勞一穴　天窻二穴　委中二穴

○頭頂生毒名曰腦疽此證難治　内迎香穴　委中二穴　十宣十穴　氣海一穴
三里二穴

此證洪處士用鹽泥作飯放疽頂上可灸二七壯處士曰一切癹癰疽等毒除腦疽癹顱對口疽此三證難治雖騎竹馬法灸亦有少効其餘諸毒但依前法治之無不愈矣

照海二穴陰蹻脈腎之經在足内踝下微前赤白肉際陷中是穴　主治三十證

○小便淋瀝不通　陰陵泉二穴　三陰交二穴　關衝二穴　陰谷二穴

○小腹冷痛小便頻數

○发背与脐相平，名曰肾疽。　三焦俞穴、白环俞穴、委中二穴、太溪二穴、至阴二穴

○顺鬓后三分生毒，名曰发鬓疽。　头维二穴、丝竹空穴、合谷二穴、太溪二穴、委中二穴、太阳紫脉上出血

○正项上生毒，名曰对口疽。　强间一穴、百劳一穴、天窗二穴、委中二穴

○头顶生毒，名曰脑疽此证难治。　内迎香穴、委中二穴、十宣十穴、气海一穴、三里二穴

此证洪处士用盐泥作饭放疽顶上，可灸二七壮。处士曰：一切发痈疽等毒，除脑疽、发颅、对口疽此三证难治。虽骑竹马法灸亦有少效，其余诸毒但依前法，治之无不愈矣。

照海二穴，阴跷脉、肾之经在足内踝下微前赤白肉际陷中是穴。主治三十证。

○小便淋沥不通。　阴陵泉二穴、三阴交二穴、关冲二穴、阴谷二穴

○小腹冷痛，小便频数。

氣海一穴、關元一穴　三陰交二穴　腎俞二穴

○膀胱七疝賁脉等證　　大敦二穴　蘭門二穴在曲骨兩傍各三寸脉上是穴　丹田一穴　涌泉二穴　章門二穴　大陵二穴　三陰交二穴

○偏墜木腎腫大如升　　大敦二穴　曲泉二穴　然谷二穴　三陰交二穴　歸來二穴　蘭門二穴　膀胱俞穴　腎俞二穴　足第二指下橫紋可灸七壯

○乳絃疝氣發時冲心痛　　帶脉二穴　涌泉二穴　太谿二穴　大敦二穴

○小便淋血不止陰氣痛　　陰谷二穴　涌泉二穴　三陰交穴

○遺精白濁小便頻數　　關元一穴　白環俞穴　太谿二穴　三陰交穴

○夜夢鬼交遺精不禁　　中極一穴　膏肓二穴　心俞二穴　然谷二穴　腎俞二穴

○婦人難產子掬母心不能下　　巨闕一穴　合谷二穴　三陰交穴　至陰二穴

○女人大便不通

气海一穴、关元一穴、三阴交二穴、肾俞二穴

　　○膀胱七疝，贲脉等证。　大敦二穴、阑门二穴在曲骨两旁各三寸脉上是穴、丹田一穴、涌泉二穴、章门二穴、大陵二穴、三阴交二穴

　　○偏坠木肾肿大如升。　大敦二穴、曲泉二穴、然谷二穴、三阴交二穴、归来二穴、阑门二穴、膀胱俞穴、肾俞二穴、足第二指下横纹可灸七壮

　　○乳弦疝气，发时冲心痛。　带脉二穴、涌泉二穴、太溪二穴、大敦二穴

　　○小便淋血不止，阴气痛。　阴谷二穴、涌泉二穴、三阴交穴

　　○遗精白浊，小便频数。　关元一穴、白环俞穴、太溪二穴、三阴交穴

　　○夜梦鬼交，遗精不禁。　中极一穴、膏肓二穴、心俞二穴、然谷二穴、肾俞二穴

　　○妇人难产，子掬母心不能下。　巨阙一穴、合谷二穴、三阴交穴、至阴二穴

　　○女人大便不通。

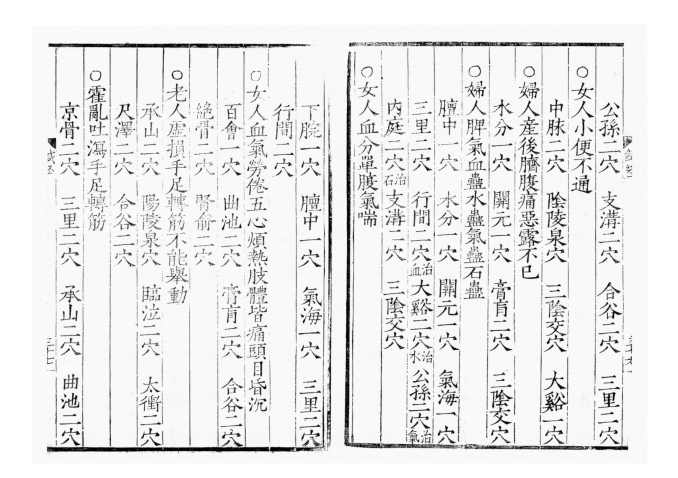

公孙二穴、支沟二穴、合谷二穴、三里二穴

　　○女人小便不通。　　中脉二穴、阴陵泉穴、三阴交穴、太溪一穴

　　○妇人产后脐腹痛，恶露不已。　　水分一穴、关元一穴、膏肓二穴、三阴交穴

　　○妇人脾气血蛊、水蛊、气蛊、石蛊。　　膻中一穴、水分一穴、关元一穴、气海一穴、三里二穴、行间二穴治血、太溪二穴治水、公孙二穴治气、内庭治石、支沟二穴、三阴交穴

　　○女人血分单腹气喘。　　下脘一穴、膻中一穴、气海一穴、三里二穴、行间二穴

　　○女人血气劳倦，五心烦热，肢体皆痛，头目昏沉。　　百会一穴、曲池二穴、膏肓二穴、合谷二穴、绝骨二穴、肾俞二穴

　　○老人虚损，手足转筋，不能举动。　　承山二穴、阳陵泉穴、临泣二穴、太冲二穴、尺泽二穴、合谷二穴

　　○霍乱吐泻，手足转筋。　　京骨二穴、三里二穴、承山二穴、曲池二穴、

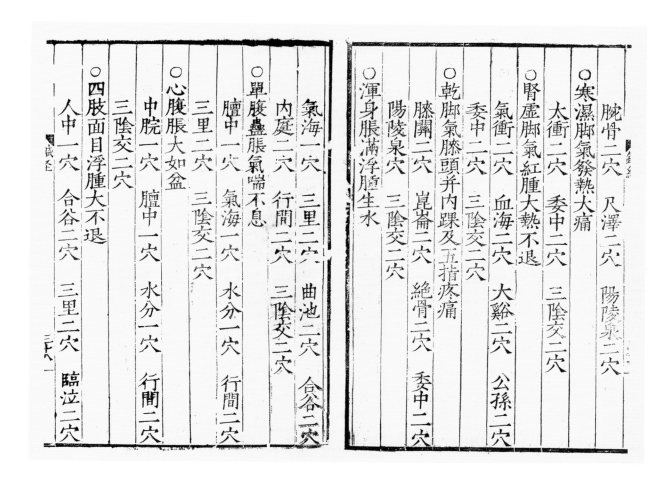

腕骨二穴、尺泽二穴、阳陵泉二穴

〇寒湿脚气，发热大痛。　太冲二穴、委中二穴、三阴交二穴

〇肾虚脚气红肿，大热不退。　气冲二穴、血海二穴、太溪二穴、公孙二穴、委中二穴、三阴交二穴

〇干脚气膝头并内踝，及三指疼痛。　膝关二穴、昆仑二穴、绝骨二穴、委中二穴、阳陵泉二穴、三阴交二穴

〇浑身胀满浮肿生水。　气海一穴、三里二穴、曲池二穴、合谷二穴、内庭二穴、行间二穴、三阴交二穴

〇单腹蛊胀，气喘不息。　膻中一穴、气海一穴、水分一穴、行间二穴、三里二穴、三阴交二穴

〇心腹胀大如盆。　中脘一穴、膻中一穴、水分一穴、行间二穴、三阴交二穴

〇四肢面目浮肿大不退。　人中一穴、合谷二穴、三里二穴、临泣二穴、

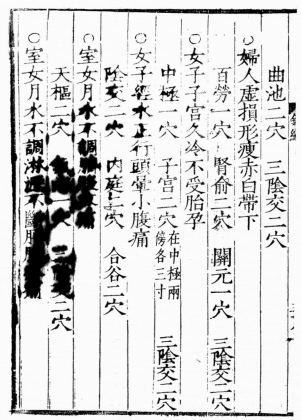
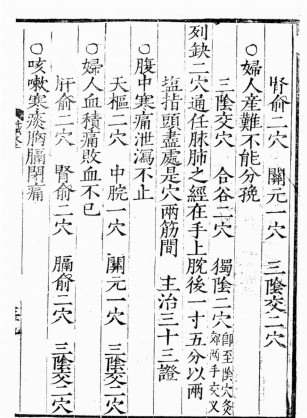

曲池二穴、三阴交二穴

　　○妇人虚损形瘦，赤白带下。　　百劳一穴、肾俞二穴、关元一穴、三阴交二穴

　　○女子子宫久冷，不受胎孕。　　中极一穴、子宫二穴在中极两旁各三寸、三阴交二穴

　　○女子经水正行，头晕，小腹痛。　　阴交二穴、内庭二穴、合谷二穴

　　○室女月水不调，脐腹疼痛。　　天枢二穴、气海一穴、三阴交二穴

　　○室女月水不调，淋沥不断，脐腹疼痛。　　肾俞二穴、关元一穴、三阴交二穴

　　○妇人产难，不能分娩。　　三阴交穴、合谷二穴、独阴二穴即至阴穴，灸之①

列缺二穴，通任脉、肺之经，在手上腕后一寸五分，以两盐指头尽处是穴，两筋间。主治三十三证。

　　○腹中寒痛，泄泻不止。　　天枢二穴、中脘一穴、关元一穴、三阴交二穴

　　○妇人血积痛，败血不已。　　肝俞二穴、肾俞二穴、膈俞二穴、三阴交二穴

　　○咳嗽寒痰，胸膈闭痛。

① 之：原作"郊两手交叉"，"郊"字误；"两手交叉"乃下文列缺取穴方法，衍。据《徐氏针灸大全》卷四删改。

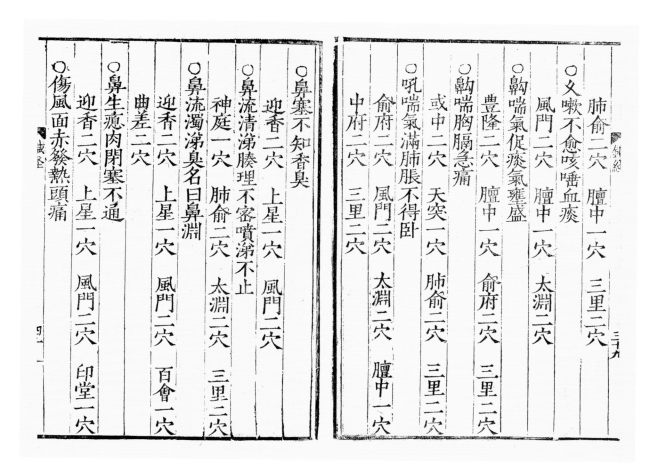

肺俞二穴、膻中一穴、三里二穴

　　○久嗽不愈，咳唾血痰。　风门二穴、膻中一穴、太渊二穴

　　○齁喘气促，痰气壅盛。　丰隆二穴、膻中一穴、俞府二穴、三里二穴

　　○齁喘胸膈急痛。　或中二穴、天突一穴、肺俞二穴、三里二穴

　　○吼喘气满肺胀不得卧。　俞府二穴、风门二穴、太渊二穴、膻中一穴、中府二穴、三里二穴

　　○鼻塞不知香臭。　迎香二穴、上星一穴、风门二穴

　　○鼻流清涕，腠理不密，喷涕不止。　神庭一穴、肺俞二穴、太渊二穴、三里二穴

　　○鼻流浊涕臭，名曰鼻渊。　迎香二穴、上星一穴、风门二穴、百会一穴、曲差二穴

　　○鼻生息肉，闭塞不通。　迎香二穴、上星一穴、风门二穴、印堂一穴

　　○伤风面赤，发热头痛。

通里二穴 曲池二穴 絶骨二穴 合谷二穴

○傷風感寒咳嗽喘滿 膻中一穴 風門二穴 合谷二穴 風府一穴

○傷風四肢煩熱頭痛 玉液一穴 地倉二穴 迎香二穴

○口氣沖人臭不可近 少沖二穴 通里二穴 人中一穴 十宣十穴 金津一穴 玉液一穴

○冒暑大熱霍亂吐瀉 委中二穴 百勞一穴 中脘一穴 曲池二穴 十宣十穴 三里二穴 合谷二穴

○中暑內熱小便不利 陰谷二穴 百勞一穴 中脘一穴 委中二穴 氣海一穴 陽陵泉二穴

○小兒急驚風手足搐搦 印堂一穴 百會一穴 人中一穴 中衝二穴 大敦二穴 太衝二穴 合谷二穴

○小兒慢脾風目直視手足厥口吐沫 百會一穴 上星一穴 人中一穴 大敦二穴 脾俞二穴

通里二穴、曲池二穴、绝骨二穴、合谷二穴

　　○伤风感寒，咳嗽喘满。　膻中一穴、风门二穴、合谷二穴、风府一穴

　　○伤风四肢烦热头痛。　玉液一穴、地仓二穴、迎香二穴

　　○口气冲人，臭不可近。　少冲二穴、通里二穴、人中一穴、十宣十穴、金津一穴、玉液一穴

　　○冒暑大热，霍乱吐泻。　委中二穴、百劳一穴、中脘一穴、曲池二穴、十宣十穴、三里二穴、合谷二穴

　　○中暑内热，小便不利。　阴谷二穴、百劳一穴、中脘一穴、委中二穴、气海一穴、阳陵泉二穴

　　○小儿急惊风，手足搐搦。　印堂一穴、百会一穴、人中一穴、中冲二穴、大敦二穴、太冲二穴、合谷二穴

　　○小儿慢脾风，目直视，手足厥，口吐沫。　百会一穴、上星一穴、人中一穴、大敦二穴、脾俞二穴

○消渴等证

三消其证不同。上消属肺，多饮水而少食，大小便如常。中消属胃，多饮食而小便赤黄。下消属肾，小便浊淋如膏。

一阳曰：三消之治不同，诸贤俱载方治。惟东垣据经分证，而条陈甚详。

人中一穴、公孙二穴、脾俞二穴、中脘一穴、关冲二穴、照海二穴肺消、三里二穴胃消、太溪二穴肾消

○黑砂腹痛，头疼，发热，恶寒，腰背强痛，不得睡卧。　百劳一穴、天府二穴、委中二穴、十宣十六

○白砂腹痛，吐泄、四肢厥冷，十指甲黑，不得睡卧。　大陵二穴、百劳一穴、大敦二穴、十宣十六

一阳曰：针法肇自古经，近《铜人》为的，桑君、思邈、丹阳，率由神也。李氏融焉学者，笃贯《资生》《流注》《指微》《通玄》《灵光》遗文，补意入神之奥得矣。

九针十二原天人心法　*海陵一阳子述*

一阳曰：昔帝庇福蒸民，谓治疾勿用药饵砭石。欲以微针通其经脉，调其血气，营其逆顺、出入之会。令可传于后世，必明为之法，令终而不灭，久而不绝，易用难忘，为之经纪，异其章，别其表里，为之终始。令各有形，先立《针经》，愿闻其情。岐对以推而次之，令有纲纪，始于一，终于九焉。其小针之要，易陈而难入。粗守形，上守神。神乎神，客在门。未睹其

疾惡知其原刺之微在速遲麤守關上守機機之動不離
其空空中之機清靜而微其來不可逢其往不可追知機
之道者不可掛以髮不知機道扣之不發知其往來要與
之期麤之闇乎妙哉工獨有之往者為逆來者為順明知
逆順正行無問迎而奪之惡得無虛追而濟之惡得無實
迎之隨之以意和之鍼道畢矣○凡用鍼者虛則實之滿
則泄之宛陳則除之邪勝則虛之大要曰徐而疾則實疾
而徐則虛言實與虛若有若無察後與先若存若亡為虛
與實若得若失虛實之要九鍼最妙補寫之時以鍼為之
○寫曰必持內之放而出之排陽得鍼邪氣得泄按而引

鍼是謂內溫血不得散氣不得出也○補曰隨之隨之意
若妄之若行若按如蚊虻止如留如還去如弦絕令左屬
右其氣故止外門已閉中氣乃實必無留血急取誅之持
鍼之道堅者為寶正指直刺無鍼左右神在秋毫屬意病
者審視血脈者刺之無殆方刺之時必在懸陽及與兩衛
神屬勿去知病存亡血脈者在腧橫居視之獨澄切之獨
堅○九鍼之名各不同形一曰鑱鍼長一寸六分二曰員
鍼長一寸六分三曰鍉鍼長三寸半四曰鋒鍼長一寸六
分五曰鈹鍼長四寸廣二分半六曰員利鍼長一寸六
分七曰毫鍼長三寸六分八曰長鍼長七寸九曰大鍼長四

疾，恶知其原？刺之微在速迟。粗守关，上守机，机之动，不离其空。空中之机，清静而微。其来不可逢，其往不可追。知机之道者，不可挂以发。不知机道，扣之不发。知其往来，要与之期。粗之闇乎，妙哉，工独有之。往者为逆，来者为顺，明知逆顺，正行无问。迎而夺之，恶得无虚？追而济之，恶得无实？迎之随之，以意和之，针道毕矣。○凡用针者，虚则实之，满则泄之，宛陈则除之，邪胜则虚之。大要曰：徐而疾则实，疾而徐则虚。言实与虚，若有若无。察后与先，若存若亡。为虚与实，若得若失。虚实之要，九针最妙，补泻之时，以针为之。○泻曰，必持内之，放而出之，排阳得针，邪气得泄。按而引针，是谓内温，血不得散，气不得出也。○补曰，随之随之，意若妄之。若行若按，如蚊虻止，如留如还，去如弦绝，令左属右，其气故止，外门已闭，中气乃实，必无留血，急取诛之。持针之道，坚者为宝。正指直刺，无针左右。神在秋毫，属意病者。审视血脉者，刺之无殆。方刺之时，必在悬阳，及与两卫。神属勿去，知病存亡。血脉者在腧横居，视之独澄，切之独坚。○九针之名，各不同形。一曰镵针，长一寸六分；二曰员针，长一寸六分；三曰鍉针，长三寸半；四曰锋针，长一寸六分；五曰铍针，长四寸，广二分半；六曰员利针，长一寸六分；七曰毫针，长三寸六分；八曰长针，长七寸；九曰大针，长四寸。○镵针者，头大末锐，去泻阳气；员针者，针如卵形，揩摩分间，不得伤肌肉，以泻分气；鍉针者，锋如黍粟之锐，主按脉勿陷，以致其气；锋针者，刃三隅以发痼疾；铍针者，末如剑锋，以取大脓；员利针者，大如氂，且员且锐，中身微大，以取暴气；毫针者，尖如蚊虻喙，静以徐往，微以久留之而养，以取痛痹；长针者，锋利身薄，可以取远痹；大针者，尖如梃，其锋微员，以泻机关之水也。九针毕矣。○夫气之在脉也，邪气在上，浊气在中，清气在下。故针陷脉则邪气出，针中脉则浊气出，针太深则邪气反沉、病益。故曰：皮肉筋脉，各有所处。病各有所宜。各不同形，各以任其所宜，无实无虚。损不足而益有余，是谓甚病。病益甚，取五脉者死，取三脉者恇；夺阴者死，夺阳者狂，针害毕矣。○刺之而气不至，无问其数。刺之而气至，乃去之，勿复针。针各有所宜，各不同形，各任其所，为刺之要。气至而有效，效之信，若风之吹云，明乎若见苍天，刺之道毕矣。○夫五脏六腑所出之处，五脏五输，五五二十五输；六腑六输，六六三十六输。经脉十二，络脉十五，凡二十七气，以上下。所出为井，所溜为荥，所注为俞，所行为经，所入为合，二十七气所行，皆在五输也。○节之交，三百六十五会，知其要者，一言而终；不知其要，流散无穷。所言节者，神气之所游行出入也。非皮肉筋骨也。睹其色，察其目，知其散复。一其形，听其动静，知其邪正，右主推之，左持而御之，气至而去之。凡将用针，必先诊脉，视气之剧易，乃可以治也。○五脏之气，已绝于内，而用针者反实其外，是谓重竭。重竭必死，其死也静。治之者辄反其气，取腋与膺。○五脏之气，已绝于外，而用针者反实其内，是谓逆厥。逆厥则必死，其死也躁。治之者反取四末。刺之害中而不去，则精泄；害中而去，则致气。精泄则病益甚而恇，致气则生为痈疡。○五脏有六腑，六腑有十二原，十二原出于四关，四关主治五脏。五脏有疾，当取之十二原。十二原者，五脏之所以禀三百六十五节气味也。五脏有疾也，应出十二原。十二原各有所出。明知其原，睹其应，而知五脏之害矣。○阳中之少阴，肺也，其原出于太渊，太渊二。○阳中之太阳，心也，其原出于大陵，大陵二。○阴中之少阳，肝也，其原出于太冲，太冲二。○阴中之至阴，脾也，其原出于太白，太白二。○阴中之太阴，肾也，其原出于太溪，太溪二。○膏之原，出于鸠尾，鸠尾一。○肓之原，出于脖胦，脖胦一。○凡此十二原者，主治五脏六腑之有疾也。○胀取三阳，飧泄取三阴。今夫五脏之有疾也，譬犹刺也，犹污也，犹结也，犹闭也。刺虽久，犹可拔也；污虽久，犹可雪也；结虽久，犹可解也；闭虽久，犹可决也。或言久疾之不可取者，非其说也。夫善用针者，取其疾也，犹拔刺也，犹雪污也，犹解结也，犹决闭也。疾虽久，犹可毕也。言不可治者，未得其术也。刺诸①热者，如以手探汤；刺寒清者，如人不欲行。阴有阳疾者，取之下陵三里，正往无殆，气下乃止，不下复始也。疾高而内者，取之阴之陵泉；疾高而外者，取之阳之陵泉也。

一阳曰：前所谓易陈者易言也。○难人者，难着于人也。○粗守形者，守刺法也。○上守神者，守人之血气有余不足，可补泻也。○神客者，正邪共会也。○神者，正气也。○客者，邪气也。○在门者，邪循正气之所出入也。○未睹其疾者，先知邪正何经之疾也。○恶知其原者，先知何经之病，所取之处也。○刺之微者，数迟者，徐疾之意也。○粗守关者，守四肢而不知血气正邪之往来也。○上守机者，知守气也。○机之动不离其空中者，知气之虚实，用针之徐疾也。○空中之机清净以微者，针以得气，密意守气勿失也。○其来不可逢者，气盛不可补也。○其往不可追者，气虚不可泻也。○不可挂以发者，言气易失也。○扣之不发者，言不知补泻之意也，血气已尽，而气不下也。○知其往来者，知气之逆顺盛虚也。○要与之期者，知气之可取之时也。○粗之闇者，冥冥不知气之微密也。妙哉工独有之者，尽知针意也。○往者为逆者，言气之虚而小。小者，逆也。○来

---

① 诸：原作"者"，据《灵枢·九针十二原》改。

者爲順者，言形氣之平。平者，順也。○明知逆順正行無間者，言知所取之處也。○迎而奪之者，瀉也。○追而濟之者，補也。○所謂虛則實之者，氣口虛而當補之也。○滿則泄之者，氣口盛而當瀉之也。○宛陳則除之者，去血脉也。○邪勝則虛之者，言諸經有盛者，皆瀉其邪也。○徐而疾則實者，言徐內而疾出也。○疾而徐則虛者，言疾內而徐出也。○言實與虛，若有若無者，言實者有氣，虛者無氣也。○察後與先，若亡若存者，言氣之虛實，補瀉之先後也，察其氣之已下與常存也。○爲虛與實，若得若失者，言補者佖然若有得也，瀉則恍然若有失也。○夫氣之在脉也，邪氣在上者，言邪氣之中人也高，故邪氣在上也。○濁氣在中者，言水穀皆入于胃，其精氣上注於肺，濁溜于腸胃，言寒溫不適，飲食不節，而病生于腸胃，故命曰濁氣在中也。○清氣在下者，言清濕地氣之中人也，必從足，故命曰清氣在下也。○鍼陷脉則邪氣出者，取之上也。○鍼中脉則邪氣出者，取之陽明合也。○鍼大深則邪氣反沉者，言淺深之病不欲深刺也。深則邪氣從之入，故曰反沉也。○皮肉筋脉各有所處者，言經絡各有所主也。○取五脉者死，言病在中，氣不足，但用鍼盡大瀉其陰之脉也。○取三陽之脉者，唯言盡瀉三陽之氣，令病人恇然不復也。○奪陰者死

者为顺者，言形气之平。平者，顺也。○明知逆顺正行无问者，言知所取之处也。○迎而夺之者，泻也。○追而济之者，补也。○所谓虚则实之者，气口虚而当补之也。○满则泄之者，气口盛而当泻之也。○宛陈则除之者，去血脉也。○邪胜则虚之者，言诸经有盛者，皆泻其邪也。○徐而疾则实者，言徐内而疾出也。○疾而徐则虚者，言疾内而徐出也。○言实与虚，若有若无者，言实者有气，虚者无气也。○察后与先，若亡若存者，言气之虚实，补泻之先后也，察其气之已下与常存也。○为虚与实，若得若失者，言补者佖然若有得也，泻则恍然若有失也。○夫气之在脉也，邪气在上者，言邪气之中人也高，故邪气在上也。○浊气在中者，言水谷皆入于胃，其精气上注于肺，浊留于肠胃，言寒温不适，饮食不节，而病生于肠胃，故命曰浊气在中也。○清气在下者，言清湿地气之中人也，必从足故曰清气在下也。○针陷脉则邪气出者，取之上。○针中脉则邪气出者，取之阳明合也。○针大深则邪气反沉者，言浅深之病不欲深刺也。深则邪气从之入，故曰反沉也。○皮肉筋脉各有处者，言经络各有所主也。○取五脉者死，言病在中，气不足，但用针尽大泻其阴之脉也。○取三阳之脉者，唯言尽泻三阳之气，令病人恇然不复也。○夺阴者死，

言取尺之五里五往者也。○夺阳者，狂正言也。○观其色，察其目，知其散，复一其形，听其动静者，言上工知相五色于目，有知调尺寸大小、缓急、滑涩，以言所病也。○知其邪正者，知论虚邪与正邪之风也。○右主推之，左持而御之者，言持针而出入也。○气至而去之者，言补泻气调而去之也。○调气在于终始一者，持心也。○节之交三百六十五会者，络脉之渗灌诸节者也。○所谓五脏之气已绝于内者，脉口气内绝不至，反取其外之病处，与阳经之合，有留针以致阳气，阳气至则内重竭，重竭则死矣。其死也，无气以动故静。○所谓五脏之气以绝于外者，脉口气外绝不至，反取其四末之输有留针以致其阴气，阴气至则阳气反入，入则逆，逆则死矣。其死也，阴气有余，故躁。○所以察其目者，五脏使五色循明，循明则声章，声章者则言声与平生异也。

九变刺十二经刺五脏刺心法

一阳曰：九针之宜，各有所为，长短大小，各有所施，不得其用，病弗能移。○夫疾浅深针，内伤良肉，皮肤为痈。○病深针浅，病气不泻，支为大脓。○病小针大，气泻大甚，疾必为害。○病大针小，气不泄泻，亦后为败，失针之宜，大者泻，小者不移。○夫病在皮肤无常处者，取以镵针于病所，肤白勿

取。○病在分肉间，取以员针于病所。○病在经络痼痹者，取以锋针。○病在脉气少当补之者，取以
鍉针。○于井荥分输病为大脓者，取以铍针。○病痹气暴发者，取以员利针。○病痹气痛而不去者，
取以毫针。○病在中者，取以长针。○病水肿不能通关节者，取以大针。○病在五脏固居者，取以锋
针，泻于井荥分输，取以四时。○凡刺又有九日应九变。○一曰输刺。输刺者，刺诸经荥输脏腧也。
○二曰远道刺。远道刺者，病在上取之下，刺府腧也。○三曰经刺。经刺者，刺大经之结络经分也。
○四曰络刺。络刺者，刺小络之血脉也。○五曰分刺。分刺者，刺分肉之间也。○六曰大泻刺。大泻
刺者，刺大脓，以铍针也。○七曰毛刺。毛刺者，刺浮痹皮肤也。○八曰巨刺。巨刺者，左取右，右
取左。○九曰焠刺。焠刺者，刺燔针则取痹也。○凡刺又有十二节以应十二经。○一曰隅刺。隅刺
者，以手直心，若背直痛所，一刺前，一刺后，以治心痹。刺此者，旁针之也。○二曰报刺。报刺
者，刺痛无常处也。上下行者，直内无拔针，左手随病所按之，乃出针，复刺之也。○三曰恢刺。恢
刺，直刺傍之举之前后恢筋急，以治筋痹也。○四曰齐刺。齐刺者，直入一，傍入二，以治寒气小深
者。或曰三刺。三刺者，治痹气小深者也。○五曰扬刺。扬刺者，正内一，傍内四面浮之，以治寒气

之博大者也。○六曰直刺。直刺者，引皮乃刺之，以治寒气之浅者也。○七曰输刺。输刺者，直入直出，稀发针而深之，以治气盛而热者也。○八曰短刺。短刺者，刺骨痹稍摇而深入，致针骨所，以上下摩骨也。○九曰浮刺。浮刺者，傍入而浮之，以治肌急而寒者也。○十曰阴刺。阴刺者，左右率刺之，以治寒厥。中寒厥，足踝后少阴也。○十一曰傍针刺。傍针刺者，直刺傍刺各一，以治留痹久居者也。○十二曰赞刺。赞刺者，直入直出，数发针而浅之，出血，是谓治痈肿也。○夫脉之所居深不见者，刺之微内针而久留之，以治其空脉气也。○脉浅者勿刺，按绝其脉乃刺之，无令精出，独出其邪气耳。○所谓五刺，则谷气出，先浅刺绝皮以出阳邪。○再刺阴邪出者少，益深绝皮致肌肉止，未入分肉间也。已入分肉之间，则谷气出。故刺法曰：始刺浅之，以逐邪气而来血气。○后刺深之，以致阴气之邪。○最后刺极深之以下谷气，此之谓也。○故用针者，不知年之所加，气之盛衰，虚实之所起，不可以为工。○凡刺者，又有五以应五脏。○一曰半刺。半刺者，浅内而疾发针，无针阳肉。如拔毛状，以取皮气，此肺之应也。○二曰豹纹刺。豹纹刺者，左右前后针之中脉为故，以取经络之血者，此心之应也。○三曰关刺。关刺者，直刺左右尽筋上，以取筋痹，慎无出血，此肝之应也。或曰渊刺，一曰岂刺。○四曰合谷刺。合谷刺者，左右鸡足，针于分肉之间，以取肌痹，此脾之应也。○五曰输刺。输刺者，直入直出，深内之至骨，以取骨痹，此肾之应也。

医经小学针法歌 海陵刘宗厚集此书。凡为人子者，不可不熟读。

先说平针法，含针口内温。按揉令气散，陷穴故教深。持针安穴上，令他嗽一声。随嗽归天部，停针再至人。再停归地部，待气候针沉。气若不来至，指甲切其经。次提针向病，针退天地人。

先以揉按，令其气散，次陷穴定，力重此最好。右手持针，安于穴上，随令患者嗽一声，左右用针转入天部，皮肤之间也。少时左右进至人部，肌肉之间也。再少时进至地部，筋骨之间也。凡穴当一寸许，如此作三次进之。大抵疼痛实，泻；麻痹虚，补。经云：针法手如握虎，如待贵人。凡取穴手指，前哲又有八法：弹而怒之，迎而夺之，使经气腹满，令邪气散而正气行也。循而扪之，随而济之，抚摩上下，见动脉之处，摄而按之，推而纳之。以手指加力按所针之穴，使邪气泄而易散，病者不知其针。爪而下之，切而散之，方寸既见其穴。端正使针，易入不差，病人亦不知其痛。

补必随经刺，令他吹气频，随吹随左转，逐归天地人，待气停针久，三弹更熨温，出针口吸气，急急闭其门。泻欲迎经取，吸则内其针，吸时须右转，依次进天人，转针仍复吸，依法要停针，出针吹出气，摇动大其门。

凡出针不可猛出，必须作两三次，徐徐转而出之，则无血。若猛出者，必见血也。有晕针者，夺穴救之，男左女右，取左不回，却再取右。女亦然。此穴正在手腕上侧筋骨陷中，即是虾蟆儿上边也。从肩至肘正当中。凡刺之道，必须知禁忌。经云：毋刺浑浑之脉，熇熇之热，漉漉之汗。如大风、大雨、严寒、盛暑、卑湿、烦躁、便黑、吐血、暴然失听、失明、失意、失便溺、失神，及七情五伤，醉饱皆不可刺。乘车马远来，亦候气血定，然后刺之。

太乙人神（八卦牌记见上）

立春艮上起天留，戊寅巳丑左足求。春分左胁仓门震，乙卯日时定为仇。立夏戊辰巳巳巽，阴络宫中左手愁。夏至上天丙午日，正值膺喉离首头。立秋玄委宫右手，戊甲巳未坤上游。秋分仓果西方兑，辛酉还寻右胁谋。立冬右足加新洛，戊戌巳亥乾位收。冬至坎方临叶蛰，壬子腰尻下窍流。五脏六腑并脐腹，招遥诸戊巳中州。溃治痈疽当须避，犯其天忌疾难瘳。

血忌

行针须明血忌，正丑、三寅、二未、四申、五卯、六酉、七辰、八戌、九巳、十亥、十一月午、腊子，更逢日闭。

逐年尻神（八卦牌记见上）

坤踝尻神震齿牙，巽头口乳并无差。中宫正作肩尻位，乾背那堪面目遮。

兑当手膊难砭灸，艮项腰间艾莫加。离宫膝肋针难下，坎肘都来肚脚家。

逐日人神

初一十一廿一起，足拇鼻柱手小指。初二十二廿二会，外踝发际外踝位。

初三十三廿三间，股内牙齿足及肝。初四十四廿四走，腰间胃脘阳明手。

初五十五廿五并，口内遍身足阳明。初六十六廿六同，手掌胸前又在胸。

初七十七二十七，内踝气冲及在膝。初八十八廿八辰，腕内股内更在阴。

初九十九并廿九，在尻在足膝胫守。初十二三十日，腰背内踝足跗直。

逐日人神所在歌，一月一周须究觅。

禁针穴

禁针穴道要先明，脑户囟会及神庭。络却玉腕角孙穴，颅囟承泣随承灵。

神道灵台膻中忌，水分神阙并会阴。横骨气冲手五里，箕门承筋并青灵。

更加臂上三阳络，二十二穴不可针。孕女不宜针合谷，三阴交内亦通伦。

石门针灸

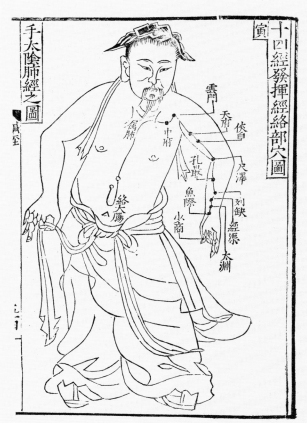

手太陰肺經之圖　咸至

十四經發揮經絡部穴圖　寅

應須忌。女子終身無姙娠。外有雲門并鳩尾，缺盆客主人莫深。肩井深時人悶到，三里急補又還平。

禁灸穴

禁灸之穴四十五，承光瘂門及風府。天柱素窌臨泣上，睛明攢竹迎香數。禾窌顴窌系竹空，頭維下關與脊中。肩貞心俞白環俞，天牖人迎共乳中。周榮淵腋并鳩尾，腹哀少商魚際位。經渠天府及中衝，陽關陽池地五會。隱白漏谷陰陵泉，條口犢鼻兼陰市。伏兔髀關委中穴，殷門申脉承扶忌。已上捌欵，皆宗厚集。

应须忌，女子终身无妊娠。外有云门并鸠尾，缺盆客主人莫深。

肩井深时人闷到，三里急补又还平。

禁灸穴

禁灸之穴四十五，承光哑门及风府。天柱素髎临泣上，睛明攒竹迎香数。

禾髎颧髎丝①竹空，头维下关与脊中。肩贞心俞白环俞，天牖人迎共乳中。

周荣渊腋并鸠尾，腹哀少商鱼际位。经渠天府及中冲，阳关阳池地五会。

隐白漏谷阴陵泉，条口犊鼻兼阴市。伏兔髀关委中穴，殷门申脉承扶忌。

已上八款，皆宗厚集。

十四经发挥经络部穴图

手太阴肺经之图–寅（图见上）

---

① 丝：原作"系"，据《类经图翼》卷四、《刺灸心法要诀》卷二改。

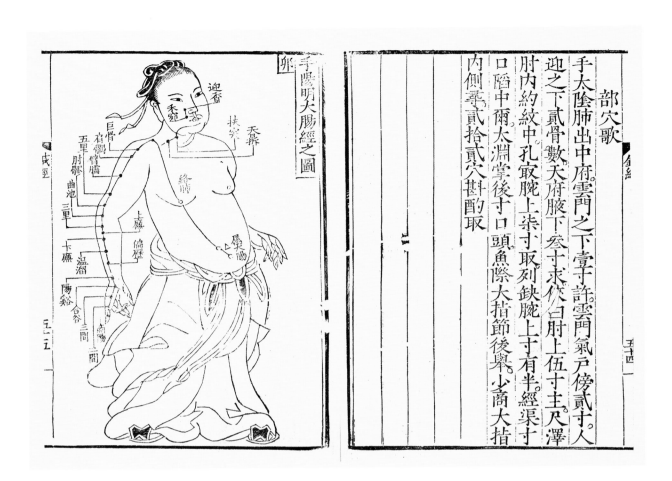

手陽明大腸經之圖 卯

部穴歌

手太陰肺出中府雲門之下壹寸許雲門氣戸傍貳寸人
迎之下貳骨數天府腋下叄寸求俠白肘上伍寸主尺澤
肘內約紋中孔最腕上柒寸取列缺腕上寸有半經渠寸
口陷中爾太淵掌後寸口頭魚際大指節後擧少商大指
內側尋貳拾貳穴斟酌取

部穴歌

手太阴肺出中府，云门之下一寸许。云门气户旁二寸，人迎之下二骨数。

天府腋下三寸求，侠白肘上五寸主。尺泽肘内约纹中，孔最腕上七寸取。

列缺腕上寸有半，经渠寸口陷中尔。太渊掌后寸口头，鱼际大指节后举。

少商大指内侧寻，二十二穴斟酌取。

手阳明大肠经之图–卯（图见上）

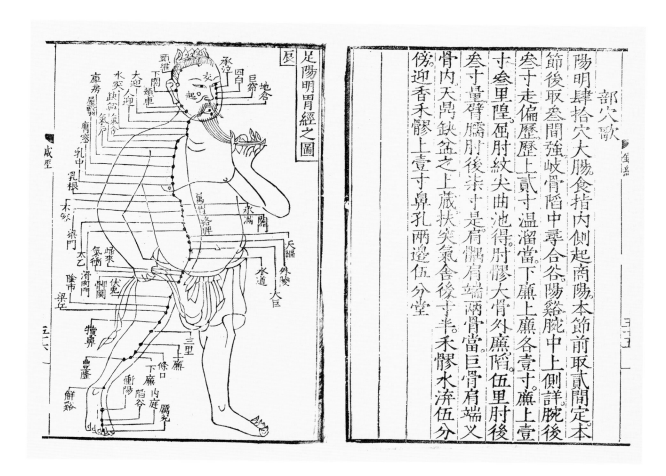

足陽明胃經之圖

部穴歌

阳明四十穴大肠，食指内侧起商阳。本节前取二间定，本节后取三间强。

歧骨陷中寻合谷，阳溪腕中上侧详。腕后三寸走偏历，历上二寸温溜当。

下廉上廉各一寸，廉上一寸三里隍。屈肘纹尖曲池得，肘髎大骨外廉陷。

五里肘后三寸量，臂臑肘后七寸是。肩髃肩端两骨当，巨骨肩端叉骨内。

天鼎缺盆之上藏，扶突气舍后寸半，禾髎水沟五分旁。迎香禾髎上一寸，

鼻孔两边五分堂。

足阳明胃经之图-辰（图见上）

兌大指次指端去爪如韭胃經藏。
衝陽陷上叁寸長陷谷內庭後寸半內庭次指外間量屬
當豐隆下廉外壹寸上踝捌寸分明詳解谿衝陽上寸半
里求里下叁寸名上廉條口上廉下壹寸條下壹寸下廉
膝上量膝髌胻上尋犢鼻膝眼肆穴膝兩傍膝下叁寸叁
後交紋中伏兔市上叁寸強陰市膝上叁寸許梁丘貳寸
貳寸歸來將氣衝曲骨傍叁寸衝下壹寸鼠蹊鄉髀關

樞侠臍貳寸傍外陵樞下壹寸當壹寸大巨叁水道道下
開門太乙役頭舉節次續排滑肉門各是壹寸爲君語天
侵穴侠幽門壹寸伍是曰不容依法數其下承滿至梁門
窗近乳中正在乳中心次有乳根出乳下各壹寸陸不相
陷中親氣戶俞府傍貳寸至乳陸寸又肆分庫房屋翳膺
傍各寸半水突在頸大筋前氣舍直下侠天突缺盆橫骨
孔傍捌分定地倉侠吻肆分迎大迎頷前壹寸叁人迎結
車耳下捌分鍼承泣目下柒分取白壹寸不可深。巨髎
胃玖拾捌穴足陽明頭維本神寸伍分。下關耳前動脉是頰

部穴歌

部穴歌

胃九十穴足阳明，头维本神寸五分。下关耳前动脉是，颊车而下八分针。

承泣目下七分取，四白一寸不可深。巨髎孔旁八分定，地仓侠吻四分迎。

大迎颔前一寸三，人迎结旁各寸半。水突在颈大筋前，气舍直下侠天突。

缺盆横骨陷中亲，气户俞府旁二寸。至乳六寸又四分，库房屋翳膺窗近。

乳中正在乳中心，次有乳根出乳下，各一寸六不相侵。穴侠幽门一寸五，

是曰不容依法数。其下承满至梁门，关门太乙役头举，节次续排滑肉门，

各是一寸为君语。天枢侠脐二寸旁，外陵枢下一寸当。一寸大巨三水道，

道下二寸归来将。气冲曲骨旁三寸，冲下一寸鼠蹊乡。髀关兔后交纹中，

伏兔市上三寸强，阴市膝上三寸许，梁丘二寸膝上量。膝髌胻上寻犊鼻，

膝眼四穴膝两旁。膝下三寸三里求，里下三寸名上廉，条口上廉下一寸，

条下一寸下廉当。丰隆下廉外一寸，上踝八寸分明详。解溪冲阳上寸半，

冲阳陷上三寸长。陷谷内庭后寸半，内庭次指外间量。厉兑大指次指端，

去爪如韭胃经藏。

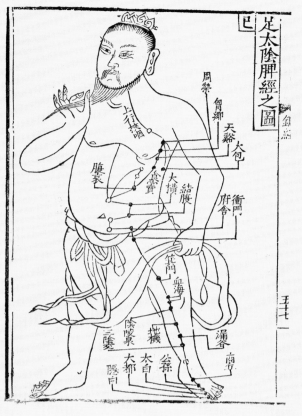

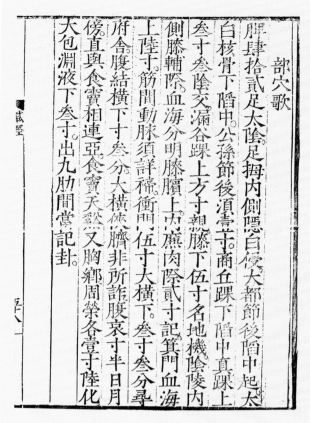

足太阴脾经之图-巳（图见上）

部穴歌

脾四十二足太阴，足拇内侧隐白侵。大都节后陷中起，太白核骨下陷中。

公孙节后须一寸，商丘踝下陷中真。踝上三寸三阴交，漏谷踝上方寸亲。

膝下五寸名地机，阴陵内侧膝辅际。血海分明膝髌上，内廉肉际二寸记。

箕门血海上六寸，筋间动脉须详褅。冲门五寸大横下，三寸三分寻府舍。

腹结横下寸三分，大横侠脐非所诈。腹哀寸半日月旁，直与食窦相连亚。

食窦太溪又胸乡，周荣各一寸六化。大包渊腋下三寸，出九肋间当记卦。

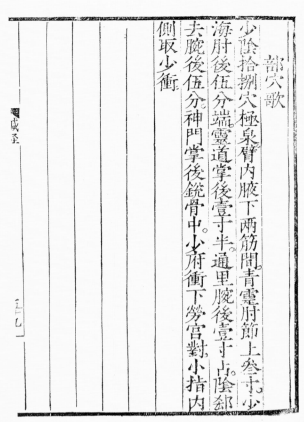
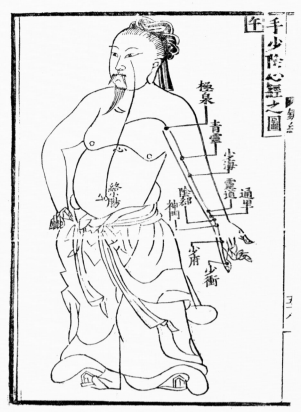

手少阴心经之图-午（图见上）

部穴歌

少阴十八穴极泉，臂内腋下两筋间。青灵肘节上三寸，少海肘后五分端。

灵道掌后一寸半，通里腕后一寸占。阴郄去腕后五分，神门掌后锐骨中。

少府冲下劳宫对，小指内侧取少冲。

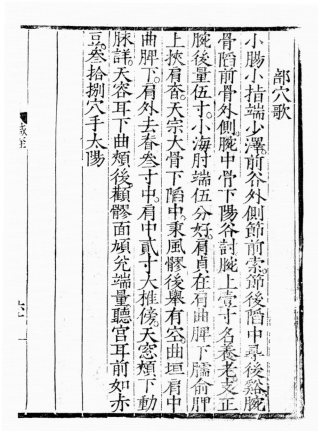
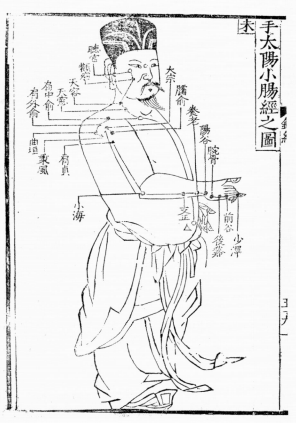

手太阳小肠经之图–未（图见上）

部穴歌

小肠小指端少泽，前谷外侧节前索。节后陷中寻后溪，腕骨陷前骨外侧。

腕中骨下阳谷讨，腕上一寸名养老。支正腕后量五寸，小海肘端五分好。

肩贞在肩曲胛[①]下，臑俞胛上挟肩杳。天宗大骨下陷中，秉风髎后举有空。

曲垣肩中曲胛下，肩外去脊三寸中。肩中二寸大椎旁，天窗颊下动脉详。

天容耳下曲颊后，颧髎面頄兑端量。听宫耳前如赤豆，三十八穴手太阳。

---

① 胛：原作"脾"，据《千金翼方》卷二十六第二十二改。下同。

部穴歌

壹百廿陸膀胱經目眥內角始睛明眉端陷中攢竹明曲差貳寸神庭伴伍處挨排挾上星承光伍處後寸半通天絡却壹停勻玉枕橫俠於腦戶壹寸叄分相傍助天柱髮際大筋外大杼在項壹椎下俠脊相去寸伍分第壹大杼貳風門肺俞叄椎心包肆心俞伍椎之下論督俞膈俞相梯級第陸第柒次第立第捌椎下穴無有肝俞相椎當第玖拾椎膽俞脾拾壹拾貳椎下胃俞取叄焦腎俞氣海俞拾叄拾肆拾伍究大腸關元俞要量拾陸拾柒椎兩傍拾捌椎下小腸俞拾玖椎下尋膀胱中膂內俞椎貳拾白環

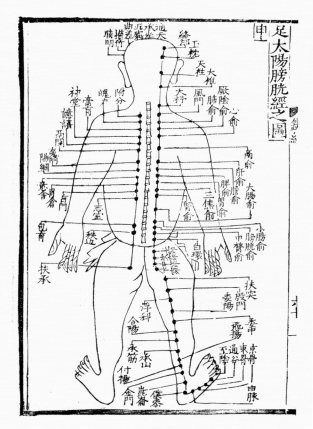

足太阳膀胱经之图–申（图见上）

部穴歌

一百廿六膀胱经，目眦内角始睛明。眉端陷中攒竹明，曲差二寸神庭伴，

五处挨排挟上星，承光五处后寸半，通天络却一停匀。玉枕横侠于脑户，

一寸三分相旁助。天柱发际大筋外，大杼在项一椎下，侠脊相去寸五分。

第一大杼二风门，肺俞三椎心包四，心俞五椎之下论。督俞膈俞相梯级，

第六第七次第立，第八椎下穴无有。肝俞相椎当第九，十椎胆俞脾十一。

十二椎下胃俞取，三焦肾俞气海俞，十三十四十五究，大肠关元俞要量，

十六十七椎两旁。十八椎下小肠俞，十九椎下寻膀胱。中膂内俞椎二十，

白环

二十一椎当，上髎次髎中与下。一空二空侠腰胯，并同侠脊四个髎，

载在千金人勿讶。会阳在尾髎骨旁，尺寸相看督脉分。第二椎下外附分，

夹脊相去古法云。先除脊后量三寸，不尔灸之能伤筋。魄户三椎膏肓四，

四椎微多五椎上。虚损灸之精神旺，第五椎下索神堂。第六噫嘻穴最强，

膈关第七魂门九。阳纲意舍依次数，胃仓肓门屈指弹。椎看十二与十三，

志室次之胞十九。秩边二十椎下详，承扶臀上纹中央。殷门承扶六寸直，

浮郄一寸上委阳。委阳却与殷门并，胭中外廉两筋乡。委中膝胭约纹里，

此下三寸寻合阳。承筋腨肠中央是，承山腨下分肉旁。飞阳外踝上七寸，

跗阳踝上三寸量。金门正在外踝下，昆仑踝后跟骨旁。仆参跟骨后陷是，

申脉分明踝下容。京骨外侧大骨下，束骨本节后相通。通谷本节前陷索，

至阴小指外侧寻。

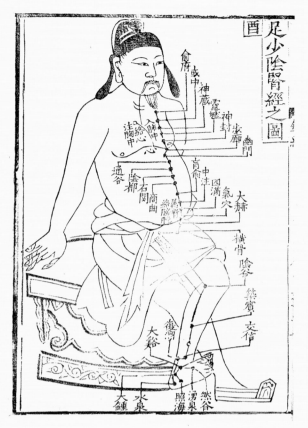

足少阴肾经之图–酉（图见上）

部穴歌

涌泉属足蜷指取，肾经起处须记起。然谷踝前大骨下，踝后跟上太溪主。

溪下五分寻大钟，水泉溪下一寸许。照海踝下阴跷生，踝上二寸复溜与。

溜旁筋骨取交信，筑宾六寸腨分取。阴谷膝内辅骨后，横骨有陷如仰月，

大赫气穴四满处。中注肓俞正侠脐，每穴一寸逐乙数。商曲石关上阴都，

通谷幽门一寸居。幽门半寸侠巨阙，此去中行各二寸。步廊神封过灵墟，

神藏彧中入俞府。各一寸六不差殊，欲知俞府君当问，璇玑之旁各二寸。

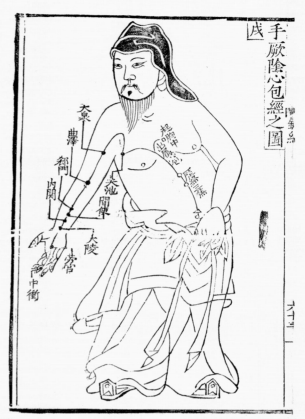

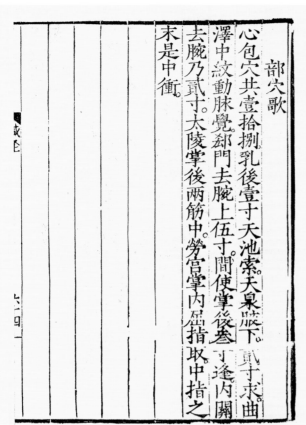

手厥阴心包经之图-戌（图见上）

部穴歌

心包穴共一十八，乳后一寸天地索。天泉腋下二寸求，曲泽中纹动脉觉。

郄门去腕上五寸，间使掌后三寸逢。内关去腕乃二寸，大陵掌后两筋中。

劳宫掌内屈指取，中指之末是中冲。

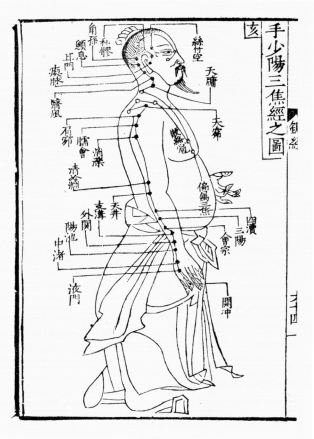

手少阳三焦经之图-亥（图见上）

部穴歌

三焦名指外关冲，小指次指间液门。中渚次指本节后，阳池表腕上陷中。

腕上二寸外关络，支沟腕上三寸约。会宗三寸空中求，消详五分[1]毋令错。

腕前四寸臂大脉，此是三阳络穴宅。四渎肘前五寸量，天井肘上一寸侧。

肘上二寸清冷渊，消泺臂外肘外觉。臑会肩头去三寸，肩髎肩端臑上通。

天髎盆上毖骨际，天牖旁颈后天容。翳风耳后尖角陷，瘈脉耳后鸡足青。

颅息耳后青脉内，角孙耳郭开口空。丝竹眉后陷中看，和髎耳前兑发横。

耳门耳前当耳缺，此穴禁灸说分明。

---

① 五分：《脏腑证治图说人镜经》卷五、《经穴指掌图》作"一寸"。

足少陽膽經之圖

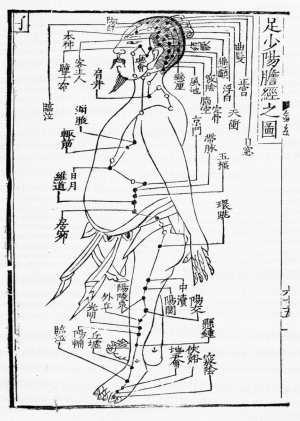

部穴歌

少陽瞳子髎目外耳前陷中尋聽會客主耳前開有空懸
顱正有曲角端懸釐腦空下廉揣頷厭腦空上廉看曲
鬢偃耳正尖上率谷耳髮寸半安本神差傍壹寸入髮際
中肆分算陽白眉上壹寸取記真瞳子睛明貫臨泣有穴
當兩目直入髮際伍分屬目窗正營各壹寸承靈宮後寸
伍錄天衝耳上貳寸居浮白髮際壹寸殊完骨耳後際肆
分竅陰枕下動有空腦空正俠玉枕骨風池後髮際陷中
肩井骨前陷有空淵腋腋下叁寸中輒筋淵前平寸半日
月期門下伍分京門監骨下腰着帶脉季肋寸捌分伍摳

足少阳胆经之图–子（图见上）

部穴歌

少阳瞳子髎目外，耳前陷中寻听会。客主耳前开有空，悬颅正有曲角端。

悬厘脑空下廉揣，颔厌脑空上廉看。曲鬓偃耳正尖上，率谷耳发寸半安。

本神差旁一寸半，入发际中四分算。阳白眉上一寸取，记真瞳子睛明贯。

临泣有穴当两目，直入发际五分属。目窗正营各一寸，承灵宫后寸五录。

天冲耳上二寸居，浮白发际一寸殊。完骨耳后际四分，窍阴枕下动有空。

脑空正侠玉枕骨，风池后发际陷中。肩井骨前陷有空，渊腋腋下三寸中。

辄筋渊前平寸半，日月期门下五分。京门监骨下腰看，带脉季肋寸八分。

五枢

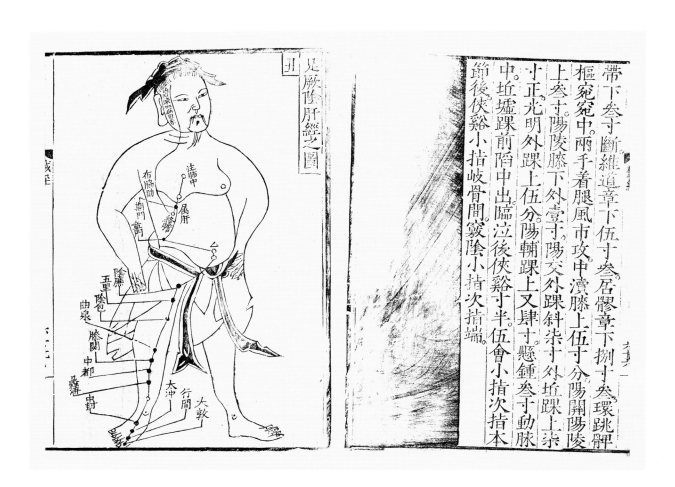

带下三寸断，维道章下五寸三。居髎章下八寸三，环跳髀枢宛宛中。

　　两手着腿风市攻，中渎膝上五寸分。阳关阳陵上三寸，阳陵膝下外一寸。

　　阳交外踝斜七寸，外丘踝上七寸正。光明外踝上五分，阳辅踝上又四寸。

　　悬钟三寸动脉中，丘墟踝前陷中出。临泣后侠溪寸半，五会小指次指[1]本节后，侠溪小指歧骨间，窍阴小指次指端。

　　足厥阴肝经之图-丑（图见上）

---

[1] 小指次指：其中衍文二字，不成韵律，但无书可校，存疑。

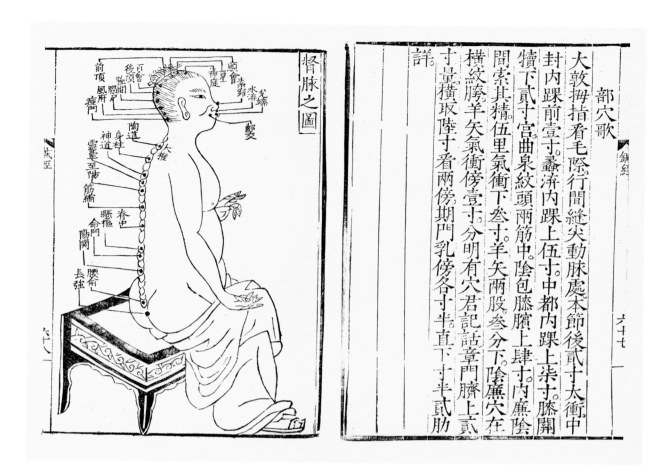

部穴歌

大敦拇指看毛際行間縫尖動脉處本節後貳寸太衝中封內踝前壹寸蠡溝內踝上伍寸中都內踝上柒寸膝關犢下貳寸宫曲泉紋頭兩筋中陰包膝臏上肆寸內廉間索其精伍里氣衝下叁寸羊矢兩股叁分下陰廉穴在橫紋胯羊矢氣衝傍壹寸分明有穴君記話章門臍上貳寸量橫取陸寸看兩傍期門乳傍各寸半直下寸半貳肋詳

部穴歌

大敦拇指看毛际，行间缝尖动脉处。本节后二寸太冲，中封内踝前一寸。

蠡沟内踝上五寸，中都内踝上七寸。膝关犊下二寸宫，曲泉纹头两筋中。

阴包膝臏上四寸，内廉阴间索其精。五里气冲下三寸，羊矢两股三分下。

阴廉穴在横纹胯，羊矢气冲旁一寸，分明有穴君记话。章门脐上二寸量，

横取六寸看两旁。期门乳旁各寸半，直下寸半二肋详。

督脉之图（图见上）

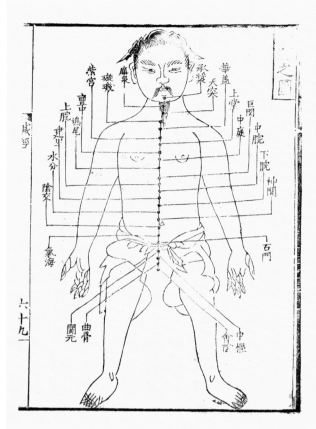

部穴歌

龈交唇内齿缝中，兑端正在唇中央。水沟鼻下纹中索，素髎宜向鼻端详。
头形地高面南下，先以前后发际量，平眉三寸定发际，大杼三寸亦如是。
分为一尺有二寸，发际五分神庭当，庭上五分上星位，囟会星上一寸强。
会后前顶一寸半，寸半百会居中央。神聪百会四面取，各开一寸风颠主。
后顶强间脑户三，相去各是寸半主，后发五分定哑门，门上五分是风府。
上有大椎下尾骶，分为二十有一椎，每椎一寸四分一。上之七节如是椎，
中之七节依法量，一寸六分一厘强，每椎一寸二分六。下之七节忒真详，
大椎节下陶道知。身柱第三椎下居，神道第五无足疑。灵台第六至阳七，
筋缩第九椎下设。脊中接脊十一二，悬枢命门十三四。阳关正在十六椎，
二十一椎腰俞窥。其下长强跌地取，痔疾针之效无比。

部穴歌

龈交唇内齿缝中，兑端正在唇中央。水沟鼻下纹中索，素髎宜向鼻端详。
头形地高面南下，先以前后发际量，平眉三寸定发际，大杼三寸亦如是。
分为一尺有二寸，发际五分神庭当，庭上五分上星位，囟会星上一寸强。
会后前顶一寸半，寸半百会居中央。神聪百会四面取，各开一寸风颠主。
后顶强间脑户三，相去各是寸半主，后发五分定哑门，门上五分是风府。
上有大椎下尾骶，分为二十有一椎，每椎一寸四分一。上之七节如是椎，
中之七节依法量，一寸六分一厘强，每椎一寸二分六。下之七节忒真详，
大椎节下陶道知。身柱第三椎下居，神道第五无足疑。灵台第六至阳七，
筋缩第九椎下设。脊中接脊十一二，悬枢命门十三四。阳关正在十六椎，
二十一椎腰俞窥。其下长强跌地取，痔疾针之效无比。

任脉之图（图见上）

會陰正在兩陰間曲骨臍下毛際安中極臍下肆寸取叁
寸關元貳石門氣海臍下壹寸半陰交臍下壹寸論分明
臍內號神闕水分壹寸臍上列下脘建里中上脘各穴壹
寸為君說巨闕上脘壹寸半鳩尾蔽骨伍分按中庭膻下
寸陸分膻中兩乳中間看玉堂紫宮至華蓋相去各寸陸
分算華蓋璣下壹寸量璇璣突下壹寸當天突結下宛宛
中廉泉頷下骨尖強承漿地閣唇棱下任脈貳拾肆穴詳

一陽曰鍼之為道充含口靈造物之機體化育生成之妙豈
可隘於篇章妄謂盡其奧哉須恒志求其所無靜悟其所
能神而化之存乎其人。

醫學統宗鍼經畢

部穴歌

会阴正在两阴间，曲骨脐下毛际安。中极脐下四寸取，三寸关元二石门，

气海脐下一寸半，阴交脐下一寸论。分明脐内号神阙，水分一寸脐上列，

下脘建里中上脘。各穴一寸为君说，巨阙上脘一寸半。鸠尾蔽骨五分按，

中庭膻下寸六分，膻中两乳中间看。玉堂紫宫至华盖，相去各寸六分算。

华盖玑下一寸量，璇玑突下一寸当。天突结下宛宛中，廉泉颔下骨尖强。

承浆地阁唇棱下，任脉二十四穴详。

一阳曰：针之为道，充含灵造物之机，体化育生成之妙，岂可隘于篇章，妄谓尽其奥哉？须恒志求其所无，静悟其所能，神而化之，存乎其人。

医学统宗针经毕

作者 佚名 衣兰杰 校订

越南阮朝明命八年抄本

针灸法总要

　　《针灸法总要》一册，越南针灸著作，成书于越南阮朝明命八年（1827），作者佚名。该书载录针灸禁忌、经络腧穴、取穴方法、主治病证、治病奇穴等内容。主要内容乃抄录于中国明代医书，如《徐氏针灸大全》《针灸聚英》《针灸大成》《医学入门》《寿世保元》等，多为明代针灸医籍中贴近临床的理论、技术、方法和经验，作者对这些内容进行过编辑整理和改编。文字以汉文书写为主，杂有少量越南喃文。目前仅存抄本，藏于越南国家图书馆，现以此影印校录，可以得窥中国针灸在东南亚的传播状况，了解越南传统医学在吸收中国针灸时注重临床治疗的特点。

人神所在避针灸诀

初一在足大指，初二在外踝，初三在股，初四在腰，初五在口里，初六在手，初七在内踝，初八在腕，初九在尻神，初十腰背，十一日鼻柱，十二发际，十三日牙齿，十四胃脘，十五在遍身，十六在胸，十七在气冲[1]，十八在股内，十九日在足，二十内踝，二十一在手小指，廿二日在外踝胸、目下，廿十三肝、足，廿四在手阳明，二十五在足阳明，廿十六在胸，廿七在膝，廿八阴枝柱止[2]，廿九膝头胫，三十日足跗。

正月戊寅日忌足，二月后春分己五日忌，三月己卯日胸膛忌，

---

①气冲：原作"冲起"，据《铜人针灸经》卷七改。
②阴枝柱止：《铜人针灸经》卷七作"在阴"，《传悟灵济录》作"在阴中"。

四月戊辰日在手，五月己巳日在头，六月丙午日在头，七月戊申日在手，八月己未日在手，九月辛酉日在胸，十月戊戌己亥二日同在足，十一月戊午日在腰尻，十二月戊己二日同干在。切忌血支、血忌日不宜针灸也。

血忌　正月丑日，二月未，三月寅，四月申，五月卯，六酉，七辰，八戌，九巳，十亥，十一月午日，十二月子日忌。

血支　正丑，二寅，三卯，四辰，五巳，六午，七未，八申，九酉，十戌，十一亥，十二子忌。

十二支人神所在忌

子目，丑腰，寅胸，卯肝，辰腰，巳手，午心，未股，申头，酉背，戌面，亥足。

十干人神所在忌

甲头，乙耳，丙肩心，丁足背，戊腹肝，己腹肺，庚腰胸，辛肺脾，壬腰，癸手足。

针灸吉日 男女同宜开日，男用破日，女忌。

针灸凶日 满日闭日忌，女用除日，男忌。

此乃神农明制。尻神一岁起坤，二岁起震，三岁起巽，逐年顺飞九宫，周而复始，行年到处谓之年神所在，切忌针灸。若误犯之，重则丧命，轻则痈疽之疾病也。

尻神图切忌 坤一岁、十岁同十九；震二岁、十一岁同二十；巽三岁、十二岁同三十；中四岁、十三岁同四十；乾五岁、十四岁同五十；兑六岁、十五岁同六十；艮七岁、十六岁同七十；离八岁、十七岁同八十；坎九岁、十八岁同九十。

占八卦尻神所在忌 坤在踝，震在牙、腊①，巽在乳、头，中在肩、尻神②，乾在面、背、目，

①牙、腊：《普济方》卷四一一作"牙、舌"。
②尻神：《扁鹊针灸神应经》作"穷骨"，《徐氏针灸大全》卷一作"尻骨"，《针灸择日编集》作"尾穷骨"。

兑在手、膊，艮在项、腰，离在膝、脚[1]，坎在肘、脚、肚[2]。

凡灸法以在左手按艾，右手执火。男则灸自上以至下，女则灸自下以至上，以顺阴阳之易除也。凡执火祝曰：南方丙丁火德神官，身长九尺，九目九睛，郑身流火，烧毁邪精。艾火到处，百病消散，万病消除，急急如律令。

一灸东方甲乙木，二灸南方丙丁火，三灸西方庚辛金，四灸北方壬癸水，五灸中央戊己土。灸艾到处，百病消散，万病消除，急急如律令。

禁穴法 膝户、风府、鸠尾若泻，不宜灸。心俞、临泣忌泻。委中穴无详不可灸，若欲灸一壮，少泽、关冲、厉兑。

禁针法 神庭、颅息、水沟、承泣、络却、人迎、膻中、水分、神阙、气冲、五

①脚：《扁鹊针灸神应经》《普济方》卷四一一作"肋"。
②肘、脚、肚：原作"肝脚耻"，据《针灸大成》卷四改。

里、三阳络、承筋，以上等穴不宜针也。

禁灸法　素髎、攒竹、睛明、迎香、肩贞、脊中、白环、天牖、乳中、申脉、少商、天府、少海、阳池、地①、阴陵泉、髀关、殷门，以上等穴不宜灸也。

木穴　少商、三间、中渚、大敦、临泣、涌泉、束骨等穴属木。

火穴　鱼际、少府、阳谷、阳溪、劳宫、支沟、行间、阳辅、大都、解溪、然谷、昆仑，以上等穴属火。

土穴　曲池、神门、少海、大陵、天井、太冲、阳陵泉、太白、三里、太溪、委中，以上等穴属土。

金穴　经渠、商阳、灵道、少泽、间使、关冲、中封、窍阴、商丘、厉兑、复溜、至阴，以上等穴属金。

水穴　尺泽、二间、前谷②、曲泽、液门、曲泉、侠溪、阴陵、阴③谷、通谷④，以上等穴属水。

①地：缺字，疑为"地五会"。
②谷：原脱，据《铜人针灸经》卷一补。
③阴：原作"阳"，据《铜人针灸经》卷一改。
④谷：原脱，据《铜人针灸经》卷一补。

春刺井水，鱼际、少商、少冲、大敦、隐白、涌泉、中冲①。

夏刺荥火，鱼际、少府、大都、然谷、劳宫。

仲夏刺俞土，太渊、神门、太冲、太白、太溪、大陵。

秋刺经金，经渠、灵道②、中封、商丘、复溜、间使。

冬刺合水，尺泽、少海、曲泉、阴陵、阴谷、曲泽。间使穴，除邪鬼。大肠、胆、胃、膀胱、三焦经。

灵龟八法主治病证 公孙二穴，通冲脉、脾之经，在足大指内侧，本节后二寸陷中。令病人坐，合两掌，相对取之。主治三十六症，凡治各病以公孙穴为首，以后各穴应之。

家传针灸各穴法
在人身形图法

---

① 涌泉、中冲：原作"涌中冲泉"，据《铜人腧穴针灸图经》卷下改。
② 道：原作"通"，据《铜人腧穴针灸图经》卷下改。

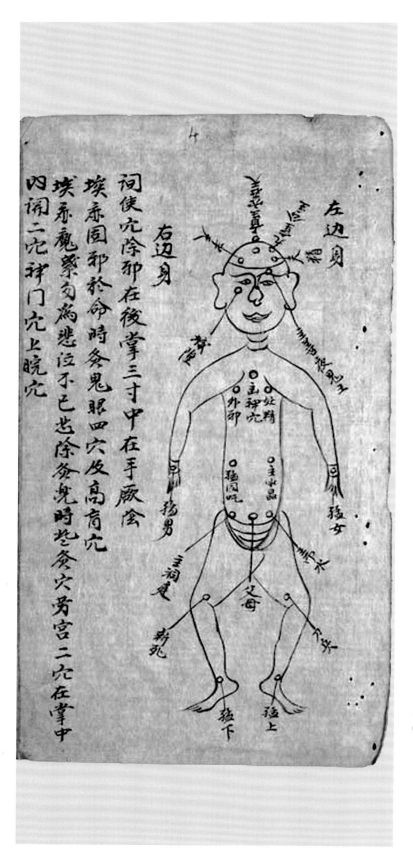

（图见左）

间使穴：除邪，在后掌三寸中，在手厥阴。

埃麻[1]固邪于命时，灸鬼眼四穴及膏肓穴。

□□□□□□，悲泣不已，□□□□□□。灸穴：劳宫二穴在掌中，内关二穴、神门穴、上脘穴。

---

[1]埃麻：此为越南汉喃文，意为"谁若""若是""如果"。汉喃文是越南京族人在长期使用汉字的同时，假借汉字和仿效汉字结构原理和方法，依据京语读音，所创造的民间文字。今已废止不用。以下凡汉喃文者，仅录出与汉语相同者，余以"□"代替，有兴趣的读者可参看底本文字。

□□□□，□□□□，□□，
□□□□：灸丰隆二穴，在外踝上
八寸，及百会、间使、商丘、神庭、
身柱等穴。

□□游走痛风，灸临泣、曲池、
合谷、阳陵等穴。

□□□□□□□穴，肾俞、
环跳、阳陵、悬钟[1]、昆仑。

□□□□□□□□□□，灸鬼
眼四穴，膝关、三里、阳陵、太冲。

□□□□□□□□。□□□□
□，颊车二穴、合谷二穴、人中一
穴、百会一穴。

□□口齿不语，灸人中、百会、
关元、气海、间使等穴。

□□□□□□，□□□□□□，
□□□□，□□□□□□□，□
□□□□□□。

□□□□□，□□□□，□□
□□□□，□□□□，□□□□，□
□□□□，灸列缺穴，在手侧腕上，

①悬钟：原作"悬冲"，据穴位名改。

指相止处是穴；行间二穴，□□□□□，□□□□。

□□妇女症危，阴中挺出，□□□□□□，曲泉二穴、太冲二穴、然谷二穴、照海等穴。□□冒暑，霍乱吐泻，灸中脘、合谷、曲池二穴、委中、百劳、十宣号十指手足、三里。□□下痢□□，赤白相杂，□如割，灸穴气海、照海、天枢、水道、外陵、三阴、三里、百会以上等穴。

□□泄痢艰危，水谷不化，脾俞、肾俞、三里。若有腹痛，内庭、三阴等穴。

黑痧，腹痛头疼，发热恶寒，腰背强痛，不得睡卧，灸百劳一穴、天府二穴、委中二穴、十宣十穴等穴。白痧，腹痛吐泻，四肢厥冷，十指甲黑，不得睡卧，灸大陵二穴、百劳一穴、大敦二穴、十宣十穴等穴。

黑痧，头痛，发汗口渴，大肠泄泻，恶寒，四肢厥冷，不得睡卧，名曰绞肠痧，或肠腹响鸣时，灸委中二穴、膻中、百会、丹田、大敦、窍阴、十宣等穴。

□□痛心，□□□，灸公孙二穴、大陵二穴、中脘在脐四寸。○□□痛心，灸巨阙穴、公孙、上脘一穴在脐上五寸五分，为真或热宜灸。○□□□□□，灸中脘穴、三阴交在内踝上三寸为明。○□□□□小腹，灸少海、气海等穴。○□食积生痛心，灸公孙、解溪、中脘、三里等穴。○□□腹痛头疼，灸百劳一穴、十宣十指手足。○□□□□□□，膻中、百会、丹田、大敦、十宣等穴。○□□□□□□，灸大陵、百劳、大敦、十宣等穴。○□□腹中胀痛，灸脾俞在第十一椎下，两旁各一寸五分为见。○□□气块，心腹胀痛，灸三里在膝眼下各三寸为见。

□□□□□，背胸胀痛，灸公孙穴、大敦、行间等穴。

□腹胀脾胃厥冷□，灸公孙、大敦等穴。○□心腹痛，胁筋满闷，□□□，灸肝俞、三里等穴。○□□□□□□腹中胀满，□□□□□□，灸三焦穴，脾俞、水分等穴。○九[1]种心疼，一切冷气，灸大陵二穴、中脘、隐白二穴等穴。○□痰隔涎闷，胸中急痛□，灸劳宫、膻中、间使二穴。○□脐腹胀满，气不消化，灸天枢、内庭二穴、水分二穴。○□胁筋下痛，起止艰难，灸支沟二穴、章门二穴、阴陵二穴等穴。○□泄泻不止，中急后重，灸下脘一穴、天枢二穴、照海二穴等穴。

□胸中刺痛，隐隐[2]不乐，灸内关二穴、大陵二穴、或中二穴等穴。○□胸中刺痛，两胁胀满，气攻疼痛，灸阴陵二穴、章门二穴、绝骨二穴。

---

① 九：原作"究"，据《徐氏针灸大全》卷四改。
② 隐隐：原系啺文，据《徐氏针灸大全》卷四改。

□中满不快，翻胃吐食，灸中脘一穴、太白二穴、中魁二穴等穴。○□气隔五噎，饮食不下，灸膻中二穴、三里二穴、太白二穴等穴。○□胃脘停痰，口吐清水，灸巨阙[①]一穴、厉兑二穴、中脘一穴等穴。○□中脘停食，痰刺不已，灸解溪二穴、太仓一穴、三里二穴等穴。○□呕吐痰涎，眩晕不已，灸丰隆二穴、中魁二穴、膻中一穴等穴。○□心疟，令人心内怔忡不已，灸神门二穴、心俞二穴、百劳一穴等穴。○□脾疟，令人怕寒痛腹，灸商丘二穴、脾俞二穴、三里二穴等穴。○□□肝疟，令人气色苍，恶寒发热，灸中封二穴、肝俞二穴、绝骨二穴。○□肺疟，令人心寒，怕人惊，灸列缺二穴、肺俞二穴、合谷二穴等穴。○□肾疟，令人洒热，腰脊强痛，太冲二穴、肾俞二穴、申脉二穴等穴。

①阙：原作"关"，据《徐氏针灸大全》卷四改。

□冒①暑大热，霍乱吐泻，灸委中二穴、百劳一穴、中脘二穴等穴，曲池二穴、十宣十穴、三里二穴、合谷二穴等穴。

等证多泻，灸三里；多吐时灸玉堂一穴、膻中一穴；转筋时灸承山。○□腹中寒痛，泄泻不已，灸天枢二穴、中脘一穴、三阴交二穴、关元一穴。○□小便腹冷，疼痛②，灸气海一穴、关元一穴、肾俞二穴、三阴交二穴。○□□□□□□，灸公孙二穴、照海二穴、天枢、百会穴等穴。○□腹胀气□，伤寒入表口□，灸公孙二穴、照海二穴、内关二穴等穴。○□□□□□，腹胀，灸内关二穴、气海一穴等穴。○□腹胀彭彭，灸水分、照海、膻中、中脘、行间、三阴交等穴。○□□□□□，□□□□□，灸膈俞穴即效。

---

①冒：原作"胃"，据《徐氏针灸大全》卷四改。
②小便腹冷，疼痛：《徐氏针灸大全》卷四作"小腹冷痛，小便频数"。

埃虫胀彭彭之灸气海一穴照海二穴
埃膹毒腫痛便血不已灸承山二穴肝腧二穴長強一穴膈腧二穴
埃膹毒相連跋溏郷灸内関二穴承山二穴等穴
埃大便座和腸尾下血郷灸長強一穴承山二穴等穴
以上灸治腹症之法
埃手足拘急灸後溪穴三里二穴曲池二穴合谷二穴陽陵穴或加灸
尺澤穴外関穴絶骨穴中渚穴等穴
埃武对真短四肢拘急灸曲池合谷三里行間尺澤等穴
埃臂痛時灸肩髃或足冷時灸陽輔穴豐隆穴等穴
埃府腰脉疼台灸環跳穴昆崙穴陽陵穴養老穴名火海穴

○□虫胀彭彭，灸气海一穴、照海二穴。○□脏毒肿痛，便血不已，灸承山二穴、肝俞二穴、长强一穴、膈俞二穴。○□脏毒相连，□□□□，灸内关二穴、承山二穴等穴。○□大便□□，肠风下血，□□□□，灸长强一穴、承山二穴等穴。

以上灸治腹症之法。

以下治风症之法

□手足拘急，灸后溪穴、三里二穴、曲池二穴、合谷二穴、阳陵穴，或加灸尺泽穴、外关穴、绝骨穴、中渚穴等穴。

□□□□□，四肢拘急，灸曲池、合谷、三里、行间、尺泽等穴。

□臂痛时，灸肩髃，或足冷时灸阳辅穴、丰隆穴等穴。

□□腰膝□□，灸环跳穴、昆仑穴、阳陵穴、养老穴名火海穴。

　　□骨节痛时，灸三阴交穴，在内踝上三寸为凭。

　　□□肩臂□□，灸肩髃二穴、环跳二穴。○□□□□□，灸曲池、外关、合谷、中渚等穴。○□□□□□□□□□□□□□□，灸肩井、三阴交、大敦等穴。○□□□□□□，灸临泣、行间。○□□□□，灸太冲、临泣、大陵、中渚、曲池、合谷、三里等穴。

　　□□□□□□□□□□□□□□□，灸太冲、临泣、昆仑、阳陵等穴□□□□。○□□□□□□，□□，灸京骨穴。

　　□□□□□□□□□，灸腰俞一穴神效。○□□腰痛，起止艰难，灸肾俞二穴、然谷穴、膏肓穴等穴。○□□肾虚□□相连，灸肾俞二穴、命门一穴、神堂二穴。○□□脚腰□□□□□□，灸昆仑二穴。

□附骨疽，□□□□，□□□
□□，灸大陵、悬钟等穴。

□疟疾，骨节疼痛，灸魄户穴、百劳、然谷等穴。○□腰背强，不俯仰，灸腰俞、膏肓、委中决紫脉出血。○□肢节烦痛，牵引腰脚痛，□灸肩髃、曲池、昆仑、阳陵泉等穴。○□□手足挛①急，屈伸艰难，灸三里二穴、曲池二穴、合谷二穴、尺泽穴、行间穴、阳陵泉二穴。○□□手足俱颤，不能步行握物，灸阳溪穴、曲池穴、腕骨穴、十宣穴、太渊穴、人中穴、瞳子髎二穴、合谷二穴。○□腰背项背疼痛，灸肾俞、人中、肩井、委中等穴。

□腰疼头强，不得回顾，灸承浆、委中、腰俞、肾俞等穴。

□寒热头恶，无汗，灸合谷、三里等穴。

□头痛寒热，灸神道一穴、间使二穴。

□头疼热多无汗，灸中冲穴。在手中指内廉之端，去爪甲角如韭叶。

①挛：原作"攀"，据《徐氏针灸大全》卷四改。

针灸法总要

□□□□□□□□□□□□□□□□□□□□□□□□□□□□，灸劳宫二穴_{在掌}。或手足厥冷，□□，灸大都穴。○□□热病头风，□灸支沟、合谷、前谷、腕骨等穴。○□热多无汗，灸三里。□□□□□，灸悬颅_穴。○□热多，面肿头痛，灸悬厘_穴。○□头痛，□□，灸百会、公孙二_穴。○□□□□□□□，灸百劳、绝骨、公孙、合谷、曲池_{等穴}。○□疟疾，大热不退，灸间使二穴、百劳_穴、绝骨_穴。○□疟疾，先寒后热，灸后溪、曲池、劳宫等穴。○□疟疾，先热后寒，灸曲池、百劳、绝骨等。○□疟疾，骨节疼痛，灸魄户、百劳、然谷等穴。○□疟疾，头痛眩晕，吐痰不已，灸合谷、中脘、列缺等穴。○□疟疾，口渴不已，灸关冲、人中、间使等穴。○□胃疟，令人善饥而不能食，灸厉兑、肾俞、大都等穴。

□肾虚头痛，头重不举，灸肾俞、太溪、列缺、百会等穴。○□阴厥头晕，及头目昏沉，灸大敦、肝俞、百会等穴。○□头顶痛，正名曰头风，灸上星、百会、脑空、涌泉、合谷等穴。○□伤风，四肢烦热，头痛，□灸经渠、曲池、合谷、委中等穴。○□目风肿痛，胬肉攀睛，□灸禾髎二穴、睛明二穴，穴在目内眼中、攒竹二穴、肝俞、合谷、肘尖、照海、列缺、委中、十宣等穴。○□目暴赤肿及疼痛，灸迎香二穴、攒竹二穴。

□湿气□□，四肢肿满，□□□□□，□灸穴曲池二穴，临泣二穴、行间二穴、三里上下四穴。○□脚□□□，灸承山一穴、三里等穴。

□脚□□□，□□□□，灸肩井、阳陵、阳辅、昆仑、照海、太冲、三里。

□脚湿寒，发热大痛，灸少海、太冲、阴交等穴。

□脚气寒虚，灸解溪穴、照海穴。○□□□□□□，脚气红肿，灸照海、气冲、太溪、血海、公孙、三阴交等穴。○□□干脚气，膝头并内踝及五指疼痛[1]时，□灸照海、膝关、昆仑、绝骨、阴交等穴。

　　□□口眼㖞斜，半身不遂，□□□□，左㖞灸右，右㖞灸左[2]，肩髃二穴、曲池、百会、三里、环跳、风市、水沟、承浆、合谷、绝骨，以上等穴同一症治之。

　　□中风，半身艰难，灸腕骨、三里、绝骨、行间、合谷、风市、三阴等穴。○□□中风偏枯，疼痛，灸绝骨、曲池、太渊、肩髃、昆仑、三里等穴。○□□中风，手足瘙痒，不能握物，灸臑会、腕骨[3]、行间、合谷、阳陵泉等穴。○□□中风，口眼㖞斜，挛[4]连不已，灸颊车、地仓等穴。○□□中风，不省人事，灸中冲、百会[5]、大敦、印堂等穴。

---

[1] 膝头并内踝及五指疼痛：此句原为喃文，据《徐氏针灸大全》卷四改。

[2] 左：原作"右"，据文意改。

[3] 腕骨：此上原有"八发"二字，据《徐氏针灸大全》卷四删。

[4] 挛：《徐氏针灸大全》卷四作"牵"。

[5] 百会：原作"曲会"，据《针灸大成》卷五改。

○□中风不语，灸少商、前顶、人中、哑门、膻中、合谷等穴。○□□中[1]风角弓反张，眼目盲视□，灸百会、百劳、合谷、十宣、行间、曲池、阳陵泉等穴。

　　□□□□□□□□□□□，口吐涎沫，□□□□，灸百会、上星、神庭等穴。○□□□□□，□□□□□，□□□□，灸合谷、三里、太渊等穴。○□□□□□，□□□□□□□，再加合谷即□灵台。○□□□□□，昼发夜发，□□□□，昼发时灸申脉穴，夜发时灸照海穴。

　　□□呕吐症，灸上脘穴；气寒，灸玉堂穴。○□呕吐，脾胃冷，灸内关、内庭、气海、中脘、公孙等穴。○□呕吐痰涎，头眩晕，灸丰隆、阳谷、公孙、膻中等穴。○□□胃交鸣干并吐，灸中庭、通谷、膻中、间使、水分等穴。

---

① 中：原脱，据《徐氏针灸大全》卷四补。

□五痫等症，口中吐沫，灸后溪、鬼眼四穴、神门、心俞等穴。

□雷风晕，呕吐痰涎，灸中脘、太渊、百会、风门等穴。○□□□□□，□□□□，□□，灸三里、脾俞等穴。○□□□□□，□□□，灸穴肾俞、腰俞等穴。○□遍身浮肿，□□□□，□□□□□，灸申脉、公孙、人中等穴。○□□□□□，三消，其症不同，消脾、消中、消肾。《素问》云：胃腑渴虚，饮食大斗不得充饥；肾脏渴，饮百杯不能止渴；房劳不称心意；此谓三消也。乃土燥承渴，不能克化，故成此证[1]。灸人中、公孙、脾俞、中脘、照海、太溪、关冲、三里等穴。

□□脏毒肿痛，虚[2]，便血不止，灸承山、肝俞、膈俞、长强等穴。○□□五种痔疾[3]，攻痛不已，灸合阳二穴、长强穴、承山二穴。○五痫等证，口中吐沫，灸穴

---

① 不能克化，故成此证：原作"不能充化，故此成也"，据《徐氏针灸大全》卷四改。

② 虚：《徐氏针灸大全》卷四无此字。

③ 痔疾：原作"等症"，据《徐氏针灸大全》卷四改。

后溪、神门、心俞、鬼眼四穴等穴。〇心性呆痴，悲泣不已，灸大钟、通里、神门、后溪等穴。〇心惊发狂，不识亲疏，灸少冲、心俞、中脘、十宣十穴。〇健忘易失，语言不诡，灸心俞、通里、少冲等穴。〇心气虚损，或歌或[1]笑，灸灵道[2]通道、心俞、通里等穴。〇心中惊惧，言语错乱，灸少海、少府、心俞、后溪。〇心中虚，伤内，神不安，灸乳根、通里、胆俞、心俞等穴。〇心惊中风，不省人事，灸中冲、百会、大敦等穴。〇心脏诸虚，心性惊悸，灸阴郄、心俞、通里、胆俞等穴。〇□心虚胆寒，四体颤掉[3]，灸腹俞[4]、通里、临泣等穴。

五脏结热，吐血不已，灸脏俞、血会[5]、心俞、肝俞、脾俞、肺俞、肾俞、膈俞等穴。〇□六腑结热，妄行不已，灸血会[6]、胆俞等穴，胃俞、小肠、膀胱俞、三焦俞、大肠二穴，取六腑二穴[7]等穴。〇鼻衄不止，名曰妄行，灸少泽、心俞、膈俞等穴。

---

[1] 或：原无，据《徐氏针灸大全》卷四补。
[2] 灵道：原作"通道"，据《徐氏针灸大全》卷四改。
[3] 心虚胆寒，四体颤掉：原作"虚胆寒，四肢头掉"，据《徐氏针灸大全》卷四改。
[4] 腹俞：《针灸大成》卷五作"胆俞"，义长。
[5] 灸脏俞、血会：《徐氏针灸大全》卷四作"取五脏俞穴，并血会治之"，义长。
[6] 灸血会：《徐氏针灸大全》卷四作"取六腑俞，并血会治之"，义长。
[7] 取六腑二穴："取六腑"三字当在前文"灸血会"处，错简于此；"二穴"为随文衍字。

吐血昏晕，不省人事，灸涌泉、膈俞、通里、大敦、肝俞等穴。

虚损气[1]逆，吐血不已，灸膏肓[2]、膈俞、丹田、肝俞。○吐血衄血，阳乘于阴，妄行，灸中冲、肝俞、膈俞、三里、三阴等穴。○寒血吐血，阴乘于阳，名曰心肺二经呕吐，灸少商二穴、心俞二穴、神门二穴、肺俞二穴、膈俞二穴、三阴交二穴等穴。○□舌强难言及生白苔[3]，灸关冲、承浆、聚泉等二穴。○重舌胀舌，极难言[4]，灸十宣十穴，海泉一穴左舌理中，金津一穴舌下右边，玉液一穴在舌下右边。○口内生疮，名曰枯曹风，灸兑端二穴、支沟二穴、承浆一穴、十宣十穴等穴。

破伤风，因他事搐发，浑身发热颠强[5]，灸大敦二穴、合谷二穴、行间二穴、十宣十穴，太阳紫脉。申脉二穴谓膀胱之经，在足外踝下，在微前赤白肉际是穴，主治二五症。

---

[1] 气：原无，据《徐氏针灸大全》卷四补。
[2] 膏肓：原作"高骨"，据《徐氏针灸大全》卷四改。
[3] 苔：原无，据《徐氏针灸大全》卷四补。
[4] 重舌胀舌，极难言：《徐氏针灸大全》卷四作"重舌肿胀，热极难言"。
[5] 因他事搐发，浑身发热颠强：原作"因他有福关津，身并血热颠强"，据《徐氏针灸大全》卷四改。

腰背强，不可俯仰[1]，灸腰俞、膏肓，委中决紫脉出血。

肢节烦劳，引腰脚痛，灸肩髃、曲池、昆仑、阳陵泉、中封等穴。

偏枯，疼痛无时，灸绝骨、太渊、曲池、肩髃、三里、昆仑等穴。〇中风，四肢麻痹不仁，灸肘髎[2]、素髎、上廉、鱼际、风市、膝关、三阴交等穴。〇中风手足痹，不能握物，灸臑会、腕骨、合谷、行间、风市、阳陵泉等穴。

牙齿两颔肿痛，灸人中、合谷、吕细即太溪也。〇上片牙痛及牙关紧急不开，灸太渊、合谷、吕细等穴。〇耳聋，耳气麻[3]，疼痛，灸听[4]宫、肾俞、三里、翳风等穴。〇下片牙疼及颊项红肿痛，灸阳溪、承浆、颊车、太溪等穴。耳内或鸣，或痒或痛[5]，灸客主人二穴、合谷、听会。

后溪二穴，通督脉小肠之经，在手小指本节后，握拳尖上见穴，是令疾手握拳取之，主治三十二症。

①腰背强，不可俯仰：原无"强、可"二字，据《徐氏针灸大全》卷四补。
②肘髎：原作"际交"，据《徐氏针灸大全》卷四改。
③耳气麻：《徐氏针灸大全》卷四作"气痞"。
④听：本书"听"字均写作"咱"，今改，下同，不另出注。
⑤灸阳溪、承浆、颊车、太溪等穴。耳内或鸣，或痒或痛：此十九字原脱，据《徐氏针灸大全》补。

手足挛急，屈伸艰难，灸三里、曲池、尺泽、行间、合谷、阳陵泉等穴。

中风，角弓反张，眼目盲视，灸百会、合谷、百劳、曲池、行间、十宣、阳陵泉。○中风禁口不开言语，灸地仓 二穴宜针透、颊车二穴、人中一穴、合谷二穴等穴。

且夫中风者，有五不治者也，开口闭眼，散尿[1]遗尿，喉中雷鸣，皆恶疾也。且夫中风者，为百病之长，至其变化不同焉。或中于脏，或中腑，或中痰气，或怒中，痰涎，若逐其隙而害成者也。如中于脏者，则人不省人事，痰涎壅，喉中雷鸣，四肢瘫痪，不知疼痛，言语謇涩，故曰难治也。中于腑者，则令人半身不遂，口眼㖞斜，知疮痒痛，能言语，形色不变，故曰易治也。治之先审其症而后刺之，其症生五脏六腑，形症各有名号，先察其形体，而后会其症应，依标刺之则大效也。

①散尿：《徐氏针灸大全》卷四作"撒尿"。

一、肝中之状，无汗恶寒，其色青，名曰怒中。○二、心中之状，多汗怕惊，其色赤，名曰思虑中。○三、脾中之状，多汗身热，其色黄，名曰喜中。○四、肺中之状，多汗恶风，其色白，名曰气中。○五、肾中之状，多汗身冷，其色甚黑，名曰气中。○六、胃中之状，饮食不下，痰涎上壅，其色黄，名曰食后中。○七、胆中之状，自侵牵连，鼻睡不醒，其色绿，名曰惊中。

腰脊项背疼痛，灸肾俞、人中、肩井、委中等穴。○腰痛，头项强，不得回顾，灸承浆、腰俞、肾俞、委中等穴。○腰痛，起止艰难，灸然谷、膏肓、委中、肾俞等穴。○足背生毒，名曰发背，灸内庭、侠溪、行间、委中等穴。

手背[1]生毒，名曰附筋发背，灸天府、曲池、委中二穴等穴。治之若不愈，灸照海、阴跷等穴，脉肾之经，在足内踝下微前，肉际陷中是穴[2]主治三十症。

① 背：原作"足"，据《徐氏针灸大全》卷四改。

② 照海、阴跷等穴……陷中是穴：此段文字，《徐氏针灸大全》卷四作"照海二穴，通阴跷脉、肾之经，在足内踝下微前，赤白肉际陷中是穴"。

小便淋沥不通，灸阴陵泉、三阴交、关冲、合谷等穴。○小腹冷痛，小便频数，灸气海、关元、三阴交、肾俞等穴。○膀胱七疝，贲豚等证，灸大敦、阑门、丹田、三阴交、涌泉、章门、大陵等穴。○偏坠水肾，肿大如升[1]，灸大敦、曲泉、然谷、三阴交、归来、阑门、膀胱俞、肾俞等穴。○伤风四肢烦热，头痛，灸经渠、曲池、合谷、委中等穴。○肠中伤痛，下痢不已[2]，灸内庭、天枢、三阴交等穴。○赤白痢疾，腹中冷痛，灸水道、气海、三里、外陵二穴、天枢、三阴交等穴。○胸中两乳红肿痛，灸少泽、大陵、膻中等穴。○乳痈红肿，小儿吹乳，灸中府、膻中、少泽、大敦。相来盐指头尽处是穴，两筋，主治三十三症。以前大敦穴。

腹中寒痛，泄泻不已，灸天枢、中脘、关元、三阴交等穴。

① 升：原作"斤"，据《徐氏针灸大成》卷四改。
② 肠中伤痛，下痢不已：《徐氏针灸大全》卷四作"腹中肠痛，下利不已"。

妇人寒血积痛，败不止，灸肝俞、肾俞、膈俞、三阴交等穴。

咳嗽寒痰，胸膈闭痛，灸膻中、三里、肝俞等穴。〇久嗽不愈，痰唾血痰，灸风门、太渊、膻中等穴。〇哮喘气捷，痰壅盛，灸丰隆、俞府、三里等穴。

吼喘，胸膈急痛，灸人中、天突、肺俞、三里等穴。〇吼喘气满，肺胀不得卧，灸俞府、风门、太渊、膻中、中府、三里、百会、曲池。

鼻寒不知香臭，灸迎香、上星、风门等穴。〇鼻流清涕，腠理不密，喷涕不止，灸肺俞、太渊、三里等穴。〇妇人血沥，乳汁[1]不通，灸少泽、大陵、膻中、关冲等穴。〇乳头疮，名曰妒乳[2]，灸乳根、少泽、肩井、膻中等穴。〇胸中噎塞痛，灸大陵、内关、膻中、三里等穴。

五瘿等证

---

[1]乳汁：原作"乱痛"，据《徐氏针灸大成》卷四改。

[2]妒乳：原作"枯乳"，据《徐氏针灸大成》卷四改。

夫项瘿之症有五：一曰石瘿，如石之硬；二曰气瘿，如绵之软；三曰血瘿，如赤脉细丝；四曰筋瘿，乃无骨；五曰肉瘿，如袋之状，乃五瘿之形症也。灸扶突二穴、天突一穴、天窗二穴、缺盆二穴、俞府二穴、膺俞二穴、膻中一穴、合谷二穴、十宣十穴等穴。〇口内生疮，臭秽不可近，灸十宣、人中、金津、玉液、承浆、合谷等穴。〇三焦极热，舌上生疮，灸关冲、外关、人中、迎香、金津、玉液等穴。〇气冲人，臭不可近，灸少冲、人中、通里、十宣、金津、玉液等穴。

中暑自热，小便不利，灸阴谷、百劳、中脘、委中、气海、阴陵泉等穴。

小儿急惊风，手足搐搦，灸印堂、百会、人中、中冲、大敦、太冲、合谷等穴。

小儿慢脾风，目直视，手足软，口吐沫，灸百会、上星、人中、大敦、脾俞等穴。

一治吐泻已过，十死一生，四肢厥冷，大便小便及吐已闭塞，灸气海一穴；手

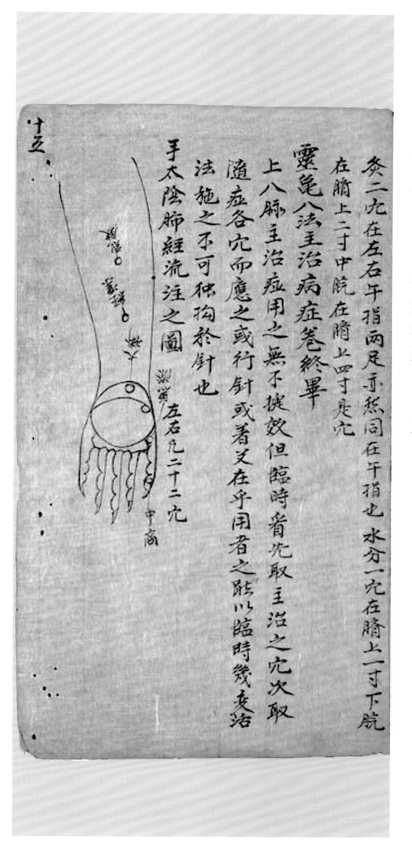

灸二穴，在左右午指，两足亦然，同在午指也；水分一穴，在脐上一寸；下脘，在脐上二寸；中脘，在脐上四寸是穴。

靈龟八法主治病症卷终毕

上八脉主治症，用之无不捷效，但临时看，先取主治之穴，次取随症各穴而应之。或行针，或着艾，在乎用者之能，以临时几变，活法施之，不可独拘于针也。

手太阴肺经流注之图　左右凡二十二穴（图见左）

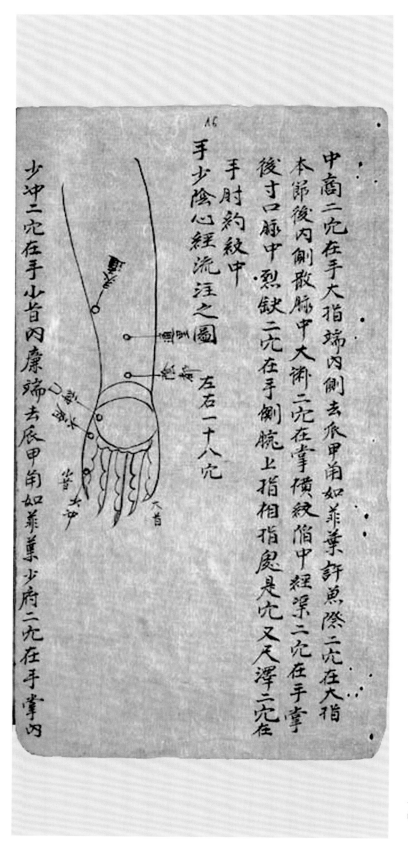

少商^①二穴，在手大指端内侧，去爪甲角如韭叶许。鱼际二穴，在大指本节后内侧散脉中。太渊二穴，在掌横纹陷中。经渠二穴，在手掌后寸口脉中。列缺二穴，在手侧腕上指相指处是穴。又尺泽二穴，在手肘约纹中。

手少阴心经流注之图 左右一十八穴（**图见左**）

少冲二穴，在手小指内廉端，去爪甲角如韭叶。少府二穴，在手掌内

①少商：原作"中商"，据《徐氏针灸大全》卷三改。

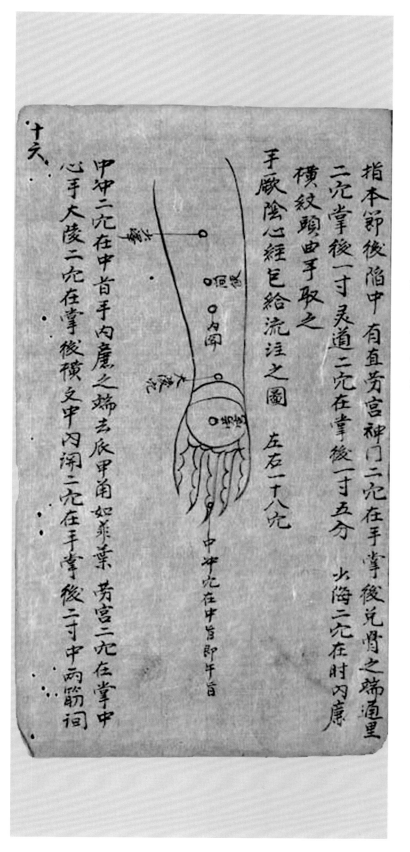

指本节后陷中，有直劳宫。神门二穴，在手掌后兑骨之端。通里二穴，掌后一寸。灵道二穴，在掌后一寸五分。少海二穴，在肘内廉横纹头，曲手取之。

手厥阴心经包络流注之图　左右一十八穴（图见左）

中冲二穴，在中指手内廉之端，去爪甲角如韭叶。劳宫二穴，在掌中心。手大陵二穴，在掌后横纹中。内关二穴，在手掌后二寸中，两筋间。

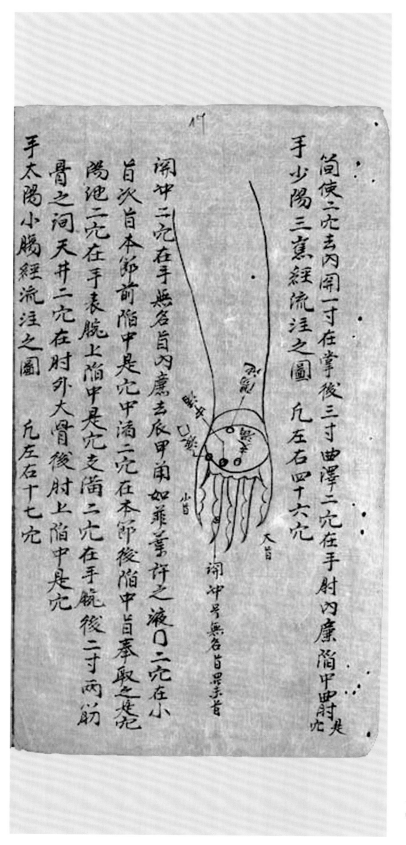

间使二穴，去内关一寸，在掌后三寸。曲泽二穴，在手肘内廉陷中，曲肘是穴。

手少阳三焦经流注之图 凡左右四十六穴（图见左）

关冲二穴，在手无名指内廉，去爪甲角如韭叶许之。液门二穴，在小指次指本节前陷中是穴。中渚二穴，在本节后陷中，握拳[1]取之是穴。阳池二穴，在手表腕上陷中是穴。支沟二穴，在手腕后二寸，两筋骨之间。天井二穴，在肘外大骨后，肘上陷中是穴。

手太阳小肠经流注之图 凡左右十七穴（图见下页）

---

① 握拳：原作"旨奉"，据《徐氏针灸大全》卷三改。

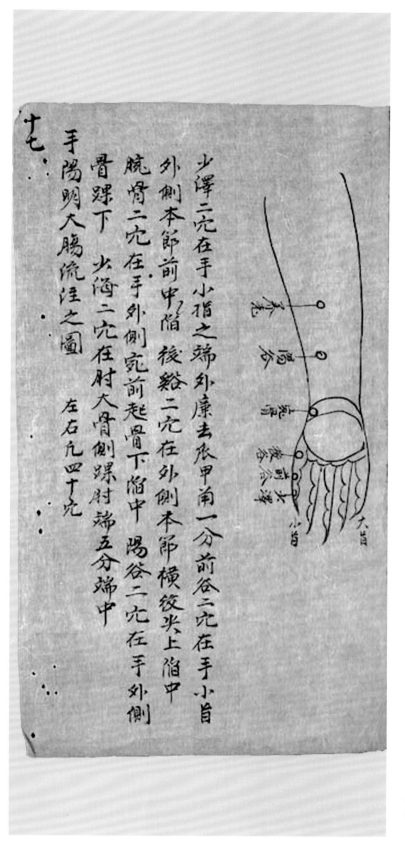

少泽二穴，在手小指之端外廉，去爪甲角一分。前谷二穴，在手小指外侧，本节前陷中。后溪二穴，在外侧本节横纹尖上陷中。腕骨二穴，在手外侧腕前起骨下陷中。阳谷二穴，在手外侧骨踝下。小海①二穴，在肘大骨侧，踝肘端五分端中。

手阳明大肠流注之图　左右凡四十六（图见下页）

①小海：原作"少海"，少海为手少阴心
　经穴位，据经穴位置改。

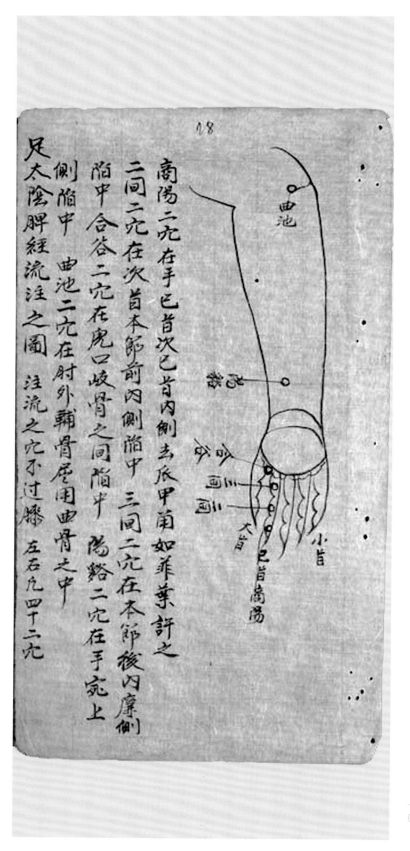

商阳二穴，在手已指次已指^①内侧，去爪甲角如韭叶许之。二间二穴，在次指本节前内侧陷中。三间二穴，在本节后内廉侧陷中。合谷二穴，在虎口歧骨之间陷中。阳溪二穴，在手腕上侧陷中。曲池二穴，在肘外辅骨，屈用曲骨之中。

足太阴脾经流注之图 注流之穴不过膝。左右凡四十二穴（图见下页）

隐白二穴，在足大指内侧端，去爪甲角如韭叶。大都二穴，在本节后陷中是穴。太白二穴，在大指内侧核骨下陷中是穴。公孙二穴，在大指内侧，去本节后一寸是穴。商丘二穴，在足内踝前是穴。阴陵泉二穴，在足膝下内侧，辅骨下陷中。

足厥阴肝经流注之图　左右凡二十六穴（图见下页）

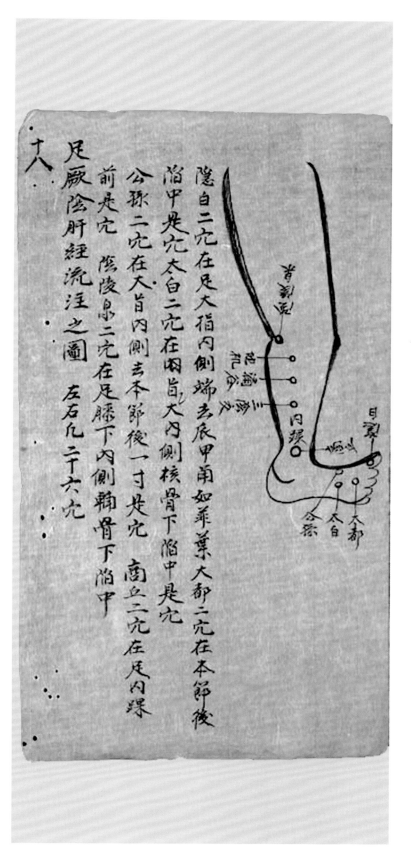

足厥陰肝經流注之圖　左右凡二十六穴

陰陵泉二穴在足膝下內側輔骨下陷中

商丘二穴在足內踝前是穴

公孫二穴在大指內側去本節後一寸是穴

太白二穴在大指內側核骨下陷中是穴

大都二穴在本節後陷中是穴

隱白二穴在足大指內側端去爪甲角如韭葉

十八

足厥陰肝經流注之圖　左右凡二十六穴

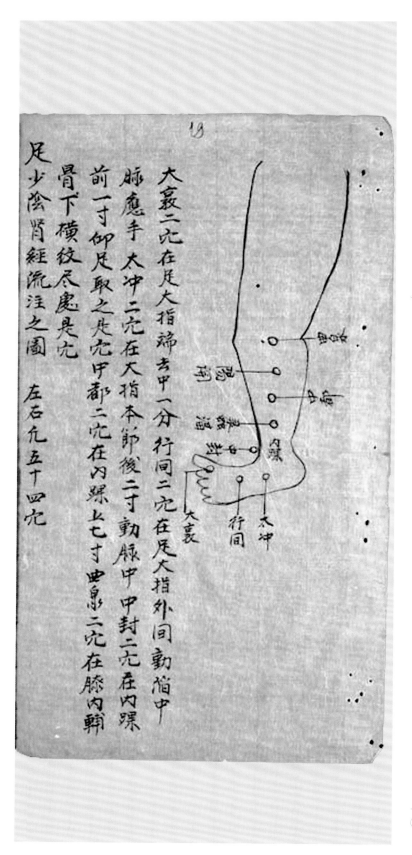

足少陰腎經流注之圖　左右凡五十四穴

大敦二穴，在足大指端，去甲一分。行间二穴，在足大指外间，动脉[1]应手。太冲二穴，在大指本节后二寸动脉中。中封二穴，在内踝前一寸，仰足取之是穴。中都二穴，在内踝上七寸。曲泉二穴，在膝内辅骨下横纹尽处是穴。

足少阴肾经流注之图　左右凡五十四穴（图见下页）

①脉：此上原衍"陷中"二字，据《徐氏针灸大全》卷三册。

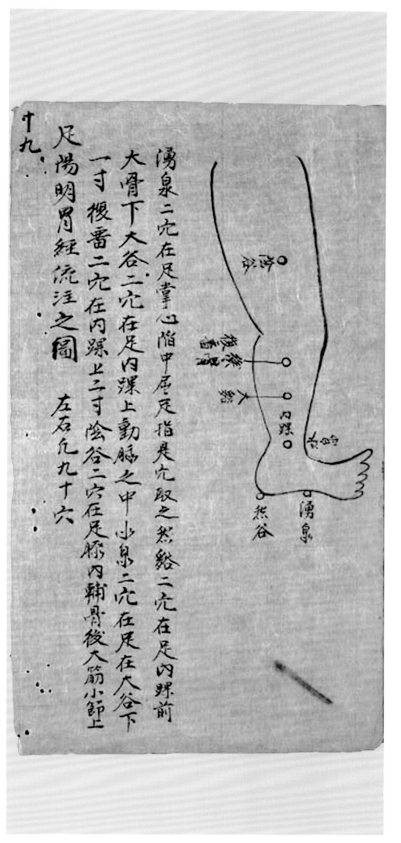

涌泉二穴，在足掌心陷中，屈
足指是穴取之。然谷①二穴，在足内
踝前大骨下。太溪②二穴，在足内踝
上动脉之中。水泉二穴，在足，在
太溪下一寸。复溜二穴，在内踝上
二寸。阴谷二穴，在足膝内辅骨后
大筋小筋上。

足阳明胃经流注之图　左右凡
九十穴（图见下页）

①然谷：原作"然溪"，据《徐氏针灸大
　全》卷三改。
②太溪：原作"大谷"，据《徐氏针灸大
　全》卷三改。下一处"太溪"同据此改。

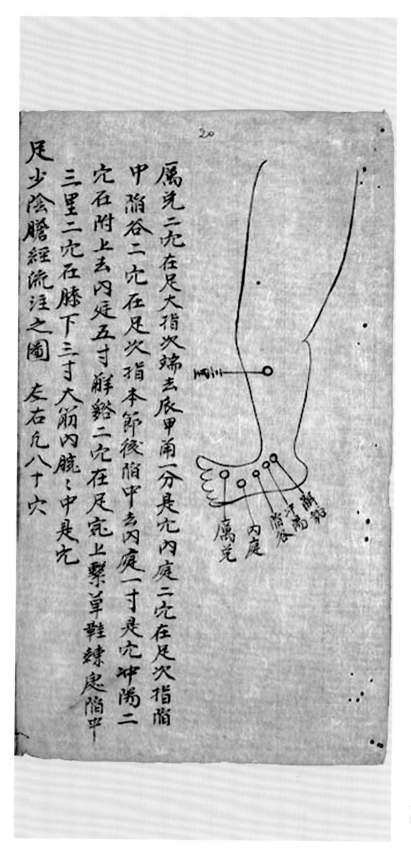

厉兑二穴，在足大指次端，去爪甲角一分是穴。内庭二穴，在足次指陷中。陷谷二穴，在足次指本节后陷中，去内庭一寸是穴。冲阳二穴，在跗上，去内庭五寸。解溪二穴，在足腕上系草鞋练处陷中。三里二穴，在膝下三寸，大筋内宛宛中是穴。

足少阳[1]胆经流注之图　左右凡八十穴（图见下页）

①阳：原作"阴"，据《徐氏针灸大全》卷三改。

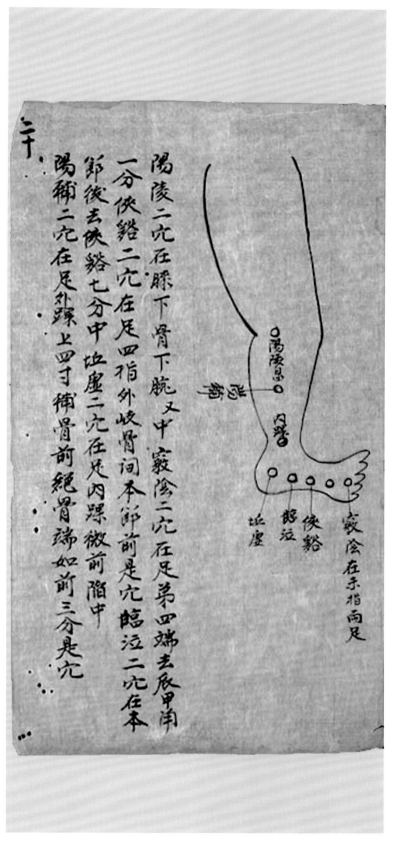

阳陵二穴，在膝下骨下宛宛中。窍阴二穴，在足第四指[1]端，去爪甲角一分。侠溪二穴，在足四指外歧骨间，本节前是穴。临泣二穴，在本节后，去侠溪七分中。丘墟二穴，在足外[2]，踝微前陷中。阳辅二穴，在足外踝上四寸，辅骨前，绝骨端，如前三分是穴。

①指：原无，据《徐氏针灸大全》卷三补。
②外：原作"内"，据《徐氏针灸大全》卷三改。

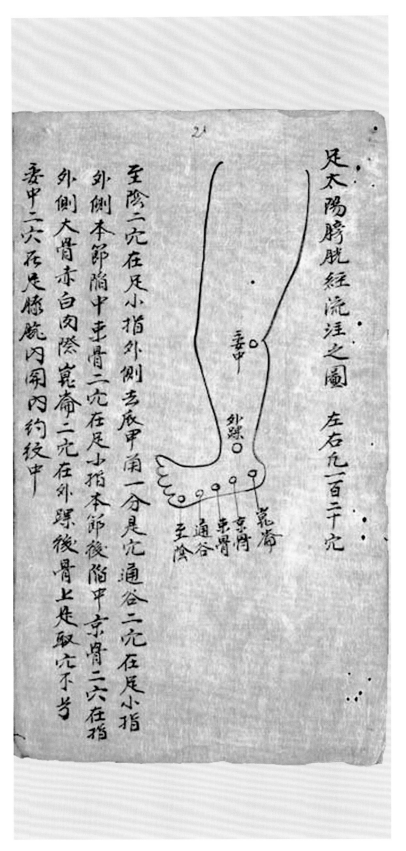

足太阳膀胱经流注之图　左右凡一百二十穴（图见左）

足太阳膀胱经流注之图　左右凡一百二十穴（图见左）

至阴二穴，在足小指外侧，去爪甲角一分是穴。通谷二穴，在足小指外侧，本节陷中。束骨二穴，在足小指本节后陷中。京骨二穴，在指外侧大骨赤白肉际。昆仑二穴，在外踝后跟①骨上是取穴，不兮②。委中二穴，在足膝腕内，关内约纹中。

---

① 跟：原无，据《徐氏针灸大全》卷三补。
② 不兮：义不详，恐是衍文。

督脉者，起于下极之间腧，并于脊骨里，上之至风府，入脑上巅，循额、鼻柱，属阳脉之海也。中行，凡二十七穴。

鼻柱下部

素髎　在鼻柱上端。

水沟一穴　一名人中，在鼻柱下。人中，督脉、手阳明之交会，直唇取也。

巨髎二穴　夹鼻旁八分，直瞳子是也。

迎香二穴　在禾髎[1]上鼻孔旁五分。

禾髎二穴　直鼻孔夹水沟旁五分。

地仓二穴　夹口吻四分是穴。

阳白二穴　在眉上一寸，直目瞳子是也。

承泣二穴　在目下七分，直目瞳子是也。

四白二穴　在目下一寸，直目瞳子是也。

大迎二穴　在曲颌前一寸三分，骨陷者中动脉手是也。

头维二穴　在额角发际，夹本神旁一寸五分是也。

丝竹空二穴　在眉后陷中。

瞳子髎二穴　在目外眦五分是也。

颧髎二穴　在面鼽骨下廉陷中是也。

---

① 髎：原作"髇"，据《徐氏针灸大全》卷三改。

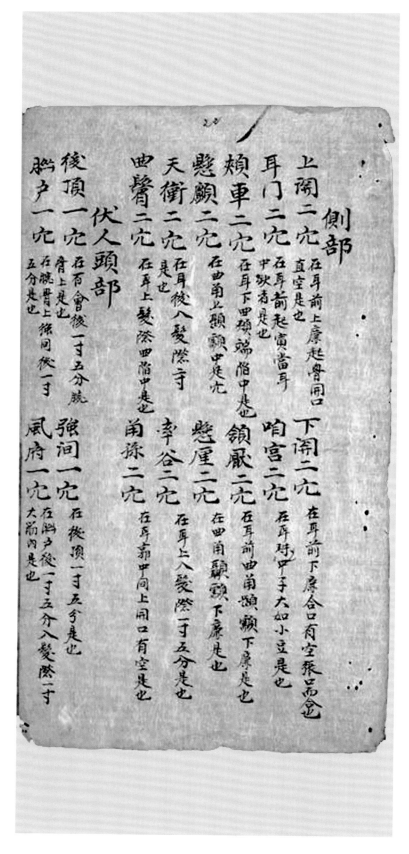

侧部

上关二穴　在耳前上廉，起骨开口直空是也。

下关二穴　在耳前下廉，合口有空，张口而合也。

耳门二穴　在耳前起肉[1]寅，当耳中缺者是也。

听宫二穴　在耳中珠子，大如小豆是也。

颊车二穴　在耳下，曲颊端陷中是也。

颔厌二穴　在耳前曲角，颞颥上[2]廉是也。

悬颅二穴　在曲角上，颞颥中是穴。

悬厘二穴　在曲角，颞颥下廉是也。

天冲二穴　在耳后，入发际二寸是也。

率谷二穴　在耳上，入发际一寸五分是也。

曲鬓二穴　在耳上，发际曲陷中是也。

角孙二穴　在耳郭中间上，开口有空是也。

伏人头部

后顶一穴　在百会后一寸五分，枕骨[3]上是也。

强间一穴　在后顶一寸五分是也。

脑户一穴　在枕骨上，强间后一寸五分是也。

风府一穴　在脑户后一寸五分，入发际一寸，大筋内是也。

---

①肉：原作"寅"，据《针灸铜人经》卷六改。

②上：原作"下"，据《针灸铜人经》卷五改。

③枕骨：原作"腕骨"，据《针灸铜人经》卷四改。下三处"枕骨"同。

哑门一穴　在项发际腕中，入系舌本也。

络却二穴　在通后一寸五分是也。

玉枕二穴　在络却后一寸五分，夹脑户旁一寸三分，枕骨上，入发际三寸。

天柱二穴　在大筋外廉，夹项发陷中是也。

承灵二穴　在正营一寸五分是也。

脑空二穴　在承灵后一寸五分，夹玉枕旁骨下陷中是也。

风池二穴　在颞颥后际一寸是也。

窍阴二穴　在完骨上，宛骨下，摇动应手也。

浮白二穴　在耳后入发际一寸。

完骨二穴　在耳后入发际四分。

颅息二穴　在耳后青脉是也。

瘈脉二穴　在耳本，鸡足青脉是也。

翳风二穴　在耳后尖角陷中，按之引耳中痛是也。

颈项部

廉泉一穴　在颔下结喉上，一名舌本也。

人迎二穴　在颈大脉，动应手，夹结喉旁，以候五脏气也。

水突二穴　在颈大筋前，直人迎下，气舍上是也。

气舍二穴　在颈，直人迎，夹天突陷中是穴。

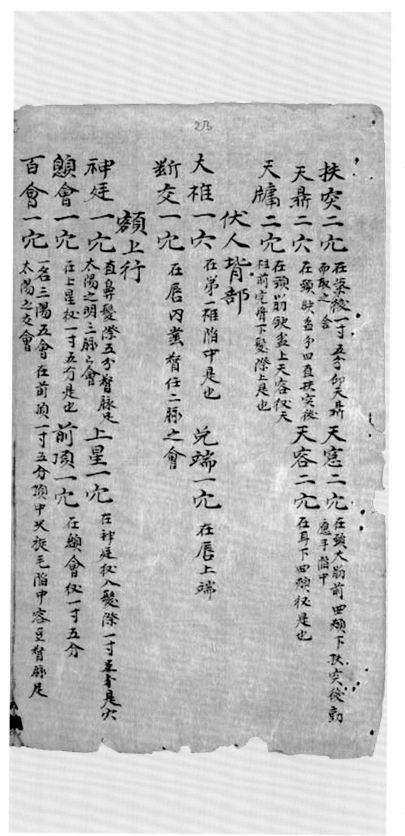

扶突二穴　在气舍后一寸五分，仰天鼎而取之。

天窗二穴　在颈大筋前曲颊下，扶突后，动应手陷中。

天鼎二穴　在颈缺盆分四，直扶突后。

天容二穴　在耳下曲颊后是也。

天牖二穴　在颈筋，缺盆上，天容后，天柱前，完骨下，发际上是也。

伏人背部

大椎一穴　在第一椎陷中是也。

兑端一穴　在唇上端。

龈交一穴　在唇内齿上[①]，督任二脉之会。

额上行

神庭一穴　直鼻发际五分，督脉、足太阳之明三脉之会。

上星一穴　在神庭后，入发际一寸是穴。

囟会一穴　在上星后一寸五分是也。

前顶一穴　在囟会后一寸五分。

百会一穴　一名三阳五会，在前顶一寸五分，顶中央旋毛陷中，容豆。督脉、足太阳之交会。

①上：原无，据《铜人腧穴针灸图经》卷一补。

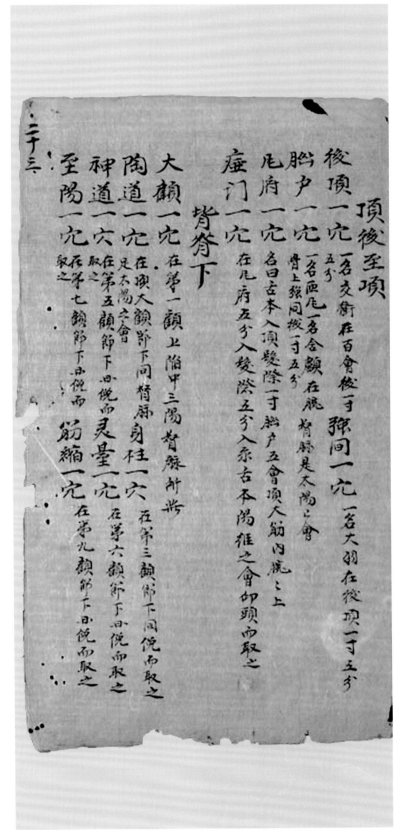

顶后至项

后顶一穴　一名交冲，在百会后一寸五分。

强间一穴　一名大羽，在后顶一寸五分。

脑户一穴　一名匝风，一名合颅，在枕骨[1]上，强间后一寸五分，督脉、足太阳之会。

风府一穴　名曰舌本，入项发际一寸，脑户、五会，项大筋内宛宛上。

哑门一穴　在风府五分，入发际五分，入系舌本，阳维之会，仰头而取之。

背脊下

大椎一穴　在第一椎上陷中，三阳督脉所发。

陶道一穴　在项大椎节下间，督脉、足太阳之会。

身柱一穴　在第三椎节下间，俯而取之。

神道一穴　在第五椎节下间，俯而取之。

灵台一穴　在第六椎节下间，俯而取之。

至阳一穴　在第七椎节下间，俯而取之。

筋缩一穴　在第九椎节下间，俯而取之。

---

①枕骨：原作"腕骨"，据《针灸铜人经》卷四改。

脊中一穴 在十一椎节下，俯而取之，禁不可灸，令人僵仆。

悬枢一穴 在第十三椎节下间，伏而取之。

命门一穴 在十四椎节下间，伏而取之。

阳关一穴 在十六椎节下间，伏而取之。

腰俞一穴 在二十一椎节下间。

长强一穴 在脊骶端。

任脉起中极之下，以上毛际，循腹里，上关至内喉，属阴脉之海也。

中行凡二十四穴

颐前

承浆一穴 一名曰天池，在颐前唇下陷，出足阳明之会。

颔下

廉泉一穴 在颔下结喉上，舌本下，阴[1]维、任脉之会，仰而取之。

膺腧

天突一穴 一名五户，在项结喉下四寸宛宛中。

璇玑一穴 在天突下一寸陷下。

华盖一穴 在璇玑下一寸。

紫宫一穴 在华盖下一寸六分。

玉堂一穴 一名玉英，在紫宫下一寸六分。

---

① 下，阴：原作一个"腧"字，据《素问·刺疟篇》改。

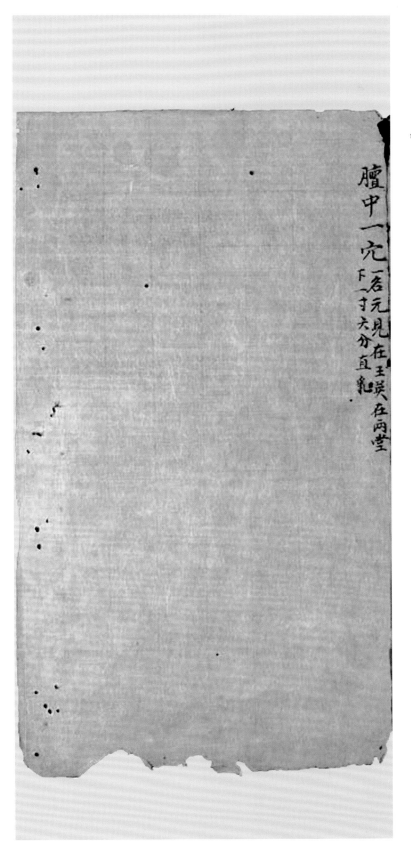

膻中一穴　一名元见，在玉英，在
两堂下一寸六分，直乳。

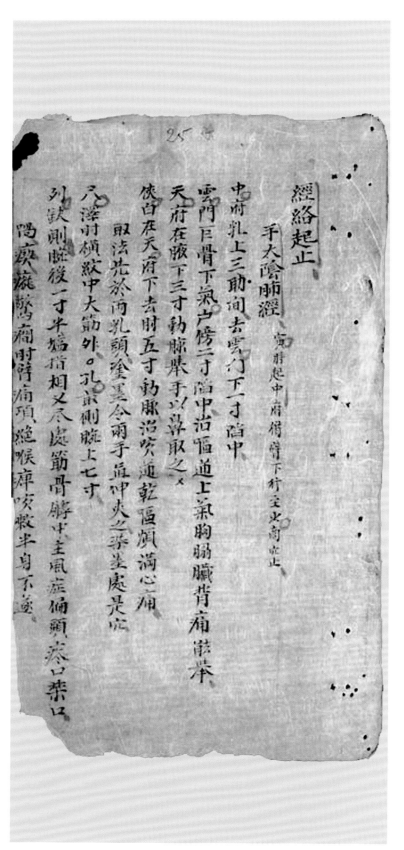

经络起止

手太阴肺经 寅时起中府，循臂下，行至少商穴止。

中府：乳上三肋间，去云门下一寸陷中。

云门：巨骨下，气户旁二寸陷中。治呕逆上气，胸胁彻背痛，能举[1]。

天府：在腋下三寸动脉，举手以鼻取之。

侠白：在天府下去肘五寸动脉。治咳逆，干呕，烦满心痛。取法：先于两乳头涂墨，令两手直伸夹之，染墨处是穴。

尺泽：肘横纹中大筋外。

孔最：侧腕上七寸。

列缺：侧腕后一寸半，盐指相叉尽处，筋骨罅中。主风症，偏头疼，口噤，口㖞，瘿疣，惊痫，肘臂痛，项绝，喉痹，咳嗽，半身不遂。

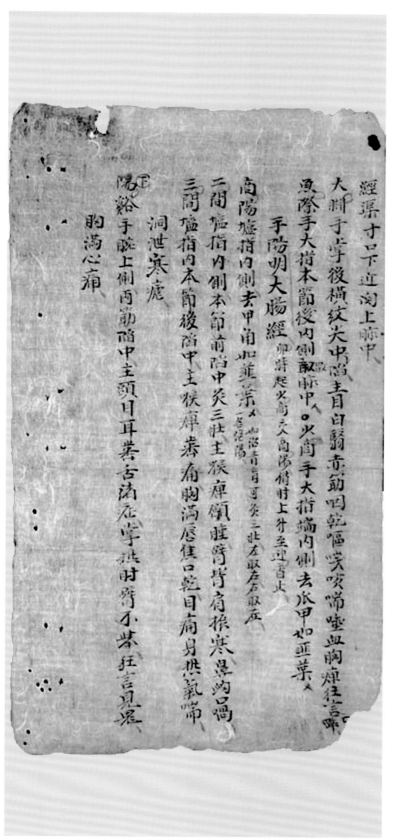

经渠：寸口下近关上脉中。

太渊：手掌后横纹尖陷中。主目白翳、赤筋，咽干，呕哕咳喘，唾血，胸痹，狂言口僻。

鱼际：手大指本节后内侧散脉中。

少商：手大指端内侧，去爪甲如韭叶。

手阳明大肠经 卯时起少商，交商阳，循肘上行至迎香止。

商阳：盐指内侧，去爪甲如韭叶。如治青盲可灸三壮，左取右，右取左，一名绝阳。

二间：盐指内侧本节前陷中。灸三壮，主喉痹颔肿，臂背肩振寒，鼻衄口呙。

三间：盐指内本节后陷中。主喉痹齿痛，胸满，唇焦口干，目痛，身热，气喘，洞泄寒疟。

阳溪：手腕上侧两筋陷中。主头目耳齿舌诸症，掌热，肘臂不举，狂言见鬼，胸满心痛。

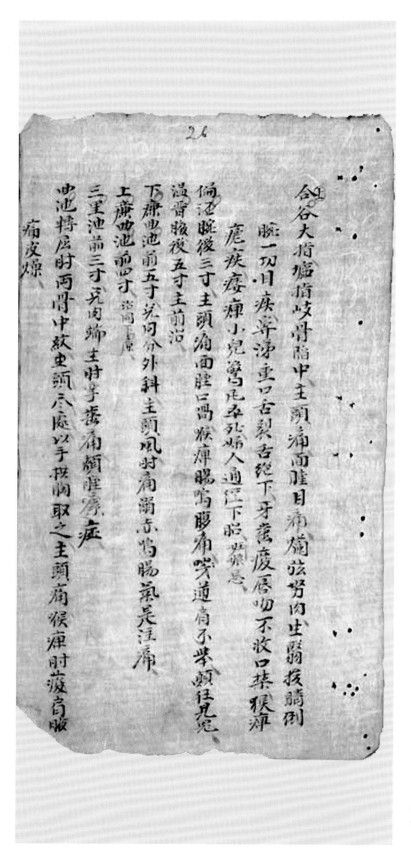

合谷：大指盐指歧骨陷中。主头痛面肿，目痛烂弦，胬肉生翳，扳睛倒腕，一切目疾。鼻涕，重口，舌裂舌强，下牙齿酸，唇吻不收，口噤，喉痹，疟疾，瘘痹，小儿惊风卒死，妇人通经下胎。妊娠忌。

偏历：腕后三寸。主头痛面肿，口㖞喉痹，肠鸣腹痛，哕逆，肩不举，癫狂见鬼。

温溜：腕后五寸。主前治。

下廉：曲池前五寸，兑肉分外斜。主头风，肘痛，溺赤，鸣肠，气走[1]注痛。

上廉：曲池前四寸。治同下廉。

三里：池前三寸兑肉端。主肘挛，齿痛颊肿，瘰疬。

曲池：转屈肘，两骨中纹头尽处，以手拱胸取之。主头痛，喉痹，肘酸，肩腋痛，皮燥。

①走：原作"是"，据《西方子明堂灸经》卷七改。

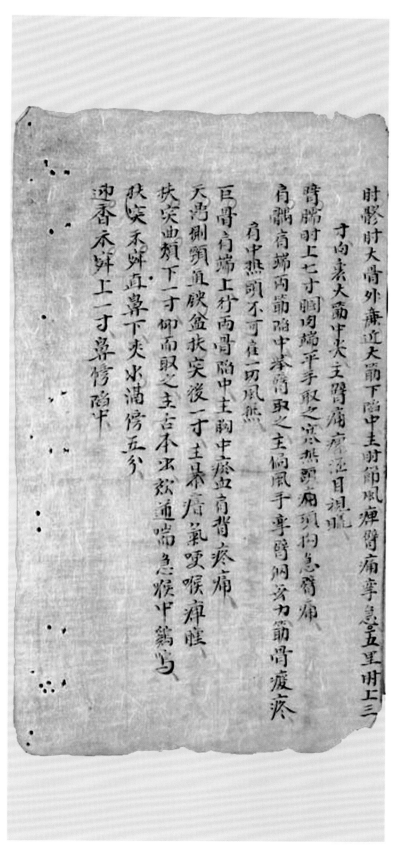

肘髎：肘大骨外廉近大筋下陷中。主肘节风痹，臂痛挛急。

五里：肘上三寸，向里大筋中尖。主臂痛，瘰疬，目视䀮。

臂臑：肘上七寸腘①肉端，平手取之。寒热头项拘急，臂痛。

肩髃：肩端两筋陷中，举臂取之。主偏风手挛，臂细无力，筋骨酸疼，肩中热，头不可顾，一切风热。

巨骨：肩端上行两骨陷中。主胸中瘀血，肩背疼痛。

天鼎：侧头，直缺盆，扶突后一寸。主暴喑气哽，喉痹肿。

扶突：曲颊下一寸，仰而取之。主舌本出，咳逆喘急，喉中鸡鸣。

禾髎：直鼻下，夹水沟旁五分。

迎香：禾髎上一寸，鼻旁陷中。

① 腘：原作"胭"，据《铜人腧穴针灸图经》卷五改。

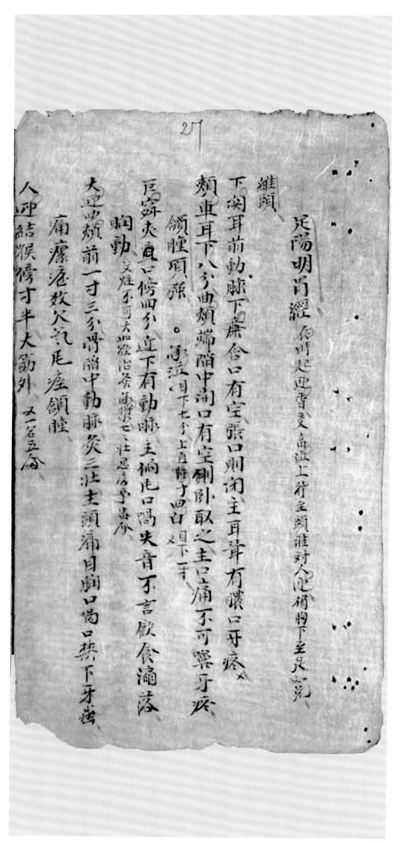

足阳明胃经 辰时起迎香交承泣，上行至头维对人迎，循胸下至足厉兑。

头维

下关：耳前动脉下廉，合口有空，张口则闭。主耳聋有脓，口牙疼。

颊车：耳下八分，曲颊端陷中，开口有空，侧卧取之。主口痛不可嚼，牙疼，颔肿项强。

承泣：目下七分，上直瞳子。

四白：目下一寸。

巨髎

地仓[1]：夹口旁四分，近下有动脉。主偏风口喝，失音不言，饮食漏落，瞤动。艾炷不可大，如欲治，灸承浆七七壮，忌房事、毒食。

大迎：曲颊前一寸三分，骨陷中动脉。灸三壮。主头痛，目瞤，口喝，口噤，下牙齿痛，瘰疬，数欠气，风痉颔肿。

人迎：结喉旁寸半，大筋外。又一名五会。

---

[1] 地仓：原脱，本条文字置于巨髎名下，据《西方子明堂灸经》卷一补穴名，移内容至此名下。

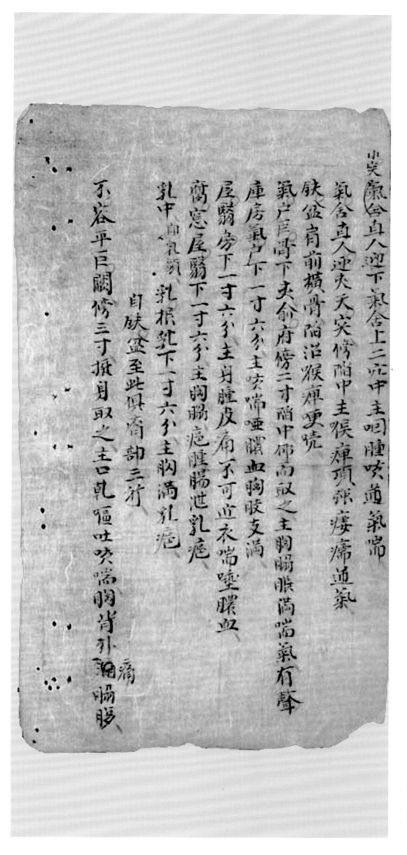

水突：直人迎下，气舍上，二穴中。主咽肿，咳逆，气喘。

气舍：直人迎，夹天突旁陷中。主喉痹项强，瘰疬，逆气。

缺盆：肩前横骨陷。治喉痹，哽噎。

气户：巨骨下，夹俞府旁二寸陷中，仰而取之。主胸胁胀满，喘气有声。

库房：气户下一寸六分。主咳喘，唾脓血，胸胁①支满。

屋翳：房下一寸六分。主身肿皮痛，不可近衣，喘唾脓血。

膺②窗：屋翳下一寸六分。主胸胁痛肿，肠泄，乳痈。

乳中：即乳头。

乳根：乳下一寸六分。主胸满，乳痛。

自缺盆至此，俱胸部三行。

不容：平巨阙旁三寸，挺身取之。主口干，呕吐，咳喘，胸背引痛，胁腹

---

①胁：原作"肢"，据《西方子明堂灸经》卷一改。

②膺：原作"腐"，据《西方子明堂灸经》卷一改。

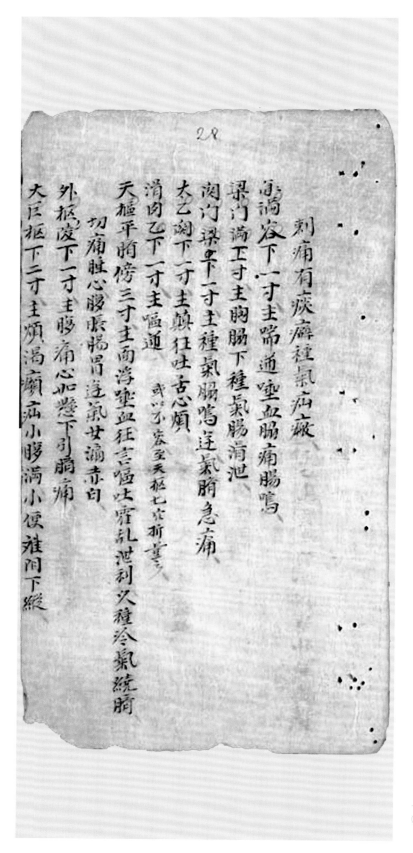

刺痛，有痰癖，积气疝瘕。

承满：容下一寸。主喘逆，唾血，胁痛肠鸣。

梁门：满下一寸。主胸胁下积气，肠滑泄。

关门：梁下一寸。主积气肠[1]鸣，游气，脐急痛。

太乙：关下一寸。主癫狂，吐舌，心烦。

滑肉：乙下一寸。主呕逆。或以不容至天枢七穴折量之。

天枢：平脐旁三寸。主面浮，唾血，狂言，呕吐，霍乱，泄利，久积冷气绕脐切痛冲心，腹胀，肠胃游气，女漏赤白。

外陵：枢下一寸。主腹痛，心如悬，下引脐痛。

大巨：枢下二寸。主烦渴，癫疝，小腹满，小便难，阴下纵。

①肠：原作"胁"，据《西方子明堂灸经》卷一改。

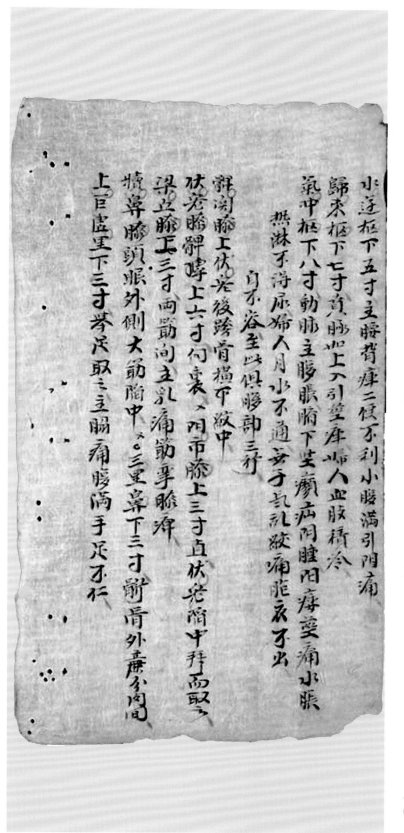

水道：枢下五寸。主腰背痛，二便不利，小腹满，引阴痛。

归来：枢下七寸。贲豚，卵上入，引茎痛，妇人血脏[1]积冷。

气冲：枢下八寸动脉。主腹胀，脐下坚，癫疝，阴肿阳痿，茎痛水胀，热淋不得尿，妇人月水不通，无子，气乱绞痛，胞衣不出。

自不容至此，俱腹部三行。

髀关：膝上伏兔后，跨骨横纹中。

伏兔：膝髌罅上六寸向里。

阴市：膝上三寸，直伏兔陷中，拜而取之。

梁丘：膝上三寸，两筋间。主乳痛，筋挛，膝痹。

犊鼻：膝头眼外侧大筋陷中。

三里：鼻下三寸，胻骨外廉分肉间。

上巨虚：里下三寸，举足取之。主胁痛，腹满，手足不仁。

①脏：原作"肢"，据《西方子明堂灸经》卷一改。

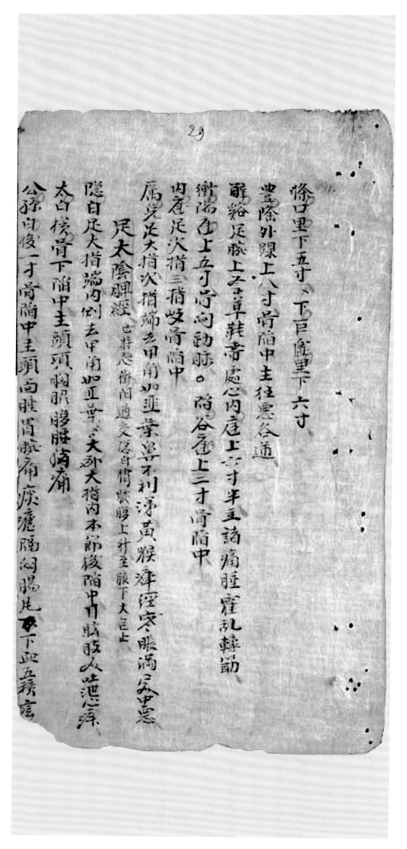

条口：里下五寸。

下巨虚：里下六寸。

丰隆：外踝上八寸骨陷中。主狂恶谷逆[1]。

解溪：足腕上系草鞋带处，去内庭上六寸半。主诸痛肿，霍乱转筋。

冲阳：庭上五寸骨间动脉。

陷谷：庭上二寸骨陷中。

内庭：足次指三指歧骨陷中。

厉兑：足大指次指端，去爪甲角如韭叶。鼻不利，涕黄，喉痹，经寒胀满，尸厥中恶。

足太阴脾经 巳时起冲阳，过交隐白，循腿腹上行至腋下大包止。

隐白：足大指端内侧，去甲角如韭叶。

大都：大指内本节后陷中。目眩，肢厥，吐泄，心痛。

太白：核骨下陷中。主头项、胸胁、腹腰满痛。

公孙：白后一寸骨陷中。主头面肿，胃脘痛，痰疟膈闷，肠风下血，五积疹癖，

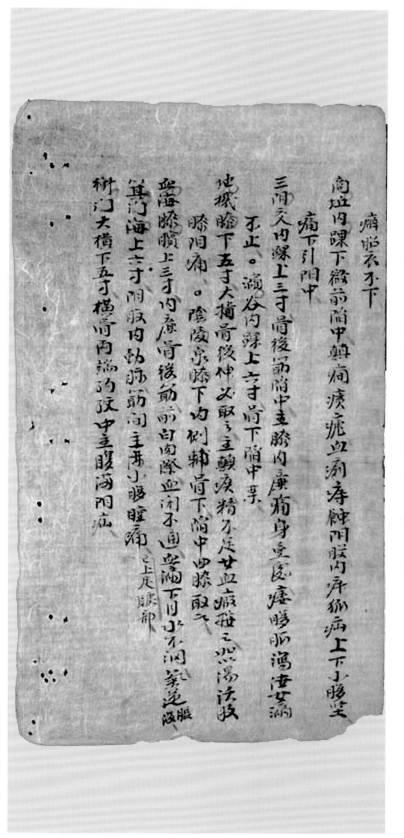

胎衣不下。

商丘：内踝下微前陷中。癫痫，疝疟，血痢，痔蚀，阴股内痛，狐疝上下，小腹坚痛下引阴中。

三阴交：内踝上三寸，骨后筋陷中。主膝内廉痛，身重足痿，腹胀鸣泄，女漏不止。

漏谷：内踝上六寸骨下陷中。禁。

地机：膝下五寸，大指骨后，伸足取之。主癫疾，精不足，女血瘕，按之如以汤沃，股、膝、阴痛。

阴陵泉：膝下内侧辅骨下陷中，曲膝取之。

血海：膝膑上三寸内廉，骨后筋前白肉际。血闭不通，血漏下，月水不调，气逆胀满。

箕门：海上六寸，阴股内动脉，筋间。主淋，小腹肿痛。以上足腿部。

冲门：大横下五寸，横骨两端约纹中。主腹满阴疝。

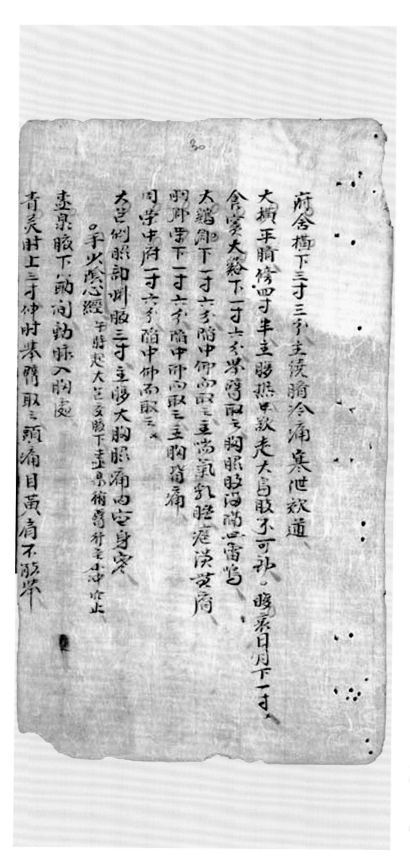

腹结[1]：横下三寸三分。主绕脐冷痛，寒泄，咳逆。

大横：平脐旁四寸半。主腹热欲走，太息，肢不可动。

腹哀：日月下一寸。

食窦：天溪[2]下一寸六分，举臂取之。胸胁支满，膈间雷鸣。

天溪：乡下一寸六分陷中，仰而取之。主喘气，乳肿，痈溃贯膺。

胸乡：荣下一寸六分陷中，仰而取之。主胸背痛。

周荣：中府一寸六分陷中，仰而取之。

大包：侧胁部，渊腋三寸。主腹大，胸胁痛，内实身寒。

手少阴心经 午时起大包，交腋下极泉，循臂行至少冲穴止。

极泉：腋下，筋间动脉入胸处。

青灵：肘上三寸，伸肘举臂取之。头痛，目黄，肩不能举。

---

①腹结：原作"府舍"，但取穴、主治均为腹结所属，据《西方子明堂灸经》卷一改。

②天溪：原作"太溪"，据《西方子明堂灸经》卷一改。下一处"天溪"同。

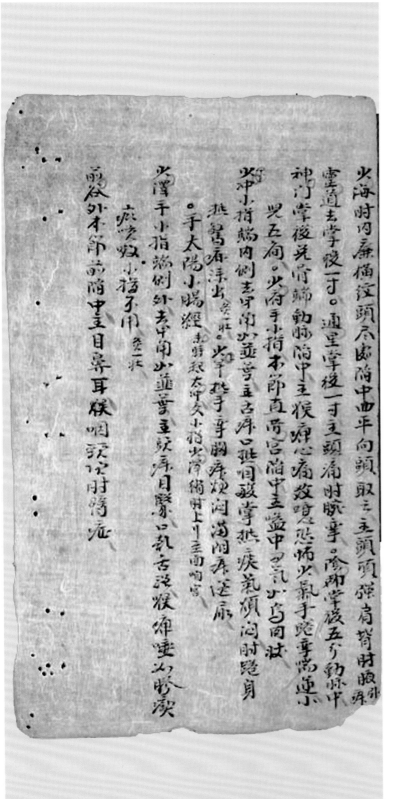

少海：肘内廉横纹头尽处陷中，曲手向头取之。主头项强，肩背肘腋引痛。

灵道：去掌后一寸。

通里：掌后一寸。主头痛，肘腕挛。

阴郄：掌后五分动脉中。

神门：掌后兑骨端动脉陷中。主喉痹，心痛，数噫，恐怖，少气，手蜷挛，喘逆，小儿五痫。

少府：手小指本节，直劳宫陷中。主嗌中有气如息肉状。

少冲：小指端内侧，去甲角如韭叶。主舌痛，口热，咽酸，掌热，痰气烦闷，肘蜷身热，惊痫沫出。灸一壮。掌热手挛，胸痛烦闷满，阴痒遗尿①。

手太阳小肠经 未时起少冲②，交小指少泽，循肘上行至面听宫。

少泽：手小指端侧外，去甲角如韭叶。主头痛，目翳，口干，舌强喉痹，唾如胶，瘰疬，咳嗽，小指不用。灸一壮。

前谷：外本节前陷中。主目、鼻、耳、咽、颈项、肘臂症。

---

①掌热手挛，胸痛烦闷满，阴痒遗尿：此句内容应为少府穴主治。

②少冲：原作“太冲”，据《针灸秘书》改。

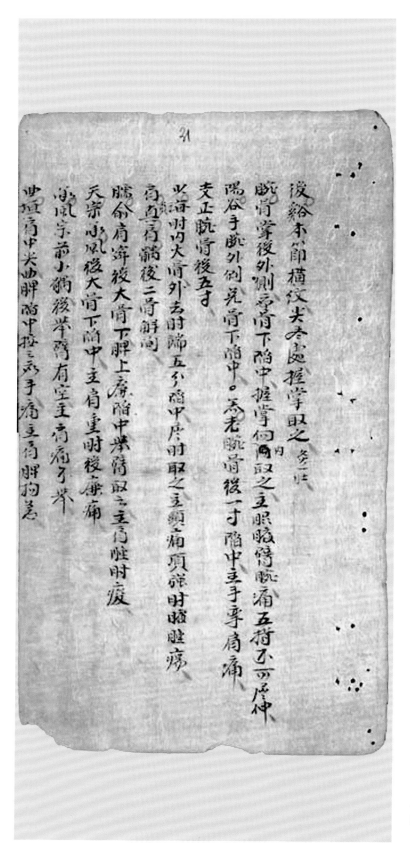

后溪：本节横纹尖尽处，握掌取之。灸一壮。

腕骨：掌后外侧高骨下陷中，握掌向内取之。主胁、腋、臂、腕痛，五指不可屈伸。

阳谷：手腕外侧兑骨下陷中。

养老：腕骨后一寸陷中。主手挛肩痛。

支正：腕骨后五寸。

小海①：肘内大骨外，去肘端五分陷中，屈肘取之。主头痛项强，肘腋肿痛。

肩贞：直肩髃后二骨解间。

臑俞：肩髎后大骨下，胛上廉陷中，举臂取之。主肩肿肘酸。

天宗：秉风后大骨下陷中。主肩重，肘后廉痛。

秉风：宗前小髃后，举臂有空。主肩痛不举。

曲垣：肩中央曲胛陷中，按之应手痛。主肩胛拘急。

①小海：原作"少海"，据《西方子明堂灸经》卷六改。

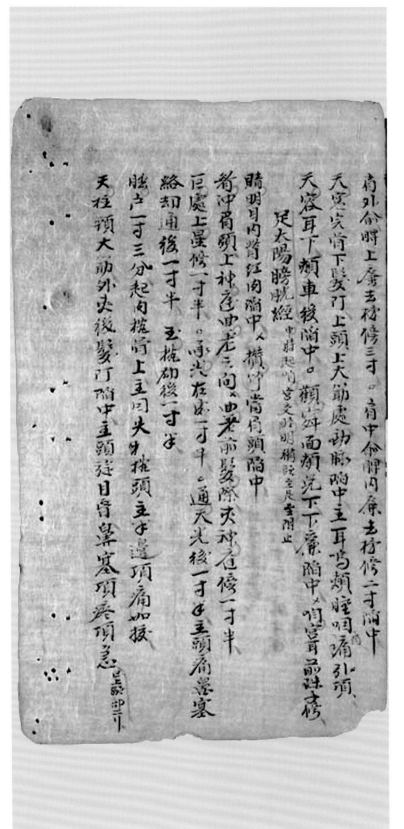

肩外俞：胛上廉去杼旁三寸。

肩中俞：胛内廉去杼旁二寸陷中。

天窗：完骨下，发际上，头上大筋处动脉陷中。主耳鸣，颊肿咽痛，肩痛引项。

天容：耳下颊车后陷中。

颧髎：面颊兑下，下廉陷中。

听宫：耳前珠子旁。

足太阳膀胱经 申时起听宫，交睛明，循头至足至阴止。

晴明：目内眦红肉陷中。

攒竹：当眉头陷中。

眉冲：眉头上神庭、曲差之间。

曲差：前发际夹神庭旁一寸半。

巨处：上星旁一寸半。

承光：在处一寸半。

通天：光后一寸半。主头痛，鼻塞。

络却：通后一寸半。

玉枕：却后一寸半。脑户一寸三分，起肉枕骨上。主因失枕头，主半边项痛如拔。

天柱：颈大筋外，夹后发际陷中。主头旋，目昏，鼻塞，项疼项急。以上头部二行。

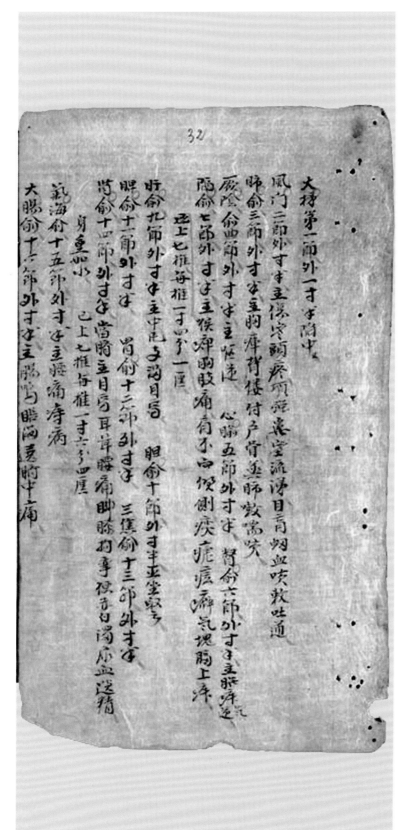

大杼：第一节外一寸半陷中。

风门：二节外寸半。主伤寒头疼，项强，鼻塞流涕，目盲，衄血，咳嗽，吐逆。

肺俞：三节外寸半。主胸痹，背偻，传尸骨蒸，肺嗽喘咳。

厥阴俞：四节外寸半。主呕逆。

心俞：五节外寸半。

督俞：六节外寸半。主腹痛气逆。

膈俞：七节外寸半。主喉痹，胸胁痛，肩不得倾侧，痰疟，痃癖气块，膈上痛。

以上七椎，每椎一寸四分一厘。

肝俞：九节外寸半。主中风，支满，目昏。

胆俞：十节外寸半，正坐取之。

脾俞：十一节外寸半。

胃俞：十二节外寸半。

三焦俞：十三节外寸半。

肾俞：十四节外寸半，当脐。主目昏耳聋，腰痛，脚膝拘挛，便赤白浊，尿血，遗精，身重如水。

以上七椎，每椎一寸六分四厘。

气海俞：十五节外寸半。主腰痛，痔病。

大肠俞：十六节外寸半。主肠鸣胀满，绕脐中痛。

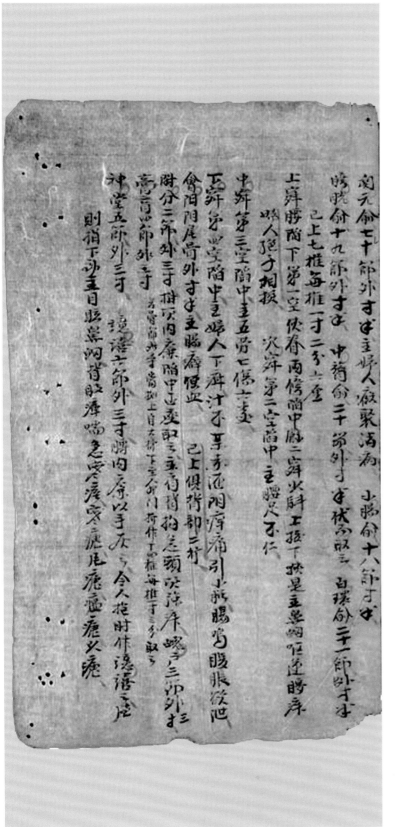

关元俞：十七节外寸半。主妇人瘕聚诸病。○小肠俞：十八节寸半。

膀胱俞：十九节外寸半。○中膂俞：二十节外寸半，伏而取之。○白环俞：二十一节外寸半。

以上七椎，每椎一寸二分六厘。

上髎：腰陷下第一空，夹脊两旁陷中，余二髎少斜，上阔[①]下狭是。主鼻衄，呕逆，腰痛，妇人绝子，阴挺。○次髎：第二空陷中。主腰足不仁。○中髎：第三空陷中。主五劳七伤六极。○下髎：第四空陷中。主妇人下泔汁不禁，赤沥，阴痒痛引小腹，肠鸣腹胀欲泄。

会阳：阴尾骨外寸半。主肠澼，便血。以上俱背部二行。

附分：二节外三寸，附项内廉陷中，正坐取之。主肩背拘急，头项强痛。

魄户：三节外三寸。

膏肓：四节外三寸。若骨节难寻，当据上自大杼下至命门，折作十四椎，每椎一寸三分取之。

神堂：五节外三寸。

噫嘻：六节外三寸，膊内廉，以手厌之，令人抱肘作噫嘻之声，则指下动。主目眩，鼻衄，背胁痛，喘急，寒痉，寒疟，风疟、温疟、久疟。

---

①阔：原作"接"，据《经穴纂要》卷二改。

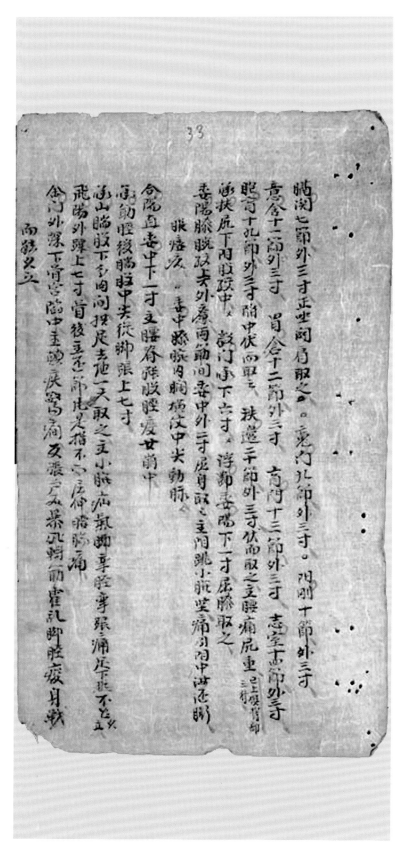

膈关：七节外三寸，正坐开肩取之。○魂门：九节外三寸。○阳纲：十节外三寸。

意舍：十一节外三寸。○胃仓：十二节外三寸。○肓门：十三节外三寸。○志室：十四节外三寸。

胞肓：十九节外三寸陷中，伏而取之。○秩边：二十节外三寸，伏而取之。主腰痛，尻重。以上俱背部三行。

承扶：尻下，阴股纹中。○殷门：承下六寸。○浮郄：委阳下一寸，屈膝取之。

委阳：膝腕纹尖外廉两筋间，委中外二寸，屈身取之。主阴跳，小腹坚痛，引阴中淋沥，膨胀，痿厥。○委中：膝腕内䐐横纹中尖央动脉。

合阳：直委中下一寸。主腰脊强，股胫酸，女崩中。○承筋：胫后腨股中央，从脚跟上七寸。

承山：腨股下分肉间，拱足去地一尺取之。主小腹疝气，脚挛胫挛，跟痛，足下热不能久立。○飞扬：外踝上七寸骨后。主历节风，足指不得屈伸，腰腨痛。

金门：外踝下骨空①陷中。主癫疾，惊痫反张，尸厥暴死，转筋霍乱，脚胫酸，身战不②能久立。

①空：原作“宫”，据《传悟灵济录》改。
②不：原作“而”，据《西方子明堂灸经》卷六改。

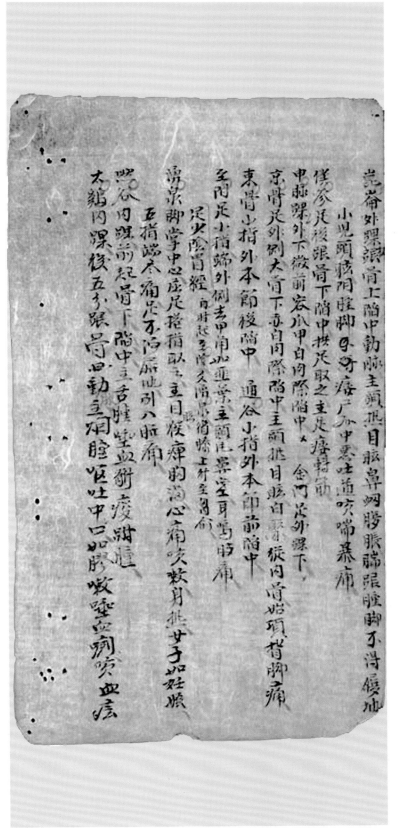

昆仑：外踝后，跟骨上陷中动脉。主头热目眩，鼻衄，腹胀，腨跟肿，脚不得履地，小儿头眩，阴肿，脚瘘，尸厥中恶，吐逆咳喘，暴痛。

仆参：足后跟骨下陷中，拱足取之。主足痿转筋。

申脉：外踝下微前，容爪甲白肉际陷中。○金门：足外踝下。○京骨：足外侧大骨下赤白肉际陷中。主头热目眩，白翳从内眦①始，项背、脚痛。○束骨：小指外本节后陷中。○通谷：小指外本节前陷中。

至阴：足小指端外侧，去甲角如韭叶。主头风鼻塞，耳鸣，肢痛。

足少阴肾经 酉时起至阴，交涌泉，循膝上行至胸俞。

涌泉：脚掌中心，屈足卷指取之。主目眩，喉痹，胸满心痛，咳嗽身热，女子如妊娠，五指端尽痛，足不得履地，引入腹痛。

然谷：内踝前，起骨下陷中。主舌肿，唾血，脐酸跗肿。

太溪：内踝后五分，跟骨间动脉。主咽肿，呕吐，口中如胶，嗽唾血，痢，咳血，疢

①眦：原作"骨"，据《西方子明堂灸经》卷六改。

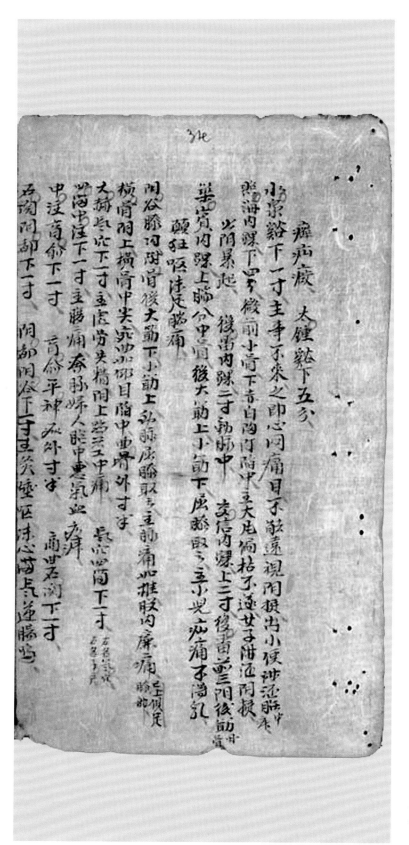

癖疝瘕。○大钟：溪下五分。

水泉：溪下一寸。主事不来之，即心闷痛，目不能远视，阴挺出，小便淋沥，腹中痛。○照海：内踝下四分，微前小骨下赤白肉际陷中。主大风，偏枯不遂，女子淋沥，阴挺出，阴暴起。○复溜：内踝二寸动脉中。○交信：内踝上二寸，复溜前，三阴后，筋骨间。

筑宾：内踝上，腨分中骨后，大筋上、小筋下，屈膝取之。主小儿疝痛，不得乳，癫狂，呕沫，足腨痛。

阴谷：膝内附骨后，大筋下、小筋上动脉，屈膝取之。主膝痛如锥，股内廉痛。以上俱足膝部。

横骨：阴上横骨中央，宛曲如仰目陷中，曲骨外寸半。

大赫：气穴下一寸。主虚劳失精，阴上缩，茎中痛。○气穴：四满下一寸。左名气穴，右名子户。

四满：中注下一寸。主腹痛奔豚，妇人胞中恶气血疠痛。○中注：肓俞下一寸。○肓俞：平神阙外寸半。○商曲：石关下一寸。○石关：阴都下一寸。○阴都：通①谷下一寸。主灸唾呕沫，心满气逆肠鸣。

①通：原作"阴"，据《西方子明堂灸经》卷一改。

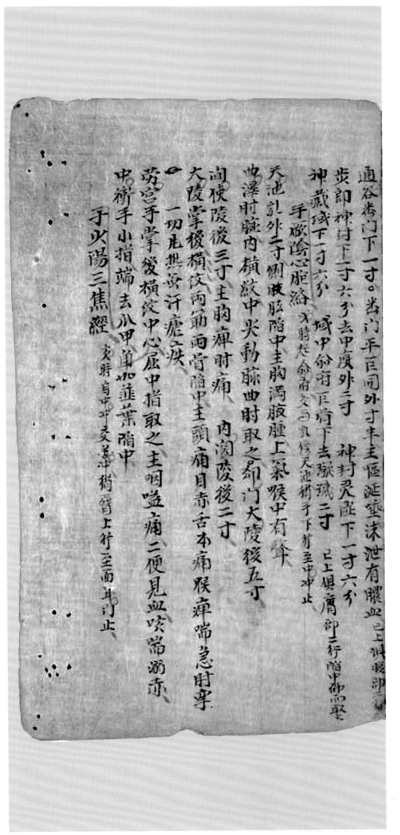

通谷：幽门下一寸。○幽门：平巨阙外寸半。主呕涎唾沫，泄有脓血。以上俱腹部二行。

步廊：神封下一寸六分，去中庭外二寸。○神封：灵墟下一寸六分。

神藏：或下一寸六分。○或中。○俞府：巨骨下，去璇玑二寸陷中，仰而取之①。以上俱膺部二行。

手厥阴心包络 戌时起俞府，交与乳旁天池，循手下行至中冲止。

天池：乳外二寸侧腋肱陷中。主胸满腋肿，上气喉中有声。○曲泽：肘腕内横纹中央动脉，曲肘取之。○郄门：大陵后五寸。○间使：陵后三寸。主胸痹，肘痛。○内关：陵后二寸。

大陵：掌后横纹两筋两骨陷中。主头痛，目赤，舌本痛，喉痹，喘急，肘挛，一切风热无汗，疟疾。

劳宫：手掌后横纹中心，屈中指取之。主咽嗌痛，二便见血，咳喘，溺赤。

中冲：手小（应为中）指端，去爪甲如韭叶陷中。

手少阳三焦经 亥时自中冲，交关冲，循臂上行至面耳门止。

①陷中，仰而取之：此六字原错置于下文"以上膺部二行"之下，据《西方子明堂灸经》卷一乙正。

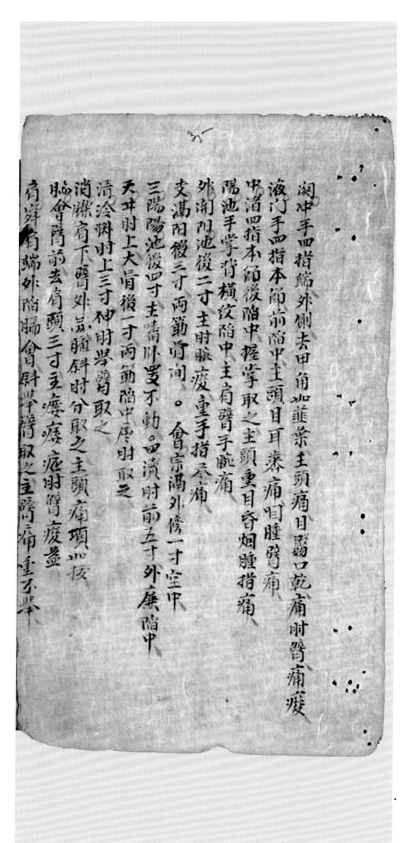

关冲：手四指端外侧，去甲角如韭叶。主头痛，目翳，口干痛，肘臂痛酸。

液门：手四指本节前陷中。主头、目、耳、齿痛，咽肿，臂痛。

中渚：四指本节后陷中，握掌取之。主头重，目昏，咽肿，指痛。

阳池：手掌背横纹陷中。主肩臂、手腕痛。

外关：阳池后二寸。主肘腕酸重，手指尽痛。

支沟：阳后三寸，两筋骨间。

会宗：沟外旁一寸空中。

三阳：阳池后四寸。主嗜卧，四肢不动。

四渎：肘前五寸外廉陷中。

天井：肘上大骨后一寸，两筋陷中，屈肘取之。

清冷渊：肘上三寸，伸肘举臂取之。

消泺：肩下臂外间，腋斜肘分取之。主头痛，项如拔。

臑会：臂前去肩头三寸。主瘿、瘘、疬，肘臂酸重。

肩髎：肩端外陷，臑会斜，举臂取之。主臂痛重不举。

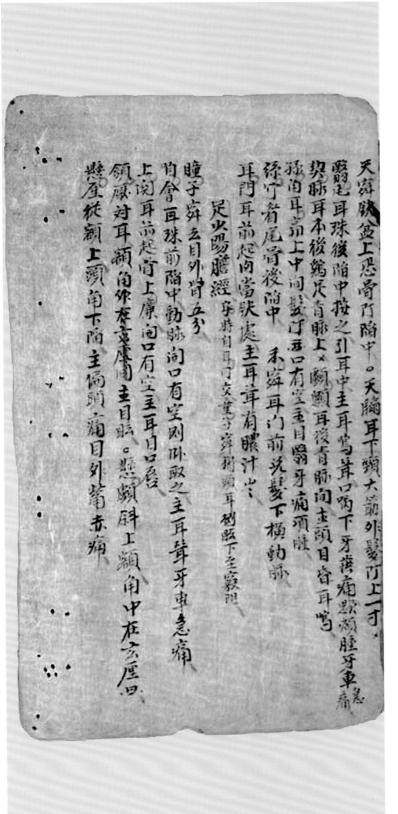

天髎：缺盆上，毖骨际陷中。

天牖：耳下颈大筋外，发际上一寸。

翳风：耳珠后陷中，按之引耳中。主耳鸣聋，口㖞，下牙齿痛，腮颊肿，牙车急痛。

瘈脉：耳本后鸡足青脉上。

颅息：耳后青脉间。主头目昏，耳鸣。

角孙：耳郭上中间发际，开口有空。主目翳，牙痛，项肿。

丝竹：眉尾骨后陷中。

禾髎：耳门前，兑发下横动脉。

耳门：耳前起肉，当缺处。主耳聋，有脓汁出。

足少阳胆经 子时自耳门，交瞳子髎，循头耳侧胅，下至窍阴。

瞳子髎：去目外眦五分。

听会：耳珠前陷中动脉，开口有空，侧卧取之。主耳聋，牙车急痛。

上关：耳前起骨上廉，开口有空。主耳、目、口、唇。

颔厌：对耳额角外。主目眩。

悬颅：斜上额角中，在悬厘间。

悬厘：从额上头角下陷。主偏头痛，目外眦赤痛。

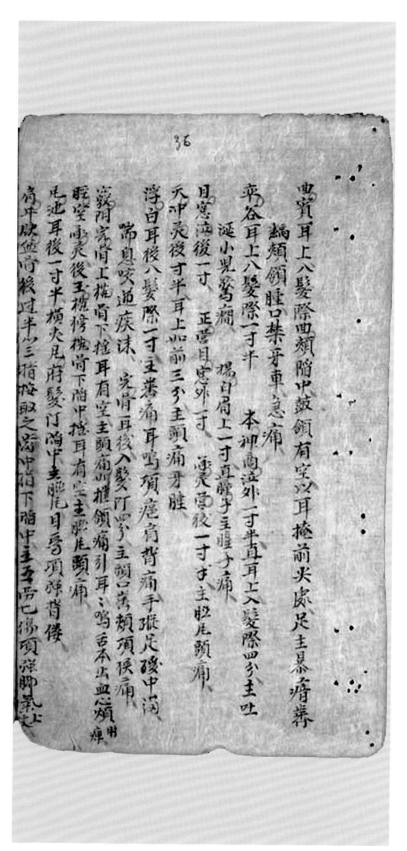

曲鬓：耳上入发际，曲颊陷中，鼓颔有空，以耳掩前尖处是。主暴喑，齿龋，颊颔肿，口噤，牙车急痛。○率谷：耳上入发际一寸半。○本神：曲差[1]外一寸半，直耳上，入发际四分。主吐涎，小儿惊痫。

扬白：眉上一寸，直瞳子。主瞳子痛。○目窗：泣后一寸。○正营：目窗外一寸。○承灵：营后一寸半。主脑风头痛。○天冲：灵后寸半，耳上如前三分。主头痛牙肿。

浮白：耳后入发际一寸。主齿痛，耳鸣，项痛，肩背痛，手纵足缓，中满喘息，咳逆痰沫。

完骨：耳后入发际四分。主头、口、齿、颊、项、喉痛。

窍阴：完骨上，枕骨下，摇耳有空。主头痛如锥，颔痛引耳，耳鸣，舌本出血，心烦，肘痹。

脑空：承灵后，玉枕旁，枕骨下陷中，摇耳有空。主脑风头痛。

风池：耳后一寸半，横夹风府，发际陷中。主脑风，目昏，项强，背偻。

肩井：缺盆骨后过半，以三指按取之，当中指下陷中。主五劳七伤，项强，脚气上攻。

① 曲差：原作"商泣"，据《西方子明堂灸经》卷一改。

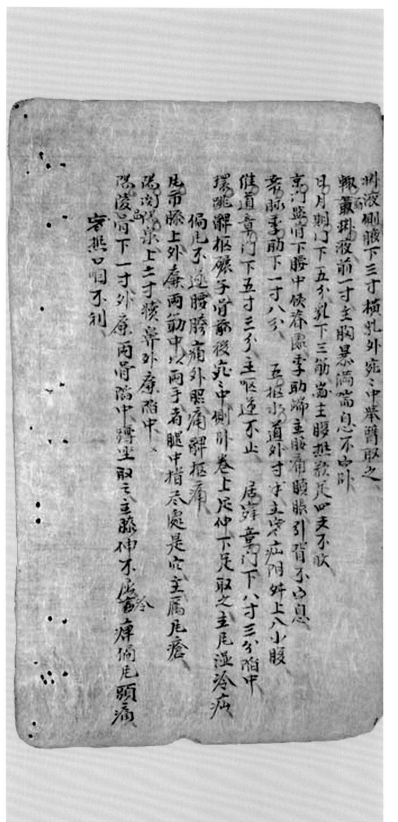

渊液：侧腋下三寸，横乳外宛宛中，举臂取之。

辄筋：渊液腋前一寸。主胸暴满，喘息不得卧。

日月：期门下五分，乳下三筋间。主腹热欲走，四肢不收。

京门：监骨下腰中夹脊处，季肋端。主腰痛，膜胀引背不得息。

带脉：季肋下一寸八分。

五枢：水道外寸半。主寒疝，阴卵上入小腹。

维道：章门下五寸三分。主呕逆不止。

居髎：章门下八寸三分陷中。

环跳：髀枢碾子骨后宛宛中，侧卧卷上足，伸下足取之。主风湿冷疝，偏风不遂，腰胯痛，外胁痛，髀枢痛。

风市：膝上外廉两筋中，以两手着腿，中指尽处是穴。主疬风疮。

阳关：阳泉上二寸，犊鼻外廉陷中。

阳陵：品骨下一寸外廉，两骨陷中，蹲坐取之。主膝伸不屈，冷痹，偏风，头痛寒热，口咽不利。

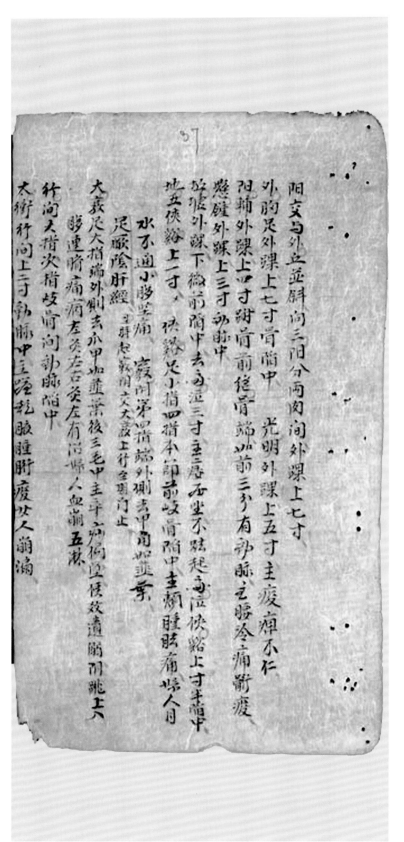

阳交：与外丘并斜向三阳分两肉间，外踝上七寸。○外丘[1]：足外踝上七寸骨陷中。○光明：外踝上五寸。主酸痹不仁。○阳辅：外踝上四寸，跗骨前，绝骨端，如前三分，有动脉。主腰冷痛，脚酸。

悬钟：外踝上三寸动脉中。○丘墟：外踝下微前陷中，去临泣三寸。主痿厥，坐不能起。○临泣：侠溪上寸半陷中。○地五：侠溪上一寸。○侠溪：足小指、四指本节前歧骨陷中。主颊肿，肽痛，妇人月水不通，小腹坚痛。○窍阴：第四指端外侧，去甲角如韭叶。

足厥阴肝经 丑时起窍阴，交大敦，上行至期门止。

大敦：足大指端外侧，去爪甲如韭叶，后三毛中。主卒疝偏坠，便数、遗溺，阴跳上入腹连脐痛。病左灸右，右灸左。有治妇人血崩，五淋。

行间：大指次指歧骨间动脉陷中。

太冲：行间上二寸动脉中。主嗌干，腋肿，脚酸，女人崩漏。

① 丘：原作"胸"，据《铜人腧穴针灸图经》卷一改。

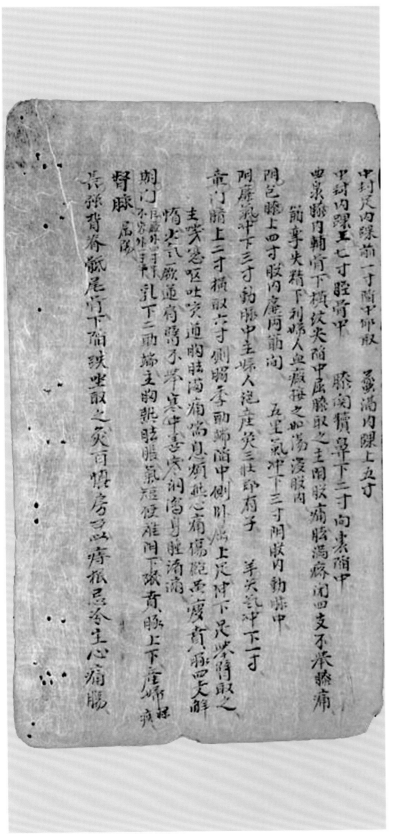

中封：足内踝前一寸陷中，仰取。○蠡沟：内踝上五寸。

中都[①]：内踝上七寸，胫骨中。○膝关：犊鼻下二寸，向里陷中。

曲泉：膝内辅骨下横纹尖陷中，屈膝取之。主阴股痛，肱满，癃闭，四肢不举，膝痛筋挛，失精，下利，妇人血瘕，按之如汤浸股内。○阴包：膝上四寸，股内廉两筋间。○五里：气冲下三寸，阴股内动脉中。○阴廉：气冲下三寸动脉中。主妇人绝产，灸三壮即有子。○羊矢：气冲下一寸。

章门：脐上二寸，横取六寸，侧胁季肋端陷中，侧卧，屈上足，伸下足，举臂取之。主哕噫呕吐，咳逆，胸肱满痛，喘息，烦热心痛，伤饱黄瘦，贲豚，四肢懈惰，少气，厥逆，肩臂不举，寒中，善寒洞泻，身肿，诸漏。

期门：巨阙外四寸半，不容外一寸半。乳下二肋端。主胸热，肱胀，气短，便难，阴下纵，贲豚上下，产妇余疾。

督脉 属阳

长强：背脊骶尾骨下陷，跌坐取之。灸百，慎房事。此痔根。忌冷。主心痛，肠

①中都：原作"中封"，与上一穴名重复，据《西方子明堂灸经》卷七改。

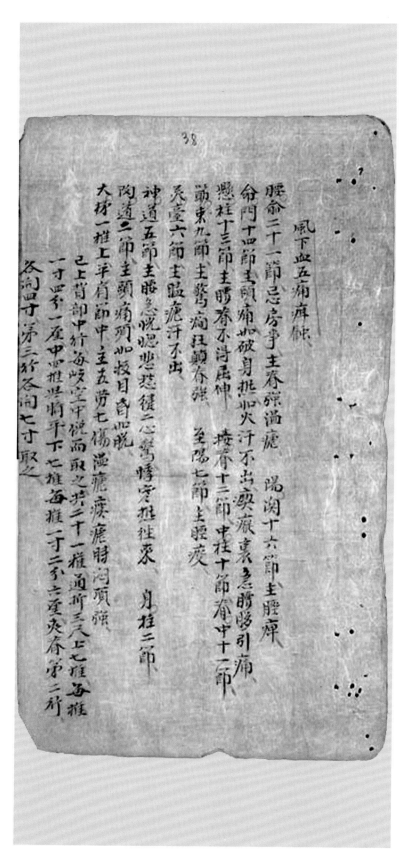

风下血，五痛，痔蚀。

腰俞：二十一节。忌房事。主脊强，温疟。○阳关：十六节。主胫痹。

命门：十四节。主头痛如破，身热如火，汗不出，瘈疭里急，腰腹引痛。

悬枢①：十三节。主腰脊不得屈伸。○接脊：十二节。○中柱：十节。○脊中：十一节。

筋缩②：九节。主惊痫，狂癫，脊强。○至阳：七节。主胫酸。○灵台：六节。主温疟汗不出。

神道：五节。主腰急，恍惚，悲愁健忘，惊悸，寒热往来。○身柱：二节。

陶道：一节。主头痛，项如拔，目昏如脱。

大椎③：一椎上平肩节中。主五劳七伤，温疟，痎疟，膊闷，项强。

以上背部中行，每歧空中，俯而取之。共二十一椎，通折三尺，上七椎，每椎一寸四分一厘，中四椎与脐平，下七椎，每椎一寸二分六厘。夹脊第二行各开四寸，第三行各开七寸取之。

---

①枢：原作"柱"，据《西方子明堂灸经》卷四改。

②缩：原作"束"，据《西方子明堂灸经》卷四改。

③椎：原作"杼"，据《西方子明堂灸经》卷四改。

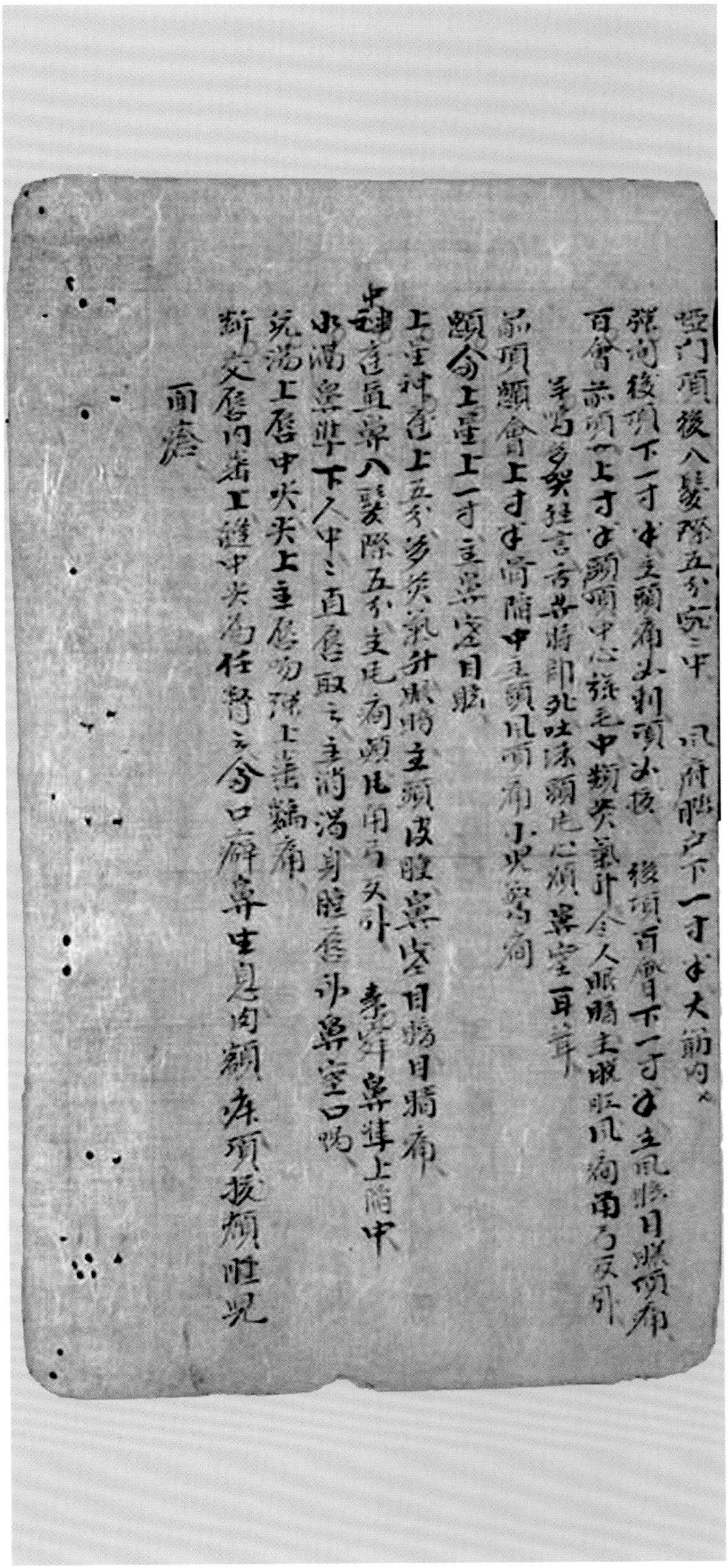

哑门：项后入发际五分宛宛中。

风府：脑户下一寸半大筋内。

强间：后顶下一寸半。主头痛如刺，项如拔。

后顶：百会下一寸半。主风眩，目䀮，项痛。

百会：前顶上寸半，头顶中心旋毛中。频灸，气升令人眼暗。主脱肛，风痫，角弓反张，羊鸣多哭，狂言舌，发时即死，吐沫，头风，心烦，鼻塞，耳聋。

前顶：囟会上寸半，骨陷中。主头风，项痛，小儿惊痫。

囟会：上星上一寸。主鼻塞，目眩。

上星：神庭上五分。多灸，气升眼暗。主头皮肿，鼻塞，目暗，目睛痛。

神庭：直鼻入发际五分。主风痫，癫风，角弓反张。

素髎：鼻准上陷中。

水沟：鼻准下人中中，直唇取之。主消渴，身肿，唇动，鼻塞，口㖞。

兑端：上唇中尖尖上。主唇吻强，上齿龋痛。

龈交：唇内齿上缝中尖，为任督之会。口僻，鼻生息肉，额痛，项拔，颊肿，儿面疮。

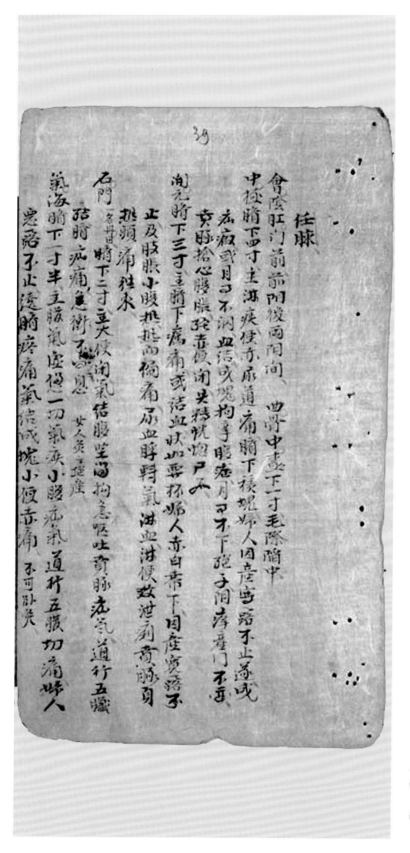

任脉

会阴：肛门前，前阴后，两阴间。

曲骨：中极下一寸，毛际陷中。

中极：脐下四寸。主淋疾，便赤，尿道痛，脐下积块，妇人因产恶露不止遂成疝瘕。或月事不调、血结成块，拘挛腹症，月事不下，绝子。阴痒，产门不端，贲豚抢心，腹胀，经赤便闭，失精，恍惚，尸厥。

关元：脐下三寸。主脐下疠痛，或结血状如覆杯，妇人赤白带下，因产恶露不止及胁[1]胀，小腹热，热而偏痛，尿血脬转，气淋，血淋，便数，泄痢，贲豚，身热头痛往来。

石门：一名丹田。脐下二寸。主大便闭，气结，腹坚满拘急，呕吐，贲豚，疝气游[2]行五脏，绕脐疝痛，急冲不得息。女人灸之绝产。

气海：脐下一寸半。主脏气虚惫，一切气疾，小腹疝气游行，五脏切痛，妇人恶露不止，绕脐疼痛，气结成块，小便赤痛。不可卧灸。

----

①胁：原作"胲"，据《西方子明堂灸经》
　卷一改。
②游：原作"道"，据《西方子明堂灸经》
　卷一改。下一个"游"字同。

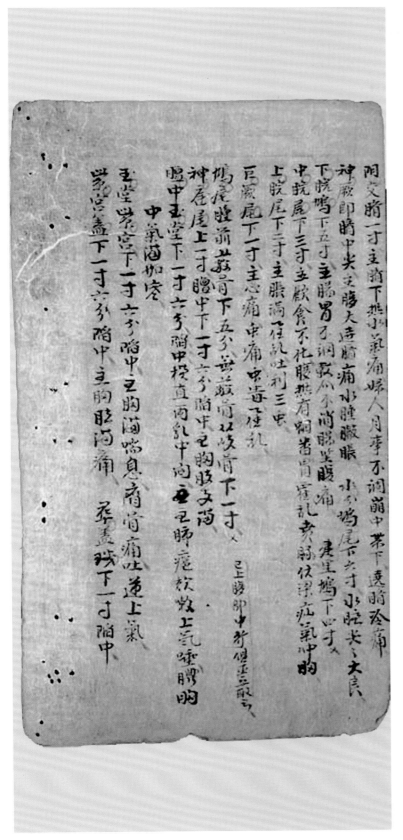

阴交：脐一寸。主脐下热，水气痛，妇人月事不调，崩中带下，绕脐冷痛。

神阙：即脐中尖。主腹大，绕脐痛，水肿鼓胀。○水分：鸠尾下六寸。水肿，灸之大良。

下脘：鸠下五寸。主肠胃不调，饮食不消，肠坚腹痛。○建里：鸠下四寸。

中脘：尾下三寸。主饮食不化，腹热有蛔，翻胃，霍乱，贲豚，伏梁，疝气冲胸。

上脘：尾下二寸。主胀满，霍乱吐利，三虫。○巨阙：尾下一寸。主心痛，虫痛，虫毒，霍乱。

鸠尾：臆前蔽骨下五分，无蔽骨，从歧骨下一寸。以上腹部中行，俱正立取之。

中①庭：尾上一寸，膻中下一寸六分陷中。主胸胁支满。

膻中：玉堂下一寸六分陷中，横直两乳中间。主肺痛，咳嗽上气，唾脓，胸中气满如塞。

玉堂：紫宫下一寸六分陷中。主胸满喘息，膺骨痛，吐逆上气。

紫宫：盖下一寸六分陷中。主胸胠满痛。

华盖：璇玑下一寸陷中。

---

① 中：原作"神"，据《西方子明堂灸经》卷一改。

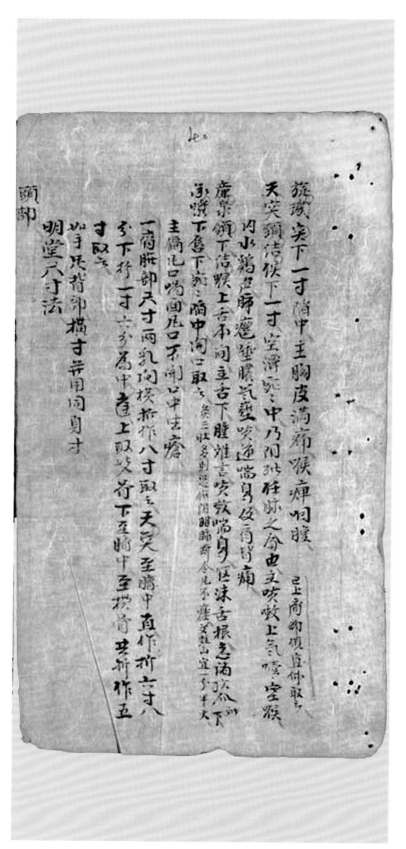

璇玑：突下一寸陷中。主胸皮满痛，喉痹咽肿。以上胸部俱宜仰取之。

天突：颈结喉下一寸，空潭宛宛中，乃阴维、任脉之会也。主咳嗽上气，噎塞，喉内水鸡声，肺痈唾脓，气壅，咳逆喘急及肩背痛。

廉泉：颔下结喉上，舌本间。主舌下肿难言，咳嗽，喘息呕沫，舌根急缩，饮食难下。

承浆：下唇下宛宛陷中，开口取之。灸三壮，多则恐伤阳明脉断，令风不瘥，艾炷山宜一分半大。主偏风口㖞，面风，口不开，口中生疮。

胸腹部尺寸：两乳间横折作八寸取之。天突至膻中，直作折六寸八分，下行一寸六分为中庭，上取歧骨下至脐中至横骨，共折作五寸取之。

如手足背部，横寸并用同身寸。

明堂尺寸法
　头部

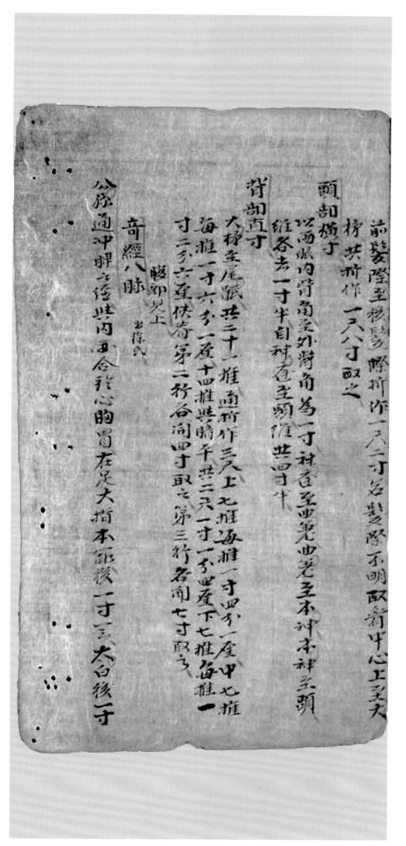

前发际至后发际折作一尺二寸，若发际不明，取眉中心上至大杼共折作一尺八寸取之。

头部横寸

以两眼内眦角至外眦角为一寸，神庭至曲差，曲差至本神，本神至头维各去一寸半，自神庭至头维共四寸半。

背部直寸

大杼至尾骶共二十一椎，通折作三尺。上七椎，每椎一寸四分一厘；中七椎，每椎一寸六分一厘，十四椎与脐平，共二尺一寸一分四厘；下七椎，每椎一寸二分六厘。夹脊第二行各开四寸取之，第三行各开七寸取之。

腹部见上。

奇经八脉 出徐氏

公孙，通冲、脾之经，与内关合于心胸胃，在足大指本节后一寸，去太白后一寸

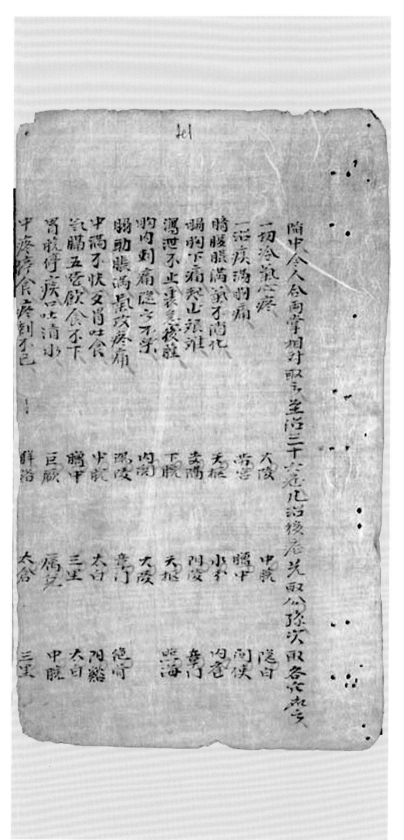

陷中，令人合两掌相对取之。至治三十六症，凡治后症，先取公孙，次取各穴应之。

一切冷气心疼：大陵、中脘、隐白。

一治痰满胸痛：劳宫、膻中、间使。

脐腹胀满，气不消化：天枢、水分、内庭。

胁胸下痛，起止艰难：支沟、阴陵、章门。

泄泻不止，里急后重：下脘、天枢、照海。

胸内刺痛，隐隐不乐：内关、大陵。

胁肋胀满，气攻疼痛：阳陵、章门、绝骨。

中满不快，反胃吐食：中脘、太白、阳溪。

气膈五噎，饮食不下：膻中、三里、太白。

胃脘停痰，口吐清水：巨阙、厉兑、中脘。

中脘[①]停食，疼刺不已：解溪、太仓、三里。

① 中脘：原作"中疼"，据《徐氏针灸大全》卷四改。又，《针灸大成》卷五作"胃脘"。

呕吐痰涎，眩晕不已：丰隆、中魁即阳溪、膻中。

心热，令人内心怔忡：神门、心俞、百劳。

脾疟，令人怕寒，腹痛：商丘、脾俞、三里。

肺疟，令人心寒，怕惊：列缺、肺俞、合谷。

肝疟，色苍①，恶寒发热：中封、肝俞、绝骨。

肾疟，洒热，腰脊强痛：大钟、肾俞、申脉。

疟疾，大热不退：间使、百劳、绝骨。

疟疾，先寒后热：后溪、曲池、劳宫。

疟疾，先热后寒：曲池、百劳、绝骨。

疟疾，心胸疼痛：内关、中脘、大陵。

疟疾，头痛眩晕，吐痰：合谷、中脘、列缺。

疟疾，骨节酸痛：魄户、百劳、然谷。

① 苍：原作"疮"，据《徐氏针灸大全》卷四改。

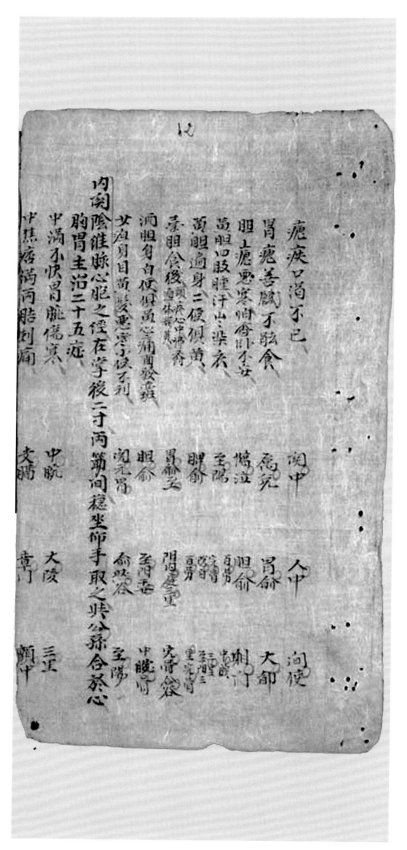

疟疾，口渴不已：关冲[①]、人中、间使。

胃疟，善饥不能食：厉兑、胃俞、大都。

胆疟，恶寒怕惊，卧不安：临泣、胆俞、期门。

黄疸，四肢肿，汗出染衣：至阳、百劳、完骨、中脘、三里。

黄疸，遍身、二便俱黄：脾俞、隐白、百劳、至阳、三里、完骨。

谷疸，食后。头疼心中怫郁，遍体发黄：胃俞、至阳、内庭、三里、完骨、合谷。

酒疸，身目便俱黄，心痛，面发赤斑：胆俞、至阳、委中、腕骨。

女疸，身目黄，发恶寒，小便不利：关元、肾俞、然谷、至阳。

内关，阴维脉、心包之经。在掌后二寸，两筋间，稳坐仰手取之。与公孙合于心胸胃。主治二十五症。

中满不快，胃脘伤寒：中脘、大陵、三里。

中焦痞满，两胁刺痛：支沟、章门、膻中。

---

① 关冲：原作"关中"，据《徐氏针灸大全》卷四改。又，本页抄写错误者均据《徐氏针灸大全》卷四改，不另出注。

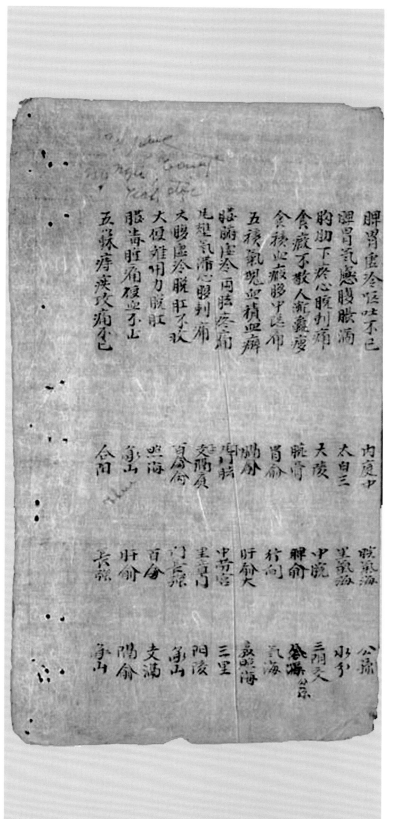

脾胃虚冷，呕吐不已：内庭、中脘、气海、公孙。

脾胃气虚，心腹胀满：太白、三里、气海、水分。

胸肋下疼，心脘刺痛：大陵、中脘、三阴交。

食瘕不散，人渐羸瘦：腕骨、脾俞、公孙。

食积血瘕，腹中隐痛：胃俞、行间、气海。

五积气块，血积血癖：膈俞、肝俞、大敦、照海。

脏腑虚冷，两胠疼痛：风门、膻中、劳宫、三里。

风壅气滞，心腹刺痛：支沟、建里、章门、阳陵。

大腹虚冷，脱肛不收：百会、命门、长强、承山。

大便难，用力脱肛：照海、百会、支沟。

脏毒肿痛，便血不止：承山、肝俞、膈俞。

五种痔疾，攻痛不已：合阳、长强、承山。

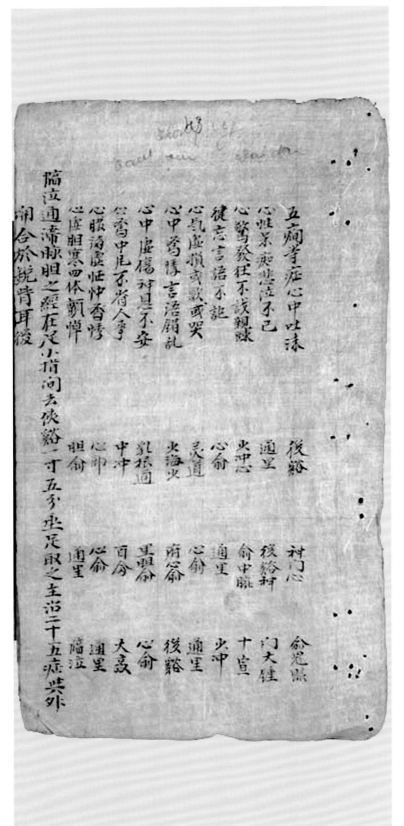

五痫等证，口[1]中吐沫：后溪、神门、心俞、鬼眼。

心性呆痴，悲泣不已：通里、后溪、神门、大钟。

心惊发狂，不识亲疏：少冲、心俞、中脘、十宣。

健忘，言语不记：心俞、通里、少冲。

心气虚损，或歌或哭：灵道、心俞、通里。

心中惊悸，言语错乱：少海、少府、心俞、后溪。

心中虚惕，神思不安：乳根、通里、胆俞、心俞。

心惊中风，不省人事：中冲、百会、大敦。

心脏诸虚，怔忡惊悸：阴郄、心俞、通里。

心虚胆寒，四体颤掉：胆俞、通里、临泣。

临泣，通带脉、胆之经。在足小指间，去侠溪一寸五分，垂足取之。主治二十五症。与外关合于锐眦耳后。

① 口：原作"心"，据《徐氏针灸大全》卷四改。又，本页抄写错误者均据《徐氏针灸大全》卷四改，不另出注。

足跗肿痛，久不能消：行间、
申脉。

手足麻痹，不知痒痛：太冲、
曲池、大陵、合谷、三里、中渚。

两足颤掉，不能移步：太冲、
昆仑、阳陵。

两手颤掉，不能握物：曲泽、
腕骨、合谷、中渚。

足指拘挛，筋紧不开：丘墟、
公孙、阳陵。

手指拘挛，伸缩疼痛：尺泽、
阳溪、中渚、五处。

足底发热，名曰湿热：涌泉、
京骨、合谷。

外踝红肿，名曰穿踝①风：昆
仑、丘墟、照海。

足跗发热，五指节痛：冲阳、
侠溪、足十宣。

两手发热，五指疼痛：阳池、
液门、合谷。

膝红肿痛，名鹤膝风：膝关、
行间、鹤顶、阳陵。

手腕起骨痛，名绕踝风：太渊、
绝骨、大陵。

① 踝：原作"踭"，据《针灸大成》卷五改。

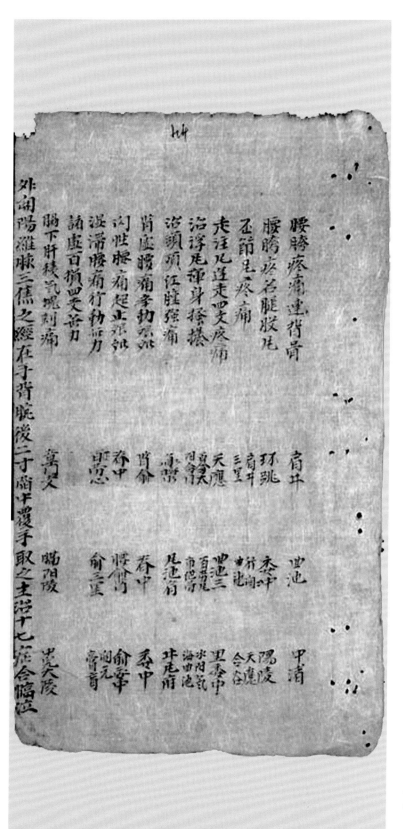

腰胯疼，痛连背骨：肩井、曲池、中渚。

腿胯疼，名腿股风：环跳、委中[1]、阳陵。

历节风疼痛：肩井、三里、行间、曲池、天应、合谷。

走注风游走，四肢疼痛：天应、曲池、三里、委中。

治浮风，浑身瘙痒：百会、太阳、命门、百劳、风市、绝骨、水分、气海、曲池。

治头项红肿强痛：承浆、风池、肩井、风府。

肾虚腰痛，举动艰难：肾俞、脊中、委中。

闪挫腰痛，起止艰难：脊中、腰俞、肾俞、委中。

湿滞腰痛，行动无力：百劳、心俞、三里、关元、膏肓。

诸虚百损，四肢无力。

胁下肝积，气块刺痛：章门、支沟、阳陵、中脘、大陵。

外关，阳维脉、三焦之经。在手背腕后二寸陷中，覆手取之。主治十七症。合临泣。

①委中：原作"委冲"，据《徐氏针灸大全》卷四改。又，本页抄写错误者均据《徐氏针灸大全》卷四改，不另出注。

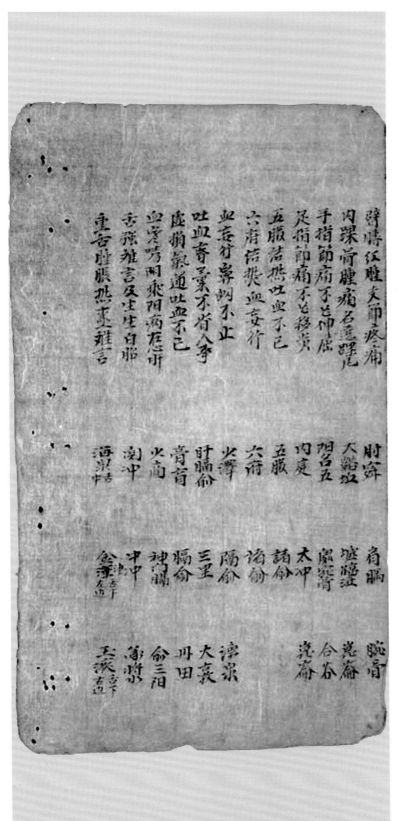

臂膊红肿，肢节疼痛：肘髎、肩髃、腕骨。

内踝骨肿痛，名绕踝风：太溪、丘墟、临泣、昆仑。

手指节痛，不能伸屈：阳谷、五处、腕骨、合谷。

足指节痛，不能移步：内庭、太冲、昆仑。

五脏结热，吐血不已：五脏诸俞。

六腑结热，血妄行：六腑诸俞。

血妄行，鼻衄不止：少泽、膈俞、涌泉。

吐血昏晕，不省人事：肝膈、俞三里、大敦。

虚损气逆，吐血不已：膏肓、膈俞、丹田。

血寒吐，乃阴乘阳，病在心肝：少商、神门、膈俞、三阴交。

舌强难言，及生生白苔：关冲、中冲、承浆。

重舌肿胀，热极难言：海泉舌中、金津舌下左边、玉液舌下右边。

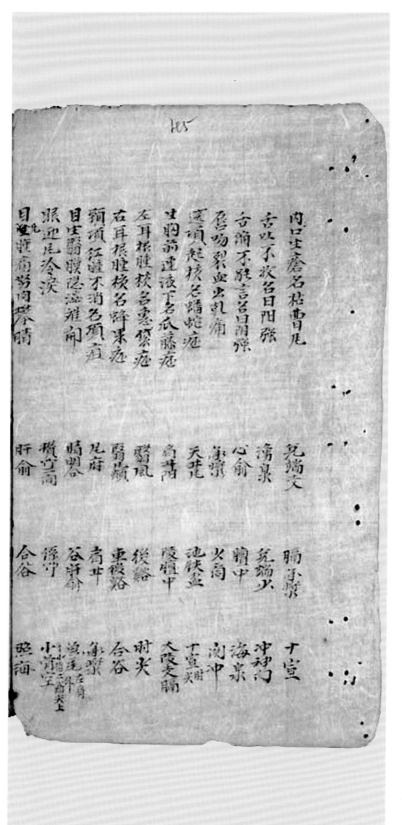

内口生疮，名枯曹风：兑端、支沟①、承浆、十宣。

舌吐不收，名曰阳强：涌泉、兑端、少冲、神门。

舌缩不能言，名曰阴强：心俞、膻中、海泉。

唇吻裂，血出干痛：承浆、少商、关冲。

绕项起核，名蟠蛇疬：天井、风池、缺盆、十宣、肘尖。

生胸前连腋下，名瓜藤疬：肩井、阳陵、膻中、大陵、支沟。

左耳根肿核，名惠袋疬：翳风、后溪、肘尖。

右耳根肿核，名蜂巢疬：翳风、颊车、后溪、合谷。

颈项红肿不消，名项疽：风府、肩井、承浆。

目生翳膜，隐涩难开：睛明、合谷、肝俞、鱼尾在眉外。

眼迎风冷泪：攒竹、二间、丝竹、小骨空手小指二节尖上。

目风肿痛，胬肉攀睛：肝俞、合谷、照海。

①沟：原作"膈"，据《徐氏针灸大全》卷四改。又，本页抄写错误者均据《徐氏针灸大全》卷四改，不另出注。

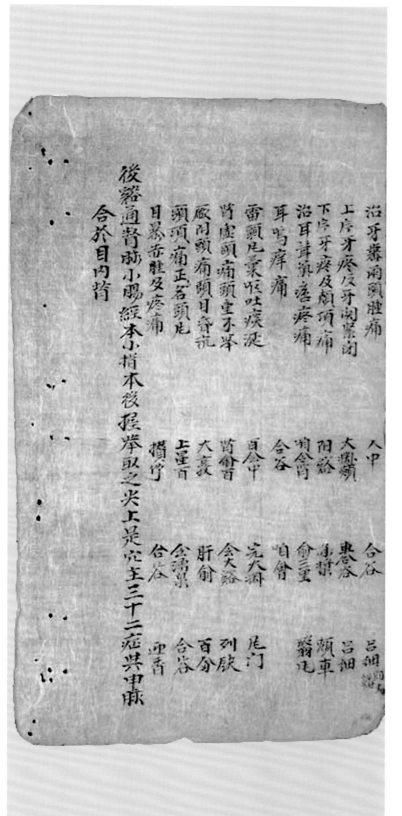

治牙齿，两颔肿痛：人中、合谷、吕细即太溪。

上片牙疼及牙关紧闭：太渊、颊车、合谷、吕细。

下片牙疼及颊项痛：阳溪、承浆、颊车。

治耳聋，气痞疼痛：听会、肾俞、三里、翳风。

耳鸣痒痛：合谷、听会。

雷头风晕，呕吐痰涎：百会、中脘、太渊、风门。

肾虚头痛，头重不举：肾俞、百会、太溪、列缺。

厥阴头痛，头目昏沉：大敦、肝俞、百会。

头顶痛，名正头风：上星、百会、涌泉、合谷。

目暴赤肿及疼痛：攒竹、合谷、迎香。

后溪，通督脉、小肠经。手小指本节后，握拳取之，尖上是穴。主三十二症。与申脉合于目内眦。

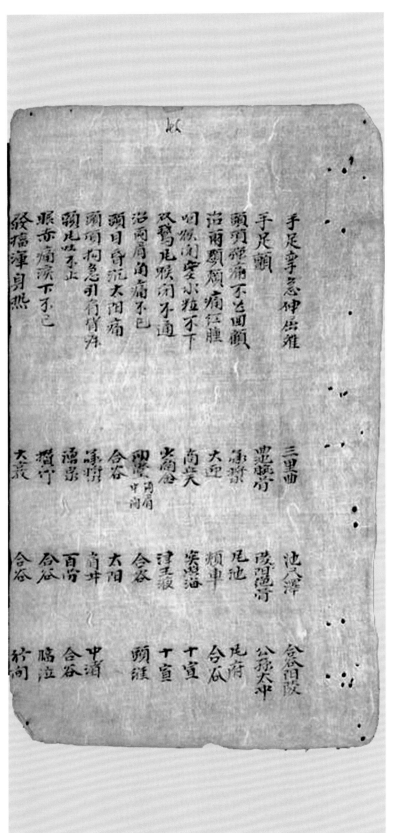

手足挛急，伸屈难：三里、曲池、尺泽、合谷、阳陵。

手足颤：曲池、腕骨、阳陵、绝骨、公孙、太冲。

头项强痛，不能回顾：承浆、风池、风府。

治两腮颊痛红肿：大迎、颊车、合谷。

咽喉闭塞，水粒不下：商丘、天突、照海、十宣。

双鹅风，喉闭不通：少商、金津、玉液、十宣。

治两眉角痛不已：印堂两眉中间、合谷、头维。

头目昏沉，太阳痛：合谷、太阳。

头项拘急，引肩背痛：承浆、肩井、中渚。

头风，吐不止：涌泉、百劳、合谷。

眼赤痛，泪下不已：攒竹、合谷、临泣。

发搐，浑身热：大敦、合谷、行间。

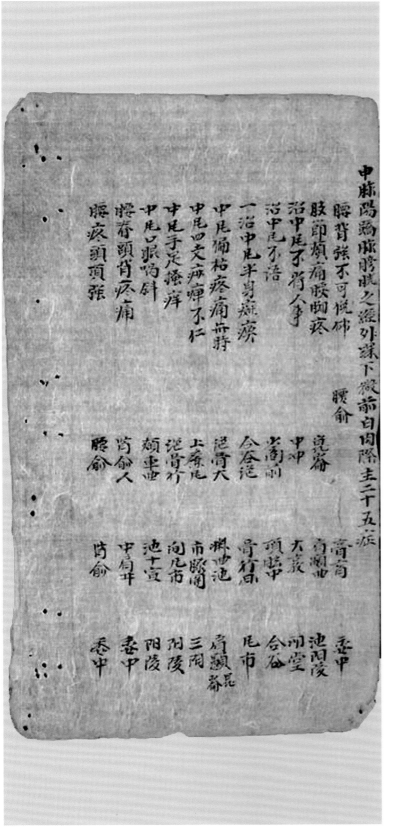

申脉，阳跷脉、膀胱之经。外踝下微前白肉际。主二十五症。

腰背强，不可俯仰：腰俞、膏肓、委中。

肢节烦痛，腰脚疼：昆仑、肩髃、曲池、阳陵。

治中风不省人事：中冲、大敦、印堂。

治中风不语：少商、前顶、膻中、合谷。

一治中风半身瘫痪：合谷、绝骨、行间、风市。

中风偏枯，疼痛无时：绝骨、太渊、曲池、肩髃、昆仑。

中风，四肢麻痹不仁：上廉、风市、膝关、三阴。

中风手足搔痒：绝骨、行间、风市、阳陵。

中风口眼㖞斜：颊车、曲池、十宣、阳陵。

腰脊项背疼痛：肾俞、人中、肩井、委中。

腰疼，头项强：腰俞、肾俞、委中。

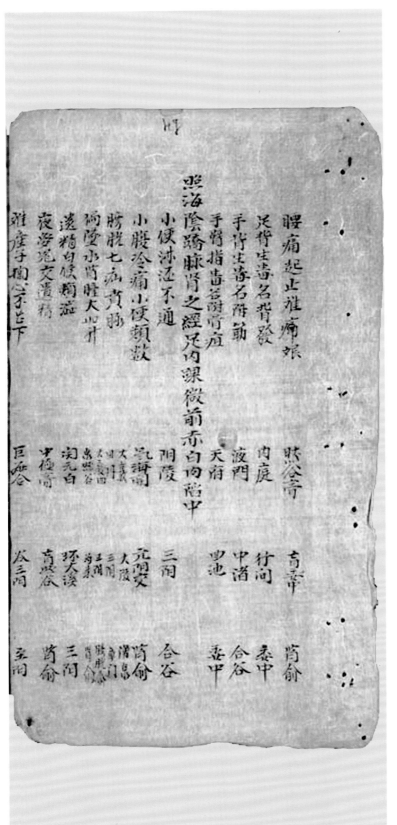

腰痛，起止难艰：然谷、膏肓、委中、肾俞。

足背生毒，名背发：内庭、行间、委中。

手背生毒，名附筋：液门、中渚、合谷。

手臂指毒，名附骨疽：天府、曲池、委中。

照海，阴蹻脉、肾之经。足内踝微前赤白肉陷中。

小便淋沥不通：阴陵、三阴、合谷。

小腹冷痛，小便频数：气海、关元、阴交、肾俞。

膀胱七疝，贲豚：大敦、丹田、大陵、三阴、涌泉、章门。

偏坠水肾，肿大如升：大敦、曲泉、然谷、三阴、归来、膀胱俞、肾俞。

遗精白，便频涩：关元、白环、太溪、三阴。

夜梦鬼交，遗精：中极、膏肓、然谷、肾俞。

难产，子掬心不能下：巨阙、合谷、三阴、至阴。

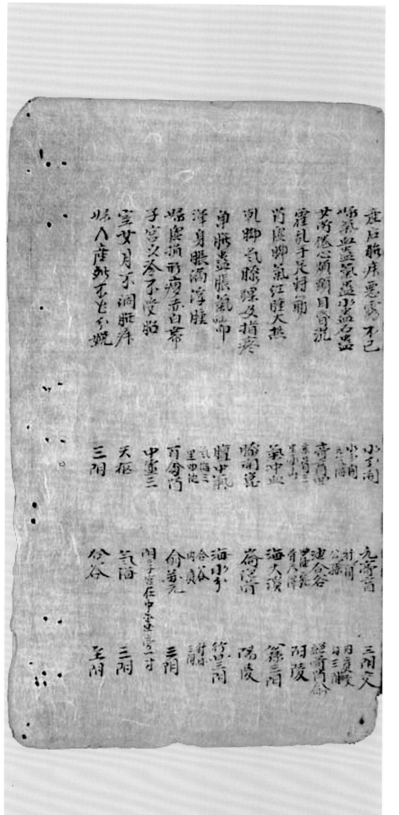

产后腹痛，恶露不已：水分、关元、膏肓、三阴交。

妇气血蛊、气蛊、水蛊、石蛊：水分、关元、气海、行间、公孙、内庭、支沟、三阴。

女劳倦心烦，头目昏沉：膏肓、曲池、合谷、绝骨、肾俞。

霍乱，手足转筋：京骨、三里、承山、曲池、腕骨、尺泽、阳陵。

肾虚脚气红肿，大热：气冲、血海、太溪、公孙、三阴。

干脚气，膝踝及指疼：膝关、昆仑、绝骨、阳陵。

单腹蛊胀，气喘：膻中、气海、水分、行间、三阴。

浑身胀满，浮肿：气海、三里、曲池、合谷、内庭、行间、三阴。

妇虚损形瘦，赤白带：百会、肾俞、关元、三阴。

子宫久冷，不受胎：中极、三阴、子宫在中极旁一寸。

室女月不调，腹痛：天枢、气海、三阴。

妇人产难，不能分娩：三阴、合谷、至阴。

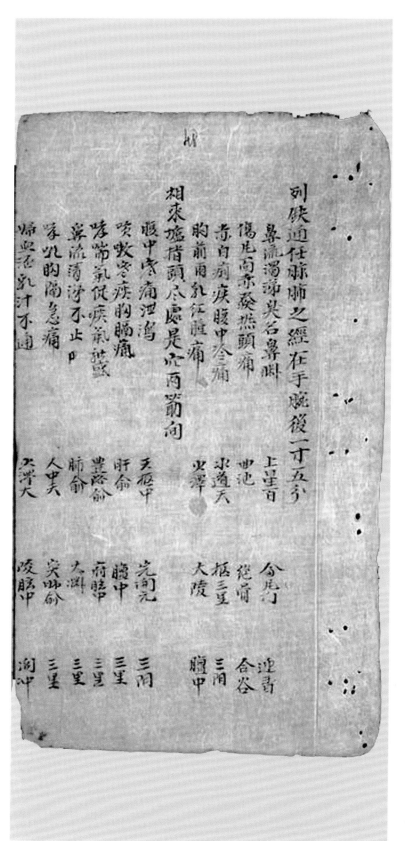

列缺，通任脉、肺之经。在手腕后一寸五分。

鼻流浊涕臭，名鼻渊：上星、百会、风门、迎香。

伤风面赤，发热头痛：曲池、绝骨、合谷。

赤白痢疾，腹中冷痛：水道、天枢、三里、三阴。

胸前两乳红肿痛：少泽、大陵、膻中。

相来盐指头尽处是穴，两筋间①。

腹中寒痛，泄泻：天枢、中脘、关元、三阴。

咳嗽寒痰，胸膈痛：肝俞、膻中、三里。

哮喘气促，痰气壅盛：丰隆、俞府、膻中、三里。

鼻流清涕不止：肺俞、太渊、三里。

哮吼胸膈急痛：人中、天突、肺俞、三里。

妇血沥，乳汁不通：少泽、大陵、膻中、关冲。

①相来……两筋间：此句应在本页第一行"列缺……"段之后。

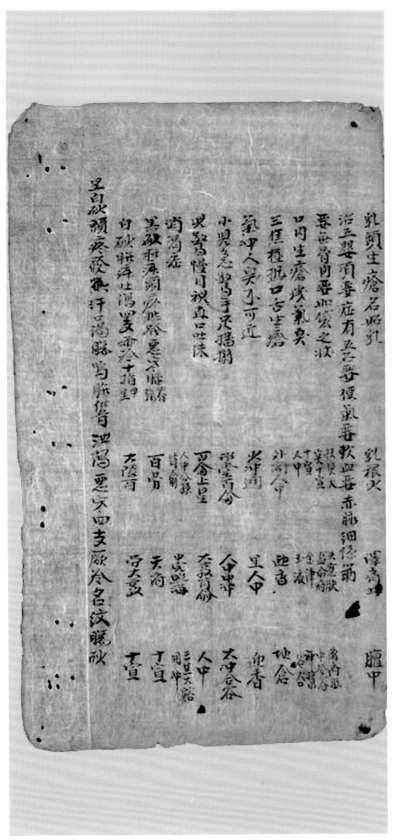

乳头生疮，名妒乳：乳根、少泽、肩井、膻中。

治三瘿。项瘿症有五：石瘿硬①，气瘿软，血瘿赤脉细丝，筋瘿无骨，肉瘿如袋之状。扶突、天突、十宣、天窗、缺盆、俞府、膺俞、膻中、合谷。

口内生疮，秽气臭：十宣、人中、金津、玉液、承浆、合谷。

三焦极热，口舌生疮：外关、人中、迎香、地仓。

气冲人，臭不可近：少冲、通里、人中、迎香。

小儿急惊，手足搐搦：印堂、百会、人中、中冲、太冲、合谷。

儿慢惊，目直视，口吐沫：百会、上星、大敦、肾俞、人中。

消渴症：人中、公孙、肾俞、中脘、照海、三里、太溪、关冲。

黑痧，腹痛头疼，热发恶寒，腰脊强：百劳、天府、十宣。

白痧，腹痛吐泻，四肢厥冷，十指甲黑：大陵、百劳、大敦、十宣。

黑白痧，头疼，发汗口渴，肠鸣腹响，泄泻，恶寒，四肢厥冷，名绞肠砂：

---

① 硬：原作"便"，据《徐氏针灸大全》卷四改。又，本页抄写错误者均据《徐氏针灸大全》卷四改，不另出注。

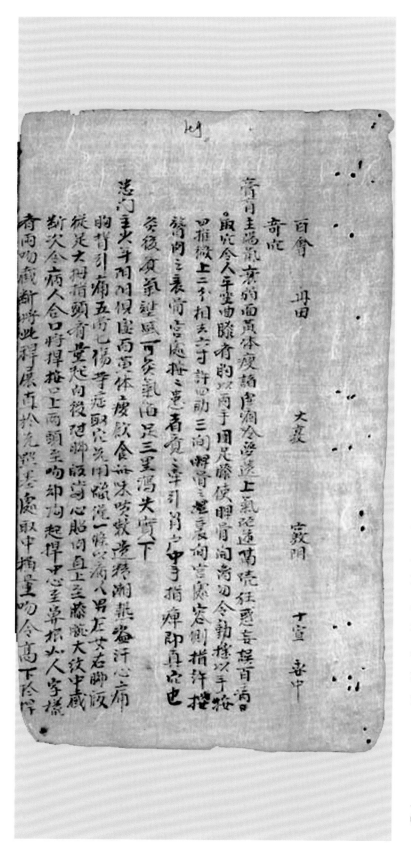

百会、丹田、大敦、窍阴、十宣、委中。

奇穴

膏肓：主阳气衰弱，面黄体瘦，诸虚痼冷，梦遗，上气呃逆，膈噎，狂惑妄误百病。取穴：令人平坐，曲膝齐胸，以两手围足膝，使胛骨开离，勿令动摇。以手按四椎微上二分，相去六寸许，四肋三间，胛骨之里间空①处，容侧指许，按脊肉之表骨空处。按之患者觉牵引胸户，中手指痹，即真穴也。灸后觉气壅盛，可灸气海、足三里，泻火实下。

患门：主少年阴阳俱虚，面黄体瘦，饮食无味，咳嗽遗精，潮热盗汗，心痛，胸背引痛，五劳七伤等症。取穴：先用蜡绳一条，以病人男左女右脚板，从足大拇指头齐量起，向后随脚板当心贴肉，直上至膝腕大纹中截断。次令病人合口，将秆按口上两头至吻，却钩起秆中心至鼻根，如人字样，齐两吻截断，将此秆展直于先点墨处，取中横量吻，令高下，于秆

---

① 空：原作"宫"，本书多将"空"写作"空"，据文义统改，以下不另出注。

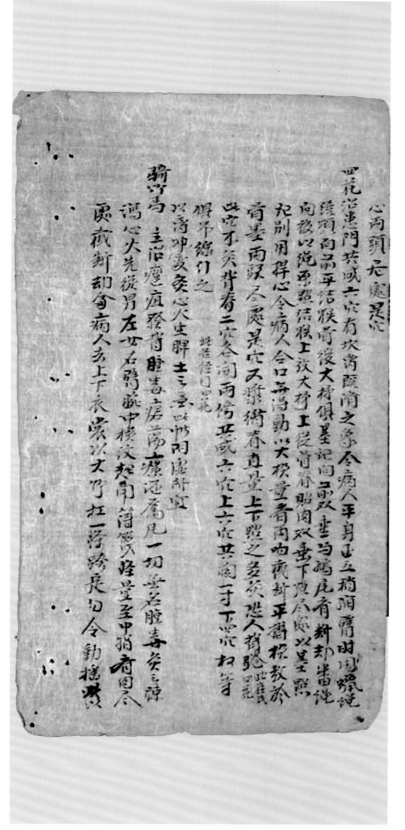

心两头尽处是穴。

四花：治患门，共成六穴，有坎离既济之象。令病人平身正立，稍缩臂肘，用蜡绳绕项，向前平结喉骨，后大杼，俱墨记。向前双垂，与鸠尾齐断，却翻绳向后，以绳原点结喉上，放大杼上，从背脊贴肉双垂下，绳尽处以墨点记。别用秆心，令病人合口，无得动笑，横量，齐两吻截断，平折横放于背墨，两头尽处是穴。又将循脊直量，上下点之。多灸恐人背蜷。此崔氏四花。此穴不灸，背脊二穴各开两旁，共成六穴。上二①穴，共阔一寸，下四穴相等，俱吊线比②之。此名经门四花。以离坤变灸，心火生脾土之意，此皆阳虚所宜。

骑竹马：主治痈疽发背，肿毒疮疡③，瘰疬疬风，一切无名肿毒，灸之疏泻心火。先从男左女右臂腕中横纹起，用薄篾条量至中指齐肉尽处截断，却令病人去上下衣裳，以大竹杠一条，跨定，勿令动摇，此以

①二：原作"六"，据《灸焫要览》改。

②比：原作"行"，据《灸焫要览》改。

③疮疡：原作"瘡蕩"，据《勉学堂针灸集成》卷一改。

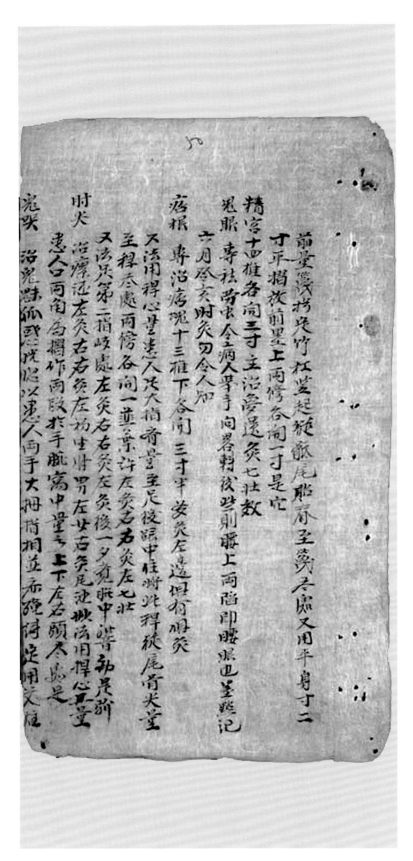

前量篾贴①定竹杠竖起，从骶尾贴脊至篾尽处。又用平身寸二寸，平折放前墨上，两旁各开一寸是穴。

精宫： 十四椎各开三寸。主治梦遗。灸七壮，效。

鬼眼： 专祛痨虫。令病人举手向略转后些，则腰上两陷，即腰眼也，墨点记。六月癸亥时灸，勿令人知。

痞根： 专治痞块。十三椎下各开三寸半，多灸左边。俱有俱灸。

又法： 用秆心量患人足大指齐，量至足后跟中住，将此秆从尾骨尖量至秆尽处，两旁各开一韭叶许，左灸右，右灸左，七壮。

又法： 足第二指歧处，左灸右，右灸左，灸后一夕，觉腹中响动是验。

肘尖： 治瘰疬。左灸右，右灸左。初生时，男左女右，灸风池，妙法。用秆心量患人口两角为折，作两段于手腕窝中量之，上下左右头尽处是。

鬼哭： 治鬼魅狐惑恍惚。以患人两手大拇指相并，麻绳缚定，用艾炷

① 贴：原作"拎"，据《勉学堂针灸集成》卷一改。

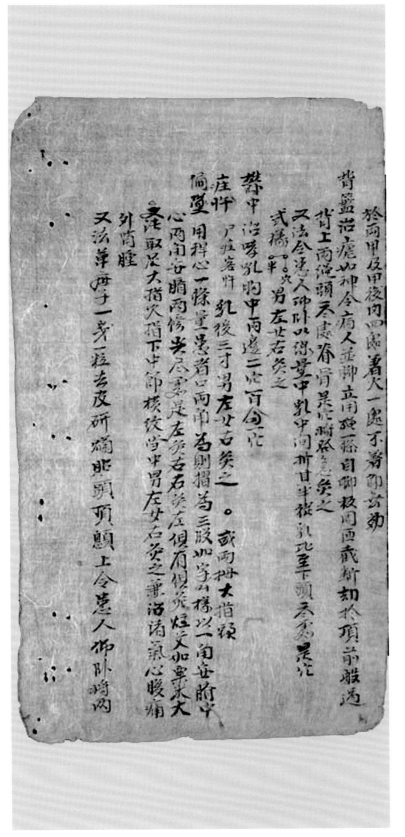

于两甲及甲后肉四处，着火一处，不着即无效。

背篮： 治疟如神，令病人并脚立，用绳一条，自脚板周匝截断，却于项前般过背上，两绳头尽处脊骨是穴。将发，急灸之。

又法：令患人仰卧，以线量中乳中间，折其半，从乳比至下头尽处是穴。式样：半 ○—○ 穴 男左女右灸之。

郁中： 治哮吼，胸中两边二穴，百会一穴。

疰忤 尸疰、客忤：乳后三寸，男左女右灸之。或两拇大指头。

偏坠： 用秆心一条，量患者口两角为则，折为三股，如字"厶"样，以一角安脐中心，两角安脐两旁，尖尽处是。左灸右，右灸左，俱有俱灸。炷艾如粟米大。

又法：取足大指、次指下中节横纹当中，男左女右灸之，兼治诸气心腹痛，外肾肿。

又法：蓖麻子一岁一粒，去皮研烂，贴头顶囟上。令患人仰卧，将两

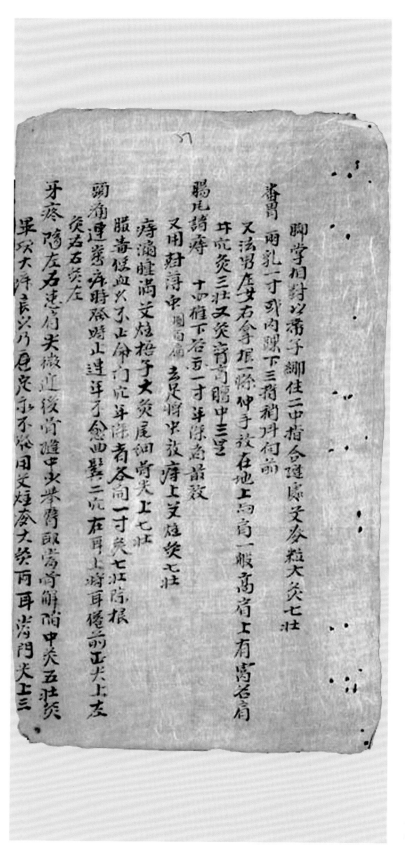

脚掌相对，以带子绷住，二中指合缝处。艾麦粒大，灸七壮。

翻胃： 两乳一寸，或内踝下三指稍斜向前。

又法：男左女右，拿棍一条，伸手放在地上，与肩一般高。肩上有窝，名肩井穴，灸三壮，又灸膏肓、膻中、三里。

肠风诸痔： 十四椎下各开一寸，年深者最效。

又用克薄虫圆而[1]扁去足，将虫放痔上，艾炷灸七壮。

痔漏肿满。艾炷梧子大，灸尾细骨尖上七壮。

脏毒便血，久不止。命门穴，年深者各开一寸灸，七壮除根。

头痛连齿痛，时发时止，连年不愈。 曲鬓二穴，在耳上，将耳卷前正尖上。左灸右，右灸左。

牙疼： 随左右患，肩尖微近后骨缝中，少举臂取，当骨解陷中。灸五壮，灸毕，项大痛，良久乃定，永不发。用艾炷麦大，灸两耳当门尖上，三壮

①而：原作"面"，据《寿世保元》卷十改。

立已。

痞块： 以双线系开元旧钱一个，悬头上适中，下垂，孔对脐为准。却将头上线，悬喉上，向背垂下，钱至处，用墨点孔中。两边各灸一穴，至十余壮。

一法：巴豆填脐灸之。

衄血： 项后发际，两筋间宛宛中，灸三壮立已。凡衄血自此入脑注鼻，乃截法也。

又法：用线一条，缠足上指，左孔取右，右孔取左，俱出俱取。于指头上灸三壮，如绿豆大。若衄多时不止，屈手大指，就骨节尖上灸三壮，左灸右，右灸左。

中风中恶，心烦闷，毒欲死。 两足大指下横纹，随年壮灸。暴哑不能言，取脐下四寸并阴毛[1]际骨陷中，七壮。并男左女右手足中指头尽处。

口眼㖞斜。听会、颊车、地仓，左灸右，右灸左。

中腑，手足（原作处）不遂。百会、肩里、曲池、风市、三里、绝骨，左灸右，右灸左。

---

①毛：原作"五"，据《寿世保元》卷十改。

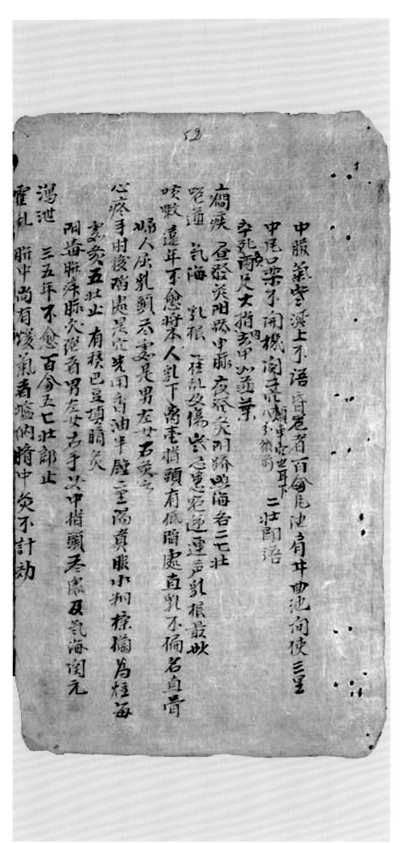

中脏，气塞涎上，不语昏危者。百会、风池、肩井、曲池、间使、三里。

中风，口噤不开。机关二穴颊车穴也，耳下八分微前。二壮即语。

卒死。灸两足大指内，去甲如韭叶。

痫疾：昼发灸阳跷、申脉，夜发灸阴跷、照海，各二七壮。

呃逆：气海、乳根。霍乱及伤寒，忽患呃逆连声，乳根最妙。

咳嗽：连年不愈，将本人乳下离一指头有低陷处，直乳不偏，名直骨，妇人屈乳头尽处是，男左女右灸之。

心疼：手肘后陷处是穴。先用香油半钟，重汤煮服，水桐揉烂为灶，每处灸五壮止。有积，巴豆填脐灸。

阴毒腹痛，脉欲绝者，男左女右，手足中指头尽处及气海、关元。

泄泻：三五年不愈，百会五七壮即止。

霍乱：腹中尚有缓气者。盐纳脐中，灸不计效。

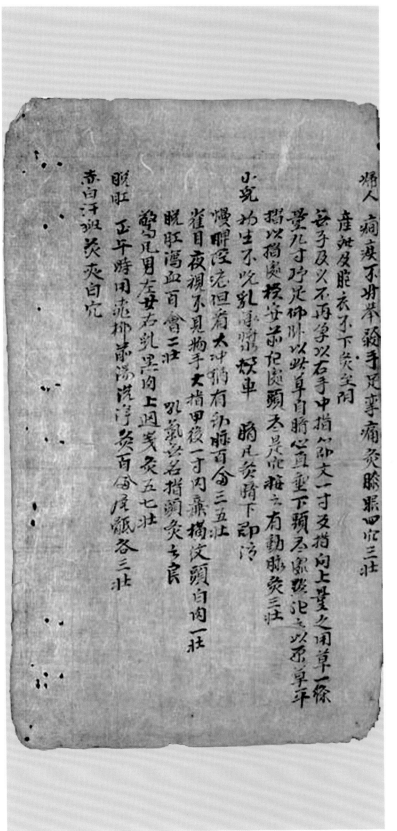

妇人：痫疾，不时举发，手足挛痛，灸膝眼四穴三壮。

产难及胞衣不下，灸至阴。

无子及久不再孕，以右手中指节纹一寸，反指向上量之，用草一条，量九寸，舒足仰卧，以此草自脐心直垂下头尽处点记之，以原草平折，以折处横安前记处，头尽是穴，按之有动脉，灸三壮。

小儿：初生不吮乳，承浆、颊车。○脐风，灸脐下即活。

慢脾危症，但看太冲，犹有动脉，百会三五壮。

雀目，夜视不见物。手大指甲后一寸内廉，横纹头白肉一壮。

脱肛泻血，百会二壮。○吼气，无名指头灸之良。

惊风，男左女右，乳黑肉上，周岁灸五七壮。

脱肛：正午时，用桃柳煎汤洗净，灸百会、尾骶各三壮。

赤白汗斑：灸夹白穴。

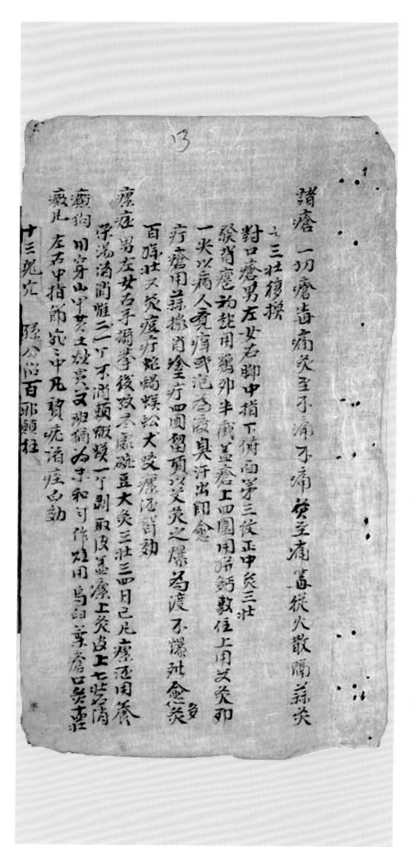

诸疮：一切疮毒，痛灸至不痛，不痛灸至痛，毒从火散。隔蒜灸之，三壮复换。

对口疮，男左女右，脚中指下俯面第三纹正中，灸三壮。

发背痛初起，用鸡卵半截盖疮上，四围用饼面敷住，上用艾灸卵一尖，以病人觉痒或疱为度，臭汗出即愈。

疔疮，用蒜捣膏，涂疔四围，留顶，以艾灸之，爆为度，不爆难愈，多灸百余壮。又灸痘疔，蛇蝎、蜈蚣、犬咬、瘰疬，皆效。

瘰疬：男左女右，手搦挛后纹尽处，豌豆大灸三壮，三四日已。凡瘰疬用养荣汤，诸消，惟一二个不消，癞蛤蟆一个，剥取皮，盖瘰上，灸皮上七壮，立消。

癫狗：用穿山甲黄土炒，熟艾、斑蝥，为末，和匀作炷，用乌桕叶疮口灸十四壮。

癜风：左右中指节宛宛中，凡赘疣、诸痤，立效。

十三鬼穴　公孙治百邪癫狂

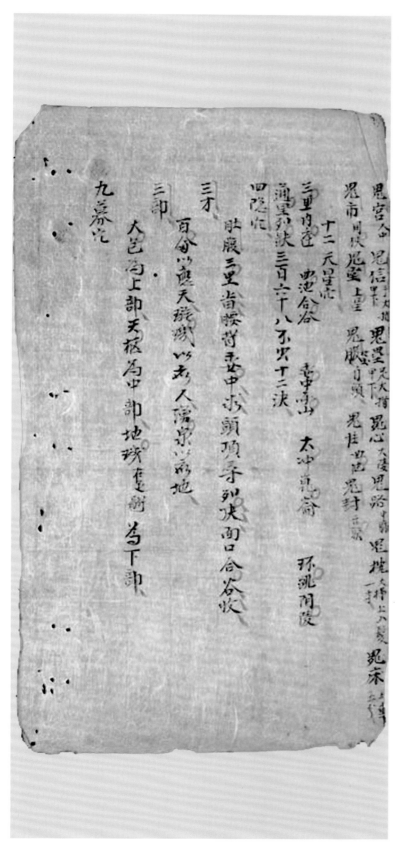

鬼宫人中　　鬼信手大指甲下

鬼垒足大指甲下　　鬼心大陵　　鬼路申脉

鬼枕大杼上入发一寸　　鬼床上车五分

鬼市间使　　鬼堂上星　　鬼服蛰白头

鬼臣曲池　　鬼封立歇

十二天星穴

三里内庭，曲池合谷，委中承山，太冲昆仑，环跳阴陵，通里列缺，三百六十穴[①]，不出十二诀。

四隐穴

肚腹三里留，腰背委中求，头项寻列缺，面口合谷收。

三才

百会以应天，璇玑以应人，涌泉以应地。

三部

大包为上部，天枢为中部，地机在足脐为下部。

九募穴

①穴：原作“八”，据《徐氏针灸大全》卷一改。

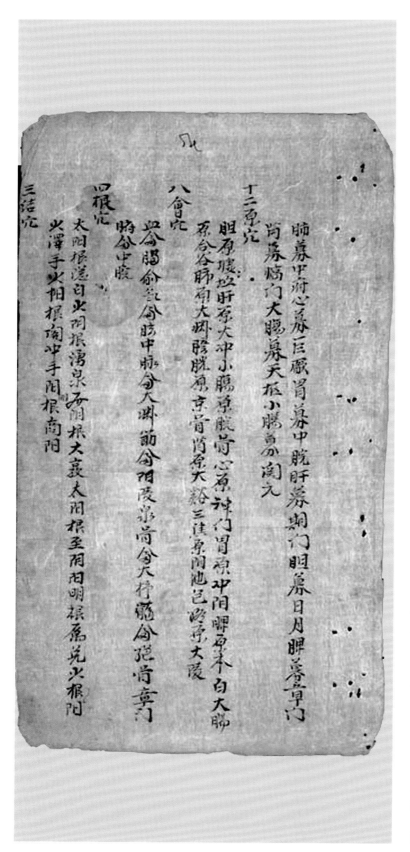

肺募中府，心募巨阙，胃募中脘，肝募期门，胆募日月，脾募章门，肾募京门，大肠募天枢，小肠募关元。

十二原穴

胆原丘墟，肝原太冲，小肠原腕骨，心原神门，胃原冲阳，脾原太白，大肠原合谷，肺原太渊，膀胱原京骨，肾原太溪，三焦原阳池，包络原大陵。

八会穴

血会膈俞，气会膻中，脉会太渊，筋会阳陵泉，骨会大杼，髓会绝骨，脏会[1]章门，腑会中脘。

四根穴

太阴[2]根隐白，少阴根涌泉，厥阴根大敦，太阳根至阴，阳明根厉兑，少阳根少泽，手少阳根关冲，手阳明根商阳。

三结穴

---

① 脏会：原脱，据《新刊子午流注针经》卷上补。

② 阴：原作"阳"，据医理改。

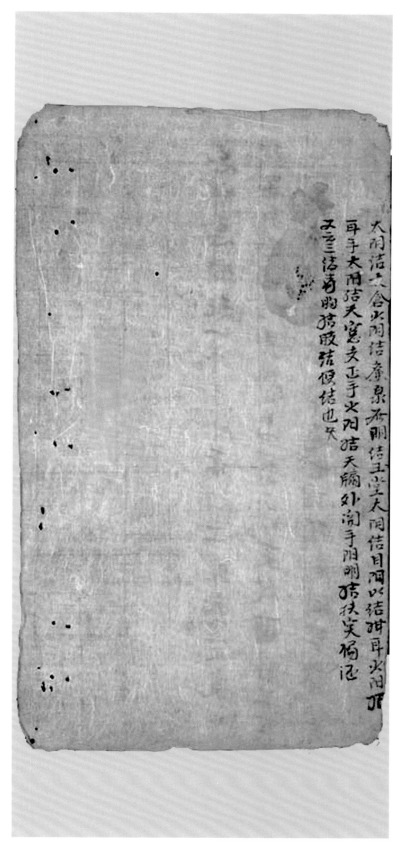

太阴结太仓，少阴结廉泉，厥阴结玉堂。太阴结目，阳明结双耳，少阳结耳。手太阳结天窗、支正，手少阳结天牖、外关，手阳明结扶突、偏历。又云：三结为胸结、肢结、便结也。

[日] 杉山和一 撰　宋亚芳 校订

日本明治抄本

选针三要集

　　《选针三要集》一卷，日本杉山和一著。杉山和一（1610—1694），日本伊势人，双目失明，针灸为业。初从入江派山濑琢一学习针法，未得要领，遂发愤自学入江丰明针法，穷其蕴奥，医术精进，声名大显，成为江户时期著名针灸家。杉山发明管针术，针法有捻针、打针、管针三种，追随者无数，业针者咸出其门，是为"杉山派针科"。本书是杉山氏代表作之一，约成于日本明治二十年（1887）。书中收录补泻迎随、五输、虚实、论缪刺，包括腹经穴、九针图、十五络脉、十四经穴并分寸、针灸要穴论、禁针禁灸穴歌等。内容简要，系为培训盲人学习针灸而作。现有《皇汉医学丛书》等刊本。今据富士川家藏本抄本影印并录出，加以点校，以备读者之需。

选针三要集序

　　愚禀偏陋，窃志针道有日，故游入江先生[①]之足下，得闻命矣。先生之道宗轩岐，故常谓可见《内经》也。于针法秘旨虽多，然不过补泻要穴，分虚实，用补泻，宗以井荥俞经合，可主要穴也，且有余力，则诸经穴，于是针道毕矣。临机应变，可谓医者意也乎。予慕其幽言，作书而述大意，实为门人初学发，圆机之士，必以为赘也焉。

　　题曰：一曰治神，二曰知养身，三曰知毒药为真，四曰制砭石小大，五曰知腑脏血气之诊。

---

①入江先生：指日本著名针灸学家、"入江派"代表人物入江丰明。

五法俱立，各有所先云云。

　　愚按：《灵枢·玉版篇》有谓也，帝曰：夫子之言，针甚骏，能杀生人，不能起死者，子能反之乎？岐伯曰：能杀生人，不能起死者也。帝曰：余闻之则为不仁，然愿闻其道弗行于人。岐伯曰：是明道也，其必然也，其如刀剑之可以杀人，如饮酒之使人醉也，虽勿诊，犹可知矣。有旨哉，经也。唐王焘失深意，而不取针也，依之后世，愚人惊耳目，何有此理哉？独非谓针惣妄用之，则药灸何无杀人之理也，然《内经》针杀人者，实有深意存之，何言也？《宝命论》有谓如临深渊，手如握虎，神无营于众物。此王冰所谓工巧而以不可妄用之故也。《医统》曰：扁鹊有言，疾在腠理，熨炳之所及；病在血脉，针石之所及；其在肠胃，酒醪之所及。是针、灸、药三者得金，而后可与言医。曩武谬以活人之术止思药，故弃针与灸而莫之请，伤寒热入血室，闪挫诸疾，非药饵所能愈，而必俟夫刺者则愈。又，介宾《类经》论此事：一妇人患伤寒，热入血室，医者不识，许学士曰：小柴胡用以迟，当刺期门，予不能针，请善针者针之。如言而愈。是非针要乎？予亦欲澄源端本，若坐丰菽，呼呜，有旨哉针也！何妄二氏谓不取之也焉。

选针三要集序卷

论补泻迎随第一

　　愚遍[1]考《内经》，幽玄微妙，而难得其旨。《灵枢》第一篇曰：泻曰：必持内之，放而[2]出之，排阳得针，邪气得泄；按而引针，补曰随之[3]，随之意若[4]妄之，若行若按，若蚊虻止，如留如还，去如弦绝，令左属右[5]，其气故止，外门已闭[6]，中气乃实。

　　又曰：徐入徐出，谓之导气。亦补也。世说亦论补泻也，捻针向于呼吸，开于针迹，可谓泻；随于呼吸闭穴，是补也。实一说也，非可用必非不可用，如何者，《难[7]经》曰：补泻之法，非必呼吸

---

①遍：此上原有"周"字，据《皇汉医学丛书》本（以下简称"皇汉本"）删。
②而：原无，据《灵枢·九针十二原》补。
③补曰随之：此上《灵枢·九针十二原》有"是谓内温，血不得散，气不得出也"十三字。
④若：原作"者"，据《灵枢·九针十二原》改。
⑤属右：原作"为石"，据《灵枢·九针十二原》改。
⑥闭：原作"间"，据《灵枢·九针十二原》改。
⑦难：原作"堆"，据《难经·七十八难》改。

出内针已也。知为针者，信其左；不知为针者，信其右。当刺之时①，先以左手压按所针荣俞之处，弹而弩之，爪而下之。其气之来②，如动脉之状，顺针而刺之。得气，因推而内之，是谓补；动而伸之，是谓泻。不得气，乃与男外女内；不得气，此谓十死不治也。师曰：左右可分补泻。欲泻左者，当将大指内之；欲泻右者，当将大指当外。反此者，为补也。足下问《难经③》之本意，补泻呼吸为不可用否？予曰：非不用呼吸，按《真邪论》有言：吸则内针，无令气忤，静以久留，无令邪布，吸则转针，以得气为故。候呼引针，呼尽乃去，大气皆出，故名而曰泻，非是谓呼吸也。《难经》谓：非必呼吸出内针，则必一字实不可看过也。如何者，非呼内吸出为泻，吸内呼出为补④而已。以不尽经之深意尔。且至杨氏、虞氏之辈，论补泻呼吸明也。何谓呼吸无补泻？我师曰：补泻以迎随可主也，迎而刺之曰泻，随而刺之为补，故经曰：逆而夺之，恶得无虚；追而济之，恶得无实。迎之随之，以意和之，针道毕。虽手足之以三阴三阳，又论如手之三阴，从脏走手；手三阳，从手走头；足之三阴，从足走腹；足三⑤阳，从头走足。逆其气，为迎为泻；顺

①时：原作"则"，据皇汉本改。
②来：原作"未"，据皇汉本改。
③经：原作"圣"，据皇汉本改。
④呼内吸出为泻，吸内呼出为补：此二句皇汉本作"内呼出吸曰补，内吸出呼为泻"。
⑤三：原作"一"，据《素问·通评虚实论》改。

其气，为随为补也。或问：针者有泻无补也，如何谓补？予曰：非谓实无者，然观《内经》诸篇，《根结篇》曰：形气不足，病气不足，此阴阳气俱不足也，不可刺之。《宝命全形论》曰：人有虚实，五虚勿近，五实勿远。《五阅五使①篇》曰：血气有余，肌肉坚致，故可苦以针。《奇病篇》曰：所谓无损不足者，身羸瘦，无用针石也。《脉度篇》：盛者，泻之；虚者，饮药以补之。《邪气脏腑形病篇》谓：诸小者，阴阳形气俱不足，勿取以针，而调以甘药也，是无补谓也。然师曰：常人身血气之往来，经络之流贯，或补阴可以配阳，或因此可以攻彼，不过欲和其阴阳，调其血气，使无偏胜，而得其平，是即所谓补泻也。世医庸庸，荣卫之亏损，形容之羸瘦，一切精气竭等②症，概欲用针调补，反③伤元气，以是有泻无补。呼呜！至哉言矣。愚又按诸篇《灵枢经》有言：虚实之要，九针最妙；补泻之时，以针为之。又曰：虚则实之者，气口虚，而当补之也。真针家之大义存于此。病留经络④，或气逆脏腑，是所以针能治也。故先生言补，非谓⑤实无，同志之辈，于是乎决疑论焉。

论井荥俞经合第二

① 使：原作"侠"，据《灵枢·五阅五使》改。
② 等：原作"木"，据《类经》卷二十二改。
③ 反：原作"及"，据《类经》卷二十二改。
④ 络：原作"终"，据《类经》卷二十二改。
⑤ 言补，非谓：原作"者补之实"，据皇汉本改。

经曰：帝曰：愿闻五脏六腑所出之处。岐伯曰：五脏五俞，五五廿五俞；六腑六俞，六六三十六俞。经脉十二，络脉十五，凡二十七气以上下，所出为井，所流①为荥，所注为俞，所行为经，所入为合。是二十七气所行，皆在五俞。或问：主于②其病如何？予曰：大意论《难经③》，井主心下满，荥主身热，俞主体重节痛，经主喘嗽寒热，合主逆气而泄。此五脏六腑井荥俞经合所主病也。谢氏注曰：此举五脏之病以各一端为例，余病可以类推而互取也。不言六腑者，举④脏足以该之。又，经论五脏有六腑，六腑有十二原，十二原出于四关，四关主治五脏六腑之有病，五脏有病，应取之十二原。十二原者，五脏之所以禀三百六十五节气味也。五脏有病也，应出十二原，十二原各有所出，明知其⑤原，睹其应，而知五脏之害矣。

肺之原，出于太渊；心之原，出于大陵；肝之原，出于太冲；脾之原，出于太白；肾之原，出于太溪；少阴之原，出于神门；胆之原，出于丘墟；胃之原，出于冲阳；三焦之原，出于阳池；膀胱之原，出于京骨；大肠之原，出于合谷；小肠之原，出于腕骨。

---

①流：原作"留"，据皇汉本改。
②主于：原倒作"于主"，据皇汉本乙正。
③经：原作"至"，据皇汉本改。
④举：原作"拳"，据《针灸素难要旨》卷一改。
⑤其：此上原衍"知"字，据《针灸素难要旨》卷二上册删。

此十二原者，主治五脏六腑之有病者，按井荥俞经合。又，井荥俞经原合者，可分经穴主，如五脏五，如六腑六。然肺以少商①为井，鱼际为荥，太渊为俞，经渠②为经，尺泽为合；如大肠，商阳为井，二间为荥，三间为俞，合谷为原，阳溪为经，曲池为合。肺、心者，以终为井；脾、肝、肾，以初为井。至如六腑，膀胱、胆、胃，以终为井；大肠、小肠、三焦③，以初为井。又，《难经》论春刺井，夏刺荥，季夏刺俞，秋刺经，冬刺合者，何谓也？然春刺井，邪在肺④；夏刺荥，邪在心；季夏刺俞，邪在脾；秋刺经，邪在肝；冬刺合，邪在肾。每一病虽不言刺法，推类随求，可详审矣。

论虚实第三

夫医之道在于虚实，针刺犹可分虚实，故经曰：天有寒暑，人有虚实。又曰：五虚勿近，五实勿远。足下问：何谓五虚也？予曰：经曰：脉细，皮寒，气少，泄利前后，饮食不入，此所谓五虚也。勿近者，不可针也。何谓五实？予曰：经曰：脉盛，皮热，腹胀，前后不通，闷瞀，此所谓五实也。勿远者，以针之难补易泻故也。分要穴用补泻，宗虚实而求于其治者，千变万患，何有不愈理哉？

①少商：原倒作"商少"，据《灵枢·经络》乙转。
②渠：原作"墟"，据皇汉本改。
③脾、肝、肾……大肠、小肠、三焦：此段文字脱、倒，据皇汉本补、乙。
④肺：原作"肝"，据皇汉本改。

论缪针第四

愚按：世业针者，往往而不知经络，或用针则忌于药，或知天地之理而不知约人身，或一概[1]针刺浅皮，理为皈一[2]，或不知经络。而百患在腹[3]也。忌诸经，世世之痴者，贵于此理，针道甚知安悟，而妄行世[4]世者多，予常患于其弊。何以言者？医本出《内经》，《针经》九卷，则《灵枢》也，针道未闻用针不用药，未闻不知经络而行天地之理，未闻用浅针不知深针，未闻针腹而[5]不针四肢。按：用针不用药者，为外人沽[6]其誉乎？呼呜！医之道者，生道也，何愚[7]之甚也。如何者，经曰：五法俱立，各有所先者，期之谓也。知于天道，是则明道，不知约于人身，则何以医病乎？经曰：人生地，命悬于天，天地合气，命之曰人。天有阴阳，人有十二节，十二节何？十二经也。故曰：不知经络者，不能约人身矣。百患受经络，不知之而何以治病哉？浅针之术，于虚老人最可也，师者虚医虚人不用针者，以经论用[8]药补之，壮病之浅针者，实变气之术[9]也，非所主按变气论内至五脏骨髓，外伤空窍肌肤，所以小病甚，大病必死，故祝[10]由不能已也，以何变移病也，然予非不用者，以是临机

---

①一概：原无，据皇汉本补。
②理为皈一：皇汉本无此四字。
③腹：原作"胺"，据皇汉本改。
④世：此上原重一"世"字，据皇汉本删。
⑤而：此下原有"巳"字，据皇汉本删。
⑥沽：原作"治"，据皇汉本改。
⑦愚：原作"患"，据皇汉本改。
⑧用：此上原有"前"字，据皇汉本删。
⑨术：原作"卫"，据皇汉本改。
⑩祝：原作"税"，据皇汉本改。

应变，医有意也，何决针刺于一也。刺腹已，不刺四肢之说，井蛙蚁道之谓不足说，观《内经》无用腹之说，古人针者，以井荥俞经合为主，师之所谓至妙者在四肢也，病不过于五脏[1]，五脏之经者满四肢，一身之父母者，心与肺。心肺者亦在膈上，死生者当以二脏为主，以为病之甚明也，针之道止腹，则灸亦止腹哉，呼呜不思甚也。予亦主腹常行，或问病如树木，枝叶在四肢，本在腹未，闻切本标益盛者，予曰：师常谓此甚详也，专主腹，切其本；又主四肢，切其标，千变万患何不愈。其以树本为譬甚明也，如大[2]木，则切其本，则一时标萎，如朽[3]木无根，则计[4]日而绝，不朽之间，必为元气害乎，师之道不然也，切其本切其标，大病俄然而愈，实无[5]补法治病，病去[6]则元气荣也。予又曰：愚医不知其标本，有本四肢标腹，有本腹标四肢，何穷于一理哉？予亦分腹告同志。

腹经穴

任脉： 曲骨　中极　关元　石门　气海　阴交　神阙　水分　下阙　建里　中脘　上脘　巨阙　鸠尾

曲骨，脐下五寸，中极，关元，石门各一寸。气

---

①脏：原作"义"，据皇汉本改。

②大：原作"天"，据皇汉本改。

③则一时标萎，如朽：原作"标一时及朽"，据皇汉本改。

④计：原作"追"，据皇汉本改。

⑤无：此上原衍"龟"字，据皇汉本删。

⑥病去：原作"亟"，据皇汉本改。

海，脐下一寸半。阴文，脐下一寸也。水分，脐上一寸。下脘、建里、中脘、上脘各一寸。巨阙，上脘之上一寸半。鸠尾，蔽骨下五分。

肾经
横骨　大赫　气穴　四满　中注　肓俞　商曲　石关　阴都　通谷　幽门
横骨，曲骨之傍五分。大赫、气穴、四满、中注，各间去一寸，开中行五分。肓俞，脐傍五分。商曲，肓俞上二寸。石关、阴都、通谷、幽门，各间去一寸开五分。

胃经
不容　承满　梁门　关门　太乙　滑肉门　天枢　外陵　大巨　水道
不容，巨阙旁二寸。承满、梁门、关门、太乙、滑肉门，各间下一寸开二寸。天枢，脐傍二寸。外陵，天枢下一寸。大巨，外陵下一寸。水道，大巨下三寸。期末，大巨下五寸。气冲，归来下鼠蹊上一寸。

脾经
冲门　府舍　腹结　大横　腹哀
冲门，大横下五寸。府舍，腹结下三寸。腹结，大横下一寸三分。大横，腹哀下三寸五分

海，脐下一寸半。阴交，脐下一寸。神阙，脐中也。水分，脐上一寸。下脘、建里、中脘、上脘各一寸。巨阙，上脘之上一寸半。鸠尾，蔽骨下五分。

肾经： 横骨　大赫　气穴　四满　中注　肓俞　商曲　石关　阴都　通谷　幽门

横骨，曲骨之旁五分。大赫、气穴、四满、中注，各间去一寸，开中行五分。肓俞，脐旁五分。商曲，肓俞上二寸。石关、阴都、通谷、幽门，各间去一寸开五分。

胃经： 不容　承满　梁门　关门　太乙　滑肉门　天枢　外陵　大巨　水道　期来[1]　气冲

不容，巨阙旁二寸。承满、梁门、关门、太乙、滑肉门，各间下一寸开二寸。天枢，脐旁二寸。外陵，天枢下一寸。大巨，外陵下一寸。水道，大巨下三寸。期来，大巨下五寸。气冲，归来下鼠蹊上一寸。

脾经： 冲门　府舍　腹结　大横　腹哀

冲门，大横下五寸。府舍，腹结下三寸。腹结，大横下一寸三分。大横，腹哀下三寸五分，

---

[1]期来：此穴《素问·水热穴论》及《针灸甲乙经》等针灸古籍均作"归来"，下文"归来下鼠蹊上一寸"句亦作"归来"。

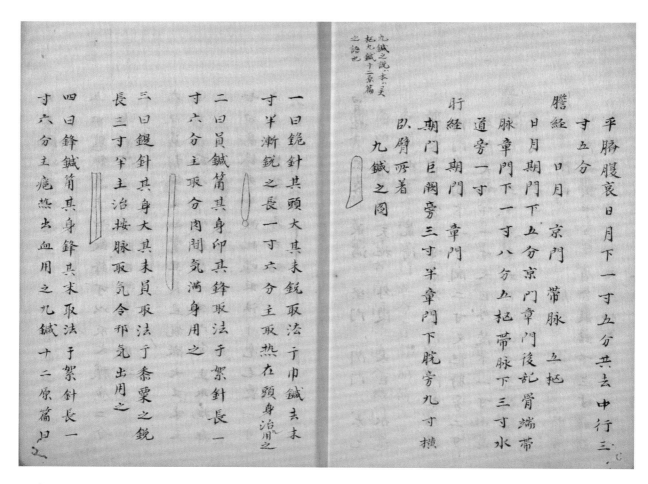

平脐。腹哀，日月下一寸五分，共去中行三寸五分。

胆经： 日月　京门　带脉　五枢

日月，期门下五分。京门，章门后监骨端。带脉，章门下一寸八分。五枢，带脉下三寸，水道旁一寸。

肝经： 期门　章门

期门，巨阙旁三寸半。章门，下脘旁九寸，横卧臂所尽①。

九针之图（图见上）

一曰镵针，其头大，其末锐，取法于巾针，去末寸半，渐锐之，长一寸六分，主取热在头身，治用之。

二曰员针，筩其身，卵其锋，取法于絮针，长一寸六分。主取分肉间气满身用之。

三曰鍉针，其身大，其末员，取法于黍粟之锐，长三寸半。主治按脉取气，令邪气出用之。

四曰锋针，筩其身，锋其末，取法于絮针，长一寸六分。主痈热，出血用之。《九针十二原篇》曰

---

①尽：原作"着"，据皇汉本改。

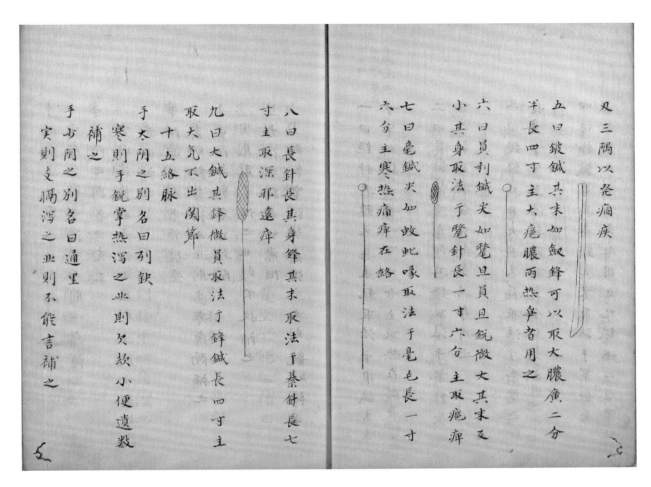

刃三隅，以发痼疾。

五曰铍针，其末如剑锋，可以取大脓，广二分半，长四寸。主大痈脓，两热争者用之。

六曰员利针，尖如氂，且员且锐微，大其末，反小其身，取法于氂针，长一寸六分。主取痈痹。

七曰毫针，尖如蚊虻喙，取法于毫毛，长一寸六分。主寒热痛痹在络。

八曰长针，长其身，锋其末，取法于綦针，长七寸。主深邪远痹。

九曰大针，其锋微员，取法于锋针，长四寸。主取大气不出关节。

十五络脉

手太阴之别，名曰列缺。

实[1]则手锐掌热泻之，虚则欠㰦，小便遗数，补之。

手少阴之别，名曰通里。

实则支膈泻之，虚则不能言，补之。

---

①实：原作"寒"，据皇汉本改。

手之心主之别，名曰内关。

实则为头重，泻之；虚则心痛，补之。

手太阳之别，名曰支正。

实则节弛时废，泻之；虚则生疣，小者如指，痂疥，补之。

手阳明之别，名曰偏历。

实则龋聋，泻之；虚则齿寒痹隔，补之。

手少阳之别，名曰外关。

实则肘挛，泻之；虚则不收，补之。

足太阳之别，名曰飞阳。

实则鼽窒头背痛，泻之；虚则鼽衄，补之。

足少阳之别，名曰光明。

实则厥，泻之；虚则痿躄，坐不能起，补之。

足阳明之别，名曰丰隆。

气逆则喉痹、卒喑，实则狂颠，泻之；虚则足不收，胫枯，补之。

足太阴之别，名曰公孙。

厥气逆上则霍乱，实则肠中切痛，泻之；虚则鼓胀，补之。

足少阴之别，名曰大钟。

其病气逆则烦闷，实则闭癃，泻之；虚则腰痛，补之。

足厥阴之别，名曰蠡沟。

其病气逆则睾肿卒疝，实则挺长，泻之；虚则暴痒，补之。

任脉之别，名曰尾翳。

实则腹皮痛，泻之；虚则痒搔，补之。

督脉之别，名曰长强。

实则脊强，泻之；虚则头重，补之。

脾之大络，名曰大包。

实则身尽痛，泻之；虚则百节尽皆纵，补之。

凡此十五络者，实则必见，虚则必下。视之不见，求之上下。人经不同，络脉异所别也。

十四经穴并分寸

手太阴肺十一穴： 中府　云门　天府　侠白　尺泽　孔最　列缺　经渠　太渊　鱼际　少商

中府，云门下一寸。云门，璇玑之旁六寸。天府，腋下三寸。侠白，肘上五寸。尺泽，肘中约纹中。孔最，腕上七寸。列缺，腕后一寸半，手交食指所着。经渠，寸口陷中。太渊，掌后约纹陷中。鱼际，大指本节后。少商，大指内侧，去爪如韭叶。

手阳明大肠经二十穴： 商阳　二间　三间　合谷

阳溪　偏历　温溜　下廉　上廉　三里　曲池　肘髎　五里　臂臑　肩髃　巨骨　天鼎　扶突
禾髎　迎香

　　商阳，大指次指端内侧。二间，次指本节前内侧。三间，食指本节后。合谷，大指次指岐骨间。阳溪，腕上两筋间陷中。偏历，腕后三寸。温溜，腕后六寸。下廉，曲池下四寸。上廉，曲池下三寸。三里，曲池下二寸。曲池，屈肘曲骨中约纹头角。肘髎，肘[1]大骨外廉陷中。五里，肘上三寸。臂臑，肘上七寸。肩髃，髃端陷中。巨骨，肩上骨尖旁。天鼎，缺盆上扶突后一寸。扶突，曲颊下一寸。禾髎，水沟之侧五分。迎香，鼻孔旁五分。

　　足阳明胃经四十五穴：承泣　四白　巨髎　地仓　大迎　颊车　下关　头维　人迎　水突　气舍　缺盆　气户　库房　屋翳　膺窗　乳中　乳根　不容　承满　梁门　关门　太乙　滑肉门　天枢　外陵　大巨　水道　期来　气冲　髀关　伏兔　阴市　梁丘　犊鼻　足三里　上巨虚　条口　下巨虚　丰隆　解溪　冲阳　陷谷　内庭　厉兑

　　承泣，目下七分。四白，目下一寸。巨髎，鼻旁八分。地仓，挟口吻旁四分，近大迎曲颔前一寸三分。颊车，耳下颊端八分。下关，耳前动脉。头维，神庭之旁四寸五分。人迎，结喉

---

①肘：原作"时"，据皇汉本改。

旁一寸五分。水突，人迎下陷中。气车，水突下陷中。缺盆，气舍旁二寸五分大骨陷中。气户，璇玑旁各四寸。库房，屋翳，膺窗，乳中，乳根，各下一寸六分，开中行各四寸。不容，巨阙旁二寸，自承满，滑肉门近，各下一寸，开中行各二寸。天枢，脐旁二寸。外陵，天枢下一寸，大巨二寸。水道，大巨下三寸，归来五寸。气冲，归来下解溪上一寸。髀关，膝上一尺二寸。伏兔，膝上六寸，阴下三寸，梁丘二寸。犊鼻，膝之间中。三里，膝下三寸。上巨虚，三里下三寸，条口五寸，下巨虚六寸，丰隆外踝上八寸。解溪，去冲阳一寸五分。冲阳，去陷谷二寸。陷谷，去内庭二寸。内庭，大指次①指外间陷中。厉兑，次指内侧端，去爪甲如韭叶。

足太阴脾经二十一穴： 隐白　大都　太白　公孙　商丘　三阴交　漏谷　地机　阴陵泉　血海　箕门　冲门　府舍　腹结　大横　腹里　食窦　天溪　胸乡　周荣　大包

　隐白，足大指内侧去爪甲如韭叶。大都，大指本节后内侧。太白，大指本节后，核骨下。公孙，本节后一寸。商丘，内踝之下微前陷

---

① 次：原作"以"，据皇汉本改。

中三阴交门踝之上三寸漏谷内踝之上六寸地撖膝下五寸阴陵泉膝下内侧大骨下陷中血海膝髌上二寸箕门鱼腹上越筋间动脉冲门上去大横五寸府舍腹结下三寸腹结大横下一寸三分大横腹哀下三寸五分平脐去中行三寸半腹哀日月下一寸五分食窦天溪下一寸六分天溪胸乡周荣各间去一寸六分大包腋下渊腋下三寸终

手少阴心经九穴极泉青灵少海灵道通里阴郄神门少府少冲

极泉腋下筋间动脉入胸中青灵肘上三寸少海肘内廉节后陷中灵道掌后一寸五分通里腕后一寸阴郄掌后去腕五分神门掌后锐骨端陷中少府屈无名指头所着少冲小指内侧去爪甲如韭叶

手太阳小肠经十九穴少泽前谷后溪腕骨阳谷养老支正小海肩贞臑俞天宗乘风曲垣肩外肩中天窗天容颧髎听宫

小泽小指外侧去爪甲如韭叶前谷本节前后溪本节后腕骨手外侧起骨下阳谷兑骨下求腕上一寸养老支正腕后五

中。三阴交，内踝之上三寸。漏谷，内踝直上六寸。地机，膝下五寸。阴陵泉，膝下内侧大骨下陷中。血海，膝膑上二寸。箕门，鱼腹上越筋间动脉。冲门，上去大横五寸。府舍，腹结下三寸。腹结，大横下一寸三分。大横，腹哀下三寸五分，平脐去中行三寸半。腹哀，日月下一寸五分。食窦，天溪下一寸六分。天溪，胸乡、周荣，各间去一寸六分。大包，腋下渊腋下三寸。终。

手少阴心经九穴： 极泉　青灵　少海　灵道　通里　阴郄　神门　少府　少冲

极泉，腋下筋间动脉[1]，入胸中。青灵，肘上三寸。少海，肘内廉节后陷中。灵道，掌后一寸五分。通里，腕[2]后一寸。阴郄，掌后去腕五分。神门，掌后锐骨端陷中。少府，屈无名指头所着[3]。少冲，小指内侧去爪甲如韭叶。

手太阳小肠经十九穴： 少泽　前谷　后溪　腕骨　阳谷　养老　支正　小海　肩贞　臑俞　天宗　乘风　曲垣　肩外　肩中　天窗　天容　颧髎　听宫

少[4]泽，小指外侧去爪甲如韭叶。前谷，本节前。后溪，本节后。腕骨，手外侧起骨下。阳谷，兑骨下求腕上一寸。养老、支正[5]，腕后五

①脉：原作"腋"，据皇汉本改。
②腕：原文作"晚"，音误，据皇汉本、《针灸甲乙经》卷二第一下改。
③屈无名指头所着：此处应为"劳宫"穴位置。皇汉本作"握手约纹头"，即《针灸甲乙经》等针灸古籍所载"在小指本节后陷者中，直劳宫"。
④少：原文作"小"，据《素问·气穴论》改。
⑤支正：原作"穴矣正"，据皇汉本改。

寸。小海，肘骨外五分。肩贞，肩曲胛下两骨间，臑俞，肩髎后大骨下。天窗，秉风后大骨下。秉风，肩上举①臂在空。曲垣，肩中央曲胛陷中，肩外与大杼平，去脊骨三寸。肩中，大椎之旁二寸。天窗，扶突后动脉。天容，耳下曲颊后。颧髎，面顷骨下。听宫，耳端如赤小豆。

足太阳膀胱经六十三穴： 晴明　攒竹　曲差　五处　承光　通天　络却　玉枕　天柱　大杼
风门　肺俞　厥阴　心俞　膈俞　肝俞　胆俞　脾俞　胃俞　三焦　肾俞　大肠　小肠　膀胱俞
中膂　白环　上、次、中、下髎②　会阳　附分　魄户　膏肓　神堂　噫嘻　膈关　魂门　阳纲
意舍　胃仓　肓门　志室　胞肓　秩边　承扶　殷门　浮郄　委阳　委中　舍阳　承筋　承山
飞阳　附阳　昆仑　仆参　中脉　金门　京骨　束骨　通谷　至阴

晴明，目内眦外一分。攒③竹，眉头陷中。曲差，神庭旁一寸五分。五处，曲差后五分。承光，五处后一寸五分。通天，承光后一寸五分。络却，通天后一寸五分。玉枕，络却后一寸五分。天柱，颈④大筋外廉发际陷中。大杼，一椎下两旁相去各一寸五分。风门，二；肺俞，三；厥阴俞，四；心俞，五；膈俞，七；肝俞，九；胆俞，十；脾俞，十一；胃俞，十二；三焦俞，十三；肾俞

①举：原作"拳"，据皇汉本改。
②下髎：原作"不胶"，底本"髎"多抄作"胶"，据皇汉本、《素问·缪刺论》改。下同。
③攒：原文作"横"，据皇汉本改。
④颈：原作"首"，据皇汉本改。

十四；大肠，十六；小肠，十八；膀胱俞，十九；中膂，二十；白环，二十一；上髎，第十七椎，次髎，中髎，下髎右四穴者夹脊①，会阳二穴，座取之口传，又②上第二椎下。附分，去中行三寸。魄户，三椎。膏肓四，神堂五，譩譆六，膈关七，魂门九，阳纲十，意舍十一，胃仓十二，肓门十三，志室十四，胞肓十九，秩边二十，承扶尻下约纹中央。殷门，承扶下六寸，浮郄一寸外方上；委阳，却与殷门并；委中，膝下约纹里，此下二寸合阳穴。承筋，合阳与承山中央，承山，腨分跟上七寸③，承筋，并飞阳外踝上七寸。附阳，外踝上三寸。昆仑，外踝后陷中。仆参，跟④骨下陷中。申脉，外踝下五分。金门，外踝下一寸。京骨，外踝前大骨下陷中。束骨，外侧本节后。通谷，本节前。至阴，小趾外侧去爪甲如韭叶。

足少阴肾经二十七穴： 涌泉　然谷　太溪　大钟　照海　水泉　复溜　交信　筑宾　阴谷　横骨　大赫　气穴　四满　中注　肓俞　商曲　石关　阴都　通谷　幽门　步廊　神封　灵墟　神藏　彧中　俞府

涌泉，足心陷中。然谷，内踝前大骨下。太溪，踝后陷中有动脉。大钟，踝后跟前外两筋

① 脊：原作"背"，据皇汉本改。
② 又：原作"天"，据皇汉本改。
③ 合阳与承山……跟上七寸：此句原作"跟上七寸，外踝方，承山，腨分"，据皇汉本改。
④ 跟：原作"踝"，据皇汉本改。

间。照海，内踝下一寸。水泉，太溪下一寸。复溜，内踝后上二寸。交信，内踝上二寸，上二穴有前后筋隔，太阴①之后少阴之前。筑宾，内踝上六寸，腨分内。阴谷，膝内约纹陷中。横骨，肓俞下五寸，中行开五分。大赫、气穴、四满、中注，各开五分，间去一寸。肓俞，脐旁五分。商曲，肓俞之上二寸。石关、阴都、通谷、幽门，各间去一寸，开②五分。步廊，神封，灵墟，神藏，或中，各③开去一寸六分，去中行二寸。俞府，璇玑旁当二寸。

手厥阴心包经九穴： 天池　天泉　曲泽　郄门　间使　内关　大陵　劳宫　中冲

天池，乳后一寸。天泉，腋下二寸。曲泽，肘内横纹陷中。郄门，去腕五寸。间使，掌后三寸。内关，去腕二寸。大陵，掌后两筋间。劳宫，中指无名指屈头所当④。中冲者，中指内侧，去爪甲如韭叶。

手少阳三焦经廿三穴： 关冲　液门　中渚　阳池　外关　支沟　会宗　三阳络　四渎　天井清冷渊　消泺　臑会　肩髎　天髎　天牖　翳风　瘈脉　颅息　角孙　耳门　和髎　丝竹空

关冲，无名指外侧去爪甲如韭叶。液门，小指

---

①太阴：原作"大门"，据皇汉本改。
②开：原作"间"，据皇汉本改。
③各：此上原有"俞府"二字，与下文重复，据皇汉本删。
④当：原作"付"，据皇汉本改。

次指本节后歧骨间。中渚，液门后一寸。阳池，腕^①上陷中。外关，腕后二寸。支沟，外腕后三寸。会宗，腕后三寸内旁。三阳络，腕后四寸。四渎，肘前五寸。天井，肘外大骨尖，肘上一寸。清冷渊，肘上二寸。消泺，对腋臂外。臑会，去肩头三寸。肩髎，巨骨后陷中。天髎，缺盆上。天牖，下与天容筋膈，天柱前。翳风，耳后尖角陷中。瘈脉，耳后鸡足逢。颅息，耳后有青络脉。角孙，耳上中央有空。耳门，耳珠当耳缺。和髎，耳前兑发同。丝竹空，在眉后陷中。

足少阳胆经四十三穴： 瞳子髎　听会　客主人　颔厌　悬颅　悬厘　曲鬓　率谷　天冲　浮白　窍阴　完骨　本神　阳白　临泣　目窗　正荣　承灵　脑空　风池　肩井　渊腋　辄筋　日月　京门　带脉　五枢　维道　巨髎　环跳　中渎　阳关　阳陵泉　阳光　外丘　光明　阳辅　悬钟　丘墟　足临泣　地五会　侠溪　窍阴

瞳子髎，目外去眦五分。听会，耳前陷中，有动脉。客主人，耳前起骨上开口有空。颔厌，脑空上廉曲角下。悬颅，颔厌下曲角端。悬厘，耳上发际陷中。曲鬓，耳上发际角端。率谷，耳上入发际一寸半。天^②冲，耳后入发际二

---

① 腕：原作"腋"，据皇汉本改。
② 天：原作"尺"，据前文改。

寸。浮白，耳后入发际一寸。窍阴，完骨上枕骨下摇道①有空。完骨，耳后入发际五分。本神，曲差旁一寸五分。阳白，眉上一寸。临泣，目上直入发际五分。目窗，临泣后一寸。正营，目窗后一寸。承灵，正营后一寸五分。脑空，承灵后一寸五分。风池，耳后颞颥后。肩井，肩上陷中，大骨前一寸半。渊腋，腋下三寸。辄筋，渊腋下一寸。日月，期门下五分。京门，章门后监骨端。带脉，章②门下一寸八分。五枢，带脉下三寸。维道，章门下五寸三分。巨髎，章门下八寸三分。环跳，髀枢中，卧，伸下足屈上足取之。中渎，手下中指端所着。阳关，阳陵泉上三寸。阳陵泉，膝下一寸外廉。阳光③，足外踝上七寸。外丘，外踝上六寸。光明，外踝上五寸。阳辅，外踝上四寸。悬钟，外踝上三寸。丘墟，外踝下如前陷中，去临泣三寸。临泣，足小趾次趾本节后，去侠溪一寸五分。地五会，去侠溪一寸。侠溪，小趾次趾歧骨间。窍阴，足小趾次趾端外侧，去爪甲如韭叶。

足厥阴肝经廿四穴： 大敦　行间　太冲　中封　蠡沟　中都　膝关　曲泉　阴包　五里　阴廉　羊矢　章门

①摇道：皇汉本作"动摇"。

②章：原作"冲"，据皇汉本改。

③光：原作"交"，据前"足少阳胆经四十三穴"穴名改。

期门

　　大敦，足大趾外端去爪甲如韭叶。行间，大趾次趾歧骨间。太冲，本节后二寸。中封，内踝前一寸。蠡沟，内踝上五寸。中渎，内踝上七寸。膝关，犊鼻下二寸。曲泉，膝内辅骨后[1]，大筋上小筋下。阴包，膝上四寸，股内廉两筋[2]间。五里，气冲下三寸，阴股中有动脉。阴廉，羊矢下斜里三分，去气冲二寸半。羊矢，阴茎两旁相去二寸半。章门，横卧，伸下足屈上足，臂端尽处。期门，不容旁一寸五分。

　　任脉二十四穴： 会阴　曲骨　中极　关元　石门　气海　阴交　神阙　水分　下脘　建里　中脘　上脘　巨阙　鸠尾　中庭　膻中　玉堂　紫宫　华盖　璇玑　天突　廉泉　承浆

　　会阴，两阴间。曲骨，脐下五寸。中极，关元，石门，各一寸。气海，脐下一寸半。阴交一寸，神阙，脐[3]中。水分，脐上一寸。下脘，建里，中脘，上脘，各一寸。巨阙，上脘上一寸半。鸠尾，蔽骨下五分。中庭，膻中下一寸六分。膻中，两乳间。玉堂，紫宫，华盖，各去一寸六分。璇玑，天突下一寸。天突，结喉下三寸。廉泉，颔下陷中。承浆，下唇下陷中。终。

---

①后：原作"下"，据皇汉本改。
②筋：原无，据皇汉本补。
③脐：原作"胳"，据皇汉本改。

督脉二十八穴：长强　腰俞　腰关　命门　悬枢　脊[1]中　中枢　筋缩　至阳　灵台　神堂　身柱　陶道　大椎　哑门　风府　脑户　强间　后顶　百会　前顶　囟会　上星　神庭　素髎　水沟　兑端　龈交

　　长强，髀骨下。腰俞，二十一椎。阳关，十六椎。命门，十四椎。悬枢，十三。脊中，二十一。中枢十，筋缩九，至阳七，灵台六，神堂五，身柱三，陶[2]道大椎下。大椎，第一椎。哑[3]门，入发际五分。风府，入发际一寸。脑户，枕骨上强间后一寸五分。强间，后顶后一寸半。后顶，百会后一寸五分。百会，前顶后一寸半。前顶，囟会后一寸半。囟会，上星后一寸。上星，入发际一寸。神庭，入发际五分。素髎，鼻端准头。水沟，鼻下陷中。兑端，上唇端。龈交，唇内上齿缝中[4]。终。

针灸要穴之论

　　夫欲用针灸者，当主于要穴。灸者散寒邪，针开郁滞，无千患不愈也。然业针者，刺要穴谓不愈，何有此理？予尝思：或主腹不知要穴，或左右不分补泻，或失穴处不取针，呜呼，不思

①脊：原作"背"，据皇汉本改，下同。
②陶：原作"阴"，据皇汉本改。
③哑：原作"无"，据皇汉本改。
④中：此上原有"目"字，据皇汉本删。

甚哉，故明分寸论要穴，针灸诸家所当察。

伤寒头疼身热：二间、合谷、神道①、风池、期门、足三里。

汗②不出：合谷、腕骨、期门。

阴疟：期门、气海、关元。

腹胀：太白、复溜、足三里。

舌卷囊缩：天突、廉泉、血海、肾俞、然谷。

中风人事不省：百会、风池、大椎、肩井、曲池、足三里。

半身不遂：肩髃、百会、肩井、客主人、列缺、手三里、曲池、昆仑、阳陵泉。

口眼㖞斜：颊车、地仓、水沟、承浆、合谷。

口噤不开：合谷、颊车。

喑哑：天突、灵道、然谷、丰隆、阴谷。

瘫痪：肩井、肩髃、曲池、合谷、足三里、昆仑。

虚劳：可主四花最针有神妙，可主腹。

盗汗：肺俞、复溜、噫嘻。

吐血：肺俞、心俞、肝俞、脾肾俞、中脘、天枢、太渊、间使、大陵。

衄血：上星、囟会、风门、涌泉、合谷。

便血：中脘、气海。

尿血：膈俞、脾俞、三焦俞、肾俞、列缺。

---

① 道：原作"灵"，据皇汉本改。

② 汗：原作"行"，据皇汉本改。

水肿：水沟、水分、神阙三壮、肝、脾、胃、肾、中脘、气海、阴交、公孙、石门、中极、阴陵泉。

胀满：中脘、水分、不容、气海、肓俞、天枢、脾、三焦俞、公孙、大敦。

虚劳浮肿：太冲。

积聚痞块：灸以命门可主。上脘、中脘、幽门、通谷、梁门、天枢、期门、章门、气海、关元。

肺积名息奔，在胁下：尺泽、章门、足三里。

心积名伏梁，起脐上至心下：神门、后溪、巨阙、足三里。

肝积名肥气，在胁下：肝俞、章门、行间。

脾积名痞气，横在①脐上二寸：脾俞、胃俞、肾俞、通谷、章门、足三里。

肾积名奔豚，生脐下或上下无时：肾俞、关元、中极、涌泉。

气块：脾、胃、肾俞、梁门、天枢。

膈：心、膈俞、膏肓、脾俞、中脘、气海、天府、足三里。

咳②嗽：风门、肺俞、身柱。

寒痰：肺俞、膏肓、灵台。

热痰：肺俞、膻中、太溪。

诸喘息：天突、璇玑、华盖、膻中、乳根、期门、气海。

①在：原作"有"，据皇汉本改。

②咳：原作"咏"，据皇汉本改。

呕吐气逆：中脘、气海、三焦俞、巨阙、尺泽、章门、大陵。

霍乱：巨阙、中脘、建里、水分、承筋、承山、三阴交、照海、大都、涌泉。

干霍乱：以盐汤探吐，脐中灸。

善太息：中封、商丘、公孙。

善悲：心俞、大陵、大敦、玉英、膻中。

气短：大椎、肺俞、肝俞、天突、肩井。

疟疾：大椎、肺、肝俞、天枢、三椎、噫嘻、章门、间使、后溪、承山、飞阳、昆仑、太溪、公孙、至阴、合谷。

久疟不愈：脾俞七十壮灸。

黄疸：公孙。

消渴：肾俞、小肠俞。

泻痢：百会、脾、肾俞、命门、长强、承满、梁门、中脘、神阙、天枢、气海、神门、关元、三阴交。

脾泻：脾俞。

胃泻：胃俞。

大肠泻：大肠俞。

癫痫：百会、天窗、身柱、神道、心俞、筋缩①、章门、天枢、劳宫、神门、三里、下巨虚、丰隆、太冲、少海、厉兑。

---

① 缩：原作"宫"，据皇汉本改。

眼目疼痛　合谷外関後溪

耳聾　上星翳風腎俞外関

鼻塞不聞香臭　上星顖會迎香天柱風門

牙齒痛　承漿頬車合谷列缺大淵魚際
合陽三間大溪足三里內庭

喉痺　天柱廉泉合谷後溪三陰交行間
関衝三間

手痛不舉　曲池肩井

脚気　肩井足三里昆侖照海大衝陽陵泉

轉筋　照海

脱肛　百會

五淋　膈肝脾腎気海石門関元間使三
陰交復溜然谷大敦

小便不利　三焦小腸俞陰交中極中封
太衝至陽

小便不禁　気海関元陰陵泉大敦

大便秘結　章門陰交気海石門足三里
三陰交照海太白大敦大都

疝気　章門気海帰来関元三陰交大敦
陰白大溪太衝

痔　命門腎俞長強承山

類經曰凡犯尸鬼暴厥不省人事若四支雖

眼目疼痛：合谷、外关、后溪。

耳聋：上星、翳风、肾俞、外关。

鼻塞不闻香臭：上星、囟会、迎香、天柱、风门。

牙齿痛：承浆、颊车、合谷、列缺、太渊、鱼①际、合阳、三间、太溪、足三里、内庭。

喉痺：天柱、廉泉、合谷、后溪、三阴交、行间、关冲、三间。

手痛不举：曲池、肩井。

脚气：肩井、足三里、昆仑、照海、太冲、阳陵泉。

转筋：照海。

脱肛：百会。

五淋：膈、肝、脾、肾、气海、石门、关元、间使、三阴交、复溜、然谷、大敦。

小便不利：三焦、小肠俞、阴交、中极、中封、太冲、至阳。

小便不禁：气海、关元、阴陵泉、大敦。

大便秘结：章门、阴交、气海、石门、足三里、三阴交、照海、太白、大敦、大都。

疝气：章门、气海、归来、关元、三阴交、大敦、阴白、太溪、太冲。

痔：命门、肾俞、长强、承山。

《类经》曰：凡犯尸鬼暴厥，不省人事，若四肢虽

---

① 鱼：原作"无"，据皇汉本改。

冷无气，但觉目中神采不变，心腹尚温，口中无涎，舌不卷，囊不缩，及未出一时者，尚可刺之，复醒。

谨按：《素问·遗篇》分五邪治方

肺虚者见赤尸鬼：肺俞一分半、合谷三分。

心虚者见黑尸鬼：心俞、阳池。

肝虚者见白尸鬼：肝俞、丘墟。

脾虚者见青尸鬼：脾俞、冲阳。

肾虚者见黄尸鬼：肾俞、京骨①。

以上刺法，必先以口含针令温暖而刺。

妇人病

血结月事不调：气海、中极、照海。

血崩不止：膈俞、肝俞、命门、气海、行间、中极、间使、血海、复溜。

痢带赤白：命门、神阙②、中极。

癥瘕：三焦、肾俞、中极、会阴。

不孕：命门、肾俞、气海、中极、关元百壮、然谷。

难产横生：合谷、三阴交。

胞衣不下：三阴交、昆仑。

下死胎：合谷。

欲取胎：肩井、合谷、三阴交。

---

①京骨：原无，据皇汉本补。

②阙：原作"久"，据皇汉本改。

小儿病

急慢惊风：百会七壮、囟会、率谷三壮、水沟、尺泽。慢惊：间使、合谷、大椎五壮。

脐风撮口：承浆、然谷。

泄泻：胃俞、天枢。　霍乱：外踝尖三壮即效。

夜啼：中冲。　疳眼：合谷五壮。

要穴终。

禁针穴歌共三十一穴

禁针穴道要先明，脑户囟会及神庭，络却玉枕角孙穴，颅囟承泣随承灵，

神堂灵台膻中忌，水分神阙并会阴，横骨气冲手五里，箕门承筋及青灵，

乳中上臂三阳络，二十三穴不可针，孕妇不宜针合谷，三阴交内亦通论，

石门针灸应须忌，女子终身无妊娠，外有云门并鸠尾，缺盆客①主人莫深，

肩井深时人闷倒，三里急补人还平。

禁灸穴歌共四十七穴

禁灸之穴四十七，承光哑门风府逆，睛明攒竹下迎香，天柱素髎上临泣，

脑户耳门瘈脉通，禾髎颧髎丝竹空，

---

①客：原作"容"，据《徐氏针灸大全》卷一改。

头维下关人迎等，肩贞天髎心俞同，乳中脊中白环俞，鸠尾渊腋如周荣，
腹哀少商并鱼际，经渠天府及中冲，阳池阳关地五会，漏谷阴陵条口逢，
殷门申脉承扶忌，伏兔髀关连委中，阴市下行循犊鼻，诸穴无将艾火攻[1]。

选针三要集毕

选针三要集跋

《易》曰：天行健也，君子以自强不息。但言天行，则见其一日一周，而明日一周，若重复之象，非至健不能也。君子法之，不以人欲害其天德之刚，则自强不息。夫针者，虽为所作初于伏羲，医道之一也，明于此者，其道之君子也，以是毋懈怠焉。愚少年之时有病，以针治之。又中年有病，时师入江先生，传针三年而自治，其后刺人治病数多也。及壮年，闻《灵枢》其理深而事广矣，今所刺本朝之流者，舍经络而寻病而已。圣人之所传道废矣。以是按

---

[1]无将艾火攻：原作"攻将艾火休"，据皇汉本改。

学者不针，针者不学，世末世而人之气短，如何起，是才作书与不学譬，虽如管中见天，然龙以一滴水润世界，人以石火之微为大火，是皆有所得故也。此书虽短，得其人则广天下，亦可成也。动静其本一气也，一生二，二生三，仍十又归一，从是至百千万，而病发七情，喜则伤心气散，怒则伤肝气逆，忧则伤肺气聚，思则伤脾气结，悲则伤心包气凝，惊则伤胆气乱，恐则伤肾气怯，是皆内生病也。又有五伤，久行则伤筋，久立则伤骨，久坐则伤肉，久卧则伤气，久视则伤血，是皆所作之害也。风寒暑湿燥热，从外来病也，气血痰之三是本发百病，治其本则末无不治是能矣，考要穴可刺针，且又心肝要也，有手刺心，不刺者小人间居作不善，无所不至，又曰履霜坚冰，至善亦然，故积善之家必有余庆，积不善之家必有余殃，此以故其心慎，可刺针，此书且教不学者，且为使盲人谙也。

选针三要集跋终

灸膏肓腧穴法

日本明治抄本

［宋］庄绰 编　王旭东 校订

　　《灸膏肓腧穴法》一卷，灸法专著，又名《新刊庄季裕编灸膏肓腧穴法》，宋庄绰（字季裕）编，南宋建炎二年（1128）刊行。作者考之经典与各家学说，对膏肓之穴进行详细论述。庄氏亲身测试，度量取穴尺寸，精准定位，引述《千金》《铜人灸经》之外，参以己见，列举膏肓穴之主治、部位及不同流派之取穴法，以及膏肓穴补养之法，故又为治疗痨病之灸法专著。上述内容分为十篇，均附有屈伸坐立之图像于逐篇之后，令览者易解而无失。后附自记一则，述其著述初衷。此乃日本明治抄本，有日本小岛质朱笔手校并题记。经校核，乃抄自元至大刻本。

日本抄本题录·解题

王执中《资生经》称灸膏肓功效，诸经例能言之，而取穴则未也。《千金》等方之外，庄绰论之最详，然繁而无统，不能定于一。予尝以意取之，令病人两手交在两膊上灸时亦然，胛骨遂开，其穴立见，以手指摸索第四椎下两旁各三寸，四肋三间之中间按之酸疼是穴。

书录解题：膏肓灸法，二卷，清源庄绰季裕集。

医学源流：庄绰，字季裕，清源县人，宋高宗建炎中，官至朝奉郎，前江南道都总管同干公事，以医显于时。熟砭炳之微，乃取膏肓腧穴灸法，著书作图，刊行于世，今附《针灸四书》中是也。

新刊庄季裕编灸膏肓腧穴法

清源　庄绰　季裕编

孙真人千金方论

膏肓腧[①]无所不治，主羸瘦虚损，梦中失精，上气咳逆，狂惑志误。取穴法：令人正坐，曲脊伸两手，以臂着膝前，令正直手大指与膝头齐，以物支肘，勿令臂得动摇，从胛骨上角摸索至胛骨下头，其间当有四肋[②]三间，灸中间。依胛骨之里肋间空处，去胛骨容侧指许，摩膂肉之表筋间空处，按之自觉牵引胸户中，灸两胛中各一处，至六百壮，多至千壮。当觉气下砻砻然，如流水状，亦当有所下出。若无停痰宿疾，则无所下也。若病人已困，不能正坐，当令侧卧，挽一臂令前，求取穴灸之也。求穴大较，以右手从右[③]肩上住指头表所不及者是也。左手亦然，乃以前法灸之。若不能久正坐，常伸两臂者，亦可伏衣袱上，伸两臂，令人挽两胛骨使相离，不尔，胛骨覆穴，不可得也。所伏衣袱，当令大小常定，不尔，则失其穴也。此灸讫后，令人阳气康盛，当消息以自补养。取身体平复，其穴近第五椎骨相准，望取之。

论曰

昔秦缓不救晋侯之疾，以其在膏之上肓之下，针药所不及，即此穴是也。时人拙不能求得此穴，所以宿痾难遣。若能用心方便，求得救灸之方，无疾不愈矣。

---

①腧：原作"蹟"，据《针灸四书·新刊庄季裕编灸膏肓腧穴法》元至大刻本（以下简称"元至大本"）改。

②肋：原作"勋"，据元至大本改。

③右：据下页王惟一《明堂铜人灸经》，此字当作"左"。

王惟一 《明堂铜人灸经》

膏肓腧①二穴，在第四椎下两旁相去各三寸，主无所不疗，羸瘦虚损，梦中失精，上气咳逆，发狂健忘。又取穴之法：令人正坐，曲脊，伸两手，以臂着膝前，令正直，手大指与膝头齐，以物支肘，勿令臂动摇也。从胛骨上角摸索至骨下头，其间当有四肋②三间，灸中间。从胛骨之里，去胛容侧指许，摩脊去表肋间空处，按之自觉牵引于肩中，灸两胛中一处，至百壮，多至五百壮。当觉下礜礜似流水之状，亦当有所下出，若得痰疾，则无所不下也。如病患已困，不能正坐，当令侧卧，挽上臂，令前取穴灸之。又以右手从左肩上住，指头所不及者是穴也。左取亦然，乃以前法灸之。若不能久坐，当伸两臂，令人挽两胛骨使相离，不尔，即胛骨覆其穴，灸之无验。此灸讫后，令人阳气康盛，当消息以自补养。论曰：昔在和缓，不救晋侯之疾，以其膏之上、肓之下，针药不能及，即此穴是也。人不能求得此穴，所以宿病难遣。若能用心以方便，求得灸之，无疾不愈。出《千金》《外台》方。

量同身寸法第一

《千金方》云：尺寸之法，依古者八寸为尺，仍取病者男左女右手中指上第一节为一寸。亦有长短不定者，即取手大拇指第一节横度为一寸，以意消息，巧拙在人。《外台方》亦同③上法。又一云：三寸者，尽一中指也。《圣惠方》云：今取男左女右手中指第一节，内度两横纹相去为一寸。自依此法，

---

① 腧：原作"踰"，据元至大本改。
② 肋：原作"勋"，据元至大本改。
③ 同：原作"问"，据文理改。

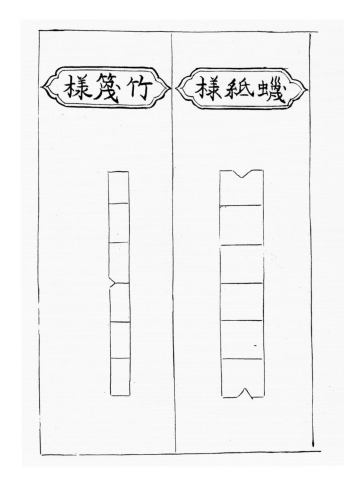

疗病多愈。今以为定。此穴取寸，不藏用①，亦用《圣惠方》为准。以蜡纸条子或薄篾，量患人男左女右手中指中节横纹上下相去长短为一寸，谓之同身寸。

　若曲指节旁，取指侧中节上下两交角相去远近为一寸。若伸指，即正取指中自一节下横纹至中节中。从上第二条横纹长者相去远近为一寸，与曲指一寸长短，亦相符合。然人之身手指，或有异者。至于指纹亦各不同，更在此意详度之也。

　比折纸篾与同身寸相等为六寸，逐寸以墨界之，勿令长短，有所出入不同，截断收之，以俟比量灸穴。自脊中第四椎下停，分两旁各三寸为膏肓腧，足太阳膀胱经脉气之所发也。

蜡纸样（图见上）

竹篾样（图见上）

①不藏用：此下底本有批注"案：不藏用当作石藏用"。

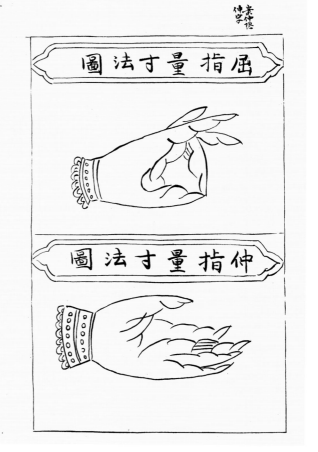

屈指量寸法图（图见上）

伸[1]指量寸法图（图见上）

正坐伸臂法第二

令患人用墩椅正坐，两足平蹑至地，膝与髀股高下俱平，两足相并，足趾前齐，尽脱去上体衣服。若不尽脱，则衣袖束臂，不能得胛骨相离，取穴不得。若气怯畏寒，则反着衣，以臂穿袖，令领在胸前头下，以襟交覆腰间，厌[2]点定穴。灸时更着背心，以带束近穴处，勿令与坐炷下火相碍。

曲脊伸臂，以两手按膝上，令中指当膝盖中，两大指紧相并，指头与膝盖骨前齐，微用力直举。腕中勿令斜屈动摇。段彦聪仲谋大夫云：石藏用谓以左手按右膝，右手按左膝，则胛骨开。尝试用[3]其说，则两手相交，腕有高下[4]，胛骨亦随之，偏则当止。如旧法以左手按左膝为是。

---

①伸：原作"仲"，据底本眉批"案：仲恐伸字"改。

②厌：后世诸书均作"墨"。厌，通"黡"，皮肤上黑痣。

③用：原作"佩"，据元至大本改。

④高下：原作"交不"，据元至大本改。

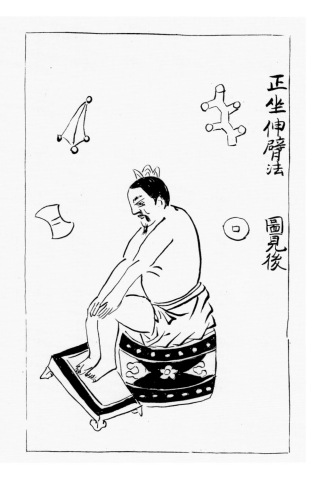

正坐伸臂法（图见上）

揣椎骨定穴高下法第三

令患人正坐，曲脊伸臂。以指揣项后脊骨，自第一椎至第五椎。更有大椎，在第一椎上宛宛陷中，非有骨也，有骨处即是第一椎。顀[1]字《千金》古方并作"椎"。王惟一新定《明堂经》改木旁从佳。逐椎以墨点记之，令上下端直分明。墨点讫，便以蛤粉浥干，即免有擦动。自第四椎至第五椎，更以蜡纸或篾，比量两椎上下相去远近，折为三分，亦以墨界脊上椎间，取第四椎下二分微多，第五椎上一分微少，用浓墨圈定，此是灸穴。相去六寸之中，以为两穴高下远近之准。《千金方》谓穴近第五椎，用准[2]望取之，故谓椎上三分之一也。更量两椎，相去则同身寸一寸三分七厘微缩。有无大段，长短不同，以参合《甲乙经》自大椎[3]至脊骶并二十一椎，共长三尺之法，若椎骨分明，纵有不同，穴以椎数为定。

---

①顀：原作"一"，据《存真环中图》改。
②准：原作"唯"，据元至大本改。
③椎：原作"顀"，据底本眉批"顀当作椎"及元至大本改。

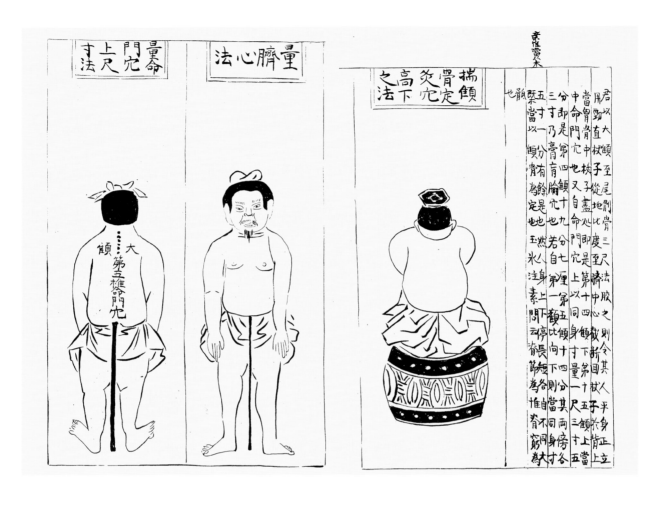

若①以大椎至尾骶②骨三尺法校③之，则令其人平身正立，用劲直杖子，从地比度至脐中心截断，回杖子于背上，当脊骨中杖子尽处，即是第十四椎下、第十五椎上，当中命门穴也。又自命门穴上，以同身寸量一尺三寸五分，即是第四椎下九分七厘，第五椎上四分，其两旁各三寸，乃膏肓腧穴也。若自第一椎比向下，则当同身寸五寸一分有余是也。然人身上下停长短各自不同，大概当以椎骨为定也。王冰注《素问》云："脊节为椎④，脊穷为骶也。"

揣椎骨定灸穴高下之法（图见上）

量脐心法（图见上）

量命门穴上尺寸法（图见上）

---

① 若：原作"君"，据元至大本改。
② 骶：原作"削"，据元至大本、《存真环中图》改。
③ 校：原作"胶"，据元至大本、《存真环中图》改。
④ 原作"惟"，据底本眉批"案：惟当从木"改。

定穴相去远近法第四

用先截量下同身六寸蜡纸或箧，横置脊骨第五椎上中央，墨圈定处。令寸数界尽当墨圈中心两头，平直各三寸，勿使展缩，于纸箧两头尽处，以墨圈之。令圈大小直径三分。《千金方》云：黄帝曰，灸不三分，是谓徒冤[1]。炷务大也，小弱乃小作，以意商度之。小谓小儿，弱谓虚弱之人也。一半在纸箧头内，一半在纸箧头外，令与脊中第五椎上墨圈定高下处，三圈相直，以为两穴相去远近之准。

定穴相去远近之图（图见上）

艾炷大小样式（图见上）

钩股按穴取平法第五

又用前量同身寸纸箧，自脊中第五椎上中央，墨所圈处，照脊骨端直向下，比量四寸，至第七椎，以墨点记。自墨点却两边向上斜量至灸穴圈中心，使各恰当中同身寸之

---

[1] 冤：原作"魂"，据《千金要方》卷二十九改。

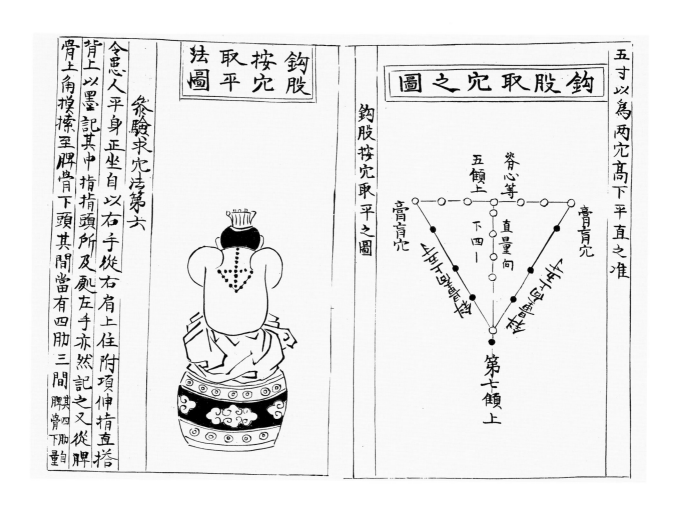

五寸，以为两穴高下平直之准。

钩股取穴之图（图见上）

钩股按穴取平法图（图见上）

参验求穴法第六

令患人平身正坐，自以右手从右肩上住附项，伸指直搭背上，以墨记其中指指头所及处。左手亦然，记之。又从胂骨上角摸索至胂骨下头，其间当有四肋三间。其四肋自胂骨下量

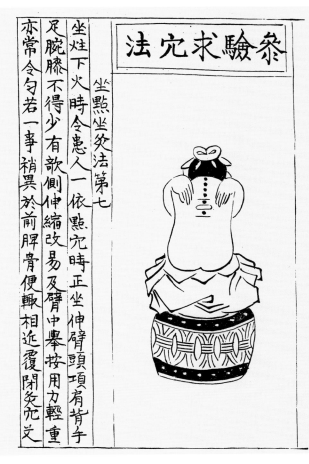

至脊骨上，用力按摩。如觉隐指，是筋而非骨。《千金方》谓：筋间空处，疑四肋，肋字为误。而王惟一于《铜人灸经》中，又并改筋间为肋间，及以右手从右肩上住亦同①。《千金翼》改为左肩②上住，若以右手搭左肩，则指之所及已在第五椎，去穴甚远，皆非是，故当以方为正也。

灸穴当三间之中。依胛骨下容侧指许，摩脊肉之表，于筋间空处穴上按之，自觉牵引胸户中。《千金翼》云：牵引肩中，石藏用又用篦子或筋头按穴欲其坚实，令患人易觉也。

及照所圈灸穴，在先记患人指所及处之下，或旁侧指不可及处，以验穴之是非。然指有短长，肤有丰瘦，若相合固善。如不合，即不可以此一端，遂废余法。亦有人胛骨去脊骨相远，过同身寸三寸以上者，即难用脊椎两旁各三寸之法，但求四肋三间之中，依胛骨下容侧指许为穴可也。

参验求穴法（图见上）

坐点坐灸法第七

坐炷下火时，令患人一依点穴时，正坐伸臂，头、项、肩、背、手、足、腕、膝，不得少有欹侧，伸缩改易。及臂中举按，用力轻重，亦常令匀。若一事稍异于前，胛骨便辄相近，覆闭灸穴艾

---

①同：原作"用"，据元至大本改。

②肩：此上原有"翼"字，据元至大本删。

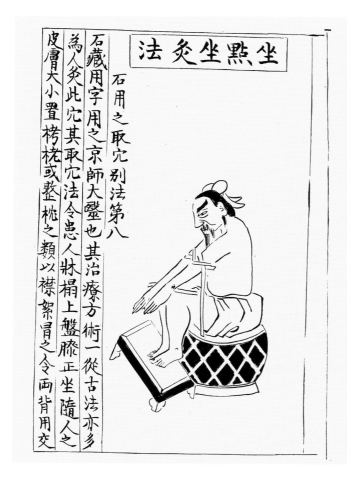

炷，即在骨上；或胛骨开而相远，动争寸余，火气不入穴中，徒受苦楚，无所益也。若不失其穴，灸至数壮，觉胛骨中通热而不甚痛，意自快畅。石用之云：当觉臂中习习然也。至数十壮后，或苦腕中酸辛，若以几支，或用软帛于肘上腕中连束二臂，令缓急得所，亦能小助。盖手欲按而臂欲举，故腕中费力，或少休顷刻亦无害，但要安顿身体四肢一如前耳。如日灸五十壮，累至数百为佳。《千金方》云：灸六百壮，至千壮，当觉气下砉砉然如流水状，亦当有所下，其治疾之效甚而众且敏焉。

有上气喘满，即时平减者，有妇人经候不通已八月，灸两日而下者，如此之类甚多也。穴至在上，而最能下气，非它药石之比，而又无所不治，有疾者宜留意焉①。

坐点坐灸法（图见上）

石用之取穴别法第八

石藏用，字用之，京师大医也。其治疗方术一从古法，亦多为人灸此穴。其取穴法：令患人床榻上盘膝正坐，随人之皮肤②大小，置栲栳或整枕之类，以襟絮冒之。令两臂相③交

---

① 意焉：原脱，据元至大本补。
② 皮肤：元至大本作"肥瘠"，义长。
③ 臂相：原作"背用"，据《普济方》卷四一六改。

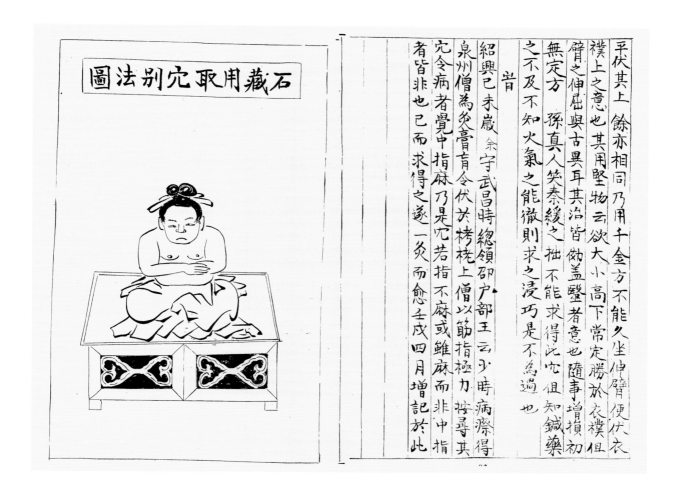

平伏其上，余亦相同。乃用《千金方》不能久坐伸臂便伏衣襆上之意也。其用坚物云，欲大小高下常定胜于衣襆。但臂之伸屈，与古异耳，其治皆效。盖医者意也，随事增损，初无定方。孙真人笑秦缓之拙，不能求得此穴，但知针药之不及，不知火气之能彻，则求之浸巧，是不为过也。

时 绍兴己未岁，余守武昌时，总领邵户部王云：少时病瘵，得泉州僧为灸膏肓，令伏于栲栳上，僧以筋指极力按寻其穴，令病者觉中指麻乃是穴。若指不麻，或虽麻而非中指者，皆非也。已而求得之，遂一灸而愈。壬戌四月，增记于此。

石藏用取穴别法图（图见上）

叶潘等取穴别法第九

叶余庆，字无善，平江人。自云：尝病瘵疾，其居对桥，而行不能度。有僧为之灸膏肓穴，得百壮。后二日，即能行数里，登降皆不倦，自是康强。其取穴法，但并足垂手，正身直足而立，勿令俯仰，取第四椎下两旁同身寸各三寸。灸时以软物枕头覆面而卧，垂手附身，或临时置身，取安便而已。其转为人灸，亦用此法，云皆有功。然于昔人取穴之法甚略，又与《千金方》立点则立灸之说不合，欧阳典世行之，陈了翁莹中婿也，了翁得无为张济针术，其求穴尤妙，尝为行之灸膏肓腧，故痕可见，以叶所言，校之叶穴微下，盖脊有曲直之殊，不能无少异也。又常熟县医工潘琪云：渠传之于师，取穴之法，正坐曲脊，并足而仰两手，令大指与脐屈肘当髀股上亦自是。其说虽与《千金方》伸臂令正直之法不同，然此立点则近古矣。又衢州开化县，普鉴院僧仲闻[①]，得此穴取之有二法：其一正坐坚立，两膝当乳，以两臂还抱，屈手向膝，以左手头指以指捏左膝眼，右手指亦然，于背上数椎骨量穴，依此坐灸。又法：正坐立膝，同上以臂贴膝外，直伸向足，竖两手相背，以二头指向身，手捏两足大趾头歧间，余亦如上。其比同身寸，只用伸指法，似亦可用。今俱存之，不特以备见闻之博。且使后人较其短长，知所适从，不为异端所惑也。

---

① 闻：原作"间"，据本书绘图题录"僧仲闻取穴图"改。

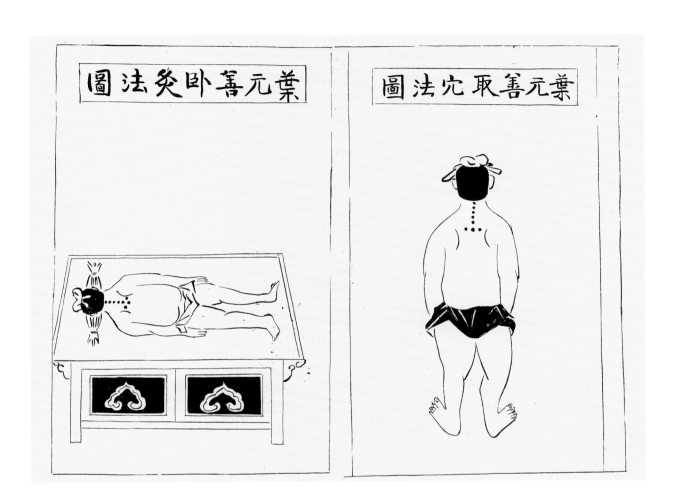

叶元善取穴法图 （图见上）

叶元善卧灸法图 （图见上）

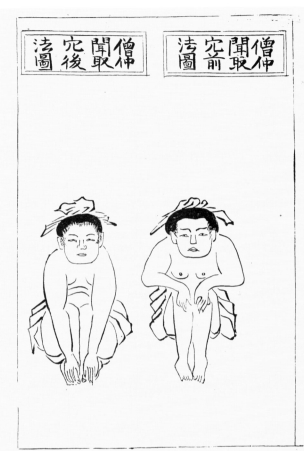

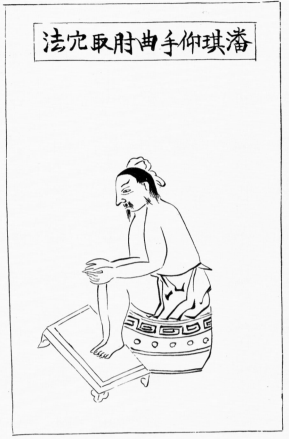

潘琪仰手曲肘取穴法（图见上）

僧仲闻取穴前法图（图见上）

僧仲闻取穴后法图（图见上）

灸訖補養法第十

孫真人云此穴灸訖令人陽氣康盛當消息以自補養取
身體平復其補養之道宜食溫輭羹飯毋無同令太飽及飲
啖生冷油膩黏滑雞魚蝦笋蕨其他動氣發風之物并
觸冒風寒暑濕勿以陽氣乍盛輒犯房室如覺氣壅可灸
臍下氣海丹田關元中極四穴中一穴又當灸足三里引
火氣以實下隨病深淺加以歲月將息則可保平復不然
是猶倚一木以支大廈之傾又發而去之其終從晉侯之
歸非穴之罪也

灸讫补养法第十

孙真人云：此穴灸讫，令人阳气康盛，当消息以自补养，取身体平复。其补养之道，宜食温软羹饭，毋无同令太饱，及饮啖生冷、油腻、黏滑、鸡、猪、鱼、虾、笋、蕨，其他动气发风之物，并触冒风寒暑湿。勿以阳气乍盛，辄犯房室。如觉气壅，可灸脐下气海、丹田、关元、中极四穴中一穴；又当灸足三里，引火气以实下。随病深浅，加以岁月将息，则可保平复。不然，是犹倚一木以支大厦之倾，又发而去之，其终从晋侯之归，非穴之罪也。

自记

　　余自许昌遭金①狄之难，忧劳艰危，冲冒寒暑，避地东下。丁未八月，抵渭滨，感瘴疟。既至琴州，为医妄治，荣卫衰耗，明年春末，尚苦胕肿腹胀，气促不能食，而大便利，身足重痿，杖而后起。得陈了翁家专为灸膏肓腧②，自丁亥至癸巳，积三百壮。灸之次日，即胸中气平，肿胀俱损，利止而食进。甲午已能肩舆出谒，后再报之，仍得百壮，自是疾症浸减，以至康宁。特亲旧间见此殊功，灸者数人，宿痾皆除。孙真人谓：若能用心方便，求得其穴而灸之，无疾不愈，信不虚也。因考医经同异，参以诸家之说，及所亲试，自量寸以至补养之法，分为十篇，一绘身指屈伸坐立之像图于逐篇之后，令览之者易解，而无徒冤之失。亦使真人求穴济众之仁，益广于天下也。

建炎二年二月十二日

朝奉郎前南道都总管同干辨公事赐绯鱼袋　庄绰　记

时　天正二年甲戌春三月　日　书

大明国王氏月轩书

新刊庄季裕编灸膏肓腧穴法卷终

上灸法从事修堂影写王氏本传录，己丑秋八月三日校于博爱堂　小岛质记

---

①金：原作"笋"，据《普济方》卷四○九改。
②腧：原作"愉"，据底本眉批"愉当作腧"改。

［元］胡元庆 撰

［明］薛己 校补 王旭东 林怡冰 校订

日本享保十四年刻本

痈疽神秘灸经

《痈疽神秘灸经》一卷，又名《痈疽神妙灸经》《痈疽灸经》，元代胡元庆（字鹤溪）撰，明代薛己校补，成书于元至正十四年（1354），一说元泰定元年（1324）。内容主要为灸法治疗痈疽，介绍以十四经腧穴治疗痈疽的方法，是治疗痈疽疾患的灸疗专著，附有经络图。又附有《看内痈疽诀法》，强调俞穴、募穴在内痈诊治中的作用。此外，书中有若干"秘穴"，未见或少见于历代针灸著作，为值得深入研究的珍贵资料。原书已佚，但存有明代薛己校补本（书中"愚按""愚考"等即为校补内容），另明代彭用光编撰《简易普济良方》时亦收入此书。今以日本享保十四年（1729）铁研斋薛氏校补本校订刊出。

痈疽神秘灸经序

　　人具五脏之形，而气血之运必有以疏载之。其流则曰历，曰循，曰经，曰至，曰抵，其交际则曰会，曰过，曰行，曰达者，概又所谓十二经焉。十二经左右手足各备阴阳者三，阴右而阳左也，阳顺施而阴逆施。以三阳言之，则太阳、少阳、阳明，则阳有太、少也矣；而有阳明者，取阴阳合明之意也。以三阴言之，则太阴、少阴、厥阴，阴既有太、少矣；又有厥阴者，取两阴交会之义也。非徒经之有十二，又有系络者焉①。系络之数，三百六十五，所以附经而行，周流不息。若阴阳维、跷、冲、带六脉，皆有所系。惟任、

---

①系络者焉："焉"原作"为"，据《十四经发挥》卷一改。又，"系络"，《十四经发挥》均作"孙络"。

督二经，则包乎腹背。而有专穴，诸经满而溢者，则受之。初不可常而忽焉，宜与诸经并论。通考其穴，三百五十又七，此人身之常遍也。概经血所滞发而为痈疽，为疔疖，此皆气血不能通之谓也。历观诸经，传变不一。是经之滞，当审何经所发，何穴所滞，辨视其穴，测用火以攻之，疏其源流而无滞也。犹如沟渠塞，其庭水泛溢。今胡元庆先生，深穷妙理，周遍玄微，遂缉十二经所滞之穴，毫端妙理，用以广生民之福，同跻仁寿之域也。

至正甲子永昌杨子成序

人身之氣血，晝則行陽二十五
度、夜則行陰二十五度，如環無
端、會於寸只是為真息，滯則壅
腫、或六淫七情，飲食起居所傷、
則癰疽疔腫之症蹙焉治者察

癰疽灸經　　三　　鐵研齋

其受症之經，灸其應症之穴，使
氣血流暢，隧道疏通其功為捷、
或灸而毒不解，欲其潰斂、然後
投之以湯藥而輔其不逮，尤當
審各經氣血多少、地部遠近、稟
賦虛實而用之，輒用攻劫之劑

痈疽神秘灸经序

　　人身之气血，昼则行阳二十五度，夜则行阴二十五度，如环无端，会于寸口，是为真息，滞则壅肿。或六淫七情，饮食起居所伤，则痈疽疔肿之症发焉。治者察其受症之经，灸其应症之穴，使气血流畅，隧道疏通，其功为捷。或灸而毒不解，欲其溃敛，然后投之以汤药，而辅其不逮，尤当审各经气血多少、地部远近、禀赋虚实而用之。辄用攻劫之剂，未及患所，而肠胃先伤，反有所误。故上古之治疾，针灸为尚，而汤药次之。前元鹤溪胡先生，著《神秘灸经》；我朝节庵陶先生，集《神秘验方》，探玄发微，灸药之功具载。二先生之用心，可谓精矣。后之医者，必合是二书，而后可收令功。予尝访吾乡，贞庵都宪周公，出是书示予曰：子宜发明之，以惠斯人。噫！公之心仁矣哉！予因喜而叹曰：予家旧有是书，亡失者几年，今复得之，其斯人之幸哉！但其穴其方有未详，辄按针灸家书，以图其穴之所在。或一穴而可兼治者，亦明著之。至于各方之剂，辨其性之寒热温凉，别其证之阴阳虚实，补其缺略，锓梓以传，俾后之君子，酌而用之，庶乎前人几微简要之法，传于世而不泯云。

嘉靖丁亥孟冬吉日南京太医院院判　吴郡　薛己谨识

痈疽神秘灸经

元　鹤溪　胡元庆　著

吴郡　立斋①　薛己　校补

浪华　佐野古庵　谨副

国字　门生原泰庵　校正

手太阴肺经

肺之为脏，六页两耳四垂，如盖附着脊之第三椎，中有二十四行，分布诸藏清浊之气，为主宰华盖。手太阴之脉起于中焦，下络大肠，还循胃、上膈、肺间起发也，经绕也，还复也，循巡也。中焦者，胃中脘，脐上四寸是也。忧思太过，则当胃发为疽。内坚如石，外皮走动，不赤微肿，恶寒恶心。偏于右者，胃痈也；偏于左者，胃疽也。三毒之发，无有不先寒而后热，引脐走疼，欲吐不吐，甚则咳嗽，脓痰，脉浮大，面赤者，不治。治法当灸曲池二穴七壮，毒左灸右，毒右灸左，遂愈。

愚按：《针灸经》云，曲池二穴在肘外辅骨，曲肘，以手拱胸取之，纹尽处是穴。又治风刺瘾疹，或痒痛，或遍身疼痛，或皮肤顽疥，如虫啮搔之，皮脱成疮，随患人年岁壮数灸之。上部疗肿发背，痈疽，浑身疮毒，小儿丹毒，及瘫痪，四肢拘挛，或红肿疼痛，历节

---

① 斋：原作"齐"，据薛己号"立斋"改。

诸风尤效。

肺疽，一名肺痈。其症之发，盖因心火太盛，克于肺金之故也。得此疾者，无不战寒，鼻塞，咳嗽，口臭，咽干，胸闷，气短，当急灸合谷七壮。甚者吐痰如米粞者，莫治。尤当灸肾俞三七壮，令益肾水，水能克火，火静而金自安也。

愚按：《针灸经》云，合谷二穴，在手大指歧骨间陷中。又治鼻痔，及不闻香臭，牙龈久烂不愈，及风热瘾疹，手背红肿作痛有殊效。凡疮毒久不合，灸此穴各七壮至七七壮，极验。更服托里药。○肾俞二穴，在十四椎下两旁各寸半，与脐平。（见《膀胱经图》）

肩痈在肩上，按之至痛酸半体者是也。甚者令人身热恶寒，当灸太渊穴三七壮，便毒流通而自愈也。

愚按：《发挥》云，太渊二穴，在掌后横纹陷中。又治面上白疔，肺痈，咳嗽，吐脓血，或气攻两乳作痛，及上牙疼，臂痈。治法太渊穴灸七壮。

手太陰肺經圖

癰疽灸經

手陽明大腸經

手陽明起於商陽、二間、三間、合谷、陽谿、偏歷、下廉、三里、上曲池、肘髎、迎香、五里、臂臑、肩髃、巨骨、當天鼎、扶突、禾髎、終於迎香、周流二十穴、復流而已。蓋此經氣血所滯、發之為疽、為癰、為腫、為毒、隨症治之、先疏其滯、何患不痊。

蜂窠疽生於左肩下二寸、其疽之發、先熱後寒、皮赤、四十九竅如蜂窠、急灸三間二七壯、使毒氣無滯。

愚按針灸經云、三間二穴、一名少谷、在手大指、次指本節後內側陷中。

手太阴肺经图（图见上）

手阳明大肠经

　　手阳明起于商阳、二间、三间、合谷、阳溪、偏历、下廉、三里，上曲池、肘髎、迎香①、五里、臂臑、肩髃、巨骨，当天鼎、扶突、禾髎，终于迎香，周流二十穴，复流而已。盖此经气血所滞，发之为疽，为痈，为肿，为毒，随症治之。先疏其滞，何患不痊？

　　蜂窠疽生于左肩下二寸，其疽之发，先热后寒，皮赤，四十九窍如蜂窠。急灸三间二七壮，使毒气无滞。

　　愚按：《针灸经》云，三间二穴，一名少谷，在手大指、次指本节后内侧陷中。

---

①迎香：底本有眉批"迎香疑衍"四字。

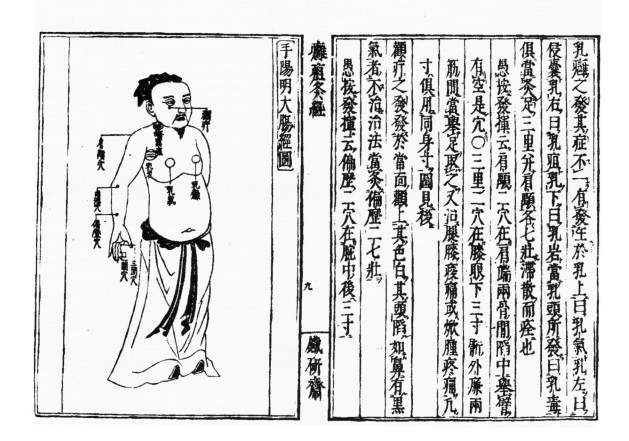

乳痈之发，其症不一，有发生于乳上曰乳气，乳左曰侵囊乳、右曰乳疽，乳下曰乳岩，当乳头所发曰乳毒。俱当灸足三里，并肩髃各七壮，滞散而痊也。

愚按：《发挥》云，肩髃二穴，在肩端两骨间陷中，举臂，有空是穴。○三里二穴，在膝眼下三寸，胻外廉两筋间，当举足取之。又治腿膝酸痛，或㿎肿疼痛。凡寸俱用同身寸，图见后。

颧疔之发，发于当面颧上。其色白，其头陷，如鼻有黑气者不治。治法当灸偏历二七壮。

愚按：《发挥》云，偏历二穴，在腕中后三寸。

手阳明大肠经图（图见上）

足陽明胃經

足陽明經之流行從鼻交頰中旁約大腸之脈下循鼻外上入齒中還出挾口環唇下交承漿頰鼻之山根是也此經起於鼻兩傍迎香穴左右相交為頰過睛明之下循鼻外歷承泣通於伏兔流於巨虛過而注蓋其經之血氣所滯發症多矣法當分而治之髮疽之發發於當面入髮三分是也○鬢疽之發於耳旁入髮者是也○唇癰發於當唇是也○牙癰當牙根之所發於上者牙癰下者牙疽頂起牙者牙疔也或牙縫突肉所起者亦牙疔也治法灸神授二七壯隨人大指上直去骨罅處起用患人手一跨

癰疽灸經 十 鐵研齋

愚考神授穴諸書皆無蓋祕法也

髮疽灸缺盆七壯

愚按針灸經云缺盆二穴一名天蓋在肩下橫骨陷中如瘰癧患在此穴即於此穴灸之亦效

鬢疽灸伏兔七壯

愚按發揮云伏兔二穴在膝上六寸起肉正跪坐而取之一云膝蓋上七寸

唇疽灸犢鼻七壯

愚案針灸經云犢鼻二穴在膝臏下胻骨上骨解

足阳明胃经

足阳明经之流行，从鼻交颏中，旁约大肠之脉，下循鼻外，上入齿中，还处挟口，环唇，下交承浆。颏，鼻之山根是也。此经起于鼻两旁迎香穴，左右相交为颏，过睛明之下，循鼻外，历承泣，通于伏兔，流于巨虚，周流而注。盖其经之血气所滞，发症多矣，法当分而治之。发疽之发，发于当面，入发三分是。○鬓疽之发于耳，旁入鬓者是也。○唇痈发于当唇是也。○牙痈当牙根之所发于上者牙痈，下者牙疽，顶起牙者牙疔也。或牙缝突肉所起者，亦牙疔也。治法灸神授二七壮，随人大指上，直去骨罅处起，用患人手一跨。

愚考：神授穴，诸书皆无，盖秘法也。

发疽灸缺盆七壮。

愚按：《针灸经》云，缺盆二穴，一名天盖，在肩下横骨陷中，如瘰疬患在此穴，即于此穴灸之亦效。

鬓疽灸伏兔七壮。

愚按：《发挥》云，伏兔二穴，在膝上六寸，起肉正跪坐而取之。一云膝盖上七寸。

唇疽灸犊鼻七壮。

愚按：《针灸经》云，犊鼻二穴，在膝膑下，胻骨上，骨解

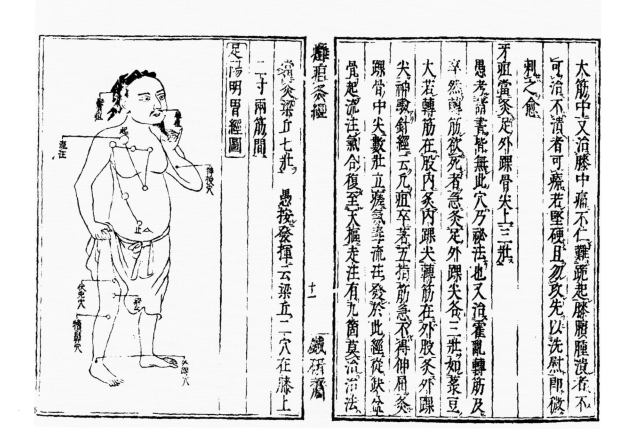

大筋中。又治膝中痛不仁，难跪起。膝髌肿溃者，不可治；不溃者，可疗。若坚硬，且勿攻，先以洗熨，即微刺之愈。

牙疽当灸足外踝骨尖上三壮。

愚考：诸书皆无此穴，乃秘法也。又治霍乱转筋，及卒然转筋欲死者，急灸足外踝尖各三壮，如绿豆大。若转筋在股内，灸内踝尖；转筋在外股，灸外踝尖，神验。《针经》云：凡疽卒著五指，筋急不得伸屈，灸踝骨中尖数壮，立瘥。气毒流注，发于此经，从缺盆骨起，流注气合，复至大枢。走注有九个，莫治。治法当灸梁丘七壮。

愚按：《发挥》云，梁丘二穴，在膝上二寸两筋间。

足阳明胃经图（图见上）

足太陰脾經

愚按針灸經云三毛間即大敦穴也在足大指聚

間

橫瘇發於頎毒當灸足大指端三壯穴在指甲後三毛

魚口疽一名橫疬發於左者曰疬發於右者曰
動脈應手是穴

愚安發揮云箕門二穴在魚腹上越筋間陰股內

也當灸箕門七壯

腹痛之發發於臍下橫而腫微赤甚痛牽引背痛是

愚按發揮云商丘二穴足內踝下微前陷中

是也當灸商丘七壯

髓前衆經

十二

鐵研齋

陰疽之發在足內股其形長其闊二寸許上而發下

易治下而發上難治其色微赤痛甚曲膝不能伸舒

橫骨端的中動脈

愚按發揮云衝門二穴上去大橫五寸在府舍下

腫甚者戰寒小腹痛也當灸衝門二七壯左右同法

對證瀉之腸癰之發於右腸下長五寸許闊三寸微

陽之所行陰行陽二氣之所滯發而為疽其發不一

窍骨後上內踝前廉覈骨今作孤拐骨是也流注衝

足太陰之脈起於足大指之端循指內側白肉際過

足太阴脾经

足太阴之脉，起于足大指之端，循指内侧白肉际过窍骨后，上内踝前廉核骨，今作孤拐骨是也。流注冲阳之所行阴行阳，二气之所滞，发而为疽。其发不一，对证治之。胁痛之发于右胁下，长五寸许，阔三寸，微肿；甚者战寒，小腹痛也。当灸冲门二七壮，左右同法。

愚按：《发挥》云，冲门二穴，上去大横五寸，在府舍下，横骨端的中动脉。

阴疽之发，在足内股，其形长，其阔二寸许。上而发下易治，下而发上难治。其色微赤，痛甚，曲膝不能伸舒是也。当灸商丘七壮。

愚按：《发挥》云，商丘二穴，足内踝下微前陷中。

腹痛之发，发于脐下，横而肿，微赤，甚痛，牵引背痛是也。当灸箕门七壮。

愚按：《发挥》云，箕门二穴，在鱼腹上，越筋间，阴股内，动脉应手是穴。

鱼口疽，一名横疬。发于左者曰疬；发于右者曰鱼口横肿。为便毒。当灸足大指端三壮，穴在指甲后三毛间。

愚按：《针灸经》云，三毛间，即大敦穴也。在足大指聚

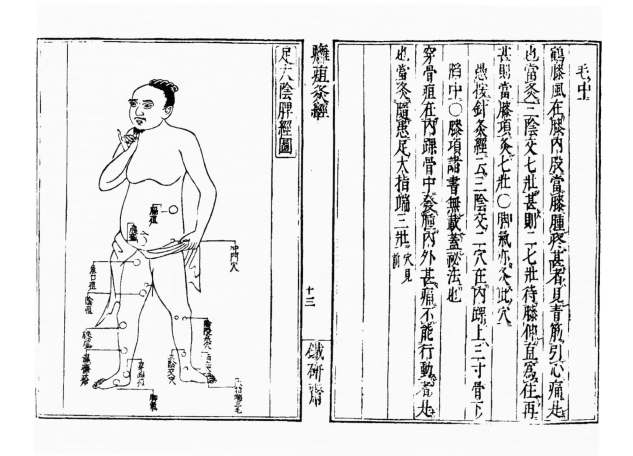

毛中。

　　鹤膝风，在膝内股，当膝肿疼，甚者见青筋，引心痛是也。当灸三阴交七壮，甚则二七壮，待膝伸直为住。再甚则当膝项灸七壮。○脚气亦灸此穴。

　　愚按：《针灸经》云，三阴交二穴，在内踝上三寸骨下陷中。○膝项，诸书无载，盖秘法也。

　　穿骨疽，在内踝骨中，发肿，内外甚痛不能行动者是也。当灸随患足大指端三壮。穴见前。

足太阴脾经图（图见上）

手少阴心经

手少阴之脉，起于心中，出属心系，下膈，络小肠。心系有二，一则于肺相通，而入肺两大叶间；一则由肺叶而下，曲折向后，并脊膂肺络相连，贯脊髓与肾相通，正当七节之间。盖五脏系皆通于心，而心通五脏系也。手少阴经起于心，循任脉之外，属心系，下膈，当脐上二寸分，络小肠，其支也。盖其经气血所滞发症者，六疏通之。

喉痈之发，正于咽喉之下，赤肿连喉，痛甚不能下饮者是也。当灸少冲七壮。

愚按：《针灸经》云，少冲二穴，一名经始，在小指内廉端，去爪甲角如韭叶。又治口舌患疔毒，及舌肿大常治。甚者更针舌青筋出血尤良。

气痈之发，在于胸间乳上二寸，赤肿，痛甚引心者是也。当灸灵道七壮。

愚按：《发挥》云，灵道二穴，在掌后一寸五分。

臑疽之发，正于臂上，连肩青肿，长而坚者是也。当灸小海七壮。

愚按：《针灸经》云，小海二穴，在肘内大骨外，去肘端五分陷中，屈手向头取之。又治腋下瘰疬，不问肿

癰疽灸經

溃並效，臂疼不能伸，及齒齦爛或齒寒，腦風頭痛尤效。

腋疽亦灸少海穴七壯。穴見于前。

穿骨疽之發，正手掌後三寸許，兩筋間大如鶴子，堅如石，按之至骨，痛甚者是也。當灸神門七壯。

愚按：《針灸經》云，神門二穴，一名兌衝，在掌後兌骨端中。

兌疽亦灸神門穴七壯。穴見于前。

喉風、喉閉灸少商、少衝二穴七壯。

愚按：《針灸經》云，少商二穴，在手大指端內側，去爪甲角如韭葉。又云以三棱針刺微出血，泄諸臟熱，湊不宜灸。常用此穴治前證，及懸癰、乳蛾、喉毒、喉風、咽喉腫閉等症，及腮頷忽腫大，喉中閉塞，水粒不下，針之立愈。若有瘀血，或膿作脹，更須針患處，其功甚速。雖暴死，氣未絕，針之亦活。

喉毒懸癰當灸心腧穴，不拘壯數，待寬即止。

愚按：《發揮》云，心腧在背第五椎。

上五　鐵研齋

溃并效。臂疼不能伸，及齿龈烂或齿寒，脑风头痛尤效。

腋疽亦灸少海穴七壮。穴见于前。

穿骨疽之发，正手掌后三寸许，两筋间大如鹤子，坚如石，按之至骨，痛甚者是也。当灸神门七壮。

愚按：《针灸经》云，神门二穴，一名兑冲，在掌后兑骨端中。

兑疽亦灸神门穴七壮。穴见于前。

喉风、喉闭灸少商、少冲二穴七壮。

愚按：《针灸经》云，少商二穴，在手大指端内侧，去爪甲角如韭叶。又云以三棱针刺微出血，泄诸脏热，凑不宜灸。常用此穴治前证，及悬痈、乳蛾、喉毒、喉风、咽喉肿闭等症，及腮颔忽肿大，喉中闭塞，水粒不下，针之立愈。若有瘀血，或脓作胀，更须针患处，其功甚速。虽暴死，气未绝，针之亦活。

喉毒悬痈当灸心腧穴，不拘壮数，待宽即止。

愚按：《发挥》云，心腧在背第五椎。

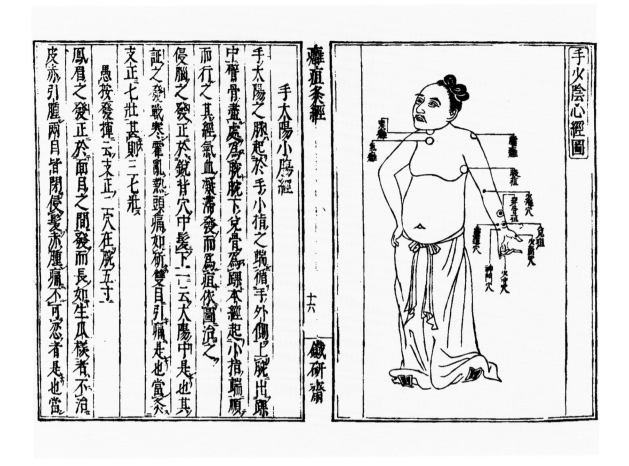

手少阴心经图（图见上）

手太阳小肠经

　　手太阳之脉，起于手小指之端，循手外侧上腕，出踝中臂骨尽处为腕，腕下兑骨为踝。本经起小指端，顺而行之。其经气血凝滞，发而为疽，依图治之。

　　侵脑之发，正于锐背穴中发下，一云大阳中是也。其证之发、战寒、霍乱、热、头痛如斫、双目引痛是也。当灸支正七壮，甚则三七壮。

　　愚按：《发挥》云，支正二穴，在腕五寸。

　　凤眉之发，正于面目之间，发而长，如生瓜樣①者，不治。皮赤引肿，两目皆闭，侵发，赤肿，痛不可忍者是也。当

──────────

①樣：《简易普济良方》卷五附录《痈疽神妙灸经》作"样"。

癰疽瘵經

灸陽谷七壯

愚按發揮云陽谷二穴在手外側腕中兑骨下陷中

黑疔之發在於耳中腫痛連腮赤腫者是也當灸後谿七壯

愚按發揮云後谿二穴在手小指外側本節後陷中

鼻疔之發在於鼻內痛而引腦門不能連氣鼻大如瓶黑者不治連牙不得開者亦不治法當灸腕骨七壯艾如菜豆大

愚按針灸經云腕骨二穴在手外側腕前起骨下陷中

項疽之發在於項中當脊不能回顧腫連兩耳者是也當灸天宗七壯艾如菜豆大

愚按針灸經云天宗二穴在乗風後大骨陷中

肩風之發在於肩上青腫者是也甚者痛連胸脇當灸肩貞七壯

愚按針灸經云肩貞二穴在肩胛下兩骨解間肩髃後陷中

馬口瘡生鼻下腫痛大如馬口當灸掌後五寸半七

灸阳谷七壮。

愚按：《发挥》云，阳谷二穴，在手外侧腕中，兑骨下陷中。

黑疔之发，在于耳中，肿痛、连腮赤肿者是也。当灸后溪七壮。

愚按：《发挥》云，后溪二穴，在手小指外侧本节后陷中。

鼻疔之发，在于鼻内，痛而引脑门，不能连气，鼻大如瓶。黑者不治，连牙不得开者亦不治。法当灸腕骨七壮，艾如绿豆大。

愚按：《针灸经》云，腕骨二穴，在手外侧腕前，起骨下陷中。

项疽之发，在于项中，当脊，不能回顾，肿连两耳者是也。当灸天宗七壮，艾如绿豆大。

愚按：《针灸经》云，天宗二穴，在乘风后大骨陷中。

肩风之发，在于肩上青肿者是也，甚者痛连胸胁。当灸肩贞七壮。

愚按：《针灸经》云，肩贞二穴，在肩胛下两骨解间，肩髃后陷中。

马口疮生鼻下，肿痛大如马口。当灸掌后五寸半七

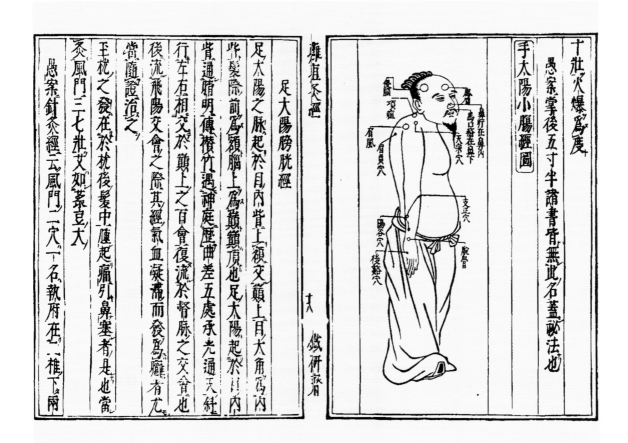

十壮，火爆为度。

愚按：掌后五寸半，诸书皆无此名，盖秘法也。

手太阳小肠经图（图见上）

足太阳膀胱经

足太阳之脉，起于目内眦，上额交巅上，目大角为内眦，发际前为额，脑上为巅，巅，顶也。足太阳起于目内眦，通睛明，传攒竹，遇神庭，历曲差、五处、承光、通天斜行，左右相交于巅上之百会，复流于督脉之交会也，后流飞阳交会之际。其经气血凝滞而发为痈者，尤当随证治之。

玉枕之发，在于枕后发中，肿起，痛引鼻塞者是也。当灸风门三七壮，艾如绿豆大。

愚按：《针灸经》云，风门二穴，一名执府，在二椎下两旁各开寸半。

发疽之生于当背脊外两旁，坚赤而肿，在于膏肓穴相近者是也。治法灸心腧七壮，艾如绿豆大。

愚按：《针灸经》云，心腧二穴，在五椎下两旁各寸半。

背疽之发，其证有五。一曰发背，二曰气发，三曰莲子发，四名荷叶搭，五曰脊发。治之当视其色，赤肿易治，黑陷莫治。须观得症月令，生身则生，克身则死。假如春木青，如疽黄，不治；夏令火，疽反黑，亦不治；余皆仿此。如得疾，急当骑竹马法灸二七壮，委阳二七壮，便毒气疏通而无滞也。

愚按：委阳穴在足腘中，外廉两筋间，屈身取之。治肠风痔漏尤效。○骑竹马所灸之穴，乃心脉所过之地。凡痈疽之疾，皆心气留滞，故生此毒。灸之，则心脉即时流通。如未成脓者即消。虽成脓及溃者，其毒顿减。如穴得真诚，有回生之功。但患者多因取穴不便不肯用此法，故常用隔蒜灸法亦效。如痈疽、发背、疔肿、恶疮一二日至五六日，不问痛否，取大蒜切片如三钱厚，置疮头上，用艾壮于蒜上灸之，三壮换蒜。痛者灸至不痛，不痛者灸至痛，毒气自然随火而散。若疮头多，或肿大者，即用大蒜

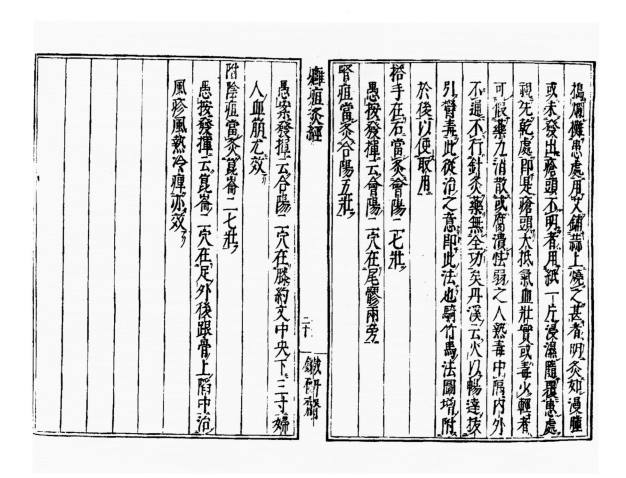

搗爛攤患处，用艾铺蒜上烧之，甚者明灸。如漫肿，或未发出，疮头不明者，用纸一片浸湿，随覆患处，视先干处即是疮头。大抵气血壮实，或毒少轻者，可假药力消散或腐溃。怯弱之人，热毒中隔内外不通不行，针、灸、药无全功矣。丹溪云：火以畅达拔引郁毒，此从治之意，即此法也。骑竹马法图增附于后，以便取用。

搭手在右，当灸会阳二七壮。

愚按：《发挥》云，会阳二穴，在尾髎两旁。

肾疽当灸合阳五壮。

愚按：《发挥》云，合阳二穴，在膝约文中央下三寸。妇人血崩尤效。

附阴疽当灸昆仑二七壮。

愚按：《发挥》云，昆仑二穴，在足外后跟骨上陷中，治风疹、风热、冷痹亦效。

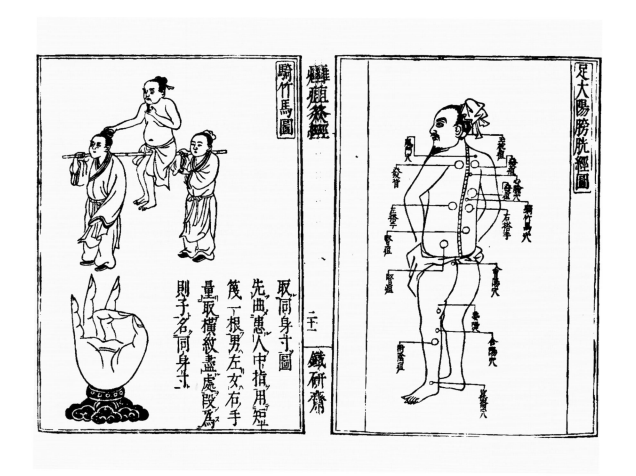

足太阳膀胱经图（图见上）

骑竹马图（图见上）

取同身寸图（图见上）

先曲患人中指，用短篾一根，男左女右手量取横纹尽处，段为则子，名同身寸。

足火陰腎經

癰疽灸經

騎竹馬取穴法
將長篾一根，男左女右，於患人臂腕橫紋處名曲池穴，自穴量至手中指相平，截段為則子。先令病人脫衣，以竹杠一條騎足，兩人前後杠起，足要離地，兩傍更以二人扶定，毋令動搖。卻以前大篾則子竪杠上，從尾間起貼脊量至則子盡處，以墨記之。卻以同身寸則子就於墨記處，兩邊各量一寸半盡處，各以一墨點之，即是灸穴，左右各灸二七壯

足火陰腎之經，腎兩枚，狀如石卵，色黑紫，當胃下兩傍，入脊膂，附脊之節十四椎下，與臍平。其脈起於足小指之下，斜趨足心。又云足火陰起小指之下，斜向至咽喉。其經血氣凝滯，變症有三：一曰心口疽，二曰齒㾞，三曰赫㾞，隨症治之。心口疽在當心兩乳之中者是也。其疽發而先熱後寒，赤腫引背，痛甚。宜灸陰谷三七壯，艾如菉豆大。
愚按針灸經云，陰谷二穴，在膝內輔骨後大筋下，屈膝取之。
齒㾞之發，在臍上五寸許，其形長如鵞子，令人寒戰

骑竹马取穴法

将长篾一根，男左女右，于患人臂肘①横纹处名曲池穴，自穴量至手中指相平，截段为则子。先令病人脱衣，以竹杠一条骑足，两人前后杠起，足要离地，两傍更以二人扶定，毋令动摇。却以前大篾则子竖杠上，从尾间起贴脊量至则子尽处，以墨点记之。却以同身寸则子就于墨记处，两边各量一寸半尽处，各以一墨点之，即是灸穴，左右各灸二七壮。

足少阴肾经

足少阴肾之经，肾两枚，状如石卵，色黑紫，当胃下两旁，入脊膂，附脊之节十四椎下，与脐平。其脉起于足小指之下，斜趋足心。又云足少阴起小指之下，斜向足心之涌泉，上循至咽喉。其经血气凝滞，变症有三：一曰心口疽，二曰齿㾞，三曰赫㾞，随症治之。心口疽在当心两乳之中者是也。其疽发而先热后寒，赤肿引背，痛甚。宜灸阴谷三七壮，艾如绿豆大。

愚按：《针灸经》云，阴谷二穴，在膝内辅骨后大筋下，屈膝取之。

齿㾞之发，在脐上五寸许，其形长如鹅子，令人寒战，

---

① 肘：原作"腕"，据底本眉批"腕当作肘"改。

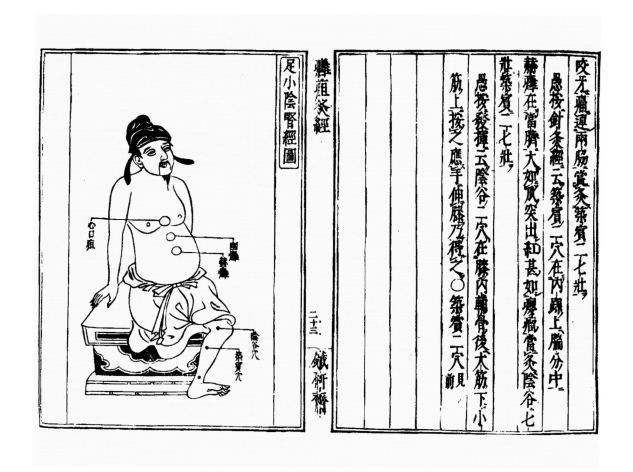

咬牙，痛连两胁。当灸筑宾二七壮。

　　愚按：《针灸经》云，筑宾二穴，在内踝上腨分中。

赫痛在当脐，大如瓜，突出红甚，如瘿瘤。当灸阴谷七壮，筑宾二七壮。

　　愚按：《发挥》云，（阴谷）二穴，在膝内辅骨后大筋下小筋上，按之应手，伸膝乃得之。○筑宾二穴（见前）。

足少阴肾经图（图见上）

手厥陰心包絡經

手厥陰心包絡經起於胸中，出屬心包，下膈，歷絡於三焦，上脘，中脘，臍下一寸爲下焦也。傳之分也。其支循胸出脇，下腋傳於太陰、少陰之間，入肘傳遍，此陽中之陰，陰之陰也。故厥陰之中存陽明之氣，傳注三陰之所。是經血氣凝滯，發之爲毒有六。治法當詳辨之。

胸疽之發，在於兩乳之中上二寸許。發而頭痛，心虛，體倦，其色赤腫，痛引十指者是也。當灸郄門二七壯，艾如綠豆大。

癰疽灸經　二四　鐵研齋

愚按：針灸經云，郄門二穴，在手臂去腕五寸。

肘癰之發於肘尖之上，不能舒伸，令人肩背痛引者是也。當灸間使二七壯。

愚按：發揮云，間使二穴，在掌後三寸兩筋間陷中。又治瘰癧、疥瘡、頑癬及腋腫痛。

蛇頭一疔發于中指甲，當項紫黑色，痛引心腹，甚者令人口青色。急當灸內關二七壯，甚者三七壯。

愚按：發揮云，內關二穴，在掌後去腕二寸。又治銳疽瘰癧。

魚肚之發於中指中節中者，是令人戰寒，痛甚徹骨引。

手厥阴心包络经

手厥阴心包络经起于胸中，出属心包，下膈，历络于三焦，上脘，中脘，脐下一寸为下焦也。传之分也。其支循胸出胁，下腋传于太阴、少阴之间，入肘传遍，此阳中之阴，阴之阴[1]也。故厥阴之中存阳明之气，传注三阴之所。是经血气凝滞，发之为毒有六。治法当详辨之。

胸疽之发，在于两乳之中上二寸许。发而头痛，心虚，体倦，其色赤肿，痛引十指者是也。当灸郄门二七壮，艾如绿豆大。

愚按：《针灸经》云，郄门二穴，在手臂去腕五寸。

肘痛之发于肘尖之上，不能舒伸，令人肩背痛引者是也。当灸间使二七壮。

愚按：《发挥》云，间使二穴，在掌后三寸两筋间陷中。又治瘰瘤、疥疮、顽癣及腋肿痛。

蛇头一疔发于中指甲，当项紫黑色，痛引心腹，甚者令人口青色。急当灸内关二七壮，甚者三七壮。

愚按：《发挥》云，内关二穴，在掌后去腕二寸。又治锐疽瘰疬。

鱼肚之发于中指中节中者，是令人战寒，痛甚彻骨。

①阴之阴：底本有眉批"阴之阴之阴字当作阳字"。

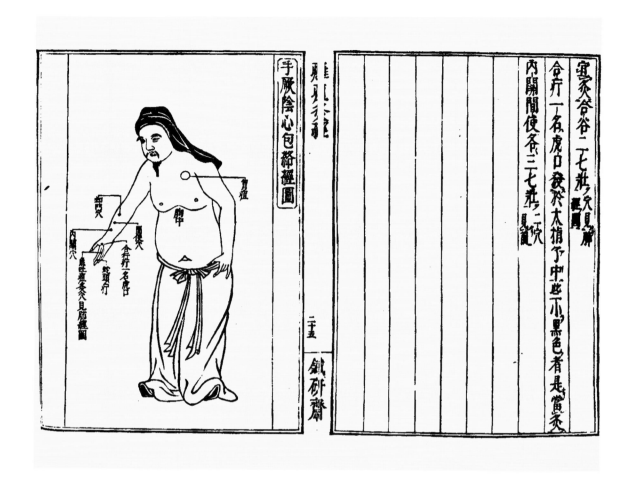

宜灸合谷二七壮。穴见肺经图。

合疗，一名虎口，发于大指节中，些小黑色者是。当灸内关、间使各三七壮二穴见前。

手厥阴心包络经图（图见上）

手少阳三焦经

手少阳三焦之脉，起于手小指、次指之端，上循手表腕，出臂外两骨之间，上贯肘。臂骨尽处为腕，臑尽处为肘。又云手少阳，起于小指、次指端关冲穴，上出次指之间，历腋门，循手表腕之阳池，循至禾髎，系竹咽喉之所，复流不竭。此经气血之滞，发而为患有七，当审治之。

颊疗，在肉颊骨尖高处，是发时寒甚，咬牙口不能开合。治法当灸外关二七壮。

愚按：《发挥》云，外关二穴，在手腕后二寸陷中。

鱼腮之发于耳下平腮中是也，发时连牙通里痛甚。灸四渎三七壮。

愚按：《针灸经》云，四渎二穴，在肘前五寸外廉陷中。

瘰之为证，发于耳前半寸，其形如鸡子，经年不痊，脓水长出是也。当灸天井三七壮。

愚按：《发挥》云，天井二穴，在肘外大骨后上一寸两筋间陷中，屈肘得之。又云曲肘后一寸。又手按膝头取之两筋骨罅。常治五痔、瘰疬亦效。

肩疽发于肩上，引背肿赤。当灸会宗三七壮。

愚按：《发挥》云，会宗二穴，在臂腕后三寸，空中一寸。

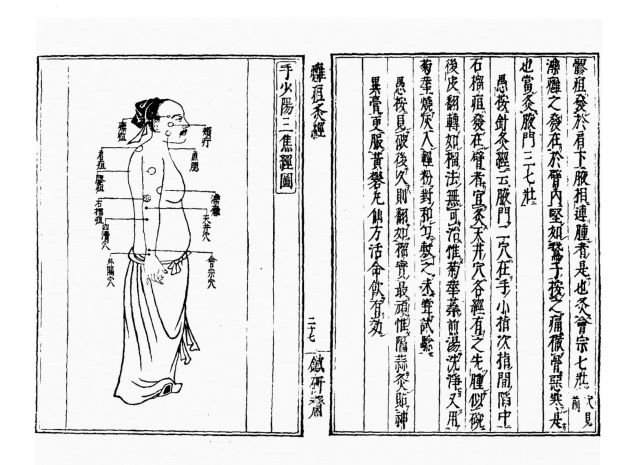

手少陽三焦經圖

髎疽發於肩下，腋相連腫者是也。灸會宗七壯穴見前。

濼癰之發，在於臂內堅如鵞子，按之痛徹骨惡寒，是也當灸腋門三七壯。

愚按針灸經云，腋門二穴在手小指次指間陷中。

石榴疽發在臂者宜灸天井穴各經有之，先腫似碗，後皮翻轉如榴法無可治惟菊莖葉煎湯洗淨又用菊莖燒灰入輕粉對和勻敷之，未嘗試驗。

愚按見破後久則翻如榴實最頑惟隔蒜灸貼神異膏更服黃礬丸仙方活命飲有效。

二七 鐵研齋

髎疽发于肩下，腋相连肿者是也。灸会宗七壮_{穴见前}。

濼痛之发，在于臂内，坚如鹅子，按之痛彻骨，恶寒是也。当灸腋门三七壮。

愚按：《针灸经》云，腋门二穴，在手小指、次指间陷中。

石榴疽发在臂者，宜灸天井穴。各经有之，先肿似碗，后皮翻转如榴，法无可治，惟菊茎药煎汤洗净。又用菊茎烧灰，入轻粉对和匀敷之，未尝试验。

愚按：见破后久则翻如榴实最顽，惟隔蒜灸，贴神异膏，更服黄矾丸、仙方活命饮有效。

手少阳三焦经图（图见上）

足厥阴肝经

足厥阴之脉，起于大指聚毛之上，循足跗上廉，去内踝一寸，足大指甲后为三毛，三毛后横文为聚毛，相去也。足厥阴起于大指聚毛之大敦，循足跗上廉，行间、太冲、蠡沟、阴中、阴器、章门、食窦、云门、百会，周而流注。盖其经气血凝滞，外证之发五；内则有气癖之发，赤甲，肝气之所滞，并附灸法，当审而治之。

咬骨一疽，发于里股，无形作痛，盖毒气在骨中所发也。当灸阴包三七壮。

愚按：《针灸经》云，阴包二穴，在膝上四寸，股内廉两筋间。

透脑一疽，发于当鼻上，如鸡子坚硬，按之痛连心者是也。当灸膝关二七壮。

愚按：《发挥》云，膝关二穴，在犊鼻下二寸陷中。

阴疽之生，在于阴器之左，连阴子肿赤，痛连小腹者是也。当灸中都二七壮。

愚按：《发挥》云，中都二穴，在内踝上七寸胻骨中，肠澼下沫，诸药不应，灸之即止；顽疝，或攻腹作痛更效。

玄疽之生，在于阴器之右，连阴子肿青，痛连两肋者是也。当灸蟊沟三七壮。

愚按：《针灸经》云，蟊沟二穴，足踝上五寸。

裆疽之生，在于阴器之底，连肛、阴子肿赤，痛连腰背者是也。当灸三阴交三七壮。穴见脾经图。

气癖之生，在腹皮里膜外，状如覆杯者是也。当灸章门二七壮。

愚按：《针灸经》云，章门二穴，一名长平，一名胁髎，在大横外，直脐季肋端，侧卧屈上足，伸下足，举臂取之。

坐马痈在阴前后中间，在右名下马痈，在左名上马痈，在内尖头者，名鹳口，能杀人，俱灸膝下外廉，横骨尽处是穴。

愚考：诸书皆无此穴，乃秘法也。

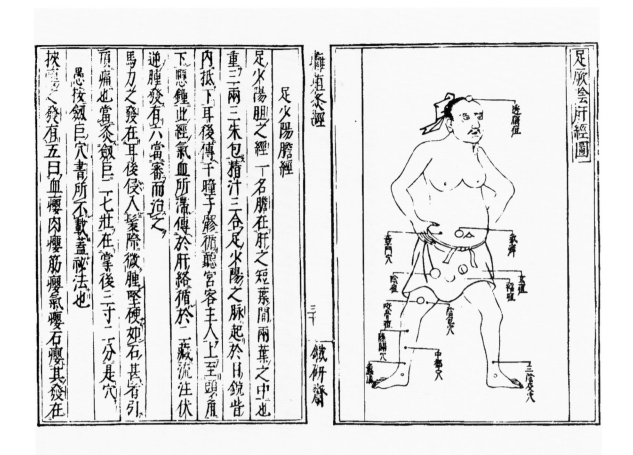

足厥阴肝经图

足厥阴肝经图（图见上）

足少阳胆经

足少阳胆之经。一名胆，在肝之短叶间，两叶之中也，重三两三铢，包精汁三合。足少阳之脉，起于目锐眦内，抵下耳后传于瞳子髎，循听宫、客主人，上至头角，下悬钟。此经气血所滞，传于肝络，循于二脏，流注伏逆，肿发有六，当审而治之。

马力之发，在耳后侵入发际，微肿，坚硬如石，甚者引顶痛也。当灸剑巨二七壮，在掌后三寸二分是穴。

愚按：剑巨穴，书所不载，盖秘法也。

挟瘿之发有五，曰血瘿、肉瘿、筋瘿、气瘿、石瘿。其发在于耳后，下连顶肿起，令人头痛之。甚有偏头痛者，不治。如此疾者，当灸肘尖二七壮。

愚按：诸书肘尖穴无载，盖秘法也。又治肠痈已成脓，即下；未成脓，即消。或下瘀血。孙真人云：肠痈之症，人多不识，治之错则杀人。其证小腹肿而硬，抑之则小便如淋，时或汗出而恶寒，皮肤错纵，腹皮鼓急，甚者转侧有水声，或脐生疮，或脐孔出脓，或大便下脓血。凡有此证，宜速灸两臂肘尖各一百壮，如绿豆大，则大便当大下脓血，立愈。观孙真人云，然愈知此法之妙。又云治瘰疬，连灸三次可除病根。治霍乱欲死，诸药不效者，急灸两肘尖百余壮，如绿豆大，有回生之功。此法令患人端坐，叉手平胸，肘后突出尖骨是穴，医人在患人后灼艾，屡用屡效。

瘰疬之发，于项耳之间累累如贯珠者是也。法当灸金门二壮，掌后三寸半是穴。

愚考：金门穴，诸书不载，乃秘法也，甚效，肩尖亦效。

渊疽之发，发于肋下，久则一窍，有声，如婴儿啼者是也。用膏药或纸贴只不能作声，去纸仍鸣，此之候也。异哉难治，哂不能也。当灸阳陵泉二七壮，声即止而

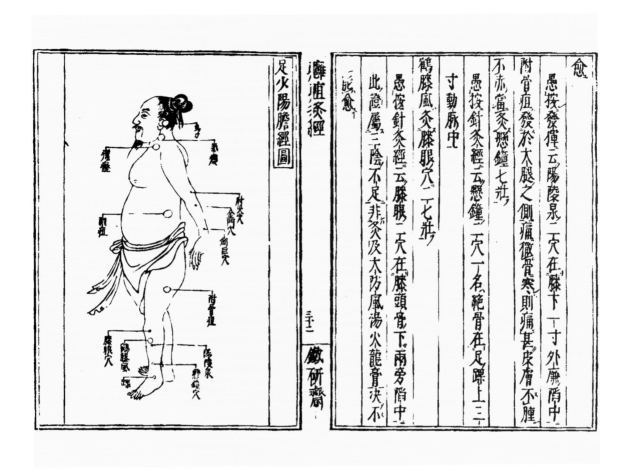

愈

愚按發揮云陽陵泉二穴在膝下一寸外廉陷中

附骨疽發於大腿之側痛徹骨寒則痛甚皮膚不腫不赤當灸懸鐘七壯

愚按針灸經云懸鐘二穴一名絕骨在足踝上三寸動脈中

鶴膝風灸膝眼穴二七壯

愚按針灸經云膝眼二穴在膝頭骨下兩旁陷中此證屬三陰不足非灸及大防風湯火龍膏決不能愈

愈。

愚按：《发挥》云，阳陵泉二穴，在膝下一寸外廉陷中。

附骨疽发于大腿之侧，痛彻骨，寒则痛甚，皮肤不肿不赤。当灸悬钟七壮。

愚按：《针灸经》云，悬钟二穴，一名绝骨，在足踝上三寸动脉中。

鹤膝风，灸膝眼穴二七壮。

愚按：《针灸经》云，膝眼二穴，在膝头骨下两旁陷中。此证属三阴不足，非灸及大防风汤、火龙膏决不能愈。

足少阳胆经图（图见上）

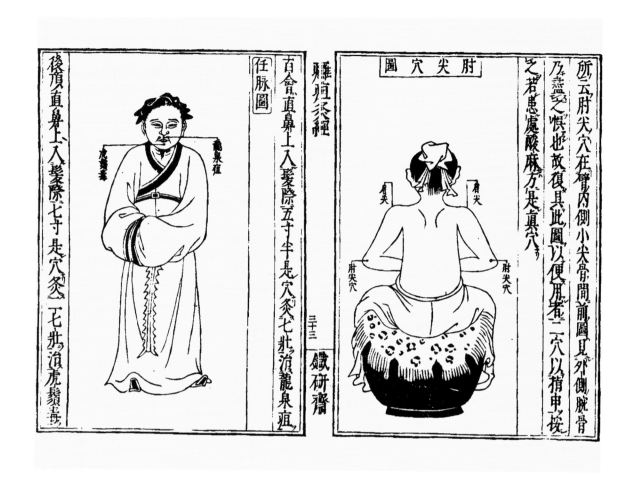

所云肘尖穴，在臂内侧小尖骨间，前图见外侧腕骨，乃尽之惧也。故复具此图，以便用者。二穴以指甲按之，若患处酸麻方是真穴。

肘尖穴图（图见上）

百会直鼻上入发际五寸半是穴。灸七壮，治龙泉疽。

任脉图（图见上）

后顶直鼻上入发际七寸是穴。灸二七壮，治虎须毒。

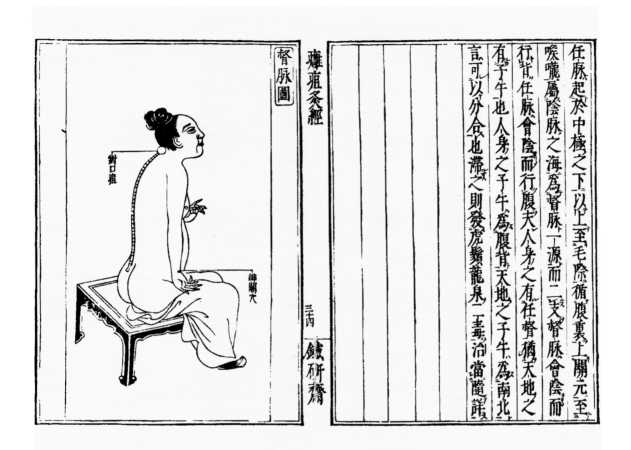

任脉起于中极之下，以上至毛际，循腹里上开元至喉咙，属阴脉之海，为督脉一源而二支。督脉会阴而行背，任脉会阴而行腹。夫人身之有任督，犹天地之有子午也。人身之子午为腹背，天地之子午为南北，言可以分合也。滞之则发虎须、龙泉二毒，治当随详。

督脉图（图见上）

督脉起于下极之俞，两阴之间屏翳处也。屏翳筋间为篡，篡内深处为下极，督脉之始也。滞惟发于鱼尾，令人言对口疽是也。当灸神关二七壮。

　　愚考：诸书无此穴，盖秘法也。

　　六腑不和所生为痈，五脏不调所生为疽。

　　阳滞于阴则为痈，阴滞于阳则生疽。

看内痈疽诀法

　　痈疽生于外可见，内者难治。况隐于脏腑者，宜乎详审。生于背看俞穴，生于腹内当看募穴。

　　中府穴在乳上三肋间，手太阴肺经募。此穴处隐隐痛而不已者，肺中生痈疽也，穴痛处内觉微凸起者是也。咳嗽，喉中醒臭，吐痰黄色如米粞，槐若抱坏鸡子臭，或吐痰瘀血、秽血此内溃也。初起先以小青龙汤发散之，方在仲景书，次以各药。凡内痈疽俱在大便出脓血，惟肺痈从口出脓血。经云：脓尽则愈，脓尽则死常治溃后脉短涩者生，脉洪大者死。其心膈之疽在气分，属上焦，宜瓜蒌饮子、拔毒饮；在肚腹，属中焦、下焦气血之分，宜桃仁承气汤、薏苡仁汤治之。

　　巨阙穴在心窝下，蔽骨下一寸，足阳明胃经之募。在手厥阴心包络地，方起于胸中，此处隐隐内痛，心生

三十六 鐵研齋

天樞穴在臍旁二寸足陽明胃經內痛不已大腸生

京門穴在肋下季肋本足少陽膽經之募穴內痛不
止痛處肉微凸起者腎生癰疽也

中脘穴在臍上四寸足陽明胃經之募穴內痛不已
生癰疽也痛處肉微凸起者是也

章門穴在季肋端足厥陰肝經之募穴內隱痛不已
脾生癰疽也痛處微凸起者是也

期門穴在乳下兩肋端足厥陰肝經之募穴處隱隱
內痛肝生癰疽也痛處肉微凸起者是也

癰疽起痛處肉微凸起者是也

愚按內癰諸穴具圖于後以便考驗

可下有血脈洪數膿已成身無熱腹無積按之濡為癰

則濡小便如淋不調發熱無汗惡寒脈遲緊膿未成

凡心之下內癰疽腹皮皆甲錯內如刀刺腹急按之

生癰痛處肉微凸起者是也

關元穴在臍下三寸足陽明胃經穴內痛不已小腸

微凸起三焦生癰乃膀胱之毒也

丹田穴在臍下一寸足陽明胃經穴處內痛不已肉

癰疽也痛處肉微凸起者是也

痛疽也，痛处肉微凸起者是也。

期门穴在乳下两肋端，足厥阴肝经之募。穴处隐隐内痛，肝生痛疽也。痛处肉微凸起者是也。

章门穴在季胁端，足厥阴肝经之募。穴内隐痛不已，脾生痛疽也。痛处微凸起者是也。

中脘穴在脐上四寸，足阳明胃经之募。穴内痛不已，胃生痛疽也。痛处肉微凸起者是也。

京门穴在胁下季胁本，足少阳胆经之募。穴内痛不止，痛处肉微凸起者。肾生痛疽也。

天枢穴在脐旁二寸，足阳明胃经内痛不已，大肠生痛疽也。痛处肉微凸起者是也。

丹田穴在脐下二寸，足阳明胃经。穴处内痛不已，肉微凸起，三焦生痛，乃膀胱之毒也。

关元穴在脐下三寸，足阳明胃经，穴内痛不已，小肠生痛，痛处肉微凸起者是也。

凡心之下内痛疽，腹皮皆甲错，内如刀刺腹，急按之则濡。小便如淋不调，发热，无汗，恶寒，脉迟紧。脓未成，可下有血，脉洪数；脓已成，身无热，腹无积，按之濡，为痛。

愚按：内痛诸穴具图于后，以便考验。

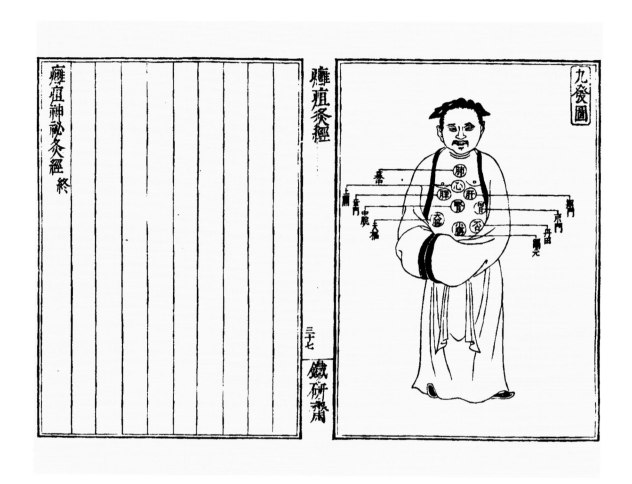

九发图（图见上）

痈疽神秘灸经终

己校補而與《神驗方》併而鋟之一
謂二十四種之中不採此書特撝
神驗方其意何也此蓋有禆于兩
家豈第他書之比哉然却脱此然
則果出好事者之手而非薛氏家
之意欤余讀書之暇嘗把此書校

癰疽灸經

己氏所校選之書有二十四種
者或有二十種者又有十六種
蓋此薛氏之意而門生為類聚而
某之邪抑出後世好事之採摘邪
有疑於此之在神驗灸經者初薛

神驗灸經跋

鐵研齋

神验灸经跋

薛己氏所校选之书，有二十四种者，或有二十种者，或又有十六种。盖此薛氏之意，而门生为类聚而成之邪？抑出后世好事之采摘邪？有疑于此之在《神验灸经》者，初薛己校补而与《神验方》并而锓之。所谓二十四种之中不采此书，特撝《神验方》，其意何也？此盖有禆于两家，岂第他书之比哉！然却脱此，然则果出好事者之手，而非薛氏家之意欤？余读书之暇，尝把此书校

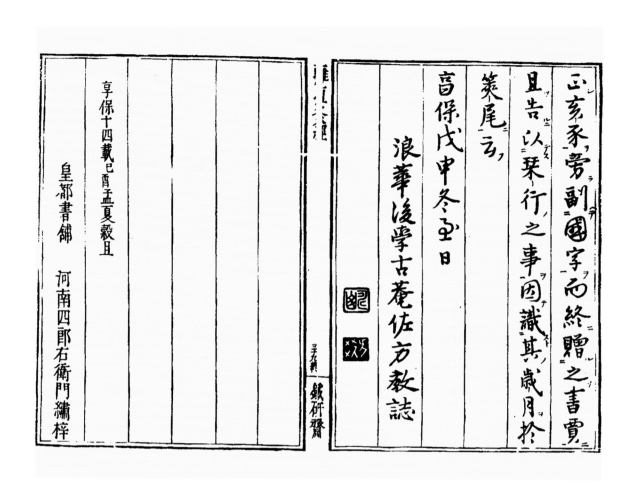

正亥豕，旁副国字，而终赠之书贾，且告以刊行之事。因识其岁月于笑尾云。

享保戊申冬至日

浪华后学古庵佐方教志

享保十四载己酉孟夏谷且

皇都书铺 河南四郎右卫门绣梓

《采艾编》三卷，灸法专著，清代岭南叶广祚（字绪维，别字畇倩，号茶山先生）撰，约成书于清康熙七年（1668）。全书收载经穴358个，未载"中枢""督俞""急脉"等，经外奇穴5个，论述禁灸穴42个，慎灸穴8个，他书载禁灸而是书可灸穴6个；并且经穴起止行经及灸穴证治亦与他书有所不同。论述崇尚灸法，几乎所有病症均单纯以灸法治疗，以极力提倡热证用灸为特色；学术上能知源识流，知常达变，上溯《内》《难》《伤寒》《脉经》《外台》等医经典籍，下及明代诸家；重视前贤治病求本，审症求因，审因论治思想；临证尤重望闻问三诊而不偏倚切诊；临床善于治外感热病，对岭南常见病、多发病，如伤寒、热病、暑病、火症尤有心得；长于内科杂症，对热证用灸颇为专擅；对于儿科证治强调先天禀赋与后天调护，诸般热证，亦主用灸；外科痈疮肿毒提倡及早用灸，以散热毒。本书书影为清嘉庆间旧抄本。

卒死　痰厥　食厥　中湿
霍乱　消渴　痞满　健忘　补益　痼冷

翻胃　呕吐　肺痈　郁症　怔忡　失血　瘟疫　眩晕　劳伤　中气

吞酸　恶心　肺痿　痰饮　虚烦　虚劳　疟症　中恶　房劳　中火

中湿　　　中气　　　中火
食厥　　　劳伤　　　房劳
痰厥　　　眩晕　　　中恶
卒死　　　瘟疫　　　疟症
痼冷　　　失血　　　虚劳
补益　　　怔忡　　　虚烦
健忘　　　郁症　　　痰饮
痞满　　　肺痈　　　肺痿
消渴　　　呕吐　　　恶心
霍乱　　　翻胃　　　吞酸

嘈雜　　　内傷　　　積聚
鼓脹　　　水腫　　　五疸
痹痛　　　脚氣　　　痿躄
麻木　　　頭部　　　面腫
眼科　　　耳病　　　鼻病
唇舌　　　牙齒　　　咽喉
咳嗽　　　吼喘　　　喘逆
咳逆　　　心疼　　　腹痛
腰痛　　　脇痛　　　臂痛
皆痛　　　痛風

汇引

此艺为贵介所鄙，童稚所畏，女妇所难。恒时厌而不用，及医不能愈，病患已剧。本人不知人事，床席秽恶，不得已乃相召。如大人则尚可以商量，幼童则症候已甚，妇流则嫌疑束缩，而本人则呻吟苦楚。有宁病不灸之色，童子则骂詈拒避，女流则闪缩畏羞，而亲属又姑惜不断。为掌火者，非悔其来之差，则顺其意之所通，多者少之，要者省之。吾祖云：自爱不惜痛，惜痛不自爱。此为病者及其亲属之人言之也。济人不贬法，伸法始济人，此为掌火者言之也。又有说焉，火行必兴病，攻伐症候辛艰，乃始克敌，则轻病亦或一日已周乃平复，或二日乃奏功。而贵介之家，以为瞑眩不耐，时刻难捱，又思另寻医药；而医家或以为火治无功，需药调停。一则以为枉灸益深，及今宜药，或以为误用下策，此乃回天；至病人为药所误，则曰此灸先之灾，不可活也；或病人得药而愈，则曰此非药则不挽也。有平心知其意者，亦曰此两行而有济也。至论功行赏，知为火药平施者，亦谓医家诊视有常礼，拈药有料价，而灸者仅一炬焦肉，待为下客。又或疮疤肿痛，咨怨骂笑，以为美谈。两两较量，医家一诊即回，省侍立之劳。

暑则通身一汗，寒则足冷身颤，劳逸殊悬，万万不可从事此道。要以存心爱物，自利为先。重于已以自持，慎于往以博济。而凡业此者，人宜博习医书，疏明脉理，资其高论，以兼通于病名病因，而经络分明，症治得当。勿以人为尝视试，勿以术为泛投，勿详于富贵而略于贫贱；贫贱之人，心无别营，笃信而谨调之，尚能见效，以成我广惠之本，心易易也。

凡灸火之后，慎起居，戒房色，禁肥腻，平恼怒，慎药饵。或待一日，而乃饮食；或迟二日，而乃食咸，且酱瓜；或至三五日，乃食精肉之汤；或待六七日，乃食饭及鱼菜，一一听信，始能度其余病。若何全愈，若何而加火，或息兵不用。其或姑息而恐其饥瘦，或性饕而急思杂食，或多欲而隐有房劳，或喜欣而多言妄动。冒寒冲暑，揭被卸衫，恣饮婪食，营田问舍，种种不慎，以触六淫，以逆七情，废前功而失后效。且如劳伤等病，调治需年，血气之愆，年复计月，淡食节欲，又非旬日为期。此在病者，莫之或知；而在治病者，要先审定，而后从事可也。若乃贫苦之人，宁耐久火，亦宜谕令谨慎。太劳太饥，以次习试。而童幼则责在父母，褓褓则戒在乳媪，皆业术者当为预防云。

余尝偶占一联：火攻虽出下策，勿药窃比中医。当海上扁舟，山中蓬户，道周逆旅，固云无药可调，且风寒暴戾，痈疽骤发，迟之顷刻，舛错决裂，囊中陈草，亦时为帝。

治病先识病名，遇物能名者，心知其意也。审所由来，正其号以匡救之。得之望闻问，已洞然于中；乃参以诊法，约而鲜失，否则徒施炮烙，岂不贻笑大方哉？著百病缘起于前，准诸药之按经补泻，而代以火攻。其功与徙薪曲突正相等耳。每见方脉于危笃之症，间以艾炷济之，曰舍此无策，是谓焦头烂额，又参客坐矣。虽然，三年之艾，亦犹行古之道也。

诸书论身为小天地，五行、五常、五运、六气、四时、八脉及三部九候、七表八里，同异互角，譬诸屠龙，真实作用，存平易简。《医鉴》一书，可谓节约。犹惧其剖析几微，难于措手。夫用药之方，至十余种，或二三十种。犹之壮数，多见其瀿繁也。随病立方，不泥一辙。今撷比如左，图上之骥，云中之扇也。悟者当自得之。

用艾如用药，谁其信之。火以气行，热症从其类而发越，寒气夺其势而匡扶，湿气疏其滞而渗泄，暑气平其甚而安和。且如肾病足疾，药力难到之地，可以直捣；积瘤凤疬，攻治既穷之余，可以力祛。此皆有予夺扩清之成算也。至如艾炷补泻之术，以言乎内功，则夫妇、兄弟、君臣、母子，俱有调停安戢之略。以言乎壮数，则自上而下，以少领多，围师必缺，俱有扼要出奇之计。以言乎灼艾，则先泻后补，先补后泻，先本后标，俱有温凉迟速之用。以言乎尺寸，则节有疏密，体有立卧，络[1]邪正，俱有迟回审固之方。以言乎权变，则昏偃勿动，暴仆勿惊，危笃勿怖，俱有扶危持颠之理。昔雷公问于黄帝，告以三百六十五穴，分十二经。而治病之法，陷则灸之。至于盛则用泻，虚则用补，热则用疾，寒则用迟，此针法也。若代以灸，则补留为灸之正法，疾寒为权法。疾者小炷而急去之，泻者半炷而中剔之。丹溪云：

---

①络：此下似脱"有"字。

补火至肉，泻不至肉，即除之。用口吹风主散。徐春甫云：虚者灸之，藉火气以助元阳也；实者灸之，使实邪从火气而发散也；寒者灸之，使其气复充也；热者灸之，以类相从，疏郁热之气外发，火就燥之义也。况乃补母泻子，至理存焉。概以火攻，等于炮烙，亦未睹上古圣人前民之意也。

中风、中寒，此可立苏，胜于通关回阳之剂。伤寒不论久近，灸之可防传变，以致暑湿诸疾。眼科、外科童、妇科，咸有成法，至疮科，则分野宜辨。积渐宜审，早暮宜酌，凡皆不可为典要也。

风寒诸症，自肌肤而腠理、而腑脏，辨之于早，治其阳分，如手足皆辏，皆可发散；或预治腹里，亦可防其躏入，此亦稳便之法。至头有病而足取之，左有病而右取之，不泥一辙，俗每有危急，便将头面丛灸，阳气一线，如余烬上焚，灶中暖气遂尽。至如四肢通，则腹背遂；元阳壮，则肢体安。又如老少不同治，忧乐不同感，贵贱不同食，南北不同禀，冬夏不同候，深浅不同症。攻之、和之、抑之、扬之、顺之、夺之、急之、缓之、补之、泻之，得之于心。寓之于艺，世之业医者，未可庄语[1]，要各行其所见尔矣。近刻医书，惟《医鉴》脉症详要，门类剖晰。兹灸治因

①庄语：庄重的话语。典出《庄子·杂篇·天下》："以天下为沉浊，不可与庄语"。

其序，次于本症参合发明附载。所用灸穴，切当者以少治多，交持者以彼击此，要害者以逸代劳。近足难以穿履，当面羞于痕靥。脊髀骨窍，难于卧转，女子石门之刺，有妊阴交之泻。取风池，妨近于哑门；灸合阳，以避乎委中；蒸神阙，以代乎气海。可以类推，至如经络同，而举一可以连三。腑脏合，而居阳可以治阴；头足应，而导下可以安上；背腹通，而治内可以攘外；前后异，而扶本可以定标；荣卫衰，而补气可以生血。姑为拈出，未易名言。

法可行，则不贬我法。如主治之穴法，三五九壮；远年之疾，三五十壮。惜痛者勿能也，否则不任其咎。

火生表汗，而凉下之药碍之；火主平解，而温热之药持之；火主疏导，而稳滞之药锢之。火一日夜乃周，再日夜乃复。周且复，乃卸甲偃戈，其进战也。有自来，其振旅也有攸往，而或为药中断。为药行间，皆为掣肘。非高语火攻，訾诋药饵也。火之温凉补泻，下士笑之，且火以虚为体，以神为用。自一经而达交经，自一节而传四体，祛其外寇，平其营垒，荡其境土，疏其山川，修其国邑，宽其耕稼，成其训迪，非一朝一夕之效。而一暴即寒，既往复疑，岂能奏捷？

推算家言命不言药，岐黄家言药不言命，其所遇之早暮，所治之能否，所克尽者，虽曰人事，是有天道。知此者可以治人，可以事天。

识病之名，定其名，知其所由，察其所兼，乃可正其法度，此须博涉诸书，身历见其效验，乃能辨此。如风寒则有伤中之异，积聚有久乍之殊，痞块有虚实之分，痈疽有凸凹之别。难以枚举，留心此技者，多所见，少所怪。如有体认未真，尚当参稽求信。

表里之法，如病在三阳，则火攻其表，以发散之；病入三阴，则火攻其里，以平下之。直捣汛地，捷于执圭引导。讲信修睦，先礼后兵。要亦廉而不刿，威而不猛。约取而慎守之。语曰：师之所处，荆棘生焉，毋轻敌，毋好战，此伐谋之算也。病人阳开而上盈，拙工又加火于诸阳之会，则瞑眩益甚。或病在腹里，而徒治其肩背；或守在四肢，而仅理其盘错；或敌已深入，而尚守边隅；或寇仅侵疆，而空国以行；或积弱不振，根据已久，而犹豫狐疑，不能以战为守，大举徒存，斯又非制胜之全略也。

补泻之法，虚则补其母，如肾病则补肺金。艾炷行补法也。邪气实则泻其子，如肾有邪则泻肝木经也。至先泻后补，先补后泻，在酌而行之。凡艾将尽则剔去，以气吹之。或无热邪，则不必吹剔，后徐加以炷，炷火尽乃已，为补，而温凉之用寓此矣。

太素者，质之始也。有质乃有病，黄帝坐明堂以答诸问，旧云十八篇，《针经》九卷、《素问》九卷。王冰名为《灵枢》，即《内经》也。汉·张仲景，西晋·王叔和本此。后存八卷，少七卷。随①全元起云：王冰取《阴阳大论》补之，分为二十四卷。此医家方脉之原始也。

《素问》而外，《难经》《脉诀》《脉经》，皆与《铜人》相发明。至于医学诸书，都为注脚。而奇经八脉，亦为针刀开便门耳。近有绥安宁一玉著《析骨分经》，于全体部位窾窍，筋络分五，印沙指掌②，拟全录而类附之，并补所未备。如膺部止属胃，未载二行属肾也。向在汝阴，得赵氏《医贯》，洞发《内经》之旨，至谓人心之精

①随：疑为"隋"之讹。全元起为南北朝至隋唐间医家。
②印沙指掌：即"画沙指掌"，指了然于心，尽在掌握。

神在腎，似以意志并合。近读章本清先生
《图书编》，从《素问》看出七节小心，不
通于肾，为之两家冰释，且具全图。括经
络穿贯，越人、叔和气运跷维诸家，洵是
三才淹通，九流条贯者耶。间撷其要义，
以志蓍蔡此与下既济之义相合。《说郛》载
王文禄《医先》一帙，引黄岐问答，地在
天中，大气举之，辟丹溪气有余之说，取
东垣补脾之论。又引朱参元诠病字，以为
水火中隔，如仙家火降水升，既济则不
病，故知灸之为术，以火济火，尚陈久之
艾者，取其下行也，而治病之方，可以引
伸矣。

《明堂铜人图》，治病之准绳，先全
图，次分腑脏俞穴，次

明经络分合，次列症候源委，岐黄以为宗，诸家以为考，窦、徐各氏以为断。

古以神圣工巧，署望闻问切，后人只亿中于脉，此犹堪舆家，专论卦例也。名手大抵无精，托言遗其耳目，殆英雄欺人耳。灸法略于诊候，而审于声色，即部候亦要而不烦。歧路之中，不复歧路。听言观眸，问辨无断，卑之毋高论。

诊视为第一要义，要望闻问，反居切之上。昔贤如苏眉山直以病由先说，乃令诊脉，诚卓见也。不谙部位，岂足救人？粤考古人所称，与叔和互有同异，何适而可，要以上、中、下三部则不易，浮、中、沉则易知。理取易简，意为消息。若乃歧中又歧，无烦逐影。兹所采择，每以直捷为宗。

《内经》所载，针法八九，灸法四五。汤醴之载，十之二三。或谓上古之人，善于保护，风邪自外侵肤，砭艾可散。后世病从内生，非药不胜，要以皮毛丝络，渐达经脉，内连五脏，散于肠胃。阴阳俱盛，五脏乃伤，未可以季世而废古法也。

徐春甫曰：古人针灸，并载卷首，以其有神速功。今人畏而不用，为医殆亦鲜精，吾宁去彼取此。

許胤宗曰：脉候幽而难明，世人以情度病，多其物以幸其功，如广络原野，以希兽之投罗，术亦疏矣。一药独得，他味相制，此难愈之验也。虚拟良剂，无益于世，是以不著方书。《外台秘要》谓针多误人，故专主灸，孙兆独然其说。

《内经·天元纪》曰：凡治病者，应天为天符，应岁为岁直，三合为治，亢则害。承乃制，必先岁气，无伐天和。此以岁运所胜，所不胜为调燮也。至于以时令言，则曰春肝木，胜长夏脾土，夏胜冬，冬胜夏，夏胜秋，秋复胜春，此又以时令为调燮也。至月之干支，则曰春寅为三焦，卯为大肠，辰为小肠，巳为包络，午为心，未为肺，申为胆，酉为胃，戌为肺，亥为肝，子为肾，丑为脾，此与十二经位所占支干，及十二时所历脉络之支干，又互异也。至以日干言之，如春以甲乙日得之，为肝风；夏以丙丁日得之，为心风。又如疟疾，以子午卯酉得之属肾。又如灵龟八法，皆以日午起甲子，从日得时，而取井俞，皆以日为纪者也。至如一日之早暮，平旦为阳之阴，日中为阳之阳，午后为阴之阳，入夜为阴之阴。如肝病则平旦慧，以其木旺也；心病则日中慧，火旺也。以一日分四候，应五行，协四时。又如昼行阳分，足三阳；夜行阴分，足三阴。自肾注心，心注肺，肺注肝，肝注脾，脾注肾，为一日一周。此《难经》以日为纪，言昼则气用事，夜则血用事者也。至古脉，以年月日时为经，以弦钩毛石为候，而人迎在头颈，气口在两手，命门在脊中而三部之寸關尺歷本部而前中後之按本部而浮中沉之各得九候而莫適所據也至王叔和會古脈而分配左右君臣相制子母相生諸家譏其三焦命門割裂強附而尊生經註女人反此以左尺肺與大腸右尺為心小腸又何相刺謬也至於四字六字九道七表八裏復演為二十餘字舉古脈之弦洪浮實雜別為諸脈病候何也此准於天和氣運之旨其同異又何如也是編紀時則暑天道遠有應有不應也辨脈則約先之以望聞問次乃及切蓋謂脈之大小滑濇浮沉可以指別五臟之象可以類推五行相因可以意識五色微診可以目察五聲呼吸可以耳辨也所謂度上度下脈因事格也若槩不問憂樂之

中。而三部之寸关尺，历本部而前中后之。按本部而浮中沉之，各得九候，而莫适所据也。至王叔和会古脉而分配左右，君臣相制，子母相生，诸家讥其三焦命门，割裂强附，而《尊生经》注：女人反此，以左尺肺与大肠，右尺为心小肠，又何相刺谬也。至于四字、六字、九道、七表、八里，复演为二十余字。举古脉之弦洪浮实，杂别为诸脉病候，何也？此准于天和气运之旨，其同异又何如也？是编纪时则略，天道远，有应有不应也。辨脉则约，先之以望闻问，次乃及切。盖谓脉之大小滑涩浮沉，可以指别；五脏之象，可以类推；五行相因，可以意识；五色征诊，可以目察；五声呼吸，可以耳辨也。所谓度上度下，脉因事格也。若概不问忧乐之先後飲食之失節起居之過度卒持寸口何病能中古之人有言之者後之術家可以不侈見垣也卑而無夸約而鮮失此采艾編之所為立義也 膠柱鼓瑟之輩祈早讀是細玩是義

條例

衣之有條而律之有例條以別其端緒例以準其變通如察本人氣色脈理參之本編症候當屬何經受病且兼何經得症則逐所分屬門户其中彙載治穴或一病而腑臟數經皆有關係則酌主何經而專治之參取何經而佐治之且一經而紀數穴則酌取何穴而專治之參取一穴而佐治之主治者多其壯數佐治者從省或治其手以提其足或治其腹足而瀉其腹或攻

先后，饮食之失节，起居之过度，卒持寸口，何病能中？古之人有言之者，后之术家，可以不侈见垣也。卑而无夸，约而鲜失。此《采艾编》之所为立义也。胶柱鼓瑟之辈，祈早读是，细玩是义。

条例

衣之有条，而律之有例。条以别其端绪，例以准其变通。如察本人气色脉理，参之本编症候，当属何经受病。且兼何经得症，则逐所分属门户。其中汇载治穴，或一病而腑脏数经，皆有关系。则酌主何经而专治之，参取何经而佐治之。且一经而纪数穴，则酌取何穴而专治之。参取一穴而佐治之。主治者多其壮数，佐治者从省，或治其手以提其足；或治其足，而泻其腹。或攻其背，而治其表；或补其腹，而治其里；或分疏在四肢，或倍养在督任。深浅不同候，寒热不同症，衰旺不同时，缓急不同法，爰著条例，以悟筌蹄。

大人之望闻问切，与幼童大同而小异。幼童之癫痫寒热，与大人情异而理同。妇女之瘕疝虚劳，与男子脉似而经别。外科之虚实部位，与内科脉合而候殊。比而栉之，缕而析之，此道须洞见肢络。贯通窾会，不似药剂揣摩。假之圭璋，亦为引导，托之国老，以为调停也。但见地未明，寻求未确，则勿以术为尝试。此又读是编者所当慎于攸往云。

采艾考

诗曰：彼采艾兮，一日不见，如三岁兮。三岁，犹孟氏所言，求三年之艾也。新采则气上达，久蓄气乃下行，是以陈而弥贵。《楚辞》曰：服艾以盈腰兮，谓幽兰其不可佩。孔蕃之《艾赋》曰：艾正而贱，兰妖而珍。良药弗达，妙针莫宣。奇草急病，靡身挺烟。治匪君臣，得用神火。《尔雅》曰：艾，冰台也，削冰至圆以向日，用艾承其影则得火，此水火相涵之理也。《尔雅翼》曰：庶草治百病，各有所宜。惟艾可以灸疾，故名医草。《埤雅》曰：艾，一名灸草。《字说》曰：艾可疗疾，经久而弥善。艾者，长也，又历也。医用灸，以一灼为一壮。壮者，以壮年之人，准此为数。至老幼羸弱，量减之也。西王母曰：神仙药有灵丛艾。《本草》曰：艾，凡山野皆产，以苗短者为良。盖谓地硗而性倍冽也。其味苦，生则寒而熟则温。阴中之阳，无毒。世俗专尚蕲州，而误以叶圆背白、有芒之九牛草当之此草。以灸风湿痹痛积聚，常效。以其辛窜，通利关窍，与艾相似。而要之诗人所采，未尝向楚泽而求也。

灸病看其艾痕，四围红润者吉，焦黑者血气不运，非羸弱则坏症，至疮发浓溢，所以疏风泄毒，退热消积，勿速求其结靥。且筋血痞块肿痛等疾，尤宜内食补血疏风散毒之物以表散，使从疮口出之；且有疮口已结，仍须再灸，以尽泄其毒气者。所用膏药，先用拔毒，次用生肌，间用生艾煎水洗之，从其类也。

析骨分經 綏新甯一玉著 古新州葉廣祚參

頭△朱 二行△光 三行△旦 腦中△朱 旁△光 囟△朱 眉△光 面面目鼻多△田 頰至銳眥△小 頰至下縫△田 頞鼻莖△田 鼻鼻孔△大 口脾竅 唇唇內上下△干 唇外上下△大△田 目肝竅 上下胞△卑 紅眥△心 綠睛△干 白睛△市 瞳人△臣 目系△干 眥內△光 銳△小 顴△小 腮顴下△田 頤頷下△田 牙大者骨之餘 齒前小為齒 乃腎之表 齦上△田 下△大 舌胎△心 根△卑 下△臣 咽後喉為咽 納水穀於腑 喉肺之脘 通五臟 前△田 後△干 厭會厭為吸門 出聲 頰耳下曲處△大 頸頭頸骨 耳腎之竅 巔至耳上角△光 耳後入耳中 出上角△大 耳後入耳中 出目前 至銳眥△旦 項頸皮 前中△任 次行△田 次△旦 次△大 次△小 次△大 次△光 後為朱 又膽脈云 任脈後次△大 次△小 次△旦 次△大 又次光 後次朱 膺胸中之膈兩旁高處△田 胸兩乳中間△任 二行△臣 乳△田 少干于及旦 脘上中下△任脈 臍中行△任 旁△臣 腹中△任 旁△臣 又旁△口 小腹△干 街氣街也△田 背胸中之膈△光 脊椎骨△光 脊脊旁△光 胂脊內為胂△光 腰腎臍 缺盆膺上橫骨陷中 前△任 次△田 次△大 次△小 肩肩髃

析骨分经① 绥新宁一玉著，古新州叶广祚参。

头中△朱，二行△光，三行△旦。脑中△朱，旁△光。囟△朱。眉△光。面面目鼻多△田，颊至锐眦△小，颊至下缝△田。頞鼻茎△田。鼻鼻孔△大。口脾窍。唇唇内上下△干，唇外上下△大、田。目肝窍。上下胞△卑，红眦△心，绿睛△干，白睛△②市，瞳仁△臣。目系△干。眦内△光，锐△小。颧△小。腮颧下△田。颐颔下△田。牙大者骨之余。齿前小为齿，乃肾③之表。龈上△田，下△大。舌胎△心，根△卑，下△臣。咽后喉为咽，纳水谷于腑。喉肺之脘，通五脏。前△田，后△干。厌会厌为吸门，出声。颊耳下曲处△大。颈头颈骨。耳肾之窍。巅至耳上角△光，耳后入耳中，出上角△大，耳后入耳中，出目前，至锐眦△旦。项颈皮。前中△任④，次行△田，次△旦，次△大，次△小，次△大，次△光，后为朱。又胆脉云，任脉后次△大，次△小，次△旦，次△大，又次光，后次朱。膺胸中之膈两旁高处△田。胸两乳中间△任，二行△臣。乳△田，少干于及旦。脘上中下△任脉。脐中行△任，旁△臣。腹中△任，旁△臣，又旁△口⑤，小腹△干。街气街也△田。背胸中之膈△光。脊椎骨△光⑥。脊脊旁△光。胂脊内为胂⑦△光。腰肾脐。缺盆膺上横骨陷中。前△任，次△田，次△大，次△小。肩肩髃

---

①析骨分经：本文为宁一玉所著《析骨分经》内容，但作者为节约篇幅，文字多用自创简字，如"朱"为督脉，"光"为膀胱经，"旦"为胆经，"△"表示"属"字……如"中△朱，旁△光"，表示"中间部位属督脉，两旁属膀胱经"。具体见下文"例"。

②白睛：原无，据《析骨分经》（《说郛》一百二十卷本《说郛续》卷三十）补"白睛"二字，据体例补"△"。下一个"△"同。

③肾：原作"骨"，据《析骨分经》改。

④任：《析骨分经》作"督脉"。

⑤又旁△口：此句有误，《析骨分经》无此表述。"口"不知何指。

⑥光：《析骨分经》作"督脉"。

⑦胂，脊内为胂：原作"胛，脊内为脾"，据《析骨分经》改。

△大肩解，臀上两角△小，肩交△大，肩膊△光。胁股下。前△干，后△胆。腋肩下曲处。前△市[1]，中△心。肋胁下。腹结上下△卑，贲门上下△干，京门上下△旦。臑对腋为臑。中△包[2]，前△市，后△心。○外中△大，前△大，后△小。肘臑尽为肘。腕臂尽为腕。手背△火。掌△包。鱼际△市。指大指内侧△市，食指外侧△大，中指内侧△包，名指外侧△大，小指外侧△小，小指内侧△心。甲筋之余△干。茎、睾丸外肾。阴囊俱△干。冲为血海，又为十二经之海。阴中△干。肛门上贯心，下通肾，化血取精之系也。臀尻上横骨为腰，腰骨两旁为机，机后为臀△光。髀股外为髀△光，髀关△田，髀阳△旦。股髀内为股。内△干，前△卑，后△臣。伏兔髀前膝上起肉△田。膝膑△田，内前廉△卑。腘膝后曲处为腘。中△光，内后△臣，前廉△干。胻胫骨外廉△田，内廉△卑。辅骨胻外为辅△光。腨腓肠也。中△光，内△干。跗足面也。中△田，内△干，外△旦。踝内前廉△卑，又前△干，后△田，外前△旦，后△光。足心△臣。足趾大趾指中△干，内侧△卑，中趾外侧△田，次△胆，小趾外侧△光，下△臣。皮肤实为皮，浮为肤△市。肌肉白为肌，赤为肉△卑。血脉△心。筋△干。骨△臣。精两神合，先身而生。气三焦。津腠理。液骨髓泽于津为液。血中焦受气而化。脉营气行也。胃之下口即小肠上口，为幽门，分水为小肠；下口为阑门，膀胱在小肠、大肠侧。

例

凡十二经从省：督→耒，胃→田，三焦→火，肝→干，大肠→大，小肠→小，肺→市，脾→卑，肾→臣，心胞→包[3]，膀胱→光，胆→旦。属字省从△。

①市：原作"中"，此处属手太阴肺经，据简字规则改。
②包：此上原有"于"字，据体例删。
③包：原作"己"，据上文内容改。

十二经脉

手太阴肺 每日寅时，自中焦由肝交本经，卯时交手大肠，络列缺，募中府。

手太阴之脉，朝百脉，输精于皮毛。起于中焦，下络大肠，系息入肺，向后夹背，与肾通。还循胃口，上膈即贲门，属肺，本经募中府①。从肺系横出腋下，系于眉，窍于鼻，一切鼻病主之。天府。下循臑内，行少阴心主之前侠白，下肘中尺泽，循臂内合孔最，上骨下廉，本经络列缺。入寸口，上而循鱼际，脉之会太渊，俞；鱼际，荥。出大指少商，井之端；其支者，从腕后直出次指交经大肠内廉，出其端。是经少血多气，是动则病肺胀满，膨膨而喘咳，缺盆中痛。甚则交两手而瞀，是为臂厥。主肺所生病者，虚甚为火所乘，咳而见血。咳嗽，上气喘渴，烦心，胸满，臑臂内前廉痛，掌中热。气盛有余则肩背痛，风寒②，汗出中风，伤风则涕③，热则涕浊，寒则清。小便数而欠。气虚则肩背痛寒，冷则身颤，呕涎嗽，胃口逆上④也。少气不足以息，溺色变。凡十二经之脉病，盛则泻之，虚则补之，热则疾之，寒则留之，陷则灸之；不盛不

---

① 中府：原倒作"府中"，据上文"募中府"句乙正。

② 寒：原无，据《针灸甲乙经》卷二第一上补。

③ 涕：此下原有"塞"字，据《采艾编翼》卷上删。

④ 嗽，胃口逆上：原作"嫩惠口上"，据《采艾编翼》卷上改。

十二經脈

手太陰肺 每日寅時，自中焦由肝交本經，卯時交于大腸。

絡列缺。募中府。

手太陰之脈起於中焦下絡大腸系息入肺向後夾背與腎通還循胃口上膈屬肺從肺系橫出腋下下循臑內行少陰心主之前下肘中循臂內上骨下廉入寸口上而循魚際出大指之端其支者從腕後直出次指內廉出其端。是經少血多氣是動則病肺脹滿膨膨而喘咳缺盆中痛。甚則交兩手而瞀是為臂厥是動則病肺所生病者咳嗽上氣喘渴煩心胸滿臑臂內前廉痛掌中熱氣盛有餘則肩背痛風汗出中風小便數而欠氣虛則肩背痛寒冷則身顫溺色變凡十二經之脈病盛則瀉之虛則補之熱則疾之寒則留之陷則灸之不盛不

虚，以经取之。

手阳明大肠 每日自卯时自肺交入，至辰时交胃，络偏历，募天枢，在胃经。

手阳明之脉，起于大指商阳，井次指之端二间，荥，循指上廉三间，俞，出合谷两骨之间合谷，原，上入两筋之中阳溪，经；偏历，本经络，循臂上廉温溜，入肘外廉下廉，循臑三里外前廉肘髎，上肩五里，出髃骨臂臑之前廉肩髃，上出柱骨巨骨之会上，下入缺盆，络肺，下膈属大肠。血气上液之道，通于肮，而心、肾、膀胱、小肠会，分日阑门。按：会大肠曰广肠，湿热为痔漏、肠痛。其支别者，从缺盆上颈扶突贯颊，入下齿缝中，热风直齿，热则重坠，虚则肠鸣，下滞则切痛，冷则泻泄。还出挟口，交人中，左之右，右之左禾髎，上挟鼻孔迎香。是动则齿痛頗肿，主津液所生病者，目黄，口干，热则脐痛，口干；血壅目黄，喉痹。大肠逆上为呕吐，便血有不止，近则膀胱，远则心肾。鼽衄，喉痹，肩前臑痛，大指次指痛不用也。

足阳明胃 辰时自大肠交入，至巳时交脾，络丰隆。

足阳明之脉六腑之源，起于鼻交頞中巨髎。下循鼻外，入上齿缝中，还出大口地仓。环唇，下交承浆，却循颐后下廉，出大迎，循颊车颊车，上耳前头维、下关，过客主人，循发际，至额颅四白。其支别者承泣，从大迎前，下人迎胁部三行自人迎，循喉咙，入缺盆人迎至乳根，下膈，属胃天枢为大肠募，络脾。其直行者，从缺盆，下乳内廉①，下挟脐，腹部三行自不容至髀关。入气冲中。其支者，起胃下口，循腹里，下至气街中而合，以下髀关伏兔，抵伏兔阴市，下入膝梁丘膑犊鼻中，下循胻外廉三里、上巨虚、条口、下巨虚，丰隆本经之络，下足跗，入中趾内间；其支者，下膝三寸而别解溪，经；冲阳，原②，下入中趾外间陷谷，俞；内庭，荥；其支者厉兑，井，别跗上络，别走太阴脾，入大趾间交脾，出其端。是动则病③悽悽然振寒，病虚冷吐。善呻，数欠，颜黑，病主恶人与火热病恶火气，闻木音则惕然而惊虚，土恶木，心欲动，独闭户牖而处。甚则欲上高而歌阳盛则升，弃衣而走，贲响④腹胀寒气，是为骭厥。是主血所生病者，狂疟温淫热，汗出血热，衄衊，口㖞，唇胗，颈肿气虚，喉痹，腹水胀痰结，膝膑肿痛，循膺气郁、乳冲乳病、股、伏兔、骭外廉、足跗上皆痛，中趾不用，

---

①乳内廉：原作“耳门廉”，据《素问·风论》改。
②冲阳，原：原作“中阳，元”，据《素问·刺疟篇》改。
③病：原作“痛”，据《灵枢·经脉》改。
④响：原作“郁”，据小字注文及《灵枢·经脉》改。

盛气则身以前皆热，其有余于胃，则消谷善饥胃风下，溺色黄；气不足，风下血上，为面肿。则身以前皆寒，胃中寒翻胃吐食，则胀满盛也。

足太阴脾 巳时至未交入，至午交手少阴心，大络大包，络公孙，募章门属肝。

足太阴黄庭脾之脉主各脏血脉，起于大指之端隐白，井；大都，荥，循指内侧白肉际太白，俞；公孙，本经，过核骨后，上内踝前廉，上腨内，循胻骨后三阴交，交出厥阴漏谷之前地机，上循阴交膝股内廉血海，入腹箕门，属脾冲门，络胃府舍，上膈腹结，挟咽大横，连舌本，散舌下。其支别者，复从胃食窦别上膈天溪、胸乡、周荣、大包，注心中。是动则病肥甘阳气上攻，舌本强，食则吐风木乘土，胃脘痛，腹胀气滞善噫，得后出气，则快然而衰，冷为痰癰，身体皆重筋骨肌肉。是主脾所生病者肉瘘[1]，为瘫痪诸症，舌本痛，体不能动摇，食不下脾热胃燥，烦心，心下急痛，寒疟，溏瘕泄水乘土，水下，黄疸湿热之甚曰疸，不能卧，强欠气在脘，股膝内厥，足大指不用也。

[1]瘘：原作"痿"，据《采艾编翼》卷上改。

盛氣則身以前皆熱其有餘於胃則消穀善饑溺色黃氣不足則

身以前皆寒胃中寒則脹滿盛也

足太陰脾 巳時至未交入至午交于少陰心大絡大包絡公孫募章門屬肝

足太陰脾之脈起於大指之端循指內側白肉際過覈骨後上內踝前廉上腨內循骭骨後交出厥陰之前上膝股內廉入腹屬脾絡胃上膈挾咽連舌本散舌下其支別者復從胃別上膈注心

是動則病舌本強食則嘔胃脘痛腹脹善噫得後出氣則快

然而衰身體皆重是主脾所生病者舌本痛體不能動搖食不下

煩心下心急痛寒瘧溏瘕洩水下黃疸不能臥強欠股膝內厥足

大指不用也

手少阴心 在腕后一寸，走小腹。午时自脾经交入，至未时交小肠，络通里，募任巨阙。

手少阴之脉，五脏皆系通。起于心中，出属心系为伏梁，下膈，络小肠。系自肾，下膀胱，会关①元。其支者，从心系上挟咽，应舌，华面，荣②发。系目；其直者，复从心系却上肺，出腋下，下从臑内后廉极泉，行太阴心主之后青灵，下肘内廉少海，合，循臂内后廉，抵掌后阴郄。兑骨之端神门，俞，入掌内廉，循小指之内少府，荣，出其端少冲，井。

是动则病，灵道，经，本经，络通里。嗌干心痛，血热流衄。渴而欲饮，冷痛不治。是为臂厥。是主心所生病者，血热甚则口糜，狂，面无汗，女子血滞。目黄，胁痛，臑臂内后廉痛，掌中热也。

手太阳小肠 在腕后五寸，支正别走少阴。未时自心交入，至申时交膀胱，络支正。

手太阳之脉，起于小指之端，循手外侧少泽，井；前谷，荣；后溪，俞，上腕腕骨，原，出踝中阳谷，经；养老、支正，本经络，上循臂骨下廉，出肘内侧两骨之间少海，合，上循臑③外后廉，出肩解肩贞，绕肩胛臑俞④，交肩上肩外俞，

---

① 关：原无，据《采艾编翼》卷上补。
② 荣：原无，据《采艾编翼》卷上补。
③ 臑：原作"端"，据《灵枢·经脉》改。
④ 俞：原作"脾"，据《采艾编翼》卷上改。

入缺盆秉风，向腋曲垣，络心，循咽，上接①胃口，下达膀胱②。下膈，抵胃，属小肠。其支者，别从缺盆③，虚入此则遗精浊带，寒则水谷不化。循颈，上颊天窗④，至目锐眦，却入耳中天容，听宫。其支别者，别颊，上䪼，抵鼻，至目内⑤眦，斜络于颧颧髎。是动则病嗌痛颔肿，心热是本经，为嗌痛，若本经上胃则呕哕，上中满、腹满。不可回顾，肩似拔，臑似折。主液所生病者，气热上攻。耳聋目黄，颊颔肿，血滞，心气入小肠。肩臑肘臂气腰连九外后廉痛也。

足太阳膀胱 在外踝上七寸，络肾。申⑥时自小肠至酉时交肾，络飞扬，募在中极。

足太阳脉起于目内眦攒竹，上额曲差，五处，交巅承光。其支别者通天，从巅至耳上角。其直行者，从巅络却，入络脑玉枕，还出别下项天柱，从肩膊内大⑦杼，二行穴起至白环，挟脊，抵腰，入循膂，络肾，属膀胱。其支别者，从腰中，下挟脊，贯臀上髎、次中髎、下髎，入腘中。其支别者，自一椎附分，三行穴起至二十一椎秩边，正十三穴。从膊内左右，别下贯胛⑧，侠脊内，过髀枢，循髀外浮郄，从后廉下合腘中委阳、委中，下贯腨内合阳、承筋、承山、飞扬，出外踝之后，本经络走少阳，脊附阳、昆仑、金门、仆参、申脉、京骨、束骨、通谷、至阴。循京骨至小趾外侧端。是动则病头痛似脱气滞，项似拔，

①接：原作"按"，据《采艾编翼》卷上改。
②胱：原无，据《采艾编翼》卷上补。
③盆：原无，据《灵枢·经脉》补。
④窗：原作"仓"，据《采艾编翼》卷上改。
⑤内：原无，据《灵枢·经脉》补。
⑥申：原作"中"，据子午流注规则改。
⑦大：原作"奥"，据《采艾编翼》卷上改。
⑧胛：原作"脾"，据《灵枢·经脉》改。

入缺盆秉风，向腋络心，循咽下膈抵胃属小肠，其支者别从缺盆循颈上颊，至目锐眦却入耳中，其支别者别颊上䪼抵鼻，至目内眦斜络于颧额。是动则病嗌痛颔肿，不可回顾肩似拔臑似折，主液所生病者，耳聋目黄颊颔肿，肩臑肘臂外后廉痛也。

二足太阳膀胱

足太阳膀胱起于目内眦，上额交巅，其支别者从巅至耳上角，其直行者从巅入络脑，还出别下项，从肩膊内侠脊抵腰，入循膂络肾属膀胱，其支别者从腰中下贯臀入腘中，其支别者自一椎附分，右别下贯胛侠脊内，过髀枢循髀外后廉，下合腘中下贯腨内出外踝之后，循京骨至小指外侧端，是动则病头痛似脱项似拔

脊痛，腰似折，髀不可以转回[1]。腘如结，腨如裂，是为踝厥。是主筋[2]所生病者，痔、疟、狂、癫疾，下分不通，发狂。头项痛，风搏。热结胞寒，上则滞。目黄泪出，鼽衄，项、背、臀、腰、尻、腘、腨、脚皆痛，湿则浊冷，则遗溺。小趾不用也。

足少阴肾 在足[3]跟后冲，络膀胱。酉时自足膀胱交入，至申时交手，络大钟，本经络长强，任脉络屋翳。

少阴之脉自膀胱交来起于小趾之下，邪趋足心涌泉，井，出然谷之下然谷，荥，循内踝之后照海、水泉、太溪，别入跟中水泉、复溜，经，上腨内交信，出腘内廉筑宾，上股内后廉阴谷，合，贯脊，属肾，络膀胱。其直者，从肾上贯肝膈，入肺中，循喉咙，齿所从固。夹舌本窍于耳。其支者，腰上行，自俞府至腹二行，横骨十七穴。从肺出络心，注胸中。是动则病饥不欲食，面黑如漆柴，冷郁精枯，面、须发、背脊脉所络。咳唾则有血，喝喝而喘，坐而欲起，目䀮䀮如无所见，肾气不明，肾水则肿。心如悬，若饥，气不足则善恐，心惕惕如人将捕，是为骨厥。是主肾[4]所生病者，口热舌干热气，咽肿上气，嗌干及痛，烦心背痛引心，心痛引腹，属肾心痛，

---

① 转回：《灵枢·经脉》作"曲"。
② 筋：原作"肋"，据《灵枢·经脉》改。
③ 足：原作"手"，据《针灸甲乙经》卷三第三十二"大钟，在足跟后冲中，别走太阳"句改。
④ 是主肾：此三字原无，据体例及《灵枢·经脉》补。

心痛，黄疸，肠癖，男女隐曲不利，属膀胱。脊臀内后廉痛虚热，痿厥冷则痿，冷则痿，甚则缩入阳，嗜卧，足下热而痛也。心气入肾。

手厥阴心包 戌时自肾交本经，至亥时交手三焦内关。

手厥阴之脉，指包心而系，与心肺连为络，男主精气，女主胞户。起于胸中，出属心包，下膈，历络三焦三焦寄于右肾，命门相火为之元气之宗。其支者，循胸出胁，下腋三寸，上抵腋下天池，下循臑内天泉，行太阴、少阴之间，入肘中曲泽，合，下臂郄门，行两筋之间间使，经；内关；太陵，俞，入掌中劳宫，荥，循中指，出其端中冲。其支别者，络三焦，本经络走三焦。从掌中循小指、次指，出其端。是动则病手心热风，臂肘挛急，冷则痹。腋肿，甚则胸胁支满气，心中憺憺大动，面赤，热虚头旋。喜笑不休，目黄，气壅则聋。是主心包脉所生病者，烦心，心痛，掌中热也。悲则络绝而下血。

手少阳三焦 在腕后二寸内外关交络，亥时自心包交入，至子时交胆，络外关。

手少阳之脉，相火，上主纳，中主守[1]，下主出。起于小指次指之端关冲，井，上出次指之间，液门，荥。中渚[2]，俞。循手表腕阳池，原，出臂外关，本经络

---

① 守：原作"寸"，据《采艾编翼》卷上改。
② 中渚：原作"中注"，据《采艾编翼》卷上改。

心痛黄疸肠澼脊臀内後廉痛痿厥嗜臥足下熱而痛也

手厥陰心胞 戌時自肾交本経至亥時交于三焦内関

手厥陰之脉起於胸中出属心包下膈歴絡三焦其支者循胸出脇下腋三寸上抵腋下天池下循臑内天泉行太陰少陰之間入掌中循中指出其端中冲其支別者從掌中循小指次指出其端 是動則病手心熱臂肘攣急風腋腫甚則胸脇支満心心中憺憺大動面赤善笑不休目黄是主心包脉所生病者煩心心痛掌中熱也

手少陽三焦 在腕後二寸内外関交絡亥時自心包交入至于時交胆絡外関

手少陽之脉起於小指次指之端上出次指之間循手表腕出臂

外两骨之间支沟，会宗，上贯肘三阳①络，循臑外四渎；天井，合，上肩清冷渊，交出足少阳之后消泺、臑会、肩髎，入缺盆，交膻中，散络心包，募石门，元气之始终，至气冲为元。下膈，循属三焦。其支者，从膻中上出缺盆，上项天牖，挟耳后翳风，直出耳上角，以屈下颊至𬌗。其支者，从耳后入耳中颅息②，出走耳前和髎，过客主人耳门，前交颊，却出至目锐眦丝竹空。是动则病耳聋虚，耳鸣嘈嘈，嗌肿胀满喉痹，是主气所生病者，汗出，热结，烦满，冷败汗多，冻栗气滞。目锐眦痛，耳后、肩臑、肘臂外皆痛风荣血凝，小指次指不用也。

足少阳胆 合肝，在内踝上五寸，光明、蠡沟交络，子时自三焦交入，至丑时交肝，络光明，募日月。

足少阳之脉，起于目锐眦瞳子髎、临泣，上抵头③角目窗，下耳后正营、脑空，循额承灵、风池，行手少阳之脉前完骨、颔厌、悬颅、悬厘、曲鬓、阳白、听会，至肩上，却交出少阳之后，入缺盆。其支别者，从耳后入耳中，出走耳前率谷、天冲、浮白、窍阴、听会，至目锐眦后客主人。其支别者，别④锐眦，下大迎，合手少阳，抵⑤于𬌗，邪攻上则肿，虚则泪。下加颊

①阳：原作"阴"，据《采艾编翼》卷上改。
②颅息：原作"颅风"，据胆经穴位排列顺序改。
③头：原无，据《灵枢·经脉》补。
④别：原作"目"，据《灵枢·经脉》改。
⑤抵：原无，据《灵枢·经脉》补。

车，下颈，合缺盆，下胸中，贯膈，络肝，属胆，络肝经，贯心，侠咽，出颔，系目、荣面、开发。循胁里，入气冲，绕毛际，横入髀厌中环跳。其直者肩井，从缺盆下腋辄筋、日月，本经募，循胸，过季胁京门、带脉、五枢，下合髀厌中居髎，以下循髀阳①中渎，出膝外廉阳关，下外辅骨之前阳陵泉，合，直下抵绝骨之端，阳交、外丘、光明，本经络，走肝；阳辅，经。下出外踝之前，悬钟，即绝骨，髓之会；丘墟，原。循足跗，上入小趾、次趾之间临泣；后溪，井；地五会；窍阴，荥；其支别者，从跗上入大趾，循大趾歧骨内，出其端。光明②交悬钟，足三阳之大络，阳明经绝乃取之。还贯入爪甲，出三毛。是动则病口苦胆虚，善太息，心胁痛交肝，不能转侧，风甚则筋缩痿痹。甚则面微尘，体无膏泽，足外反热，是为阳厥。热则筋缩。是主骨③所生病者，头痛，目锐眦痛，缺盆中肿痛，腋下肿，马刀侠瘿血瘀，汗出振寒，疟，胸中、胁肋、髀、膝外至胻、绝骨、外踝前反诸节皆痛，夹行主筋节。小趾、次趾不用也。

足厥阴肝 丑时自胆交入，至寅时交肺，络蠡沟，募期门。

足厥阴之脉，起于大指聚毛之上大敦，井，上循足跗上廉行间，荥；太冲，俞，去内踝半寸中封，经，上踝

车下颈合缺盆下胸中贯膈络肝属胆循胁裹入气冲绕毛际横络肝经贯心侠咽出颔系目荣面开发

入髀厌中环跳其直者从缺盆下腋辄筋日月本经募循胸过季胁京门带脉五枢下合髀厌中居髎以下循

髀太阳出膝外廉中渎阳关下外辅骨之前阳陵泉合直下抵绝骨之端阳交外丘光明本经络走肝阳辅经下出外踝之

前循足跗丘墟原上入小指次指之间临泣其支别者从跗上入大指循歧骨

内出其端还贯入爪甲出三毛光明交悬钟足三阳之大络阳明经绝乃取之是动则病口苦胆虚善太息心胁痛交肝

不能转侧风甚则筋缩痿痹甚则面微尘体无膏泽足外反热热则筋缩是为阳厥所生病者

头痛目锐眦痛缺盆中肿痛腋下肿马刀侠瘿血瘀汗出振寒疟胸中

胁肋髀膝外至胻绝骨外踝前反诸节皆痛夹行主筋节小指次指不用也

足厥阴肝 丑时自胆交入至寅时交肺络蠡沟募期门 大敦井 行间荥 太冲俞 中封经

足厥阴之脉起于大指聚毛之上大敦井上循足跗上廉行间荥太冲俞去内踝半寸上踝

①阳：此上原有"太"字，据《灵枢·经脉》删。
②光明：原作"对明"，据《采艾编翼》卷上改。
③是主骨：此三字原无，据体例及《灵枢·经脉》补。

八寸蠡沟，本经络，走胆；中都，交出太阴之后，上腘内廉曲泉，合，循股，入阴毛中阴包、五里、阴廉，环阴器，抵小腹，挟胃，属肝，络胆，上贯膈章门，布季胁，循喉咙之后，脾募亦五脏。上入颃颡，怒气逆上，头眩痛。连目系，上出额，与督脉会合于巅。其支者，从目系下颊里，环唇内。其支者，复从肝别膈贯膈，期门本经募。上注肺。是动则病腰痛不可俯仰，筋脉皆肝所主，虚则关节不利。丈夫㿉疝，妇人小腹胀，小腹率，囊痛，湿热，月经闭。甚则嗌干循喉，面脱色，是主肝所生病者，贯脑布上。胸满，呕逆，洞泄，狐疝，遗溺，闭癃。热积一切肥气，入颡，夹胃，冷环阴器下，腹泻，血。

背俞與腹募相應圖解 五臟所屬求之本俞而以募應之言廣求之于募也雖云九募而十二經中惟心包無募

背三節肺俞 募中府 又云亦為腎募 胸為華蓋而募四行斜向腋也

背五節心俞 募巨闕 視背為稍下在七節中所謂七節之旁有小心也 心包無俞亦無募并屬之心為一臟也

背九節肝俞 募期門

十一節脾俞 募章門 又云脾之大絡大包此為五臟所會要穴

十二節胃俞 募中脘 為六腑之會 祖曰灸中脘而六腑之會 兼灸章門而五臟之會 兼灸天樞關元而大小腸之募魚

十三節三焦俞 募石門 第三行肓門與臍旁肓俞相應

十四節腎俞 募京門 京門在章門稍後面腎募此所謂審病而察兼症 以其前通于腹腎由此而橫連也 省火之要法也

十六節大腸俞 募天樞

十八節小腸俞 募關元

背俞与腹募相应图解 五脏所属求之本俞，而以募应之言，广求之于募也。虽云九募，而十二经中惟心包无募。

背三节肺俞，募中府 又云亦为肾募。胸为华盖，而募四行斜向腋也。

背五节心俞，募巨阙 视背为稍下，在七节中，所谓七节之旁有小心也。心包无俞，亦无募，并属之心，为一脏也。

背九节肝俞，募期门

十一节脾俞，募章门 又云脾之大络大包，此为五脏所会要穴。

十二节胃俞，募中脘 为六腑之会。祖曰：灸中脘而六腑之会，兼灸章门而五脏之会，兼灸天枢、关元而大小肠之募兼。

十三节三焦俞，募石门 第三行肓门，与脐旁肓俞相应。

十四节肾俞，募京门 京门在章门稍后面，肾募，此所谓审病而察兼症。以其前通于腹、肾。由此而横连也。省火之要法也。

十六节大肠俞，募天枢

十八节小肠俞，募关元

包经节膀胱俞，募中极

八会　气会膻中，脉会太渊，髓会绝骨，五脏会章门，血会膈俞，筋会阳陵泉，骨会大杼，六腑会中脘。

十五络　督络长强，任络屋翳，俱在下位交络，所谓会阴也；阳跷络胆经申脉，阴跷络肾经照海。

肝　经之正，别跗上，上至毛际，合胆与别俱行；络之别，曰蠡沟①，去内踝五寸，走胆。别者，循胫②上睾，结于茎。

胆　经之正，绕髀，入毛际，合肝；别者，入季肋间，循胸里，属胆，散之，上肝贯心，以上挟咽，出颐颔中，散于面，系目，合少阳于外眦。络之别，曰光明，去踝五寸，别走肝下，络足跗。阳跷络申脉。

心　经之正，别入于渊液两筋之间，属于心。上走喉咙，出于面，合目内眦。

---

① 蠡沟：原作"蠡海"，据《灵枢·经脉》改。
② 循胫：原作"经胫"，据《针灸甲乙经》卷二第一改。

包經節膀胱俞　募中極

八會
氣會膻中　脉會太淵　髓會絕骨　五臟會章門
血會膈俞　筋會陽陵泉　骨會大杼　六腑會中脘

十五絡
督絡長強　任絡屋翳　俱在下位交絡所謂會陰也
陽蹻絡胆經申脉　陰蹻絡腎經照海

肝
經之正別跗上上至毛際合胆與別俱行　絡之別曰蠡海去內踝五
寸走胆別者經脛上睪結于莖　絡之別曰光明

胆
經之正繞脾入毛際合肝別者入季肋間循胸裏屬胆散之上肝貫
心以上挾咽出頤頷中散于面繫目合少陽於外眥　絡之別曰光明
去踝五寸別走肝下絡足跗　陽蹻絡申脉

心
經之正別入于淵腋兩筋之間屬於心上走喉嚨出於面合目內眥

络之别，曰通里，去腕下一寸半，别而上行，循经入于心中。系舌本，属目系。

小肠　经之正，指别于肩解，入腋，走心系。络之别，曰支正，去腕五寸，内注心别者，上走肘，络肩髃。

脾　经之正，上注髀，合于胃，与别俱行，上结于咽，贯舌中。络之别，曰公孙，去本节之后一寸，别走胃。其别者，入络肠胃。脾之大络曰大包。

胃　经之正，上至髀，入于腹里，属胃，散之脾，上通于心。上循咽，出于口，上頞頏，还系目系。络之别，曰丰隆，去踝八寸，别走脾。别者，循胫骨外廉，上络头顶，合诸经之气，下络嗌。

三焦　经之正，上指天，别于巅，入缺盆，下走三焦，散于胸中。络之别，曰外①关，去腕二寸，出于两筋之间，循经以络于心包，络心系。

①曰外：此二字原无，据《灵枢·经脉》补。

経之正，手心主之別，下淵腋三寸，入胸中，別屬三焦，出循喉嚨出　後合少陽

完骨之下　絡之別同前三焦曰內關

肺　經之正別入淵腋心經之前入走肺散之太陽上出缺盆循喉嚨復合大腸經

絡之別曰列缺起于腕上分間並太陰之經眞入掌中散入魚際

大腸　經之正循手循膺乳別于肩髃入柱骨下走大腸屬肺上循喉嚨出缺盆

絡之別曰偏歷去腕三寸別入太陰別者循臂乘肩髃上曲頰偏齒別者入耳

腎　經之正至膕中別走太陽而合上至腎當十四椎出屬帶脈直者系舌本復出

於項合於太陽　絡之別曰大鐘內踝後別走太陽別者上走手心下走外貫腰脊

膀胱　經之正別入于胸中其一道下尻五寸別入於肛者屬于膀胱散之腎循

脊當此入散直者從脊上出於項復屬太陽　絡之別曰飛陽踝七寸別走少陽

经之正，手心主之别，下渊腋三寸，入胸中，别属三焦，出循喉咙，出耳①后，合少阳完骨之下。络之别同前三焦，曰内关。

肺　经之正，别入渊腋，心经之前，入走肺，散之太阳，上出缺盆，循喉咙，复合大肠经。络之别，曰列缺，起于腕上分间，并太阴之经，直入掌中，散入鱼际。

大肠　经之正，循手，循膺乳，别于肩髃，入柱骨，下走大肠，属肺，上循喉咙，出缺盆。络之别，曰偏历，去腕三寸，别入太阴。别者，循臂，乘肩髃，上曲颊偏齿。别者入耳。

肾　经之正，至腘中，别走太阳而合，上至肾，当十四椎出属带脉，直者，系舌本，复出于项，合于太阳。络之别，曰大钟，内踝后别走太阳。别者上走手心，下走外贯腰脊。

膀胱　经之正，别入于胸中，其一道下尻五寸，别入于肛者，属于膀胱，散之肾，循脊，当此入散。直者，从脊上出于项，复属太阳，络之别，曰飞扬，去②踝七寸，别走少阳。

---

①耳：底本缺字，据《灵枢·经别》补。
②去：原无，据《灵枢·经脉》补。

十二經釋名兼主治之疏解　見各穴先人寸次井荣次釋名次治症禁穴不詳治症

俞穴名義各有攸當古籍缺疑者闕之臆度疏其十一高明者裁擬焉

手太陰肺　各本經以脈所行起止為先後以脈交代為次序

雲門　巨骨下气戶傍二寸陷中〇肺者气之宗此為肺之宗也如雲气之門焉〇治气病嘔逆上气胸胸彻臂痛不能舉臂

中府　乳上三肋〇在乳上為天气之府居中〇治肺系急胸痛發熱嘔逆上气咳唾濁涕肩背痛風汗出腹脹食不下喉痹肩息肤骨痛寒熱

天府　腋下三寸動脈以鼻取之〇禁灸〇對腋為肺气之府

俠白　天府下去肘上五寸〇天府以鼻取之此則目白瞳子取之言手俠乎目白也〇治心痛乾嘔煩滿咳逆

尺澤　肘約紋中〇合〇脈自關至此為尺肺經於此而合焉如渠之有澤也〇治喉痹咳嗽上气舌乾濁唾嘔泄不止肋痛腹脹顛病身痛風痹手攣四肢暴腫

孔最　腕上七寸〇治咳逆臂厥痛不及頭〇專治熱病汗不出

列缺　食指相叉去腕一寸半〇原〇絡陽明大腸此為支布列也〇治口喎口禁不開咳嗽嘔沫喉痹善笑縱唇口瘧病身熱背寒汗出肢腫掌中熱手腕無力半身不遂瘖瘲惊痛風痙偏風健忘小便熱痛

十二经释名兼主治之疏解　凡各穴先尺寸，次井荣，次释名，次治症，禁穴不详治症。

俞穴名义，各有攸当。古籍缺疑者，阙之，臆度疏其十一，高明者裁拟焉。

手太阴肺　各本经以脉所行起止为先后，以脉交代为次序。

云门：巨骨下，气户旁二寸陷中。〇肺者，气之宗，此为肺之宗也。如云气之门焉。〇治气病，呕逆上气，胸肋彻臂痛，不能举臂。

中府：乳上三肋。〇在乳上，为天气之府，居中。〇治肺系急，胸痛，发热，呕逆上气，咳唾浊涕，肩背痛，风汗出，腹胀，食不下，喉痹，肩息，肤骨痛，寒热。

天府：腋下三寸动脉，以鼻取之。禁灸。〇对腋，为肺气之府。

俠白：天府下，去肘上五寸。〇天府以鼻取之，此则目白瞳子取之，言手俠乎目白也。〇治心痛干呕，烦满咳逆。

尺泽：肘约纹中。〇合。〇脉自关至此，为尺，肺经于此而合焉，如渠之有泽也。〇治喉痹，咳嗽上气，舌干，浊唾呕泄不止，肋痛，腹胀，颠病，身痛，风痹，手挛，四肢暴肿。

孔最：腕上七寸。〇治咳逆，臂厥痛，不及头。〇专治热病汗不出。

列缺：食指相叉，去腕一寸半。〇原。〇络阳明大肠，此为支布列也。〇治口喎，口禁不开，咳嗽，呕沫，喉痹，善笑，纵唇口，疟病，身热背寒，汗出肢肿，掌中热，手腕无力，半身不遂，瘛疭惊痛，风痙偏风，健忘，小便热痛，少气不足以息。凡实则肩背汗出，四肢暴肿；虚则肩背寒，四肢厥。○专治喉、唇、胸、背寒热诸症。

经渠：在寸口脉中。○经。○所行为经，此其沟渠也。○禁灸。○太渊稍入即是，恐伤寸脉。

太渊：掌后陷中。○为俞。○脉之会也。气之始，此为渊海。○治目生白翳，眼眦赤筋，唾血，咽干，口僻，胸痹，逆气，数欠，善哕呕，心痛，饮水咳嗽，喘不得息，缺盆中引痛，寒厥。

鱼际：大指本节后内侧，散腕中。○荥。○手肉如鱼，此其际也。○禁灸。

少商：大指端内侧。○井。○脉为金，金为商，商出此为井。○故曰少连于商阳者，大肠属金，而脉为阳明也。○治腮颔肿，喉闭，以三棱针刺出血即愈，不宜灸。

手阳明大肠

商阳：食指内侧。○为井。○大肠金，为商，此阳明之井也。○耳鸣，聋，口干，颈颔肿，齿痛，目青盲，左右交胸中，气满，咳嗽，恶寒，肩背急，相引缺盆痛，肢肿，寒热，疟，痰热病，汗不出。

三间：本节后。○俞。○治齿龋痛，喉痹，咽中如鲠，目眦急痛，唇焦口干，胸满嗜卧，衄衊，吐舌，戾项，喜惊，身热气喘，寒疟，肠鸣洞泄。

二间：本节前内侧，荥。○间，言指节之间。本节前为二间，后为三间也。○治鼻衄血，多惊，口㖞，喉痹，目青颔肿，伤寒热，肩背痛，振寒。

合谷：虎口歧骨间。○原。○治多症。鼻衄衊，目视不明，头痛，齿龋，面肿，喉痹，口禁不开，耳鸣，口疮，重舌，舌裂，舌强，唇吻不收，暗不能言，目痛，烂弦胬肉，翳，下牙酸痛，四肢痿痹，寒热疟，热病汗不出。妇人通经，妇人

少氣不足以息○凡實則肩背汗出四肢暴腫虛則肩背寒四肢厥○專治喉唇胸背寒熱諸症

經渠　在寸口脈中○經○所行為經此其溝渠也○禁灸○太淵稍入即是恐傷寸脈

太淵　掌後陷中○為俞○脈之會也氣之始此為淵海○治目生白翳眼眦赤筋唾血咽乾口僻胸痹逆氣數欠善哕嘔心痛飲水咳嗽喘不得息缺盆中引痛寒厥

魚際　大指本節後內側散腕中○滎○手肉如魚此其際也○禁灸

少商　大指端內側○井○脈為金金為商商出此為井○故曰少連于商陽者大腸屬金而脈為陽明也○治腮頷腫喉閉以三稜針刺出血即愈不宜灸

手陽明大腸

商陽　食指內側○為井○大腸金為商此陽明之井也○耳鳴聾口乾頸頷腫齒痛目青盲左右交胸中氣滿咳嗽惡寒肩背急相引缺盆痛肢腫寒熱瘧痰熱病汗不出

三間　本節後○俞○治齒齲痛喉痹咽中如鯁目眦急痛唇焦口乾胸滿嗜臥衄衊吐舌戾項喜驚身熱氣喘寒瘧腸鳴洞泄

二間　本節前內側滎○間言指節之間本節前為二間後為三間也○治鼻衄血多驚口㖞喉痹目青頷腫傷寒熱肩背痛振寒

合谷　虎口歧骨間○原○治多症鼻衄衊目視不明頭痛齒齲面腫喉痹口禁不開耳鳴口瘡重舌舌裂舌強唇吻不收暗不能言目痛爛弦胬肉翳下牙酸痛四肢痿痹寒熱瘧熱病汗不出婦人通經婦人

阳谷：腕上侧两筋陷中。○经。○治头痛，耳鸣，齿痛，舌出，目风赤烂，有翳，喉痹咽痛，颈颔，心痛，掌热，胸满不得息，惊，肘臂不举，狂言喜笑，见鬼，厥逆，热病烦心，痂疥，寒疟。

偏历：腕后三寸，别走太阴，交肺经。考彼名列缺，此名偏历，列之为言历也，缺之为言偏也。○治目视䀮䀮，鼻衄，咽干，喉痹，耳鸣，口㖞，齿龋，寒热疟，风汗不出，癫疾多言。

温留：腕后五寸，阳明郄。○温者，温和之气；阳明至此而逆注也，曰留。大士，去腕五寸；小士，去腕六寸。○治口㖞，喉痹，哕逆，头痛，面虚肿，肠鸣腹痛，肩不得举，伤寒身热头痛，癫疾吐涎，狂言见鬼。

下廉：去上廉一寸，辅兑肉。○治头风，臂肘痛，肠鸣溺黄。

上廉：三里下一寸，阳明之会。○治脑风头痛，肠鸣，气走注痛，小便难，黄赤。

三里：曲池下二寸。○治齿痛，颊颔肿，瘰疬，手臂不仁，肘掌不伸。○手阳明及足阳明俱为三里、五里、上廉、下廉。廉者，当骨廉隅之侧也。足膝之下三寸，手肘之下二寸，俱为三里。足三里下三寸为上廉，下六寸为下廉；曲池上三寸为五里，而足之五里，在膝之关下五寸，又属足肝经。要之上下者，言乎其部分也；三五者，言乎远近也；里，之为止也。二间、三间，犹言三里、五里也。

曲池：在肘外辅骨，屈肘曲骨中。○为合。此与曲泽同归臂之曲，此为合，故名池也。○治头痛，喉痹不能言，寒热，胸中烦满作渴，肘中痛，偏风，半身不遂；筋缓，作物不得，挽弓不开，伸屈难，刺风瘾疹，瘈疭，伤寒余热不尽，皮肤干燥。

肘髎：肘外骨外廉陷中。〇大骨外廉有陷，故曰髎。凡髎，俱同窌。〇治肘节风瘫，臂痛不可举，屈伸挛急。

五里：肘上三寸，行向里，大脉中央。〇治吐血咳嗽，肘臂痛，目视䀮䀮，心下胀满，上气，嗜卧，四肢不得动摇，寒热，风痨，惊恐，痎疟。

臂臑：肘上七寸䐃肉端，阳明络。〇自此以上皆本经穴，但同人[1]穴错序，于肩髆头面部位，以分野为次。今依《经络图》相属为便。〇治瘰疬，颈项拘急，肩臂痛，不得举。

肩髃：肩端两骨陷中，举臂取之。〇手阳明[2]、跷脉之会。〇当肩之隅也。〇治手臂挛急，捉物不得，臂细无力，肩中烦热，不可回顾，偏风半遂，筋骨酸痛，热风瘾疹。

巨骨：肩端上行，两叉骨间，阳明、阳跷之会。〇治肩髆痛，肩臂不得屈伸，胸中有瘀血。

天鼎：缺盆直扶突后一寸，手阳明脉气所发。〇扶突后，位在缺盆，形合如鼎也。〇治暴喑[3]气哽，喉痹，咽肿不得息，喉中鸣，饮食不得下。

扶突：人迎后一寸半。〇言当喉突之旁而挟扶之也。〇治咳多唾，上气，咽引喘急，喉中如水鸡鸣。

禾髎：鼻下夹水沟旁五分。禁灸。

迎香：禾髎上一寸夹鼻旁。禁灸。〇言挟鼻孔而可以迎香也。

〇肺经，华在发，充在皮，职在气，心火克之，脾土生之。主乎心，系乎喉，其声为

---

① 同人：似是"铜人"之讹。

② 明：原无，据《针灸大成》卷六补。

③ 喑：此上原有"一"字，据《针灸甲乙经》卷十二第二删。

哭，其液为涕，其色为白，其藏为魄，其志为忧。其病为咳，其病为胸喉连于肩背堂，喘咳烦满，寒热，小便不利。各穴所治，不及于巅，以手三阴从胸走手也。所治多自口及喉、胸胁以下，寒热风咳等症。止太渊治及目，以脉为目之白晴，而心主之前，故并治目眦赤筋也。

○大肠经，次指起，上肩，下入缺盆，络肺，属大肠。本经其支者，自缺盆上头，贯入齿缝中，还出颊口，交人中，左之右，右之左，上挟鼻孔。以手言之。小肠之中为三焦，又前为大肠；以背言之，督脉居中上头，而膀胱挟之，次则三焦挟之，次则小肠，小肠之前为大肠，大肠前为胆脉。胃之中为任脉，比前项则任脉居中，胃挟之，次胆，次小肠，小肠后大肠。○又考膀胱前为三焦，又前为胆，胆前小肠，再前为大肠。又前方为胃，至于肩部为手太阳、阳明、少阳，所循，而足少阳、阳明所交。又胸部、腋下、胁下、肋下，为肺、肝、胆、脾之委曲相属，其部位难以悉疏。○其病在目、齿、喉、唇、鼻、肩、臂。

足阳明胃

头维：在额角入发际，乃足、手阳明之交会。○言头之纲维，维之为言会也。禁灸。

下关：在客主人下，耳前动脉。○口之合，而下则空，口开则关，故言下关也。○禁灸。

颊车：耳下八分曲颊端，阳明所发。○言齿颊转关开合，此上下牙之运组也。○治牙关不开，口禁不语，失音，牙肿疼痛，颊肿，项强不得回顾。

承泣：目下七分，跷脉、任脉，足阳明之会。○言其目下承涕泣也。○禁灸。

四白：目下一寸。○可灸。然亦去承泣几何，亦宜慎之。上为阳白，此为四白，言目四顾可至。○治头痛目眩，生白翳，微风，目瞤动不息

巨髎：挟鼻孔八分。可灸。○治目青盲无所见，远视䀮䀮，白翳覆瞳子，口僻，面风寒，鼻准肿痛，瘈疭。

地仓：挟口吻旁四分，跷脉、手阳明交会。○此属地部，为食之门户也。○治目不得闭，失音不语，偏风口喎。兼灸承浆，饮食不收，水浆漏落，眼瞤动不止，左右交取。

大迎：曲颊前一寸二分骨陷中。又以口下当两肩取之，大约在于颔口之下，地仓下一寸。○治头痛，瘰疬，舌强不能言，口㖞，口禁，牙痛，齿龋，颔颊肿，目不得闭，唇吻瞤动不止，颔肿，连面恶寒，风壅面肿，寒热。

人迎：结喉旁一寸半，大筋外，仰面取之，以候五气。○名五会，意云五脉之交会也，诊法以此为大迎。人迎当云脉所迎之处也。○禁灸。

水突：人迎下，气舍上，二穴之中。○以挟天突之旁名也。○治咽喉肿，咳逆上气，呼吸短气，喘不得息。

气舍：人迎下，挟天突旁。○胃气至此一舍停止。交出手阳明之上，乃下缺盆，行胸腹也。○治喉痹咽肿，咳逆上气，瘿瘤，项强不得回顾。

缺盆：肩前横骨陷中。○言骨似破缺之盆名之。此位略宽，至下则按乳而行灸。○治瘰疬，喉痹咽肿，哽，咳嗽，缺盆中肿，外溃则生胸中热满，腹大水气。

气户：巨骨下，俞府两旁各去二寸，仰面取之。○自气舍交大肠，循缺盆入胸。此为胃气下行之门户也。○治胸胁支满，胸背急，不得息，喘逆上气，食不知味。

库房：气户下一寸六分。○与屋翳二穴夹中行紫宫、玉堂二行，或中神藏，故取义。房，屋；库者，言仓库之属也。翳，隐曲也。○治多唾浊沫脓血，肺寒，胸胁支满，咳逆上气。

屋翳：库房下一寸六分。○治咳逆上气，喘咳多唾浊沫脓血，身体皮肤病，不可近衣，淫泺，瘈疭不仁。

膺窗：翳下一寸六分。○下为乳中。此膺部之窗牖也。○治胸满短气，唇肿，乳痛，寒热，卧不安。

乳中：当乳中正。○禁灸。疮发多不治。

乳下：乳下一寸六分。○当乳之根也。
○治乳痛不可忍，胸下满痛，臂肿膺肿。

不容：平幽门旁，去一寸五分，直四肋端。○挟中行巨阙，一行幽门。此近肝胆，乃清净不容混浊也。○治呕吐喘咳，口干，痃癖，胸背相引痛，腹满虚鸣，胁下痛，重肋，积气，疝瘕。

承满：不容下一寸。○此当胃之心，言满而不实，可以承之也。○治上喘气逆，饮食不下，肩息，唾血，胁下肩痛，肠鸣腹胀。

梁门：满下一寸。○言梁肉之门路也。

关门：梁下一寸。○挟中脘之下建里、食关之旁，故言关门也。关者，此即下脘之位也。○治积气，肠鸣卒痛，泄利，不欲食，腹中气游走，夹脐急，痎疟振寒，遗溺善满。

太乙：门下一寸。○治癫疾狂，心烦痛。

滑肉门：乙下一寸。○挟水分而二行无穴，未详，岂水为滑而谷为肉乎？○治癫疾，呕逆，吐舌。

天枢：平脐，大肠募。○言应列宿之星位，仰手向天，挺其足指至地，此为当中也。○治浮肿，唾血，吐血，烦满，呕吐，霍乱，夹脐切痛，时上攻心，肠鸣腹痛，不嗜食，肠胃游走切痛，狂言。又积冷气，绕脐切痛，腹胀。寒言泄利，食不化。女子月事不时，结成块。

外陵：天枢下一寸。○未详，岂挟中注，外有陵，而中有泉乎？○治腹中痛，心如悬，下引脐腹痛。

大巨：陵下一寸。○治小腹胀满，烦渴溃疝，偏枯，四肢不举，小便难，阴下纵。

水道：大巨下[①]三寸。○言水尿之道路乎？治腰背强急，膀胱有寒，三焦结热，小便不利。

归来：水道下二寸。○言交于足肝，而下归于足也。○治妇人血脏积冷，少腹奔豚，卵缩，茎[②]中痛，胎衣不出。

气冲：一名气街。归来下[③]，鼠鼷上一寸，动脉宛宛[④]中，计天枢下八寸矣。○既交于肝，下足，此为胃气之冲要也。○腹胀，腰并小腹，男女诸病，肠中大热，不得安卧，腹中有逆气上攻，心腹胀满，腰痛不得俯仰。淫[⑤]泺，月水不利，无子，溃散疝肿阴[⑥]，难乳，子上抢心痛，难俯仰，阴中痛，两丸寒，痛不可忍，身热，腹中痛。

髀关：在膝上伏兔后交分中。○外直环跳，言体之关纽也。○治黄疸，痿不得屈伸，腹内筋急。

伏兔：膝上六寸。又云膝盖上七寸。○言肉起如伏兔状也。○禁灸。

阴市：一名阴鼎。在膝上三寸，伏兔下，若拜而取之。○自前向伏兔斜转向后，此为都市，皆治膝及疝，以他穴代。

梁丘：膝上三寸，两筋间。○未详。岂以膏梁之从本脉，此其立阜乎？○治大惊，乳痛，寒痹，膝不能屈伸。可灸。

犊鼻：膝膑下骭，挟解大筋中。○以膝眼象犊也。○治膝中痛不仁。难跪起，膝膑痛肿，溃者不可治，不溃者可疗。若犊鼻坚硬，不可便攻。

三里：膝下三寸，胻外廉两筋间，为合。○以地之远近名也。○治胃中寒，心腹痛满，胃气不足，目不明，胸中瘀血，乳痛，口苦，口禁，鼓颔，口喝，喉痹，呕吐，闻食腥臭，肠鸣腹痛，食不化，食气，水气，蛊毒，疟

①下：原无，据《素问·水热穴论》补。
②茎：底本缺字，据《铜人腧穴针灸图经》卷中补。
③归来下：原作一个"来"字，据《针灸资生经》卷一补"归""下"。
④宛宛：原作一个"腕"字，据《针灸资生经》卷一改。
⑤淫：原无，据《铜人腧穴针灸图经》卷中补。
⑥溃散疝肿阴：《铜人腧穴针灸图经》卷中作"瘄疝，阴肿"，义长。

癖，四肢肿满，膝胻酸痛，五痨羸瘦，七伤虚乏，狂妄，口喝，诸病皆治。人年三十以上须灸。此穴乃不冲目。

上廉：里下三寸，一名上下巨虚。○言脉藉之以行也。○治飧泄，腹胁支满，狂走，夹脐腹痛，食不化，喘急不能行，脏气不足，偏风腿酸，手足不仁，小便难。

条口：上廉上一寸。○未详。禁灸。

下廉：上廉下三寸。○上巨虚，胃偕大肠脉行；下巨虚，胃卫小肠脉行。相并而行，犹之兽之有巨虚也。○治少腹痛，飧泄，次指间痛，唇干，涎出不觉，不得汗出，毛发焦，脱肉少气，胃中热，不嗜食，泄脓血，胸胁少腹痛，暴惊狂言非常。女子气痛喉痹，胻肿，足跗不收，小便难，胫跗痛。

丰隆：外踝上八寸下廉，胻外廉陷中，别走太阴。○岂外廉上至此而肉渐丰厚乎？○治厥逆，胸痛如刺，腹中切痛，大小便难，头痛，面浮肿，风逆，四肢肿，身温，喉痹难言。

解溪：冲阳后一寸五分。○经。○言脉至此解，一支走中趾也。○治目眩头痛，风，面浮肿，颜黑，厥气上冲，腹胀，大便下重，瘛，惊，膝股胻肿，转筋，齿舌肿，癫疾，烦心，悲泣，霍乱。

冲阳：足跗上，去陷谷三寸。○为原。○此其所过之原，为冲要也。○治偏风，耳眼喝斜，肘肿[1]，齿龋痛，发寒热，腹坚大，不嗜食，热病汗不出，疟疾，面目肿痛，狂歌，足缓不收。

陷谷：足大、次趾间，本节后陷中，去内庭二寸。○为俞。○本节后陷名之也，井注此为谷。○治面目浮肿，水病，善噫，肠鸣腹痛，热病汗不出，振寒，疟疾，胸胁支满。

内庭：次趾外间陷中。○为荥。○或谓胃为中气，此其庭户也。○治四肢厥逆，腹胀满，数欠，恶闻人声，振寒，咽中引痛，齿龋，口禁，口喝，疟不嗜食。

---

①肘肿：原倒作"肿肘"，据《铜人腧穴针灸图经》卷下乙正。

足太阴脾

隐白：大指端内侧○为井○禁灸

大都：大指内侧本节后陷中○为荥○治目眩吐逆烦热闷乱心痛腹满善呕霍乱暴泄手足逆冷热病汗不出

太白：足内侧极骨下陷中○为俞○治头痛重项痛呕吐逆气霍乱腹中切痛腹胀食不化胸肋胀痛身热烦闷肠鸣泄脓血腰痛大便难

公孙：本节后一寸别走太阴络○为原○公孙通冲脉至胸有父道内关为母通阴经脉○治头重项痛心痛卒面肿烦心狂言胃脘痛腹虚胀如鼓痰壅膈闷胸胁痛膈食反胃腹鸣寒疟不嗜食伤寒结胸里急肠风下血脱肛妇人胎衣不下

商丘：内踝下微前陷中○所行历此内踝之丘陇也商之为言行也○为经○治心悲气逆心下有寒脾痛脾热脾虚腹胀肠中鸣心烦骨痹癫痫痰疟身寒善太息痔疾骨疽食狐疝上下小腹坚坚痛下引阴中绝子梦魇血利后重腹内痛

三阴交：内踝上三寸足三阴之交会○前肝中脾后肾至此交关之处也○治逆气疝癖腹中寒脾病身重腹胀肠鸣溏泄食不化挟股内痛四肢不举身重足痿小便不利女子漏不止有妊慎灸

厉兑：次趾之端○为井○治尸厥口噤面肿喉痹齿龋气绝状如中恶心腹胀满口厥恶风鼻不利涕黄多惊好卧心痛颈戾胀满不得息寒热疟不嗜食足胻寒

○三里附治咳多唾中消善饥霍乱胸中瘀血疟身热壮热恶寒心痛腹胀肘痛小腹坠蛊毒

丰隆治汗出与复溜合用

厉兑：次趾之端。○为经。○治尸厥，口噤，面肿，喉痹，齿龋。气绝，状如中恶，心腹胀满，口厥，恶风，鼻不利，涕①黄，多惊，好卧，心痛，颈戾，胀满不得息，寒热疟，不嗜食，足胻寒。

三里附：治咳多唾，中消，善饥，霍乱，胸中瘀血，疟，身热，壮热，恶寒，心痛，腹胀，肘痛，小腹坠，蛊毒。

丰隆：治汗出，与复溜合用。

足太阴脾

隐白：大趾端内侧。○为井。○禁灸。

大都：大趾内侧，本节从后陷中。○为荥。○治目眩，吐逆，烦热闷乱，心痛，腹满，善呕，霍乱暴泄，手足逆冷，热病汗不出。

太白：足内侧极骨下陷中。○为俞。○治头痛重，项痛，呕吐逆气，霍乱，腹中切痛，腹胀，食不化，胸肋胀痛，身热烦闷，肠鸣，泄脓血，腰痛，大便难。

公孙：本节后一寸，别走太阴络。○为原。○公孙通冲脉，至胸有父道，内关为母，通阴经脉。○治头重项痛，心痛，卒面肿，烦心，狂言，胃脘痛，腹虚胀如鼓，痰壅膈闷，胸胁痛，膈食反胃，腹鸣，寒疟，不嗜食，伤寒结胸，里急，肠风，下血，脱肛；妇人胎衣不下。

商丘：内踝下微前陷中。○所行历此，内踝之丘陇也，商之为言，行也。○为经。○治心悲气逆，心下有寒，脾痛，脾热，脾虚腹胀，肠中鸣，心烦，骨痹，癫痫，痰疟，身寒，善太息，痔疾，骨疽，食狐疝，上下小腹坚，坚痛，下引阴中，绝子，梦魇，血利后重，腹内痛。

三阴交：内踝上三寸，足三阴之交会。○前肝，中脾，后肾，至此交关之处也。○治逆气疝癖，腹中寒，脾病，身重腹胀，肠鸣溏泄，食不化，挟股内痛，四肢不举，身重足痿，小便不利；女子漏不止，有妊慎灸。

①利，涕：原互倒，据《针灸资生经》卷六乙正。

漏谷：内踝上六寸。〇禁灸。

地箕：膝下五寸。〇其脉自阴交而上，至此交过肝经之上，如经纬至综，以名机乎？〇治溏泄腹胀，胁气胀，水①肿腹坚，不嗜食，腰足痛，癫疾，精不足，女子血瘕，按之如汤沃②两股内，至膝背痛，小便不利。〇大包为上部，地机为下部。

阴陵泉：膝内辅骨内侧下陷中。〇为合。〇膝象为陵，血浚为泉乎？

血海：膝上内廉白肉际一寸。〇言其为血所生之海也。〇治一切血病，女子漏下恶血，月事不调，逆气腹胀，经闭。

箕门：鱼腹上越筋间，动脉应手，血海上六寸。〇前有地机，此为机门。其地隐曲少用。〇治淋，遗溺，鼠鼷肿痛，小便不通。

冲门：去大横五寸，府舍下，横骨端，足太阴、厥阴之会。〇自箕门而上，过交胃脉之前，复过肝脉，乃上于胸，此为腹直冲之门也。〇治腹寒气满，积聚，淫泺，阴疝，难乳。

府舍：腹结下三寸，足太阴、厥阴、阴维三脉交会，入腹，络肝脾，结心肺，从胁上至肩。〇言其交过肝经之次舍也。〇治疝瘕，髀③中急痛，厥气，霍乱，积聚，循胁上下抢心。

腹结：大横下一寸三分。〇言大小肠盘回曲结之所。〇治厥逆，绕脐痛，上冲抢心，腹寒泄利。

大横：腹哀下三寸五分，直脐④旁。〇言自脐而大横之。此为四行尽处也，故言大。〇治大风逆气，多寒善悲，腹热欲走，四肢不可动，多汗，洞泄。

腹哀：日月下一寸五分。〇禁灸。

---

① 水：原作"小"，据《铜人腧穴针灸图经》卷下改。
② 沃：原无，据《针灸甲乙经》卷十二第十补。
③ 髀：原作"脾"，据《针灸甲乙经》卷八第二改。
④ 脐：原作"脐肘"二字，据《针灸甲乙经》卷三第二十二改。

日月：期门下五分，乃胆之募。○期门为肝，此与之相近而相望，犹日月之一阴一阳合璧也。○治太息，善悲，小腹热欲走，多唾，言语不正，四肢不收。

食窦：天溪下一寸六分，举臂取。○直耳根后乎？大包，脾者以主饮食之窦也。○治胸胁支满，肠间雷鸣，常有漉陆陆水声。

天溪：胸乡下一寸六分，仰而取之。○治胸中满痛，乳肿贲膺，咳逆上气，喉中作声。

胸乡：周荣下一寸六分。○治胸胁支满，引胸背痛，卧不得转侧。

周荣：中府下一寸六分。○大包在下，此向腋周转而下，注于脾大包络，故名周荣也。○禁灸。

大包：渊腋下二寸，脾之大络，布[1]胸胁中，在九肋间。○治腹有大气不得息，胸胁中痛，实则其身尽寒[2]，虚则其身百节皆纵。

○胃经，自鼻交入齿，挟口，循颐，又循额颅而下胸腹，至气冲，而合下髀，自伏兔入膝，循胻，下跗足。其支，下膝三寸为三里。故所入为合，而别入足中趾外间，则诸书取本经井穴，或以为在中趾者，有由也。又一支走出足大趾者，络脾也。

凡饮食入胃，散精于脾。淫气于筋，浊气归心，淫精于脉，气归于肺，肺朝百脉，输精于

---

① 布：原作"而"，据《针灸甲乙经》卷三第十八改。
② 寒：《外台秘要》卷三十九同，《灵枢·经脉》《针灸甲乙经》卷二第一作"痛"。

皮毛，下输膀胱。其脾经主各候。附脾，此病怕水音者，克土也；狂走者，阳盛则升也。头腹足皆治者，足三阳走足，无不到，而胃又为宗府也。

〇脾经，起大指内端，上腹侧，抵周荣，下大包，属脾，络胃。上膈，挟咽喉，连舌本。支从胃注心，其病舌强，吐，胃痛，腹胀，癫痫，身重，烦心，疟，泄，黄疸，欠伸，足本部厥。

其诸穴治症，大都治目，章门、公孙治面，天溪治喉，余皆治胸腹、小腹至足也。

手少阴心

极泉：腋下筋间动脉处。〇言立此为极，与心包天泉相近也。〇治目黄，喉干，心痛，干呕，烦渴，胁满痛，臂肘厥寒，四肢不收。

青灵：肘上三寸，举臂取之。〇言心为至灵，此为青冥居上也。〇治脑风，头不能举，振寒。

少海：肘内廉横纹尽处，曲手取之。〇为合。〇言少阴所为渊之海也。〇治脑风，头痛目眩，齿寒痛，项强，呕吐涎沫，腋胁下痛，肘挛，四肢不举，癫痫吐舌，寒热汗出。

灵道：去掌从一寸五分。〇言心灵所行之道路也。〇治心痛悲恐，相引瘈疭，暴喑。

通里：腕后一寸，值大陵。○为原。○言其值大陵，此其交通之里也。○治头痛，面赤，面热，目眩，心悸，臂肘臑痛。实则肢肿，虚则不能言，苦呕，喉痹，少气，热病烦心，暴哑，遗溺。

阴郄：掌后去腕五分动脉。○言少阴心之郄络也。○治衄血，心痛，失喑，霍乱，胸中满，洒淅振寒，厥逆惊恐。

神门：掌后兑骨端。○为俞。○神明之官，此其门路也。○治咽干，不嗜食，心痛数噫，恐怖，少气不足，喘逆，痎疟，心烦，甚欲得冷饮，手臂寒，呕血，身热，狂悲笑，喉痹，恶寒则欲处温中，遗溺，大人、小儿五痫。

少府：小指本节前后陷中。○为荥。○少阳所流，如传送之府也。○治烦满，少气，畏人，悲恐，掌中热，肘腋挛急，胸中痛，手倦不伸，嗌中有气，如息肉状，阴痛阳痒，遗尿。

少冲：中指端内侧。○为井。○少阳心之冲也。冲之为言，冲[1]而未盈也；井，蒙泉也。○治热病烦满，上气心痛，掌中热，胸中痛，口中热，项中酸，痎咽冷，少气悲恐，善惊，手掌不伸，引肘腋痛，乍寒乍热，惊痫未出。

手太阳小肠

少泽：小指端外侧，去甲一分。○为井。○自少阴心而络通于此，彼以少冲名此，以少泽名泽，取井养少，从少冲也。○治喉痹，舌强，目生翳覆睛，口渴心烦，咳嗽，臂痛，颈项急，不可顾，痎疟，寒热汗不出，唾如胶[2]，小指不用。

前谷：小指外侧，本节前陷中。○为荥。○所流为谷，自泽而初行也。○治耳鸣，颔肿[3]，喉痹，咳嗽，衄血，项痛，热病汗不出。痎疟，癫疾，小便赤。

后溪：本节后陷中。○为俞。○所注为溪也。治目赤生翳，鼻衄，耳聋，胸满，癫疾，身热恶寒，痎疟寒热，项强不得回顾。

腕骨：手腕外侧兑骨下陷中。○为原。○以腕后突骨名之也。治头痛，耳鸣，目冷泪，项颔肿，烦闷，寒热，胁下痛，不得息，狂惕，痎疟，热病汗不出，偏枯，臂不得屈伸，瘈疭，五指掣，惊风。

---

①冲：底本缺字，据《道德经》第四章补。
②胶：原作"醪"，据《针灸资生经》卷六改。
③肿：原无，据《铜人腧穴针灸图经》卷下补。

阳谷：外侧腕中兑骨之下陷中。〇为经。〇以太阳所行之，越骨为陵，此为下陷之谷。〇治目眩，耳聋鸣，颈颔肿，烦闷，寒热，偏枯，血痛，胁痛，齿龋痛，臂腕外侧痛，不能举，癫疾狂走，妄言，左右顾，热病汗不出，瘈疭，腹满，痔痛，阴痿。

养老：踝骨上一空，在后一寸陷中。〇未详。岂以治目不明而云者耶。〇治目视不明，肩欲折，臂如拔，手臂痛，不能自上下。

支正：腕后五寸，别走少阳。〇未详。岂腕后五寸，去肘一尺，治臂不正，此为中正乎？〇治头痛目眩，颔肿，肘挛，风虚惊恐，狂惕，生胀目，寒热消渴，善食，腰脏酸。

小海：肘尖内，大骨外，去肘尖五分，屈肘向头取之。〇为合。〇小肠经所入为合，所为海也。与心经之以少海名也，少海与小海二而一也。〇治齿龈肿，颈项痛，疡肿，振寒，肘腋肿，少腹痛，寒热，四肢不举，痫，吐舌，瘈疭，颠狂，寒疟，风疟。

肩贞：曲胛臂下，两骨解间，肩髃后陷中。〇贞者，正也，当肩之正也。〇禁灸。

臑俞：肩髎后，大骨下，胛①上廉陷中。足太阳、阳跷、阳维之会。〇臑，对腋之称也；俞，注也，合也。言于太阳至此，与阳跷、阳维之足经会也。〇治寒热肩肿，引胛中痛，臂酸②无力。

天宗：风后大骨下陷中。〇天③者，至高之位也；宗者，手太阳脉气所发也。〇治壅痛肿，肩臂下、肘臂外后廉痛。

秉风④：在肩上小髃后，举臂有空。〇言举臂有空，举为秉风有空乎？〇治肩痛不能举。

曲垣：肩中曲臂陷中，按之应手痛。〇肩曲臂中，曲如垣也。〇治肩痛肘痹，气注肩膊，拘急痛闷，引项急，寒热。

①胛：原作"脾"，据《针灸甲乙经》卷三第十三改。下一个"胛"字同。
②酸：原作"瘃"，据《铜人腧穴针灸图经》卷中改。
③天：原作"大"，据所释穴名改。
④秉风：原作"乘风"，据下文"举为秉风"句、《针灸甲乙经》卷三第十三改。

肩外俞：在肩臂上廉，去脊三寸。○自肩贞至此，属肩部、背部，止中俞。治目及喉、胃。○治肩臂痛热而寒至肘。

肩中俞：肩臂内廉，去脊五寸陷中。○去脊近者为内，远者为外也；俞，言近于腑脏之俞也。○治目视不明，寒热，咳嗽上气，唾血。

天窗：颈大筋前，曲颊下，扶突后动脉应手陷中。一云完骨下，发际上，颈二大筋动脉应手。○治耳鸣聋不闻，喉中[1]痛，暴暗不能言，颊肿，肩背痛，引项不得回顾。

天容：耳下曲颊后。○自肩贞起，属肩部；天窗、天容，侧颈部，本脉至此，为近上窗者，在项，位缺盆之上，下值耳际，岂为窗，为牖，为容，皆一义乎？天牖属于三焦经，皆上于此。

颧髎：面颧骨下廉兑端。○禁灸。

听宫：耳下曲颊端陷中。一云耳前珠子之傍。○言为听事之宫也。手足太阳、少阳之会。○治耳聋如物塞，不闻。心胸满，臂痛，失声，口噤。

○心经，络[2]小肠，上目、耳，抵鼻，而心则治目，而不治耳聋。鼻，其心腹部也，兼治遗溺者，小肠也。

○小肠经，起小指，上肩解，绕肩臂，交肩上，入缺盆，向腋，络心；循咽，下膈，属小肠。其支别者，从缺盆，循颈上颊[3]，至目锐眦，却入耳中。其支者，别颊，上顺，抵鼻，至目内眦，斜

---

①中：原作"口"，据《铜人腧穴针灸图经》卷中改。

②经、络：原倒作"络、经"，据上下文体例互乙。

③循颈上颊：原作"循头上颊"，据《灵枢·经脉》改。

络于颧。各穴治五官、两咽、腹背诸病。

足太阳膀胱

晴明：目内眦红肉陷中。〇言目睛之明朗所生也。〇禁灸。

攒竹：眉头陷中。〇攒双眉则如竹叶也。〇禁灸。

眉冲：直眉头上神庭、曲差之间。〇眉上近中之处，直冲而上也。〇禁灸。

曲差：神庭旁一寸五分。〇额际曲角之处也。〇治头颈痛，目不明，身烦热，心烦满，汗不出。

五处：上星旁一寸半。〇治目不明，头风目眩，瘛疭，目戴上，不识人，脊强反折，癫疾。

承光：五处后一寸半。〇未详。〇禁灸。似言上穴通天之牗，此其承光照也。上一寸三分为通天穴，可灸，慎之。

通天：承光后一寸三分。〇上为脑，下为鼻，言气之通于巅也。〇治头痛，鼻塞多涕，目生白膜，口喎，呕吐，心烦，衄衊，有疮，头重，暂起强仆。

络郄：通天后一寸半。〇言头颅经络之郄隙也。〇治青风内障，目无所见，头旋耳鸣，颠狂强仆，瘛疭，腹胀满不得息。

玉枕：络郄后一寸半，挟旁脑户旁一寸三分，起玉枕骨，入发际上。○起骨为吉相，其贵如玉也。○治目痛不能视，脑风疼不可忍，因失枕，头重及颈痛，强仆，头半边寒痛。

天柱：挟项后发际大筋外廉陷中。○头下背，此为至上之柱也。○《明堂》禁灸。○《外台》许灸，今从《铜人图经》。

大杼：第一节骨左右各开一寸半，连脊二寸。○言一身之大杼轴也。○治头痛，颈强，目眩，身热，喉痹，风痨气，咳嗽，胸口郁郁，瘈疭，振寒，气实胁满，伤寒汗不出。

风门：二节各去一寸半。○言伤于风寒者，为所治之门户也。○治伤寒，项强头痛，目暝多嚏，鼻衄出清涕，风痨，呕逆上气，胸背痛①，喘气，卧不安。

肺俞：三节各去一寸半。○凡言俞者，本经所注也。○治上气，呕吐，支满，不嗜食，喘满，虚烦，口干，传尸骨蒸痨，肺痿咳嗽，目眩，失颜色，腰背强痛，寒热，偃背如龟，汗不出。

厥阴俞：四节去寸半。○治逆气呕吐，心痛留结，胸中烦闷。

心俞：五节各去一寸半。○《明堂》禁灸，《外台》许灸。○治心中风②，健忘，呕吐，唾血。

膈俞：六节各去一寸半。○膈上为心肺，下为诸脏，有膈膜之肉。○治喉痹，咳而呕逆，胸满支肿，两胁痛，膈胃寒痰，食不下，腹胀，胃脘暴痛，热病汗不出，身周痹皆痛，腹中积癖，嘿嘿嗜卧，四肢怠惰，不欲动，身常湿，不能食，食则心痛，痰饮吐逆，痰疟，痎癖，吐逆，汗出，心痛虚胀，骨痛。○八节无俞。

肝俞：九节各去一寸半。○治惊狂，衄衊，目䀮䀮，生白翳，目上视，目眩，循眉头痛，咳引两胁急痛，不得息，转侧难，撅胁下与脊相引而反折，唾血，短气，寒疝，少腹痛，中风痉，热病后③食五辛，患雀目。

胆俞：十节各去一寸半。○治头痛，口苦，目黄，口干，咽痛，食不下，心腹胀满，呕则食无所④出，振寒，汗不出，胸胁不能转侧，腋下肿，短气痰闷，食难下不消。

---

① 胸背痛：原作"胸脊角"，据《铜人腧穴针灸图经》卷中改。
② 治心中风：原作"天约台心风"，据《铜人腧穴针灸图经》卷中改。
③ 热病后：原作"痉热痉不"，据《千金要方》卷三十改。
④ 所：原作"与吐"二字，据《铜人腧穴针灸图经》卷中改。

脾俞：十一节各去一寸半。○治痃癖积聚，腹胀，引胸背痛，腋下漏，泄利，体重，四肢腹痛，不嗜食，饮倍多，身渐羸弱，黄疸，善欠，痰[1]疟寒热，腰脊强急热痛。

胃俞：十二节各去一寸半。○治胃中寒，腹胀不嗜食，引胸背胁下满，痰疟寒热，积痛筋挛，食倍多，身渐羸瘦，肠鸣腹痛，痃癖积聚，泄利，四肢不收，体重不安，黄疸。

三俞焦：十三节各去一寸半。○治目眩头痛，吐逆，饮食不下，肩背拘急，腰脊强，不得俯仰，肠鸣腹胀，水谷不化，腹痛。

肾俞：十四节各去一寸半。○前为肾关、盲俞。○治肾虚耳聋，目视䀮䀮，少气，虚劳羸瘦，水脏久冷，心腹胀，两胁满，引少腹急痛，五劳七伤，虚惫，脚膝拘急，溺血，小便浊，出精，阴中痛，足寒如冰，头重身热，洞泄，身肿。

气海俞：十五节各去一寸半，前有气海。

大肠俞：十六节各[2]去一寸半。○治腰痛，肠鸣腹胀，绕脐切痛，大小便不利，洞泄，食不化，脊强。

关元俞：十七节各去一寸半。○治风劳腰痛，泄利，虚胀[3]，小便难，妇人瘕聚诸证。

小肠俞：十八节各去一寸半。○治小便赤涩淋沥，少腹疞痛，脚肿，短气，不嗜食，大便脓血出，五痔疼痛，妇人带下。

膀胱俞：十九节各去一寸半。○治风劳腰脊痛，小便赤涩，遗溺，阴生疮，少气，足腨寒，拘急不得屈伸；女子瘕聚，脚膝无力，热痉。

中膂俞：二十节各去一寸半。○治肠冷，赤白痢，肾虚消渴，汗不出，腰脊不得俯仰，腹胀胁痛，虚渴汗出，疝，寒热痰疟，反折。

---

① 痰：原作"夹"，据《铜人腧穴针灸图经》卷中改。
② 各：原作"合"，据体例改。
③ 胀：原作"腹"，据《太平圣惠方》卷九十九改。

白环俞：二十节各去一寸半。〇禁灸。

上髎：第一空，腰踝下侠脊，足太阳、少阳络。〇治鼻衄，呕逆，寒热疟，腰膝冷痛，妇人绝嗣，阴挺出不禁。

次髎：第二空。〇治疝气下坠，腰脊痛，不得转摇，急引阴器，痛不可忍，腰以下至足不仁，背腠寒，小便赤淋，心下坚胀，妇人赤白沥①下。

中髎：第三空，厥阴、少阳所结。〇治五劳七伤六极，腰痛，大便难，腰腹胀，下利，小便淋沥，食泄。妇人绝妊。

下髎：第四空。〇治腰痛不得转侧，女子下苍汁不禁，阴中痛②，引少腹急疼，大便下血，寒湿伤，肠鸣欲泄。〇足大阳、厥阴所结。

会阳：尾骨两旁，督脉气所发。〇治腹中冷气，泄利不止，久痔，阳气虚乏，阴汗③湿，腹寒泄，肠癖，便血。〇阴阳者，何前会阴，此会阳？二行三行分为两，此则并而合会。〇上、次、中、下髎，以空踝为准，近脊骨，入二行之次，以后又三行次。〇背二、三两行，若二行去脊二寸，然以正骨一次计，其实寸半也；三行则去三寸半。上自九柱分，下至会阴合。

附分：在二节骨，附项内廉，两旁各去三寸。〇附，中行二行而分为三行也。〇治头颈肩背痛急，风冷客于腠理，项强不得回顾，风劳，肘臂不仁。

魄户：三节骨，各开三寸，太阳发。〇肺藏魄，此为门户。〇治项强，咳逆上气，肩背痛，呕吐，烦闷，虚劳，五尸走注，寒热劳损，痿黄。

膏肓：四节各开三寸求穴，勿为臂骨所掩。五节上，四肋之间，臂骨里。〇主治无所不疗，五劳七伤，上气咳逆，羸瘦虚损，梦中失精，发狂健忘。〇昔人所不能治者。

---

①沥：原作"涩"，据《针灸甲乙经》卷十二第十改。

②苍汁不禁，阴中痛：原作"仓汁不禁，中痛"，据《铜人腧穴针灸图经》卷中改"苍"字，据《普济方》卷四一五引《铜人》补"阴"字。

③汗：原作"注"，据《铜人腧穴针灸图经》卷中改。

神堂：五节各开三寸。○神明之堂字言心也。○治肩痛，腹满，洒淅寒热，臂脊强急。

嘻嘻：六节各开三寸。○凡以指按此，则本人自说嘻嘻。○治目眩，鼻衄，喘逆，腹痛，肩膊内廉痛，不得俯仰，腋拘挛，暴脉急引胁，虚损不睡，热病汗不出，温疟寒痉，至心热，寒疟，痰疟，久疟。○《素问》云：大风汗出，灸此。

膈关：七节各开三寸。○膈膜之关塞也。○治背痛恶寒，食不下，呕哕多涎唾，脊强不能俯仰[1]，胸中噎闷。

魂门：九节各开三寸。○肝藏魂也。○治饮食不下，腹中雷鸣，大便不节，小便赤黄，呕吐不住，多涎。

阳纲：十节各开三寸。○治身热，目黄面黄，急惰，不嗜食，腹胀满，大便泄利，小便赤涩，肠鸣，消渴，身热。

意舍：十一节各开三寸。○脾主意。○治目黄目赤，消渴，腹满虚胀，大便滑泄，背痛，及风寒饮食不下，呕吐不止。

胃仓：十二节各开三寸。○仓廪之舍。○治虚胀，水肿，饮食不下，恶寒，脊强。

肓门：十三节各开三寸。○前为肓俞。○治心下肓大坚，妇人乳有余疾。

志室：十四节各开三寸。○肾主意。○治食饮不消，腰脊强痛，腹中坚急，阴痛下肿，失精，小便淋涩[2]。

胞肓：十九节各开三寸。○膀胱之胞，此其系属下也。○治少腹坚急，腰痛，恶寒，癃闭，重不得溺，小便涩痛，腰背卒痛。

---

[1] 不能俯仰：原无"不"字，据《外台秘要》卷三十九、《铜人腧穴针灸图经》卷中"俯仰难"句意补"不"字。

[2] 淋沥：此上原有"失"字，据《铜人腧穴针灸图经》卷中删。

秩边：二十节各开三寸。○似云如衣之边也，此为裕。○治腰痛尻重，不能俯仰，小便赤涩，五痔发肿。

承扶：尻臀下，股阴冲上纹中。○禁灸。

殷门：肉郄下六寸。禁灸。

浮郄：委阳上一寸。○治小肠热，大肠结，股外经[1]筋急，髀枢不仁，膀胱经热。

委阳：三焦下腑俞也，在足太阳之后，出于匡中外廉两筋间，承扶下六寸。○治头颈筋急，腋下肿痛，胸满膨膨，筋急，身热，腰痛脊强，瘈疭癫疾，飞尸遁疰，痿厥不仁，小便淋涩引阴中，小腹坚痛。

委中：匡中央。○为合。○太阳之原委，自此中分一支上冲环跳，一支上委阳、殷门、承扶，而上会阳也。○治热病，不屈伸[2]，取血可愈。○腰痛，禁灸。

合阳：匡下二寸。○上至委中而合，此下委中二寸，言膀胱所合也。○治腰脊强，引腹痛，阴股热，膝腨酸重，履步艰难，寒疝，阴偏痛，癫疝阴肿，肠癖，女子崩中。

承筋：腨肠中央。○其承者何经？筋，言阳陵泉为筋之会，此当其下廉承之也。○治鼽衄，霍乱，腰背拘急，寒痹，转筋，肢肿，大便难，脚腨酸重，引少腹痛。

承山：腨肠分肉之间。○近于外丘，此当其下，故曰承也。○治霍乱，腰背痛，转筋，腹痛，疝气，大便难，瘈疭，腨酸痛，脚腨重，战栗不能立，脚气，膝下肿，久痔肿痛，寒热汗不出。

飞扬：外踝上七寸，太阳络。○言太阳既附而上，此则可以飞越。胆少阳经斜络也。○言能行步而飞也。○治头目眩，鼽衄，颈项痛，逆气，癫疾，腰痛，寒疟，狂疟，反折，历节风，足指不得屈伸，野鸡[3]痔，痔篡[4]伤痛。

---

①经：此上原有"浮"字，据《铜人腧穴针灸图经》卷下删。

②不屈伸：《明堂灸经》卷六、《铜人腧穴针灸图经》卷下均作"膝不得屈伸"。

③鸡：原重作"痔"，据《明堂灸经》卷六改。

④痔篡：原作"疝"，据《明堂灸经》卷六改。

付阳：足外踝上三寸，阳跷郄。太阳前，少阳后，筋骨之间，阴跷之郄。○言阳跷自足跗而上也。○治头重顊痛，痿厥，风痹不仁，髀枢、股、胻痛，厥，瘇，时有寒热，四肢不举。

昆仑：足外踝后跟骨上陷中。○治衄蚵，头痛，咳喘，肩背拘急，暴满，头热，目痛，痫疭，腰尻痛，足腨肿，不得履地，脚如结，踝如裂。小儿痫，瘛疭，阴肿。炷如小麦，腹痛胀，大便洞泄，霍乱，疟，多汗，吐逆咳喘，暴痛。

仆参：跟骨下陷中。○至卑之地如仆，此其参随也。位在足跟。○治霍乱吐逆，癫痫，狂言见鬼，厥，如中恶状，吐舌鼓颔，足跟痛，不得履地，脚瘇转筋。小儿马痫反折。

申脉：外踝下陷中，容爪甲白肉际。○膀胱经属申位，故言申脉也。○禁灸。

金门：外踝下，足太阳郄，阳维所别属也。○申酉为金，此其门户也。又在申脉之上。○治霍乱转筋，膝胻酸，不能久立，癫疾、马痫，反张，暴死，尸厥，暴疝。小儿痫，摇头反折。

京骨：外侧大骨下白肉际陷中。○为原。○骨之言京，何也？谓本脉至原，而有高丘之突也。○治眩，目内眦赤烂，目白翳，衄蚵不止，项强，瘈，颠狂，肠澼，腰背强痛，发疟痰注，寒热疟，淋沥，善惊，不欲食。

束骨：小趾本节后陷中。○为俞。○束者何也？言历京骨至此，有筋脉以束之也。○治目眩，内眦赤烂，耳聋，恶风项强，颠狂，肠澼①，腰如折，腨②如结，大便头痛，疟疾，从胻骨至髀中痛。

通谷：小趾本节前陷中。○为荥。○言将通于肾之然谷也。○治头重目眩，善惊，衄蚵，项痛，目䀮䀮，咽疮，心怖，数欠，积结留饮，胸满不食，热病汗不出。

至阴：小趾外侧。○为井。○言至小指端则连于少阴肾经也。○治目生翳，鼻塞，头重，烦心，上下滞，胸胁痛无常，转筋，风寒从足少趾起，脉痹，足下热，寒热汗不出，鼻清涕，耳鸣聋，小便不利，失精，胸胁痛无常处。

○金门一穴，未尽症治。委阳一穴，参入《外台》灸症。昆仑一穴，尚治转筋、尸厥、中恶。

①澼：原作"臂"，据《外台秘要》卷三十九改。
②腨：原作"端"，据《外台秘要》卷三十九改。

足少阴肾

涌泉：足掌心宛宛中，屈指乃得。○为井。○肾为水，此其泉之始达也。○治目眩，喉痹，咳嗽，身热，胸胁满，心中结热，心痛，不嗜食，风脉，风痫。妇人无子，热喘寒厥；男子如蛊，女子如妊，五指端尽痛，足不履地，引入腹中痛。

然谷：踝前起骨下陷[①]中，为荥。○泉流此为涧谷也。○治喉痹，舌纵，舌肿，咽内肿，咳唾血，烦闷，消渴，涎出，呼吸少气，心恐惧如人将捕。寒疝，少腹胀，上抢胸[②]胁，淋沥，女子不孕，男子精溢，初生小儿脐风，噤，痿厥，洞泄，阴缩，温[③]疟，足跗肿，不履地。

太溪：内踝前，在后跟骨上动脉陷中。○为俞。○注此成溪，其流渐大也。○治咽肿唾血，呕吐，口中如胶，咳逆嗽，不嗜食，心痛如锥刺，善噫，胁痛，瘦脊，手足厥冷，喘息几死，热病汗不出，嗜卧默默，疟癖，寒热积聚，与阴相通，溺黄，消瘅，大便难，足膝不仁，热病少汗，黄疸。

大钟：足后跟冲中，走太阳，足少阴络。○为经。○水行而流将大，其钟毓也。○治湿则小便淋闭，洒洒腹脊强痛，大便闭涩，嗜卧，口中热，虚则呕逆多寒，欲闭户而处，少气不足，胸胀喘息，舌气咽中，食噎不得下，善惊恐不乐，喉中鸣，咳唾血。

水泉：去太溪下一寸，内踝下。○为原。○犹言涌泉也。涌为井，此为原。外踝下跟为仆参，于泉在地也。○治月事不来，来即多；心下闷痛，目䀮䀮不能远视，阴挺出，小便淋涩，腹中痛。

照海：内踝直下白肉际。○言与然谷相照而为善，下之海也。○治嗌干而肢懈惰，善悲不乐，久疟，卒疝，少腹痛，呕吐，嗜卧，大风偏枯，半身不遂，女子淋涩，阴挺出。

---

① 陷：原作"滔"，据《西方子明堂灸经》卷八改。
② 胸：原作"脑"，据《西方子明堂灸经》卷八改。
③ 温：原作"湿"，据《西方子明堂灸经》卷八改。

复溜：足内踝上二寸。〇言汗出不止，溜而可复水病不渗，复而可留也。〇治起坐目䀮䀮，善怒多言，舌干，涎自出，腰脊内引痛，不得俯仰，足痿不收履，胻寒不自温，腹中雷鸣，腹胀如鼓，四肢肿，水病，溺青黄赤白黑，青取井，赤取荥，黄取俞，白取①经，黑取合。血痔，泄后肿，五淋，小便如散火，骨寒热，汗注不止。

交信：踝上二寸，少阴前，太阴后，阴跷之郄。〇信之为言申也，少阴前，太阴后，交申而上行也。交者，三阴之交也。〇治气淋，㿗②疝，阴急，股③引胻内廉骨痛，又泄利赤白，女子漏血不止。

筑宾：内踝上腨分。〇治小儿胎疝，痛不得乳，癫疾狂言，吐呕沫，足腨痛。

阴谷：膝内辅谷后，大筋下，小筋上，屈膝取。〇为合。〇治舌纵涎下，膝痛如离，不得屈伸，烦逆溺难，少腹急引阴痛，股内廉痛，妇人溺血不止，腹胀满不得息，小便黄，阴痿，男子如蛊，女子如狂。〇以下上腹二行。

横骨：大赫下一寸。〇以近髀枢之骨下横也。〇治腹胀，小便难，阴器纵引④痛，五脏虚竭，失精阴肿。

大赫：气穴下一寸，足少阴会。〇治男子阴气结缩，茎中痛，虚劳失精，阴肿，女子赤带。

气穴：四满下一寸，冲脉、足少阴会。〇治奔豚而上，崩漏而下，以气行血之筦篇也，又治贲脉，上下引腰脊痛，泄利不止，月事不调，经水不通。

四满：中注下一寸。〇血气积水湿，凡各胀满，皆可治也。意其所以治而命之也。〇治脐⑤下积聚疝瘕，肠癖。切痛振寒，大腹石水，妇人恶血，疗痛。

中注：肓俞下一寸。〇中气下注，由于此观其所治小腹热，大便燥而意之也。〇治小腹有热，大便坚燥不利。

---

①取：原无，据体例补。下一个"取"字同。
②㿗：原作"痛"，据《西方子明堂灸经》卷八改。
③股：原作"腹"，据《西方子明堂灸经》卷八改。
④引：原作"伸"，据《普济方》卷四一五引《明堂灸经》改。
⑤脐：原作"膝"，据《铜人腧穴针灸图经》卷中改。

复溜　足内踝上二寸〇言汗出不止溜而可复水病不渗复而可留也〇治起坐目䀮䀮善怒多言舌干涎自出腰脊内引痛不得俯仰足痿不收履胻寒不自温腹中雷鸣腹胀如鼓四肢肿水病溺青黄赤白黑青取井赤取荥黄取俞白经黑合血痔泄后肿五淋小便如散火骨寒热汗注不止

交信　踝上二寸少阴前太阴后阴跷之郄〇信之为言申也少阴前太阴后交申而上行也交者三阴之交也〇治气淋㿗疝阴急股引胻内廉骨痛又泄利赤白女子漏血不止

筑宾　内踝上腨分〇治小儿胎疝痛不得乳癫疾狂言吐呕沫足腨痛

阴谷　膝内辅谷后大筋下小筋上屈膝取〇为合〇治舌纵涎下膝痛如离不得屈伸烦逆溺难少腹急引阴痛股内廉痛妇人溺血不止腹胀满不得息小便黄阴痿男子如蛊女子如狂〇以下上腹二行

横骨　大赫下一寸〇以近髀枢之骨下横也〇治腹胀小便难阴器纵引痛五脏虚竭失精阴肿

大赫　气穴下一寸足少阴会〇治男子阴气结缩茎中痛虚劳失精阴肿女子赤带

气穴　四满下一寸冲脉足少阴会〇治奔豚而上崩漏而下以气行血之筦篇也又治贲脉上下引腰脊痛泄利不止月事不调经水不通

四满　中注下一寸〇血气积水湿凡各胀满皆可治也意其所以治而命之也〇治脐下积聚疝瘕肠癖切痛振寒大腹石水妇人恶血疗痛

中注　肓俞下一寸〇中气下注由于此观其所治小腹热大便燥而意之也〇治小腹有热大便坚燥不利

肓俞：商曲下一寸脐旁。〇背有肩门，言肾所注也。〇治大腹寒疝，大便干燥，腹中切痛，小腹有热。

商曲：石关下一寸。〇商阳为大肠，此为商曲，言大肠回叠之位。〇治腹中积聚，肠中切痛，小腹有热。

石关：阴都下一寸。〇上治心满，下治泄泻，此为坚固之关也。〇治脊强不开，多唾，大便秘涩，心满，痓反折，妇人无子，脏有恶血，上冲腹中，疗痛不可忍。

阴都：通谷下一寸。〇少阴肾之都会也。〇治多。〇身寒热，疟病，心下烦满，气逆多喘，唾呕沫，肠鸣，热疟，便难，妇人无子，胞中恶血不可忍。

通谷：幽门下一寸。〇通越上下，此为谷窍也。〇治暴哑，头痛目昏，鼻清涕，项强，失欠，咽喉不利，口㖞，心中郁愤，惊怖，吐呕，胸满留饮，癖积。

幽门：挟巨阙旁一寸五分。〇幽隐之第一门也。〇治胸中引痛，心下烦闷，逆气里急，支满，不嗜食，数欠，健忘，泄利脓血，少腹胀满，呕沫吐涎，喜唾，女子心痛逆气，善吐，食不下。〇以下上膺二行，俱足少阴脉气所发。

步廊①：神封下一寸陷中。〇神明上步于膺，此为廊腋。〇治鼻塞不通，胸胁支满，呼吸少气。

神封：灵墟下一寸陷中。〇神明之封疆也。〇治乳痈，呕逆，胸满不得息，洒淅恶寒。

灵墟：神藏下一寸陷中，灵妙之墟丘也。〇治胁支满引胸，不得食，咳嗽，呕吐，胸满不嗜食。

神藏：或中下一寸。〇不测之藏受也。〇治胸胁支满，咳逆，喘不得息，呕吐，胸②满，不嗜食。

---

① 廊：原作"即"，《针灸甲乙经》卷三第十五改。
② 胸：原无，据《铜人腧穴针灸图经》卷中补。

或中：俞府下一寸。○两在或然其中存也。○治咳逆不得息，胸胁支满。

俞府：巨骨下，璇玑旁，各去二寸陷中，仰而举也。○应背各俞，此为大府。○治咳逆不能食饮，胸胁支满，不嗜食，呕血。

胸二行及腹二行，皆治本位，不治脚；止通治头目也，又未至足，则涌泉、复溜治目，涌泉、太溪、照海治噎，然谷治喉。

○膀胱经分野，自头而背、而足，行历最远，故治症最多，且背部为脏腑注俞，又与肾为表里，于小肠为联属，故治头腹诸病者，取之本经之足；治腹胁诸病者，取之本经之背。所谓取精多而用物宏也。

肾经，为男女命脉之门，从贯脊中，贯肝膈，入肺，循喉，夹舌，注胸，但不至巅耳。一切耳目喉咽，上下中部俱治之。灸法补水益源，元于此经为尤窍妙。

手厥阴心包

天池：在乳[1]后一寸，腋下三寸，着胁直腋，撅肋间。○心包主血，天池者，言血之宗海也。○治寒热，胸膈烦满，四肢不举，腋下肿，上气，胸中有声，喉中鸣。

---

[1] 乳：原作“耳”，据《铜人腧穴针灸图经》卷中改。

天泉：曲腋下二寸，举臂取。○池水溢于臂，此为泉源也。○治心病，胸[1]胁支满，咳逆，膺背、胛[2]间、臂内廉痛。

曲泽：在肘内廉中。○为合。○肘曲为本经之会，此其大泽也。○治心气逆痛，呕血，呕涎，身热烦渴，口干，善惊，呕涎，伤寒温[3]病，血风疹，肘臂手腕善摇动，肘瘲掣痛。

郄门：腕上五寸。○对三阳络，言与三焦互络之郄门也。○治心痛，衄血，呕哕，惊恐畏人，神气不足，头痛。

间使：掌后三寸。○言此间行往之使也。○为经。○治卒心痛，心悬若饥，卒狂，胸中澹澹，恶风寒，咽中如鲠，呕吐，怵惕善惊，喑不能语，掌中热，腋肿肘挛，热病烦心，胸痹善哕。

内关：掌后二寸。○与外关应所过之关也。○治目赤，支满，中风，肘挛，实则心暴痛，虚则心烦惕。○为原。

大陵：掌后两筋间陷中。○劳宫历掌骨，此其丘陵也。○治身热头痛，喉痹，口干，目赤，短气吐逆，胸胁痛，肘挛，腋肿，热病汗不出，狂言不乐，善笑不休，心悬若饥，舌本痛，疟疾，小便如血，疮疥，悲泣惊恐。○为荣。

中冲：中指端内侧正取。○为井。○心包居中，此其冲气也。○治舌强，热病烦闷，汗不出，掌中热，身如火，心痛烦闷。

手少阳三焦

关冲：手四指端外侧。○为井。○言中冲为心包，至此关会也。○治目生翳膜[4]，视物不明，风疹，喉痹，舌卷，舌本痛，口干，颈痛，心烦，霍乱，臂外廉痛，手不及颈，肘痛，不能自带衣，胸中气噎，不嗜食，热病烦闷，汗不出，身热如火，气逆不得卧。

---

① 胸：原作"脚"，据《铜人腧穴针灸图经》卷下改。

② 胛：原作"脾"，据《铜人腧穴针灸图经》卷下改。

③ 温：原作"湿"，据《外台秘要》卷三十九改。

④ 膜：原作"眊"，据《铜人腧穴针灸图经》卷下改。

液门：小指、次指间本节前陷中。○为荥。○三焦以气生津，不汗者，可以汗为门路也。○治目涩，目眩，头痛，面热肿赤，齿痛，咽外肿，内如息肉，耳痛聋鸣，寒厥，痎疟，无汗，风寒热，呼吸气短，喜惊，臂痛，不能上下。

中渚：小指、次指本节后陷中。○为俞。○所注为渚。○治头重痛，目眩，咽肿，目生翳膜，颔肿热痛，面赤，肘臂痛，五指不得屈伸，久疟，热病不得汗出。

阳池：手腕上陷中。○为原。○与大陵对，此为气之阳所聚也。○禁灸。《外台》可灸三壮。○治寒热疟，或因折伤手腕，提物不得，肩臂痛不得举，热病汗不出。

外关：腕后三寸陷中，少阳络。○气为卫，居外；血为荥，居内，与内关对值也。○治耳浑浑无所闻，肘臂不得屈伸，五指尽痛，不能提物。

支沟：腕后二寸，两骨间陷中。○治面赤目赤，嗌痛①，霍乱，呕吐，口禁不开，暴哑不能言，真心痛，臂肘酸重，胁胀肿，四肢不举，热病汗不出，马刀肿疡，漏，疮疥，女人脊急。○为经。○为热病汗不出。此为支络所交沟洫所流也。

会宗：腕后三寸空中②。○前后为支曰络，此为会合之宗门也。○治耳聋，肌肤痛，风痹。

三阳络：臂上大交脉③支沟上一寸。○手三阳之交络也。○治耳之卒聋，齿龋，暴喑不能言，嗜卧，身体不欲动。

四渎：肘前五寸内廉陷中。○言至此独行，如地有四渎，上应天星也。○治暴气耳聋，齿龋痛，呼吸短气，咽中如息肉状，下牙痛。

天井：肘外大骨后，肘后一寸两筋间陷中。○为合。○言三焦天气入而会为渊井也。○治胸痛，咳逆上气，唾脓，不嗜食，戾颈肩痛，咳嗽脓血，痿痹麻木，癫痫，吐舌羊鸣，惊怖瘈疭，风痹，臂肘痛，捉物不得，大风，默默不知所痛，疟食时发。

清冷渊：肘上二寸，伸肘举臂取之。○天井初行，此为冷冷之渊也。○治肩臂不举，头痛，目黄，胁痛，振寒。

① 痛：原无，据《针灸资生经》卷六补。
② 中：此下原有"一寸"二字，据《针灸甲乙经》卷三第二十八、《千金要方》卷二十九、《外台秘要》第三十九删。
③ 脉：原无，据《针灸甲乙经》卷三第二十八、《千金要方》卷二十九、《外台秘要》第三十九补。

消泺：肩下臂外廉斜肘分下行。○此穴与小肠交互，似云交消互泺也。○治寒热风痹，项痛，肩背急，头痛，项如拔。○自此上肩，臑会、肩髎、天髎、头侧天牖、翳风、瘈脉、颅息、角孙，面四行角孙、丝竹，面侧天髎。

臑会：肩前廉，去肩三寸。○肩前廉为总会也。○治颈瘿气瘤，气肿，臂痛不能举，痓痛。

肩髎：肩前两骨端间，臑上陷中。○治肩重不可举，臂痛。

天髎：在肩缺盆中，上毖骨之际陷中央。手少阳、阳维之会。○治背肘痛，引颈项急，寒热，缺盆中痛，汗不出，胸中烦闷。

天牖：颈筋缺盆上，天容后，天柱前。○天容、天窗之后，天柱之前①，将上络耳，故名户牖也。天容可灸，在耳后曲颊后；天柱在后，居发际大筋外廉陷中，禁此间，宜慎。

翳风：耳珠后陷中，按之引耳中。○耳后陷中，耳侧可以障风也。○治耳聋，口眼㖞斜，失欠脱颔，口噤不开，吃不能言，颊肿，牙车急痛。

瘈脉：耳本后鸡足青络。《外台》禁灸，《明堂》许灸一壮。○鸡足所形而名之形也。○治头风，耳鸣，小儿惊痫瘈疭，呕吐泄利，无时惊恐，眵𥇒，目睛不明。

颅息：耳后间青络脉，足少阳脉气所发。○庄子曰：真人之息，以耳所为。颅息，脉经络会也。○治身热头重，目不明，臂痛，不得转侧，耳痛鸣②，风寒，小儿发痫，瘈疭，呕吐涎沫，惊恐失精。

角孙：耳郭中间，上发际，下开口有空。○耳角上发际有角处也。○治目生肤翳，齿龈肿，头肿项痛。

丝竹空：眉毛骨后陷中。○耳前眉后有空，可以审辨八音者也。○禁灸。

---

①前：此上原有"后"字，据《铜人腧穴针灸图经》卷中删。

②鸣：原作"明"，据《千金要方》卷三十改。

和髎：耳门前兑发下横动脉，手太阳脉气所发。○耳前审和声音之穴隙也。○治牙车引急，耳中嘈嘈，颔颊肿。

耳门：耳前起肉当缺中。○当耳之门牖也。○治耳聋聤鸣，脓汁出，生①疮，蝉声②重听不闻，齿龋。

○心包经以配三焦，故亦治头，但治目而不及耳，以三焦、大肠分道而专司也。心胸为其本位，内腕为其行步部。多治热而兼治寒，烦、呕、惊、痛，其主治也。

至三焦，治耳、齿、舌、面，为其阳分专属也，中、上二焦多所症，治下焦则属胃、肾等穴治之。

足少阳胆

童子髎：在目外眦五分。○此为瞳子之窍也，手、足少阳之会，自三焦交此。○治青盲，目无所见，远视䀮䀮，目中肤翳白膜，头痛，外眦赤痛。

听会：耳前陷中，上关下一寸。○此为耳听之窍会也。○治耳聋，状如蝉声，牙车脱臼相离，齿痛，呕吐，骨酸，颠狂，瘈疭。

上关：一名客主人，开口有空，在耳前起骨上廉。足阳明、少阳之会。○此为牙关之上系。○治目眩，牙关不开，口禁，耳聋鸣，㖞斜，唇吻强，瘈疭沫出。

颔厌：曲周下，颞颥上廉，手足少阳、阳明之交。○颔开厌则此应之也。○治头风眩，目无所见，耳鸣，多嚏，颈项痛，偏头风痛，引外眦急痛。

①生：原无，据《铜人腧穴针灸图经》卷中补。
②蝉声：此上《铜人腧穴针灸图经》卷中有"耳鸣如"三字。义长。

悬颅：曲周上下，颞颥中廉，足少阳所发。○此为孔悬于颅之上也。○治头偏痛，引目外①眦赤，身热痛，齿痛，面肤②赤，热病汗不出。

悬厘：曲周颞颥下廉，手足少阳、阳明之交会。○悬系而厘辨也。手足阳明之交，上悬于此而明辨之。○治偏头痛，烦心，不欲食，目眦赤痛，热病汗不出，羊颠。

曲鬓：耳上发际曲隅陷中，足少阳所发。○以具实从名也。○治急病暴哑，颔颊肿，引牙车不得开，肠胃寒疾，伤酒风发，脑痛，不能饮食，烦闷，呕吐不止。

率③谷：耳上入发际一寸半。○本脉从巅入络脑，或率循此而入脑之谷中髓海乎？○治肠胃寒疾，伤④酒风发，脑两角眩痛，不能饮食。

本神：曲差旁一寸五分。一云直耳上入发际四分。○或谓一身之神在目，此其本也。○治目眩，头项急痛，胸背相引，不得转侧，癫疾，呕吐涎沫，小儿惊痫。

阳白：眉上一寸，直目瞳子，足少阴、阳⑤维之会。○言清扬而皙白之位也。○治头目痛，目眵，背腠寒栗，重衣不得温，瞳子痛痒，昏曚⑥，目系急，上插。

临泣：目上，入发际五分，目直上。○目之液为泣，此泣具上对下，承泣命名也。○禁灸。

目窗：上临泣后一寸。○言目通之窗牖也。○治头面浮肿，痛引目外眦赤痛，忽头旋，目䀮䀮，远视不明，目眩，唇吻强，上齿痛，寒热汗不出，瞳子痛痒，昏曚目疾。

正营：目窗后一寸。○岂云而目将营之，此为营乎？○治主诸阳之热。

承灵：正营后一寸。○挟通天旁，前后凝承之谓乎？治脑风头痛，恶风寒，衄衄，鼻塞，息不利而喘急。

①外：原无，据《铜人腧穴针灸图经》卷中补。
②肤：底本字蚀，据《铜人腧穴针灸图经》卷中补。
③率：原作"卒"，据《针灸甲乙经》卷三第五改。下一个"率"字同。
④伤：原作"阳"，据《铜人腧穴针灸图经》卷中改。
⑤阳：原作"四"，据《铜人腧穴针灸图经》卷中改。
⑥昏曚：原作"昏矇"，据下文目窗穴"瞳子痛痒，昏曚"句改。

天冲：耳后入发际二寸。〇自率谷而上之，乃下浮白、完骨，此其脉上冲而有最上之称。〇治头痛，瘰疬，风痉，牙齿痛，善惊恐。

浮白：耳后入发际一寸。〇治喉痹，咳逆，瘰疬，胸中满，不得喘息，头项肿痛，耳鸣嘈嘈无所闻，发寒热及瘿气，肩臂不举。

完骨：耳后入发际四分。〇以耳后完骨名之。〇治头面虚肿，喉痹，颊肿，偏风㖞斜，头痛，烦心，齿龋，颊引耳后痛，癫疾，小便赤黄。

窍阴：枕骨下，摇动有空。足太阳、少阳之会。〇言当头之阴而有窍也。〇治管疽[1]发历，项痛引头，目痛，颔痛引耳。

脑空：在承灵后一寸五分，挟玉枕骨下陷中。〇值头脑户，岂随之间户乎？〇治脑风痛不可忍，目瞑，心悸，耳鸣聋，鼻衄，疽发为厉，寒热发即[2]为颠风，引目眇，劳病，羸瘦，体热，头强，颈强。

风池：近风府，在颞颥后发际陷中。〇治目眩，目泪出，内眦赤痛，目不明，气发耳塞，头痛项强，欠气，鼽衄，咽喉偻[3]引项挛，脑痛，肺风，腰伛偻，引项筋无力不收，面赤，面肿，烦闷，汗不出。伤寒温病，泪出，口癖，痎疟。

肩井：在肩上陷，缺盆上，大骨前一寸，以三指按，取中指下陷应手。是乃手足少阳、阳维之会，连入五脏。〇治五劳七伤，颈项不得回顾，背膊闷，两手不得向头[4]，或因扑伤，髋痛，脚气上攻。妇人堕胎后，手足厥逆，灸之立愈。寒热索气不得卧。

以后下侧、肋下、腹侧不足，直目眉上一寸扬白可灸。上入发际五分临泣禁灸。

渊腋：腋下三寸宛宛中，举臂得之。〇自肩井而下至腋，此为渊澄也。〇不宜灸，灸之不幸令人生肿蚀马疡，内溃者死。

---

[1] 管疽：原作"营疽"，据《针灸甲乙经》卷十一第九下、《外台秘要》卷三十九改。又，此二字《千金要方》卷二十九作"笔管疽"，《太平圣惠方》卷九十九作"骨疽"，《铜人腧穴针灸图经》卷中作"营疽"。

[2] 即：原作"卯"，据《铜人腧穴针灸图经》卷中改。

[3] 偻：原作"倭"，据《针灸甲乙经》卷七第一改。

[4] 头：此上原有"后"字，据《太平圣惠方》卷九十九、《铜人腧穴针灸图经》卷中删。

辄筋[1]：腋下三寸，腹前一寸，着胁。足少阴脉气所发。○近于肝而以筋名，阳附于阴，此为依辅也。○治胸中满闷不得卧，喘息。

日月：期门下五分，胆之募。足太阴、少阳、阳维之会。○期门为肝，此与之相近而相望，犹日月之一阴一阳之合璧也。○治太息，多唾[2]，善悲，言语不正，小腹热，四肢不收。

京门：监骨下腰中，季胁本，挟脊。○脊之所挟，此为京之高丘至此，人斜向带脉一委之门路也。○治寒热，腹胀，引背不得息，水道不利，溺黄，少腹急，肠鸣洞泄，髀枢痛。

带脉：季胁下一寸八分。○言自京门而横度于腰如带也。此脉周回于腰，因以带名也。○治女人小腹坚痛，月脉不调，带下赤白，里急瘈疭。

玉枢：带脉下三寸。一云在水道旁一寸五分。○岂所谓五脏之枢户乎？治男子寒疝，阴卵上入小腹痛，带下。

维道：章[3]门下五寸三分。○岂所云阴维之道路乎？考阴维之病，循喉口，此所近治之。○治呕逆不止，三焦不调，水肿，不嗜食。

居髎：章门下八寸三分，监骨上陷中。○居者，起居之所凭也。自此下入足，按本经循胸过季胁，下会髀厌，以下膝外廉，应有髎也。○治腰引小腹痛，肩引胸臂挛急，手臂不得举而至肩。

环跳：在髀枢中，侧卧伸下足、屈上足取之。○髀枢有骨，如环跳动。○治冷风湿痹，风疹[4]，偏风，半身不遂，腰胯痛，不得转侧，腰胁相引急痛，髀枢痛，胫痛，痹不仁。

风市：膝上外廉，两手平垂，中指尽处。○治厉风之都是也。言一切风痛麻痹，此为总治。

中渎：在髀外膝上五寸分肉间陷中。足少阴络。《外台》禁灸，《明堂》许灸五壮。○手有四渎，此有中渎，岂亦独行之义乎？○寒气客于分肉之间，痛攻上下，筋痹不仁。

---

①筋：原作"肋"，据《素问·气府论》改。

②唾：原作"睡"，据《西方子明堂灸经》卷一、《铜人腧穴针灸图经》卷中改。

③章：原作"童"，据《铜人腧穴针灸图经》卷中改。

④疹：此上原有"膝"字，据《铜人腧穴针灸图经》卷下删。

阳关：阳陵泉上三寸，犊鼻陷中。○言少阳胆下膝，阳陵之关津也。○禁灸。

阳陵泉：膝下一寸外廉陷中。○为合。○言少阳脉历膝为陵，而过陵有陷为泉。此本经为合之次舍也。○治膝伸不能屈，冷痹脚不仁，偏风，半身不遂，脚冷无血色，寒热头痛，口苦，咽不利，头面肿，胸胁满。心中恐，如人捕。

阳交：足外踝上七寸，斜属三阳分内之间。阳维郄。○言少阳胆下膝，阳陵之交津也。○治寒厥，惊狂，喉痹，胸满，面肿，寒痹，膝胻不收。

外丘：外踝上七寸。言在陵阳之外也，下直承山。○治肤痛，痿痹，胸胁胀满，颈项痛，恶风寒，癫疾。

光明：外踝上五寸，别走厥阴。○少阳此络于肝，至此而益光明也。○治热病汗不出，卒狂，虚则痿痹，坐不能起，实则足胻热，膝痛，身体不仁，善啮①颊。

阳辅：外踝上四寸，辅骨前，绝骨端，如前三分。○为经。○当辅骨之尽。一名绝骨，言少阳辅骨之端也。○治喉痹，腋下肿，腰溶溶如坐水中，膝下肤肿，筋挛，诸节尽痛，痛无常处，马刀，膝胻酸，风痹不仁，寒热胁痛。

悬钟：外踝上三寸，足三阳之大络。○言五足趾痛，此皆可以治。脉悬于上下踝，如悬钟也。○治心腹胀满，胃中热，不嗜食，膝胻痛，筋挛，足不收，履坐不能起，瘈疭，湿痹流肿②，五淋，小儿腹满不食，四肢不举，风劳身重。

丘墟：外踝下如前陷中，去临泣三寸。○为原。○外踝下，言历高丘而至平墟也。○治头肿，目生翳膜，胸胁胀满，痛不得息，久疟振寒，腋下肿，痿厥，坐不能起，髀枢中痛，腿胻酸，转筋，卒疝，小腹坚，寒热，妇人月事不利，乳痛。

临泣：小趾本节后陷，去侠溪一寸五分。○为俞。○头自临泣有窍阴，此亦名之。○治目眩，心痛，目痛，胸满，厥逆，气喘，枕骨痛，缺盆中痛，腋下肿，马刀疡瘘，善啮颊③，天牖中肿，淫泺，胻酸，洒淅振寒，妇人月事不利，季胁支满，乳痛，心痛，周痹，痛无常处，大风疻疟。

---

①啮：原作"齿"，据《铜人腧穴针灸图经》卷下改。

②湿痹流肿：原作"温痹流痛"，据《西方子明堂灸经》卷八改。

③啮颊：原作"齿颌"，据《西方子明堂灸经》卷八改。

地五会：足小趾次趾①本节后，去侠溪一寸。○不可灸，灸则羸瘦，不出三年卒。临泣相去不远，以此言之，亦不可灸，切宜慎之。

侠溪：足小趾次趾，歧骨间本节前陷中。○为荥。○如手之后溪。治目外眦赤，目眩，目系急，目痒，耳鸣声聋，胸胁支满，寒热汗不出，胸中痛，不可转侧，痛无常处。

窍阴：足四趾外侧，少阳脉所出也。○为井。○此为会厥阴肝之窍也。○治头痛心烦，喉痹，舌强口干，肘不可举，卒聋，不闻人语，痈疽，转筋。

足厥阴肝

大敦：足大趾端。○若云大趾敦重之处也。○为井。○治卒疝，小便数，遗溺，阴头中痛，心痛汗出，阴上入腹，阴偏大，腹脐中痛，悒悒不乐，左右交取。腹胀满，小腹痛，中热，喜寐，尸厥状如死。妇人血崩不止，五淋。

行间：足大趾次趾，虎口歧骨间。○为荥。○言井脉流行之间也。观其所治，各种蛊积可以祛疏，流行之义也。○治目中泪出，瞑不欲视，太息，癫疾，短气，口㖞，四肢逆冷，嗌干烦渴，溺难，白浊，寒疝，少腹肿，咳逆呕血，腰②痛难俯仰，腹中胀，心痛，色苍如死。

太冲：行间上一寸动脉。○为俞。○言有动脉上冲也。凡诊此脉，可决男子病生死。○治嗌干，呕血，喉鸣，胸胁支满，腰引小腹痛，小便不利，状如淋，癀疝，小腹肿，溏泄，遗溺，阴痛，面目苍苍，足寒，大便难，女子漏血不止，小儿卒疝，呕逆发寒，胕肿，内踝前痛，淫泺，脐酸，腋下肿，马刀疡瘘，唇肿。

蠡沟：内踝上五寸。○此为小沟，下应脾经，为漏谷交流之沟，别走少阳胆。○治卒疝，少腹③肿，时暴痛，小便不利，如癃闭，数嗌，恐悸，少气不足，腹中痛，悒悒不乐，咽中闷，如有息肉状，背拘急，不可俯仰。女人赤白带下。

中封：内踝前一寸，仰足取，伸足乃得。○为经。○内踝前，内之为言中也，踝之为言封也。○治痎疟，色苍苍，振寒，小腹肿，食快快，绕脐痛，足逆冷，不嗜食，身体不仁，寒疝引腰中痛，或身微热，膝肿，厥逆不仁，痿厥，溺难痛，身黄，身重，癀疝，内踝前痛。

① 足小趾次趾：原作"十穴"，据《铜人腧穴针灸图经》卷上改。

② 腰：原作"脓"，据《西方子明堂灸经》卷八改。

③ 腹：原作"肠"，据《西方子明堂灸经》卷八改。

中都：内踝上七寸。○或以为胻骨七寸为中，此其会也。治胀癖，㿉疝，小腹痛，妇人崩中，因产恶露不绝，足下热，胻寒，不能久立，湿[1]痹不能行。

膝关：犊鼻下二寸陷中。○言膝之关纽也。治风痹，膝内痛引膑，不可屈伸，喉咽中痛。

曲泉：膝内辅骨下，大筋上，小筋下陷中，屈膝，取曲膝横纹头。○为合。○治女子血瘕，按之如汤浸[2]。股内、少腹肿，阴挺出，丈夫㿉疝，阴股痛，小便难，腹胁支满，癃闭，少气泄利，四肢不举。实即身热，目眩痛，汗不出，目䀮䀮，膝痛，筋挛不可屈伸，发狂衄血，喘呼，少腹痛引咽喉。

阴包：膝上四寸，阴廉两筋间。○所治尿胞，意以为厥阴之上治乎包也。○治腰尻引小腹痛，遗溺不禁。

五里：气冲下三寸，阴股中动脉。○三里属胃，五里属肝。○治肠中满，热闭不得溺，嗜卧，四肢不得动摇。

阴廉：羊矢下，去气冲二寸。○言至阴幽之廉隅也。○治妇人绝产，未经生产可灸。○计在天枢下一尺二寸，羊矢在气冲外一寸。

章门：大横外，直脐，季肋端。足厥阴、少阳之会。○自期门而后，交日月之交，又复前行，交日月之下，此间为章门，五脏之会也。○治烦热口干，不嗜食，胸胁支满，喘息，心痛，肠鸣，食不化，胁痛，不得卧，腰痛不得转侧，伤饱，身黄，羸瘦，奔豚，腹肿脊强，四肢懈惰[3]，善恐，少气，厥逆，肩臂不举，石水，身肿，寒中洞泄，诸漏。

期门：在不容旁一寸五分，直两乳下二肋端。足太阴、厥阴、阴维之会。○言自中焦起，脉行十二时至此，自肝交肺，为交代之期门也，伤寒过经不汗，此为预防要穴。○治胸中烦热，奔豚上下，目青而呕，心痛，霍乱，泄利，大便难，阴下纵，胸中热，腹坚硬，大喘不安卧，肠下积气。女子产余疾，食难，支满切痛。伤寒过经不解。

---

① 湿：原作"温"，据《西方子明堂灸经》卷八改。
② 浸：原作"沸"，据《西方子明堂灸经》卷八改。
③ 惰：原作"息"，据《西方子明堂灸经》卷七改。

蠡沟治喉息阴厥，阴廉即孕，期门治过经不汗，太冲马刀疡、喉嗌，膝关治喉痛，五里治不溺，大敦治遗溺、尸厥。

肝与胆络，肝治鲜及巅而实会于巅，惟咽喉为与肺相注也。肝治腹胁诸病，而小腹为其交际之所，尤于疝癞为紧切。胆则头部，治头居多；胁部，治胁居多；腹下部，治崩淋；足部，治足居多。而上胸胁头目，当相窍会而导之。

督脉

长强：尾骨下陷中，趺坐地取之。○足少阴、少阳所结。○尽此长以坚强，此痔根本。○治肠风下血，五痔，疳，下部蜃，目昏头重，小儿脱肛泻血，经久惊痫瘈疭，洞泄，腰脊强痛，寒痉①，癫疾吐注，惊恐。

腰俞：一十一节下宛宛中。○治腰髋疼，腰脊强，不得回转，温疟，痎疟，汗出，足冷不仁。

阳关：十六节骨下。○治胫痹不仁。

命门：十四节骨下。○立命之宗门。○治头痛不可忍，身热如火，汗不出，瘈疭里急，腰腹相引痛。

悬枢：十三节骨。○前对天枢。○治积气上下行，水谷不化，下利，腰脊强，不得屈伸，腹中留积。

①痉：原作"痓"，据《西方子明堂灸经》卷四改。

脊中：十一节骨下，此为中。○灸之，令人大伛偻，禁之。

筋缩：第九节骨。○肝主筋，司伸缩。○治惊痫狂走，癫疾，脊急强。

至阳：第七节骨。○膈以上，至阳之分也。○治寒热解散，淫泺胻酸，四肢肿痛，少气难言。

灵台：第六节骨。○承籍心灵。○治法出《素问》，热病，温[1]疟汗不出。

神道：第五节骨。○心者，神明之道路也。○法治寒热头痛，进退往来，疫疟，恍惚悲愁，健忘，惊悸。小儿风痫，瘛疭。

身柱：第三节骨。○治癫疾，瘛疭，怒欲杀人，身热狂走，谵言见鬼，胸热，口干烦躁，渴，喘急，颈痛，吐而不出。

陶道：在大椎骨下。足太阳之会。○治癫疾，瘛疭，头重目瞑，洒淅寒热，脊强汗不出。

大椎[2]：第一节上，平肩。手足三阳、督脉之会。○治五劳七伤，温疟，痎疟，气疟，背转拘急，头项强，不得四顾，风劳食气，伤寒热盛，烦呕。

一节劳伤，五节心病，三节狂病，十三节三焦气病，末尾痔、血病，及九节肝俞治目上。治痫皆要穴也。以后上头部中行穴法。

哑门：后发际正入五分。督脉、阳维之会，入系舌本。○舌根应此，灸之则哑，故名之也。○禁灸。

---

① 温：原作"湿"，据《西方子明堂灸经》卷四改。
② 大椎：原作"大柱"，据《西方子明堂灸经》卷四改。

风府：发际正上一寸，疾言其肉立起。〇亦舌本之地，易于伤风，故言府也。〇禁灸。

脑户：在枕骨上，强间后一寸五分，督脉、足太阳之会。〇脑之门户也。〇禁灸。

强间：在后顶后一寸半。〇头象金坚强，督脉所发为间，故骶骨号长强也。〇治目晕，头痛不可忍，烦心，呕吐涎沫，发即无时，颈项强，瘈疭，癫痫。〇灸亦宜慎。

后顶：百会后一寸五分，枕头骨上。〇后乎百会，而居顶后，揣之为顶也。〇治目䀮䀮，头顶恶风寒，目眩头偏痛，诸阳之热，逆癫疾呕。

百会：在前顶后一寸半，顶中央旋毛中，督脉、足太阳交会于巅上。〇百脉之会，观其会道，本天亲上。一名三阳五会。五之为言百也。〇治耳鸣聋，鼻塞不闻香臭，心烦，惊怖，健忘，风痫，中风，角弓反张，或多哭，言语不择，发即无时，盛即吐沫，瘈疭，头痛，小儿脱肛，久而不差。

前顶：囟会后一寸半。〇前乎百会而居顶，前视之为顶也。〇治头风目眩，面赤肿，惊痫，瘈疭，鼻涕，顶肿痛，饮酒面赤。

囟会：上星后一寸半。〇囟之所会，会缝隙也。〇治目眩面肿，塞鼻，惊痫，戴目上，不识人，耳聋，鼻涕，鼻塞。灸间日，知痛而止。

上星：在鼻直上，入发际一寸。〇上星者，星之光上悬也。〇治头风，面虚肿，鼻塞，目眩，痰疟，振寒，热病汗不出，目睛痛，不能远视，鼻清涕，风痫，癫疾，头皮肿，惊怖，不安寝。

神庭：入发际五分。〇神在上之义也，前内庭。〇治风痫，目戴不识人，头风目眩，泪出，鼻清涕，惊怖不安寝，羊鸣反张，狂歌哭，喘渴头痛。

素髎：鼻准上，督脉所发。○禁灸。

水沟：鼻柱下，一名人中。督脉所发，手阳明之会。○即人中。形如水沟，治水气浮肿。岂云消导之沟洫也。○治牙关不开，目不可视，面肿唇动，状如虫行，卒中风，水风，面肿，针可愈。消渴，饮水无度，水逆，面肿，遍身肿，哭笑无时，癫痫，语失常，惟不定。

兑端：在唇上端。○兑为口舌，此其端也。○治癫疾吐沫，小便黄，舌干，消渴，衄血不止，唇吻强，齿龈痛。

龈齿交：在唇内，齿上龈缝筋中。○唇齿之际为龈、为交。○治面赤，心烦痛，头项急，不得回顾，鼻中息肉，蚀疮，口㖞，鼽衄，头额痛，颊中痛，鼻塞，目泪眵汁，内眦赤痒痛，生白肤翳。兼治小儿面疮癣久不除，点烙亦佳。

上星、神庭、囟会治目戴，清涕；百会治脱肛；水沟治面风；龈交治息肉。

任脉

会阴：在两阴间。任脉别络，督脉、冲脉之会。○后有会阳，此云会阴，两阴，大小便孔窍之中也。○治小便难，窍中热，皮痛，谷道①瘙痒，久痔相通者死。阴中诸病，前后相引，不得大小便。女子经不通，男子阴端寒，冲心很很。

曲骨：在横骨之上毛际陷中。任脉、足厥阴之会。○此间骨之曲也。○治小腹胀满，小便淋②沥不通，㿗疝③，小腹痛，妇人赤白带下。

中极：脐下三寸，小肠之募，三阴、任脉之会。○治奔豚抢心不得息，恍惚，尸厥，脐下结如覆杯，阳气虚惫，疝瘕，五淋，小便赤涩，失精，水肿，乳余疾，阴痒④，子门不端，妇人月闭、月事不调，因产恶露不止。

①道：原无，据《铜人腧穴针灸图经》卷中补。
②淋：原作"潜"，据《铜人腧穴针灸图经》卷中改。
③疝：此上原有"散"字，据《铜人腧穴针灸图经》卷中删。
④乳余疾，阴痒：原作"乳余阴产"，据《西方子明堂灸经》卷一补、改。

关元：脐下三寸，小肠之募，三阴、任脉之会。○即丹田。言元气之关籥也。○治脐下结如覆杯，疞痛，疝痛，小便处痛如散火，溺血，身热头痛，往来泄利不止，奔豚，遗沥，转胞不尿，胁下胀满，乳气石淋，妇人带下瘕聚，因产恶露[1]不止，经冷、经绝，五淋。

石门：脐下二寸，三焦之募。○此中气之门户也。○治腹胀坚硬，水肿支满，妇人因产恶露不止，遂结成块，崩中漏下，疝气冲胸不得息，绕脐痛，水气行皮中，小腹皮敦敦然，或小便黄赤，气满不饮食，谷不化，呕吐，奔豚上入小腹，疝，大小便闭，水肿。

气海：脐下一寸半。○生气之海也，凡百病以为主。○治一切虚惫，真气不足，气疾，脐下冷，气上冲心；气结成块，状如覆杯。妇人月事不调，崩中带下，因产恶露不止。

阴交：脐下一寸。○任气所发至阴之分，此为交会也。○治脐下疞痛，寒疝引小腹痛，腰膝拘挛，腹满，水气痛，状如刀搅，作块如覆杯；女子月事不绝，带下，产后恶露。

神阙：当脐中是。○脐中言阙，何也？阙，中位也，神元气所由生也。○治泄痢不止，小儿奶利不绝，腹大，绕脐痛，水肿，鼓胀，肠中鸣如流水，久冷伤惫。

水分：下脘下一寸，脐上一寸。○水谷至此而分溺与矢之所，并行而不悖也，号曰阑门，小肠下口。○治腹坚如鼓，水肿，肠鸣，胃虚胀，不嗜食，绕脐痛，冲胸不得息。

下脘：建里下一寸。○治腹痛，六腑之气，寒谷不转，不嗜食，腹坚硬[2]，癖块，脐上厥气动，日渐羸瘦，翻胃不能食。

建里：中脘下一寸。○建乎中下之间也。○治心下痛，不嗜食，呕逆上气，腹胀身肿，《外台》禁灸，《明堂》许灸水病，以代水分。

中脘：上脘下一寸，手太阴、少阳，足阳明所生，任脉之会。○上下三脘，脘，筦也。中脘主变，下主泄。乃胃募，一名太仓。○治头热，目黄，衄衊，背心相引，翻胃，心下胀满，伤饱食不化，霍乱，出泄不自知，心痛，温疟，伤寒，饮水过多，腹胀气喘，因读书得奔豚气上攻；伏梁，心下状如覆杯；寒癖，气结上下，疝气冲胸。

---

①带下瘕聚，因产恶露：原作"带聚瘕，产恶"，据《铜人腧穴针灸图经》卷中改。

②硬：原作"便"，据《铜人腧穴针灸图经》卷中改。

上脘：巨阙下一寸，任脉、足阳明之会，手太阳之会。○此为幽门，故二行曰幽门也。○治心中烦热，奔豚，气胀不能食，霍乱，心风惊怖，心痛不可忍，伏梁气，状如覆盆，吐利，身热汗不出，三焦多涩，风痫病，先泻后补，哕，三虫。

巨阙：鸠尾下一寸。心之募。○心为尊，故曰巨。○治心中烦满，胸中痰饮，腹胀暴痛，恍惚不知人，息贲，时唾血，蛔虫心痛，蛊毒，霍乱，发狂不识人，惊悸少气，数种心痛，少气汗出，手臂不举。

鸠尾：胸臆前蔽骨①下五分②。○形如鸟以名之也。○禁灸。

中脘、石门，治及上部；巨阙至脐，多治腹中；胃口下脘以上，多治心与胃。神阙以一当百，女血男气。以后上胸部。

中庭：膻中下一寸六③。○中央之前庭也。○治胸胁支满，噎塞，饮食不下，呕吐逆出。

膻中：玉堂下一寸六分。○上焦之气，此为中央。○治肺气咳嗽上喘，唾脓，不得下食，胸中如寒，膈气，呕吐涎沫，妇人乳汁少。

玉堂：紫宫下一寸六分。○清净之座。○治胸满不得喘息，胸膺骨疼，呕吐寒痰，上气又烦心。

紫宫：华盖下一寸六分。○在天为帝座。○治胸胁支满，胸膺骨痛，饮食不下，呕逆上气，烦心。

华盖：璇玑下一寸。○华盖而拥紫宫，在天成象也。○治腹胁支满，胸引胸中，咳逆上气，喘不能言。

璇玑：天突下一寸。○胸中之扭冲也。○治胸皮满痛，喉痹，咽肿，水浆不下。

①骨：原有"膏"字，据《西方子明堂灸经》卷一删。

②分：此前原有"寸"字，据《西方子明堂灸经》卷一删。

③六：原作"火"，据《铜人腧穴针灸图经》卷中改。

上脘
巨阙下一寸任脉足阳明之会手太阳之会○此为幽门故二行曰幽门也○治心中烦热奔豚气胀不能食霍乱心风惊怖心痛不可忍伏梁气状如覆盆吐利身热汗不出三焦多涩风痫病先

巨阙
鸠尾下一寸心之募○心为尊故曰巨○治心中烦满胸中痰饮腹胀暴痛恍惚不知人息贲时唾血蛔虫心痛蛊毒霍乱发狂不识人惊悸少气数种心痛少气汗出手臂不举

鸠尾
胸臆前蔽骨下五寸分○形如鸟以名之也○禁灸

中脘石门治及上部巨阙至脐多治腹中胃口下脘以上多治心与胃神阙以一当百女血男气 以后上胸部

中庭
膻中下一寸六分○中央之前庭也○治胸胁支满噎塞饮食不下呕吐逆出

膻中
玉堂下一寸六分○上焦之气此为中央○治肺气咳嗽上喘唾脓不得下食胸中如寒膈气呕吐涎沫妇人乳汁少

玉堂
紫宫下一寸六分○清净之座○治胸满不得喘息胸膺骨疼呕吐寒痰上气又烦心

紫宫
华盖下一寸六分○在天为帝座也○治胸胁支满胸膺骨痛饮食不下呕逆上气烦心

华盖
璇玑下一寸○华盖而拥紫宫在天成象也○治腹胁皮满胸引胸中欬逆上气

璇玑
天突下一寸○胸中之扭冲也○治胸皮满痛喉痹咽肿水浆不下

天突：结喉下一寸宛宛中。阴维、任脉之会。○结喉之夹也。○治咳嗽上气，胸中气，噎，喉中如水鸡声。胸痛①，咯唾脓血，气咽干，舌下急，喉中生疮，不得下食。

廉泉：在颔下、结喉上。阴维、任脉之会。○舌下玉液之分也，故曰廉泉。○治舌下肿，难言，舌纵涎出，咳嗽上气，喘息呕沫，口噤，舌根急缩，下食难。炷宜小。

承浆治目齿，廉泉治口舌并气，天突治咽喉舌，璇玑治咽兼胸，华盖治胸兼胃，膻中治肺膈，中庭治肺胃。

督脉起处，治下部；腰，治腰部；三焦之中，治食不化；九节肝中，治惊瘦；七节以至三节，治各应本俞。惟大椎主治筋力，顶正行后治脑，前治头，目近鼻治鼻唇。治各症，酌而解用任脉。脐下为气生②海，腹胸分三焦，胸治气症，近上治喉，近面治唇舌，酌用之。

凡灸火脐下，久冷、疝、痃、伏梁等症，宜大炷。背部要穴、积病宜多炷；若四肢，但以去风邪为度，多则恐细瘦无力；至于巨阙，则宜小炷，且胸腹以大炷灸之，令人少心力；头部则令人失精神。皆宜酌之。

①痛：原作"壅"，据《西方子明堂灸经》卷一改。
②生：疑为"之"之讹。

三陰足至胸胸至手　三陽手至頭至足

多氣多血 大腸胃，少血多氣 三焦胆肾 心脾肺

多血少氣 腸心包小肝 膀胱

肺燥金	大腸	胃	脾濕土	心君火	小腸寒水	
少商	商陽	厲兌	隱白	少衝	少澤	出為井
魚際	二間	内庭	大都	少府	前谷	流榮
太淵	三間	陷谷	太白	神門	後谿	注俞
列缺	合谷	衝陽	公孫	通里	腕骨	過原
經渠	陽溪	解谿	商丘	靈道	陽谷	行經
尺澤	曲池	三里	陰陵泉	少海	小海	入合
列缺	偏歷	豐隆	公孫	通里	支正	絡
中府	天樞	中脘	章門	巨闕	關元	募

三阴：足至胸，胸至手

三阳：手至头，头①至足

多气多血 大肠、胃

少血多气 三焦、胆、肾、心、脾、肺

多血少气 心包、小肠、肝、膀胱

肺燥金	大肠	胃	脾湿土	心君火	小肠寒水	
少商	商阳	厉兑	隐白	少冲	少泽	出为井
鱼际	二间	内庭	大都	少府	前谷	流荥
太渊	三间	陷谷	太白	神门	后溪	注俞
列缺	合谷	冲阳	公孙	通里	腕骨	过原
经渠	阳溪	解溪	商丘	灵道	阳谷	行经
尺泽	曲池	三里	阴陵泉	少海	小海	入合
列缺	偏历	丰隆	公孙	通里	支正	络
中府	天枢	中脘	章门	巨阙	关元	募

①头：原无，据《针灸大成》卷四补。

	膀胱 寒水	肾	心包 风木	三焦 相火	胆 相火	肝 风木
		水，相火				
春刺井， 邪在肝	至阴	涌泉	中冲	关冲	窍阳	大敦
夏刺荥， 邪在心	通谷	然谷	劳宫	液门	侠溪	行间
仲夏刺俞， 邪在脾	束骨	太溪	大陵	中渚	临泣	太冲
原	京骨	水泉	内关	阳池	丘墟	中封
秋刺经， 邪在肺	昆仑	复溜	间使	支沟	阳辅	中都
冬刺合， 邪在肾	委中	阴谷	曲泽	天井	阳陵泉	曲泉
络	飞扬	大钟	内关	外关	光明	蠡沟
募		京门			日月	期门

阴：井木，荥火，俞土，经金，合水。

阳：井金，荥水，俞土，经火，合土。

督脉长强　任脉屏翳　脾大络大包

胃大络虚里，贯膈络肺①，在左乳下

阳跷、阴跷大络

①虚里，贯膈络肺：原作"肤里，贯膈终肺"，据《针灸甲乙经》卷四第一中改。

幅小难具铜人全图，是以头、腹、手、足分部注释。若续连，则尺寸皆同，上下相接，左右类推，静观当自得之耳。

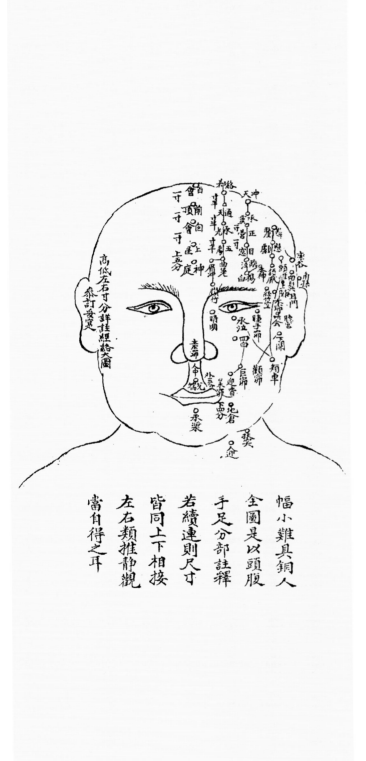

高低左右寸分詳註經絡大圖

參訂愛凫

幅小難具銅人
全圖是以頭腹
手足分部註釋
若續連則尺寸
皆同上下相接
左右類推靜觀
當自得之耳

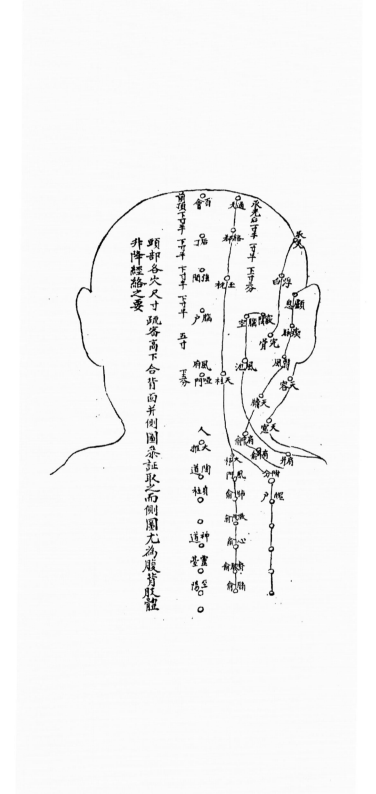

头部各穴尺寸，疏密高下，合背面并侧图，参证取之，而侧图尤为腹背肢体，升降经络之要。

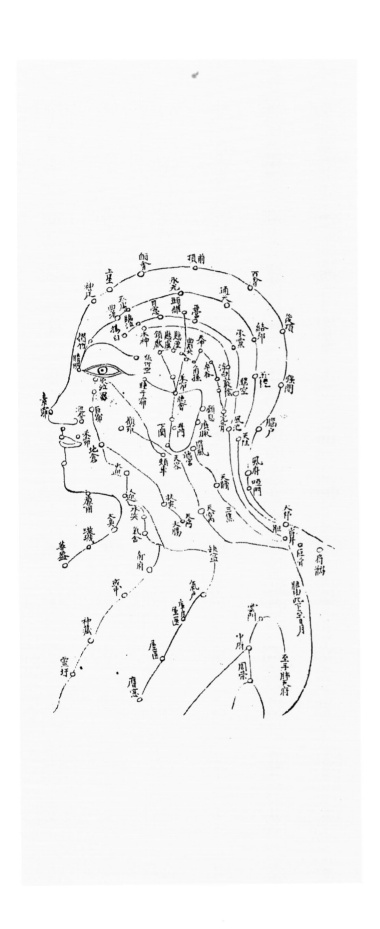

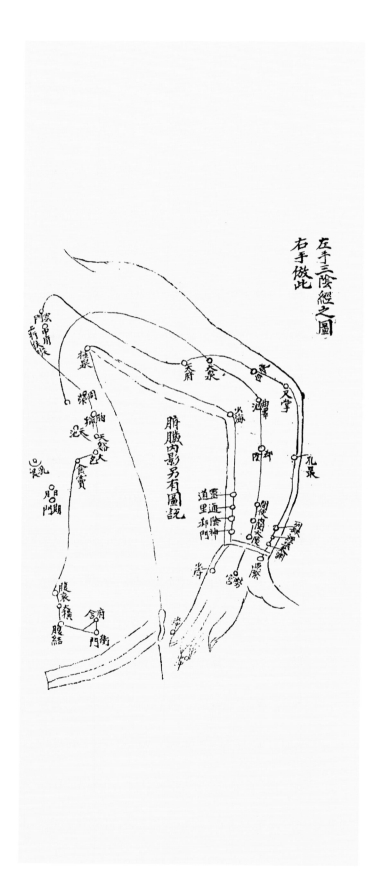

左手三阴经之图，右手仿此。

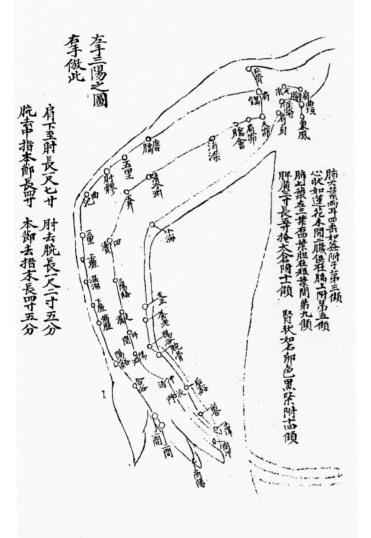

左手三阳之图
李傚此

肩下至肘长一尺七寸
腕去中指本節長四寸
肘去腕長一尺二寸五分
本節去指末長四寸五分

肺大葉兩耳四柔如盖附于第三顀
心状如蓮花未開二臟俱在膈上附第五顀
肝七葉左三葉右四葉膽在短葉間第九顀
脾廣三寸長五寸掩太倉附士顀
腎状如石卵色黑紫附十四顀

左手三阳之图，右手仿此。

肺，六叶两耳，四垂①如盖，附于第三椎。

心，状如莲花未开。二脏俱在膈上。附第五椎。

肝②，七叶，左三叶，右四叶。胆在短叶间，第九椎。

脾，广三寸，长五寸，掩太仓。附第十一椎。

肾，状如石卵，色黑紫，附十四椎。

肩下至肘，长一尺七寸；肘去腕，长一尺二寸五分；腕去中指本节，长四寸；本节去指末，长四寸五分。

---

① 垂：原作"柔"，据《铜人腧穴针灸图经·穴腧都数》改。

② 肝：原作"肺"，据《铜人腧穴针灸图经·穴腧都数》改。

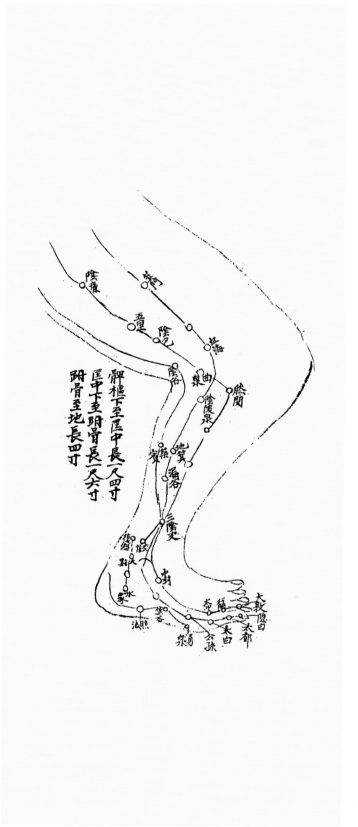

髀枢下至匡中长一尺四寸
匡中下至跗骨长一尺六寸
跗骨至地长四寸

髀枢下至腘[1]中，长一尺四寸；腘中下至跗骨，长一尺六寸；跗骨至地，长四寸。

[1]腘：原作"匡"，据《铜人腧穴针灸图经·穴腧都数》改。下一个"腘"字同。

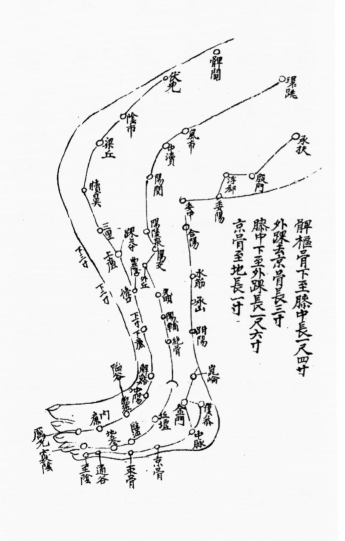

髀枢骨下至膝中，长一尺四寸；外踝去京骨，长三寸；膝中下至外踝，长一尺六寸；京骨至地，长一寸。

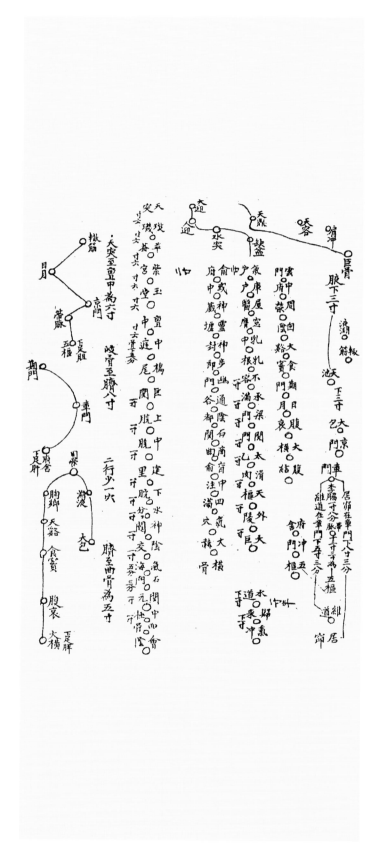

凡背部中行勿轻着艾，但须以二行三行代之，以其骨节，难于起止，且脊中尤为禁忌也，背与腹脏腑高下相应，酌而治之，腰胁相连作病者，又在章门、京门、大横等穴治之。

背部穴位图

中行（督脉）：大椎 ○ 陶道 ○ 身柱 ○ 神道 ○ 灵台 ○ 至阳 ○ 筋缩 ○ 脊中 ○ 悬枢 ○ 命门 ○ 阳关 ○ 腰俞

旁开一行：风门 ○ 肺俞 ○ 厥阴俞 ○ 心俞 ○ 督俞 ○ 膈俞 ○ 肝俞 ○ 脾俞 ○ 胆俞 ○ 胃俞 ○ 三焦俞 ○ 肾俞 ○ 气海俞 ○ 大肠俞 ○ 关元俞 ○ 小肠俞 ○ 膀胱俞 ○ 中膂俞 ○ 白环俞

旁开二行：分户 ○ 魄户 ○ 膏肓 ○ 神堂 ○ 譩譆 ○ 膈关 ○ 魂门 ○ 阳纲 ○ 意舍 ○ 胃仓 ○ 肓门 ○ 志室 ○ 胞肓 ○ 秩边

上髎 十三四　次髎 十五六　中髎 十七八　下髎 十九二十

上髎　次髎　中髎　下髎

分为三尺①。上七节，每节一寸四分厘，共九十八分七厘；中，每节一寸六分一厘，共一尺一寸一分四厘；下，每节一寸二分六厘，共八寸八分二厘。

凡背部中行勿轻着艾，但须以二行三行代之，以其骨节，难于起止，且脊中尤为禁忌也，背与腹脏腑高下相应，酌而治之，腰胁相连作病者，又在章门、京门、大横等穴治之。

上髎：足太阳、少阳络，治腰、呕、鼻，妇人病疝；

次：脊、阴、足；

中髎：厥阴、少阳所结，劳伤、腰腹、二便、妇诸病；

下髎：太阳、厥阴结，腰、淋、少腹、便血、内伤、女病。

①分为三尺：疑有误，《针灸甲乙经》卷二第七谓"脊骨以下至尾骶二十一节，长三尺"，故不可能分为三尺。

　　　　　　　头光　头督　　头督

禁灸之穴四十五，承光哑门及风府；

头胱　面督　头胱　　　面胱　面胱　面大

天柱素髎临泣上，睛明攒竹迎香数。

　　　　头大肠　面焦　　头胃　　背督

禾髎颧髎丝竹空、头维下[1]关与脊中，

手小背胱　背胱　手焦　颈胃　胸胃

肩贞心俞白环俞，天牖人迎共乳中。

　　　腋脾　腋胆　　腹任　腹脾　手肺　手肺

周荣渊腋并鸠尾，腹哀少商鱼际位，

　手肺　　手包　足胆手焦　阳　足胆，即地五会

经渠天府及中冲，阳关阳池及五会。

　　　　足脾　足脾　　足脾　足胃　足胃

隐白漏谷阴陵泉，条口犊鼻还阴市，

　　足胃　足胱　　足胱　足胱　足胱

伏兔髀关委中穴，殷门申脉承扶忌。

　　头：临泣不可灸，以其直目上近目也。而眉
头攒竹、睛明，眉后丝竹空亦然，目下承泣亦宜
慎之。〇头维在额角入发际一寸五分，在本神旁，
本神又在曲差旁。〇侠前顶入发际三寸半，通天
可灸，而承光不可灸；在囟会两旁入发际二寸。
〇头后发际正行，入五分为哑门，一寸为风府；
入发际夹风府为天柱。〇素髎，鼻准也。而迎香、
禾髎在耳门前锐发，不可灸。颧髎，在颧骨下陷
中。〇项：人迎侠结喉旁。〇耳前上关，在起骨，
以开口有空，可灸；至下关，亦仅稍下，以合口
有空，不可灸。背：则正行十一节为脊中，二行
五节为心俞，二十一节旁为白环俞，禁灸。腹：
四行期门下五分为日月，日月下一寸五分为腹哀，
禁灸。又，下三寸五

---

①下：原作"不"，据《徐氏针灸大全》卷一禁
　　灸穴歌改。

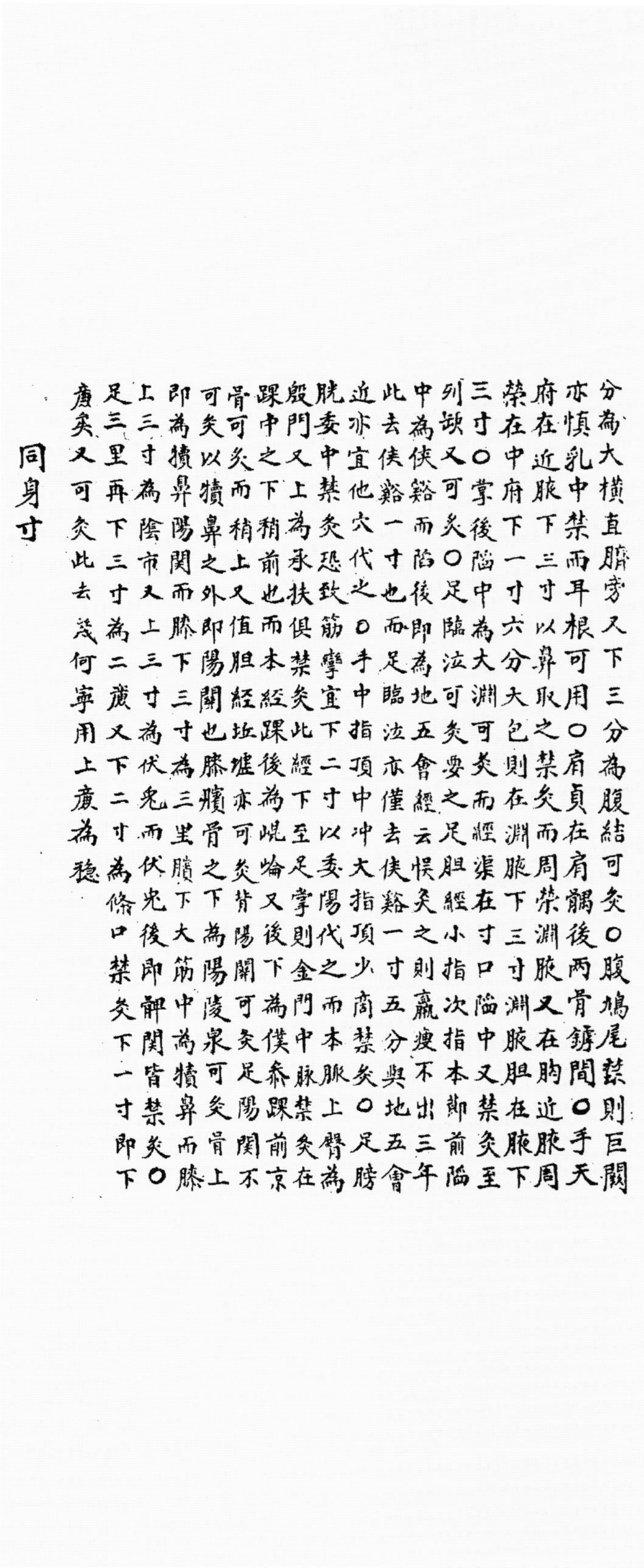
分為大横直臍旁又下三分為腹結可灸○腹鳩尾禁則巨闕亦慎乳中禁而耳根可用○肩貞在肩髃後兩骨罅間○手天府在近腋下三寸以鼻取之禁灸而周榮淵腋又在胸近腋周榮在中府下一寸六分大包則在淵腋下三寸淵腋胆在腋下三寸○掌後陷中為大淵可灸而經渠在寸口陷中又禁灸至列缺又可灸○足臨泣可灸要之足胆經小指次指本節前陷中為俠谿而陷後即為地五會經云悞灸之則羸瘦不出三年此去俠谿一寸也而足臨泣亦僅去俠谿一寸五分與地五會近亦宜他穴代之○手中指頂中冲大指項少商禁灸○足膀胱委中禁灸恐致筋攣宜下二寸以委陽代之而本脉上臂為殷門又上為承扶俱禁灸此經下至足掌則金門申脉禁灸在踝中之下稍前也而本經踝後為崐崘又後下為僕叅踝前京骨可灸而稍上又值胆經坵墟亦可灸背陽關可灸足陽關不可灸以犢鼻之外即陽關也膝臏骨之下為陽陵泉可灸骨上即為犢鼻陽關而膝下三寸為三里臏下大筋中為犢鼻而膝上三寸為陰市又上三寸為伏兎而伏兎後即髀關皆禁灸○足三里再下三寸為二廣又下二寸為條口禁灸下一寸即下廣矣又可灸此去幾何寧用上廣為穩

同身寸

分为大横，直脐旁又下三分为腹结，可灸。〇腹：鸠尾禁则巨阙亦慎，乳中禁而耳根可用。〇肩贞在肩髃后两骨罅间。〇手：天府在近腋下三寸，以鼻取之，禁灸。而周荣、渊腋又在胸近腋，周荣在中府下一寸六分，大包则在渊腋下三寸，渊腋[1]在腋下三寸。〇掌后陷中为太渊，可灸；而经渠在寸口陷中，又禁灸；至列缺，又可灸。〇足：临泣可灸，要之。足胆经，小趾次趾本节前陷中为侠溪，而陷后即为地五会。经云：误灸之则羸瘦，不出三年。此去侠溪一寸也。而足临泣亦仅去侠溪一寸五分，与地五会近，亦宜他穴代之。〇手中指顶中冲，大指项少商，禁灸。〇足膀胱，委中禁灸，恐致筋挛，宜下二寸，以委阳代之。而本脉上臀，为殷门，又上为承扶，俱禁灸。此经下至足掌，则金门、申脉禁灸，在踝中之下稍前也。而本经踝后为昆仑，又后下为仆参，踝前京骨，可灸；而稍上又值胆经丘墟，亦可灸。背阳关可灸，足阳关不可灸，以犊鼻之外即阳关也。膝膑骨之下为阳陵泉，可灸；骨上即为犊鼻、阳关，而膝下三寸为三里，膑下大筋中为犊鼻，而膝上三寸为阴市，又上三寸为伏兔，而伏兔后即髀关，皆禁灸。〇足三里再下三寸为上[2]廉，又下二寸为条口，禁灸；下一寸即下廉矣，又可灸。此去几何？宁用上廉为稳。

同身寸

①渊腋：原作"腋胆"，据《针灸甲乙经》卷三第十八改。

②上：原作"二"，据《针灸甲乙经》卷三第三十三改。

同身者，因身之尺寸而比同之也。手以大指屈曲，取两节纹尖为一寸，足之寸同此。○头以前发际至后发际为一尺二寸。或发际不明，则后至大椎骨，前至平眉，为一尺八寸，而析分之。或眼两眦为一寸，头中二三四行用此。头中行，自神庭至哑门合此寸度；至二行、三行，先取曲差，后对脑户，以意度之。且二行、三行之分，行不能一寸半，但以直眉头为二行，直目瞳为三行，可也，大约相去只同身寸之一寸为是。○胸以两乳横度，分为八寸，膺中行、二三行用之。或自天突至膻中[1]，折为六寸八分[2]。腹部亦可用，脐上至歧骨，折为八寸；自脐至毛际，折为五寸。每行去半寸半，二三四行用之。《明堂图》云：二行去中行各五分，误也。脐以直乳下为天枢，则二行、三行乃妥。○背：自大椎至尾骶折作三尺，每尺折为分为寸，计二十一椎，上七椎，每椎一寸四分一厘，共九寸八分七厘；中七椎，每椎一寸六分一厘，共一尺一寸一分四厘；自此至于下七椎，每椎一寸二分六厘，共八寸八分二厘。○中脊骨一寸，除此一寸，每边五分；而自此一寸半为背二行，又一寸半为脊背三行。二行、三行俱膀胱脉，自上分而下，仍合行手用中指尖为寸，曲泽至经渠为一尺，足自膝至踝为一尺六寸，自踝至地为三寸。

望而知之 集《明堂图》及诸书。

---

①中：底本缺字，据《神应经》补。
②八分：原无，据《神应经》补。

十二经色候

上部兼颈背，中部胸腹手，下部腹脐足，诸身性情，奇证剧候

胆：爪甲；耳黄。失精，眊眊，锐眦痛，目无光，多泪，胆热，心火煎，胆水则泪，发燥为胆有风，枯为胆竭。眉倾泪出发燥。相在爪甲。头重面微尘，体无膏泽，腋下肿，马刀侠瘿，为胆热，爪枯胆亏。汗出振寒。爪甲青，呼骂不休，足爪甲黑。

肝：目、筋、脉、发。左目赤。面脱色。肌肉斑点为肝风。舌卷，卵缩入。目枯陷。目眵气脱。目低倾下。眼开手撒，眼胞忽陷，面赤目青。相在肋胁，相在脉、胸。面赤善怒。膀胱连腰、小腹俱痛。面青，鼻黑，气出。黑睛紧小，而白睛青，直视，筋缓不收，肝绝。

肺：鼻涕。督。面白。右颊赤。眉上白色。体望黑为肺痿。鼻张气促。皮毛焦，津液[1]去；皮毛焦[2]。相在膺。缺盆痛，交手而督。面白目黑；面黑目白。

大肠：目黄。齿痛。颊肿。頩肿[3]。相在腹皮。目赤身热。喉核。

胃：颜黑。目急。口㖞。面目浮肿。颈肿喉痹。乳痛，黄疸。青黑斜合。天庭黑。相在匡。唇干。头重呕吐。唇胗。衄。缺盆下肿痛。腹水肿，膝肿大如升。

脾：口唇。涎。身重闷痛，足重心肿。脚肿，吐，腹胀。舌痿，人中满，唇反无理。鱼口、耳、鼻、唇焦黑。唇骞，齿内露，掌内无纹。荣眉，相在唇。黄疸。脐满，二便不利。鼻黑斜合，面青目黄。舌肿，二便血，脐肿满，脾败，肌肉消者败。

心：主血，应舌，荣发，华面。目黄。口干。面赤如妆，汗如珠，失色，脱血。相亏骨。汗。面赤。善笑。抬肩喘，回视迟。大汗津脱，舌短。

---

①津液：原作"腋"，据《灵枢·经脉》改。

②焦：原无，据《灵枢·经脉》补。

③肿：原重作"頩"，据《铜人腧穴针灸图》卷上改。

小肠：人中。耳聋。目黄。口疮。心满。发直，自汗，臂痿，人中干枯。颔肿，不可回顾。耳颊肿。偏头①。

膀胱：皮理应毛发。目黄。泪出。腰直不能转，天柱皆低。

肾：耳、齿、骨、发、唾。黄疸。黑胆疸。骨绝，齿黄落。齿如黄豆。相在耳。面肿苍黑，面黄目赤，齿黑，有汗。

心包：面赤。善笑。目黄。手心热。臂挛，腋肿膈满。

三焦：目锐眦痛。嗌肿。喉痹。缺盆肿痛。

阳跷：阳急。狂奔。

冲：逆气里急。任冲二脉，妊乳，妊身所系。

督：脊强而股折。

阴跷：阴急，足直。

阳维：舌寒热。

带脉：腹胀满而肿溶溶。

任：男疝，女瘕。

阴维：苦心痛。

诸病脉美恶节要

集医学诸书，其弦浮各字义，以《脉诀》七表八里，推广二十余字为该候，不拘于《内经》《难经》之旨也。

中风：浮迟，急实大数。

伤寒：未汗浮洪，已汗安静，未汗细小，已汗喘热。

中寒：虚微细，当无汗。

瘟疫：左大而浮缓，阳濡阴紧。

中暑：虚弦细芤迟。

中湿：沉缓涩濡细。

①偏头：此下疑脱"痛"字。

火证：左心，右肺，关脾，尺肾。尺喜洪大，忌细沉。

郁症：多沉伏。

内伤：左外右内，喜紧弦。忌小弱。

伤食：上部有，下部无，当吐。紧盛为伤食。

痰饮：沉弦细滑，久病脉涩。

咳嗽：沉缓涩濡细。

哮喘：浮滑涩沉。

疟疾：浮弦紧滑，散歇虚代。

痢疾：身凉脉细微小，身热脉大浮洪。

泄泻：微小，浮大数。

霍乱：浮洪迟微。

呕吐恶心：滑数涩弱。

翻胃：浮缓弦，沉紧涩。

咳逆：浮缓弦急散。

吞酸：洪弦热痰，沉滑寒壅。

嘈杂：左寸弦滑及关急，忌弦急。

诸气：心痛在寸，腹在关下。喜沉伏。忌涩弱。

贵筋[1]：脉比霍乱。

痞痛：滑弦伏结。忌涩。

水肿：浮大沉细。

积聚：小沉实，左右上下应于寸关尺。

五疸：洪数，实热；微涩，虚损。

腹胀：浮大虚。

发热：左无力为阳虚，右无力为阴虚，数有力为实。

虚损：弦紧气虚，细缓亦虚；大数小弱，单弦难治。

虚劳：大浮，弦数涩虚，单弦不治。

失血：沉细弱，浮大实。

自汗：浮虚涩濡大，在寸自汗，在尺盗汗。

眩晕：风浮，寒紧，湿细，若虚，左血右痰。

癫狂：实大浮长，沉细紧急。

---

①贵筋：疑是"转筋"之误。

麻木：浮缓为湿，浮紧为寒，痛痒，涩为死血。

五病：浮长沉细。

怔忡：心病浮弦。

惊悸：食伤沉滑。

遗浊：尺洪数紧。喜迟微，忌急疾。

淋闭：大紧弦虚涩细。

关结：大便伏沉数闭。忌雀啄。

关格：两寸俱盛。

肠癖：苁数实。又云宜沉迟，忌数疾。

痔漏：沉小实，浮洪弱。

淋沥：实大细涩。沉小洪健，汗盛为风。

头痛：浮滑短涩。

面病：随经而治。实为热。

牙齿：关胃与肾。

鼻病：左浮伤风，右数衄血。

衄：沉小浮大。

眼目：寸心，关肝。

咽喉：浮洪实满。

心病：沉细迟伏，浮大弦长。

唾血：沉弱实大。

腹痛：细小沉迟，大浮长疾。

腰痛：滑沉为风；小弦紧为寒；细涩为湿。

胁痛：肝弦。

癫疝：牢急细动，弱息为忌。

脚气：浮风，濡湿；迟寒，数热。

痹痛：风浮，寒紧，湿涩。

痿：浮大肺热。

消渴：数大坚实，微小细短。

瘰瘵：弦大细涩。

痓：迟细伏弦。

厥：浮数沉大。

中毒：浮大细微。

中恶：细紧浮大。

腹积：实大虚弱。

风痹痿弱：虚濡紧急。

金疮：微细紧数。

痈疮：未溃宜阳，已溃宜阴。

带下：迟滑浮虚。

产后：小实虚浮。

妊娠：洪大沉细。

风痹：宜虚濡，忌紧急。

诸气：浮紧虚弱。

热病：息沉静。

谵妄身热：洪大，忌肢冷脉细。

胀泄：撮细涩，紧大滑。

开目而渴：紧实数，浮涩微。

闭目不欲见人：强息长浮涩短。

温病发热：忌微小。

闻而知之 集《明堂图》诸书。与小儿科参看。

十二经声息

胆：善太息。肺咳而呕苦汁。

肝：声呼。呕逆。善太息。狂言。郁热。肺邪人肝。

肺：声哭。咳嗽上气，喘渴噎喘，脾热入，善哭。干呕嗽逆。肾热入肺，瘕嗽。目热。声浊，痰滞也；声清，寒也；声狂乱，热极也。声狂妄，痰而颠也；咳而见血，热乘肺也；干咳中津枯也。先轻后重商尻有力为外，先重后轻沉□无力为内。言微久，乃复夺气也，声空如从土穴交中语，内湿也。口鼻大张，气出短，语声散，卧中气虚，声嘶色恶。

大肠：喉中如梅核，胸中喘。肠鸣腹满，善喘。肺嗽而遗矢①。

胃：耳虚鸣。胁响腹胀。腹中虚鸣。肺嗽而呕出，甚则虫出。善哕。善哭。

脾：声咳；腹胀善噫；腹响胃寒；登高而歌胃狂；善欠胃厉；肺咳右胁引背痛。气声绝，腹胀如铁；

心：笑言。肺咳咽肿喉痹。谵语发狂，神昏也。妄语错乱。

小肠：肺咳而失气。

膀胱：声呼。肺咳腰背多引痛。肺嗽移而遗溺。

肾：咳唾血，喘。上气多呵欠，为肾。长呻吟。

包络：烦心，心痛

三焦：肺咳久而不食。

舌：赤紫为阳毒，青紫为阴毒。

唇口：赤肿者热极也，青黑者寒也；开目喜见人者阳，闭目畏见人者阴；睡向外者阳，睡向里者阴；喜明者阳，喜阴者阴。不睡，阳虚阴盛；喜睡，阳虚阴盛。

①嗽而遗矢：原作"嗽面遗失"，据《素问·咳论》"大肠咳，咳而遗矢"句改。

望部： 鼻流浊涕为风热，清涕为风寒。

闻部： 谵语者，口出乱伦，邪气胜也；郑声者，无人则言，邪入里也；如闻木声，胃虚不可下。

问而知之[1] 参补《医学[2]入门》所载。

头痛否： 痛不歇为外感；有间为内伤。

呕吐否： 或湿呕，或干呕，或食而即呕，或食久乃呕。

手掌心热否： 手背热为外感，掌心热为内伤，俱热为内外感。

目红肿否： 或暴或素。

心烦否： 烦躁或欲呕为嘈杂，或怔忡，或闷乱。

手瘫痪否： 左热痛为血虚兼火；右热痛为气虚兼痰。

耳鸣及聋否： 或左右久近，久为虚。

胸膈满否： 已下为结胸，未下为邪入少阳结胸；素惯胸满者，或郁或痰，或大下虚。

肩背痛否： 暴为外感，久为虚损兼郁。

鼻有涕否： 或有，或无，或不止，痔髓鼽衄。

心痛否： 暴属寒，久属火属虚。

尻骨痛否： 暴为太阳经邪，久为太阳经火。

口知味否： 或不食亦知味，为外感风寒；或食不知味，为内伤饮食。

腹痛否： 或大腹，或脐，或小腹，或按之即止，或按之不止。

膝酸软否： 暴为脚气，实；久为肾虚。

口渴否： 好饮冷，为热；饮热，为虚；夏日好入饮，为暑。

胁痛否： 或左，或右，或偏，或一点空痛。

脚气肿否： 肿而痛者风湿。

舌有苔否： 或白，或黑，或红，或黄，或裂。

饮食喜冷否： 喜冷为中热，喜热为中寒。

浑身骨节痛否： 外感则邪居表分，内伤则气血不和，而重痛者为痿湿痰。

①之：原无，据体例补。
②学：原无，据《医学入门》书名补。

齿痛否：或上，或宣，或下。

饮食多少：能食易治，伤寒不食无妨。

手指冷热否：冷为感寒，不冷为伤风，素冷为体虚。

咽痛否：暴则痰热，素痛下虚。

素饮酒嗜煎炒否：酒则热痰，煎炒上焦，或入大肠为热湿。

腹有痞块否：无间为外感，有间为内伤。

有房室否：犯此，则外邪要惧怯，先固元气为要。

饮食运化否：不能化者，为脾寒胃热。

足掌心热否

有寒热及有间否：无间为外感，有间为内伤。

腹胀否：或大腹小腹。

有汗否：外感有汗为伤风，无汗为伤寒杂症，自汗为阳虚。

夜重否：夜重为血病，日重为气病。

腰脊痛否：暴为外感，久为肾挟痰。

有盗汗否：内伤则为阴虚有火，外感则为半表里邪。

昼发热烦躁，夜亦如是，重阳无阴，宜扶阴泻阳；昼则恶寒，夜亦恶寒，重阴无阳，宜补阳泻阴。

昼安静，夜增剧，是血病而气不病，阴病也；夜安静，昼增剧，是气病而血不病，阳病也；昼安静，夜则恶寒，是强血自旺于阴分；夜则安静，昼则恶寒，是阴气自溢于阳中。

昼发热，夜则安静，是阳气自旺于阳分；夜发热，昼安静，是阳气下陷阴中，热入血室；昼则恶寒，夜则烦躁，饮食不下，各日阴阳交错，危。

年纪若干：少可耐，老元虚。妇人老而产多者宜补。

经几时日：久病多虚。

处顺逆：顺则血气易调，逆多郁抑，须加开郁之药。

曾服药否：误药须宽一日调停也。

有梦遗白浊否：有为精虚，不尽汗下。

大便泄否：或溏泄、水泄、食后泄、频泄。

大便秘否：秘作渴为热，不渴不胀为虚。

素有疝气否：有，宜疏利肝气，不可升提及动气。

小便清利否：清，邪在表；赤涩，在里；频数窘急，下虚挟火，老人尤惧。

小便淋闭否：渴则为热，不渴为虚。

有便血痔否：有，不可用燥，祛燥阴伤脏。

阴强否：强有火，痿无火。

有疥疮否：有，忌发汗，宜清热祛风。

妇人经调否：参前为血热，参后为血虚，或行经时有外感，静则散，不可妄用药。

有癥瘕否：腹痛潮热，而一块结实者是。

经闭否：或潮热，或咳泄，或失血，或赤白带，若能饮食则易调；减食羸瘦者难治。

有孕能动否：异于癥瘕为孕，虚胀为气病。

产后有寒热腹痛汗：寒热多为外感，腹痛为瘀血，或食积停滞，有汗单潮为气血太虚，咳喘为瘀血入肺，难治。

口：苦，胆热；甜，肝热。口燥咽干，肾热；口干舌干，胃热。

十二经症候 集《明堂图》及诸家。

肝 明堂：面脱色；嗌干；胸满；眩冒；腰痛不俯仰。男癫疝、狐疝；遗溺；筋绝；面赤善怒；呕逆；善笑；癫疾；四肢满闭；淋便难。女子腹胀；癃闭。舌卷卵缩；洞泄。庚笃，辛死。

集：头痛眩晕，怒气逆也；左胁积，肥气也。又因成疟疾，次又为胁痛。眼生花，肝虚也；目赤肿，肝血热也；狂言多惊，肢扰不卧，肝热郁也。筋痿，使内大过也；转筋，肝虚反行也；痛肿筋挛，脾①移寒于肝也；思色不遂，为白淫也；醉入房，气竭则精月伤；有余则多怒；口鼻便溺，诸血肝不藏也；关节不利，筋节骨蜷痿，肝血虚也；食至闻腥，唾血，出清液，胸胁支满，肝血枯也；多惧，又腰痛脚软，皆虚也；因唾血、支满、股冷、目眩、前后血②，名血枯，此得之脱血；小腹牵茎囊，痛者曰癀疝，肝经湿热也。吐清水；遗溺；洞泄；冷痰；胸满，皆肝冷痰也。

---

① 脾：原作"肝"，据《素问·气厥论》改。
② 血：此上原有"泄"字，据《素问·腹中论》删。

胆 明堂：口苦；目黄，失精晄晄；头重；眩；厥；心胁痛，不能转侧；缺盆中肿痛。头痛；咽干；面微尘，体无膏泽；胸中、胁肋、髀膝外至绝骨、外踝前及诸节皆痛。腋下肿；马刀侠瘿；腹中气满，食不下，足外热，足为阳厥；足指痹；坐起难；目锐眦痛；善太息；洒洒恶寒；汗出振寒；失精；胁痛不治之症。

集：发燥者，胆合膀胱，主荣毛发也。胆有怒气也。身体尘蒙，风盛燥生也。胠胁满，不得小便者，肝与胆气痛也。头痛、眉、项、目眦肿，赤风上攻也。瘈疭、癫痫、吐黄水者，风甚也。痿躄者，坐不能起；胆热筋缩，治在少阳光明穴也。

咽肿，诸胆候，咽门热壅也；鼻渊同症也。食易者，食入即移易而过，不生肌肉，胃移热于胆也。

心 明堂：目黄；咽干。心痛，渴而欲饮；胁痛；臂厥，臂臑内后廉痛。厥；气泄；面赤；口干；烦心；唾咳；掌中热。身热而肤痛，为急淫，喜笑。

气脉血不流，面死黑。壬笃，癸死，水胜火也。

集：心满喜噫，心风上炎也。喘急、嗌干，心气逆也。心风为行痹，为脉痹[1]，如膝枢经筋纵，乃心火内燔，阴上阳膈，上不守经，则肝肾亦上炎不任也。喘急嗌干，心气逆也，逆则恐惧。多汗、恶风、癫痫、神乱、善怒，心风也。伏梁，心气滞也；谵语、发狂、神昏也。女子不月，七情伤心，血滞也。喜笑者，心火也，实则笑，虚则悲。无汗者，心无液停也。冷痰壅，为真心痛，难治也。虚则神昏、健忘、梦散、惊悸、惧怀也，心血少也。目黄、口糜，湿热蒸也。咽疮，心热也；颐赤、衄、唾，血虚热上行也。胸、腹、腰、胁，相引痛者，心包历络三焦，支别循胸出胁，下膈，络小肠也。

①痹：原作"脾"，据《素问·痹论》改。

诸风：痫者，肝风入心也。头重呕吐者，脾风入心也。咳嗽吐血者，肺风入心也。眼旋生花者，肾风入心也。呕吐，头重目晕者，胆风入心也。

诸气：胁痛、伏梁，肝气入心也。背膊妨闷者，脾气入心也。胸背痛，短气，夜不卧者，肺气入心也。痃癖面黄者，肾气入心也。

诸热：舌干，少睡者，肝热入心也。目黄，恶心者，脾热入心也。咳逆，喘、疮者，肺热入心也。颠狂，骨烦者，肾热入心也。

诸冷：吐酸，肢冷，心痛者，肝肾冷入心，不治也。冷痰吐泻者，脾冷入心也。悲思不乐者，肺冷入心也。

诸虚：惊悸畏人者，肝虚入心也；易食、易饥，多热，嗜卧，脾虚入心也。悲思，鼻塞，惊悸者，肺虚入心也。四肢无力，多汗者，胃虚入心也。

心下小肠 河间纂要：鼻塞；衄；吐下霍乱；腹胀；笑悲；惊惑；谵语；发热；恶寒；臆郁；淋闭；泻血；呕吐酸；喘；赤瘤丹瘰，疡疹；痛痒疮；痘；肿胀；转筋；暴注下迫；小便浑浊。

小肠 明堂：耳聋；目黄；咽痛；颅际偏头、耳侠痛；肩似拔，臑似折；颔肿不可回顾；口疮；颊颔肿；肩、臑、肘、臂外后廉痛。主腋。耳热，来去汗出而烦心，心满身重。发直，自汗，臂痿，六日死。

集：烦闷作渴，口疮，逆胃呕哕，心热入小肠也；头疼，颔肿，肩痛，血热上逆也；脐下疠痛，赤白利，疝气连腰脊，控睾丸而痛者，心气入小肠也；肠鸣激痛，淋沥秘涩，肚腹胀急，皆心风入小肠也；中满，腹硬胀急，小便不通，火逆也；目黄，耳聋，腮颊肿痛，血逆也；恍惚狂乱，遗精带下，阴疮，隐曲不利，心虚入小肠也。宜清上固下利，可以大寒大热峻攻也。凝冷、水谷不化，寒入下焦也。

脾 明堂：舌本痛；呕吐；食不下；饮则吐，胃脘痛；气逆霍乱；苦泄注腹；寒热溏泄，水下；心下急痛；强欠；肢股内肿，厥；黄疸；肠鸣；烦扰不碍卧；足寒筋热；腹胀善噫，后出余气则快然而衰，体重不能动；烦心；

甲读，乙死，乃木克土。肉[1]脱软；舌痿，人中满，唇反。

集：唇口燥，口疮，舌强，甘肥热也；气胀，心腹疗痛者，脾气滞也；内肉痿者，得之湿地故也；嗌干，中满，脾热胃渗也；痞者，脾之积气也，状如覆盆，在胃脘也；急懒者，脾风也，风重皆瘫痪，俱脾不行也，筋骨肌肉无气以生也。肌肉腘动，痿痹，脾风湿，无卫气也，色黄腘动者，脾热也；疽者，湿热甚也；肠癖者，肾虚气消，移热于脾土，不能制木也；癥瘕，嗜卧，脾血瘀也；手足冷而不渴者，脾冷痰也；吐泻转筋者，饮食伤，风木腾土[2]也；虚羸节缓者，酒色也；酒气与谷气战，则溺赤也；醉入房，则气聚脾而不散也，大包大络。

脾胃 河间纂要：吐下；体重；肉如泥，按之不起；霍乱中满；湿肿满；跗肿痿。

胃 明堂：颜黑；唇胗；头肿喉痹；善哕；缺盆下肿痛；腹中痛，虚鸣；狂疟；温疟；衄衄；目急；唇口干；汗出；汗不出如温疟，自膝上肤，膺乳下至足跗皆痛；善伸数欠；乳痈；腹水肿；寒不得卧；骭厥；恶寒；时寒时热；凄凄振寒，恶人与火，闻木音则心惊，闭户而处；头痛响，腹胀；腹中坚痛而热；气盛，身以前皆热，消谷善饥，溺色黄；气不足则寒栗，胃寒胀满；口㖞；腹虚鸣；面目浮肿；脊直，腓肠平，九日死。

① 肉：原作"肉"，据《灵枢·经脉》改。
② 腾土：疑是"乘土"之讹，《采艾编翼》卷上有"风木乘土"之句。

集：目黄者，人肥气郁上蒸也；喘而不卧，胃气逆也；胀满妨闷者，脾胃交病也；狂，升高，乱言走呼，面赤，阳盛大也；闻木声而恐，木克土也；溺难，寒也；目泣者，人瘦，腠理疏，而风寒上近也；食寒则泄也；秋寒则呕清水而腥，挟风则呕甜水，挟热则呕酸水也。乳痛者，本脉所行也；口㖞，喉痹，颈戾，善笑[①]，胃风中风也；食饮不下，膈则塞不通，胃风也，形瘦而腹大也；胫寒者，阳气而阴气拒也；口吐清水，胃冷败也；哕而干呕者，原有寒气，新食入而相攻上冲也；心痛者，胃脘气郁也；腹响者，寒气也；振寒鼓颔，胃冷也，且阴虚与阳虚相加也；面目浮，骨节痛，筋脉堕，身𢥠者，胃虚寒也；腰俯而痛，而善恐者，胃虚也；噫者，阴气上走而伤明胃络，心闷不欲寒食，食而噫；衄与肠风，胃热也，且面肿也；酒癥、食瘕、虫注，皆胃气不行，而瘀血与痰相结也。

肺明堂：督；咳嗽；上气；胸满；肺胀满彭彭而喘咳；臂厥，臂胁内前廉痛，掌中热。面白；喘渴；善嚏；烦心；洒淅寒热；缺盆中痛，甚则交两手而瞀；气盛则肩背痛风。汗出中风，小便数而欠；气虚则肩背痛寒，气少不足以息，溺色变，皮枯毛折，两肾下败。

集：鼻塞涕流，声重肺伤风也；呼吸少气不足以息，小便频数或遗，肺虚也；欠呻，脾虚也；嗽而见血，火乘肺虚也；或为肺痿，或为肺痛痨瘵。泪出，肺志忧，哭则出，热极也；瘾疹疮疥，肺主皮毛，风盛也；颤掉声嘶，气虚卫冷甚也；干咳，肺中无津液也；胸痞背痛，喘吼息奔，脉气过逆也；呕吐涎沫，肺起中焦，下络大肠，循胃上膈，肺虚寒也；胸腹腰间相引痛者，心与胸下膈，历络三焦也；齇、痔、渊，肺窍上热下虚也；掌热肺裂缺，直入掌，肺血燥也，喉舌肿痛，胸膈满闷，尻阴股痛，为痿躄者，肺热壅叶焦也。

①笑：原作"灾"，据《素问·风论》改。

肺大肠 河间篡要：贲满；奔豚；枯涩涸闭；撮皱燥金。

大肠 明堂：目黄；齿痛；颊肿；喉痹；虚渴口干；面赤身热；肠鸣；腹满善喘；泄白；鼽衄；口干；眴肿；目急善惊；喉中如核状；肩前臑痛；胸中喘；泄痢无度，绝不治。

集：耳鸣，齿疤，风拚血热也；耳聋，邪克大肠虚也；食则呕吐兼清水者，肺风传入大肠，风上拚也；便血，远者大肠系心，近者大肠系肾、膀胱；鼻衄，目黄，喉痹，大肠下齿，还出口，交人中，挟鼻孔，大肠血壅也；肠痛切或鸣，腹满，大便秘涩，气秘也；喘不能立，口生疮，大肠热也；痔痛，肠痛，利下赤白，湿热结也；当脐痛即泄，不能久立，感寒也；挟脐满痛，大便不通，大肠热也。肠鸣，身瘦，大肠气虚也；滑泄脱肛者，大肠冷虚也；气注于外，挟痰，则皮肤坚而不痛也。

肾 明堂：面黑；目眰眰；咳唾血喘；烦心；心如悬，若饥状[1]，下饮食；脊臀内后廉痛，是为骨厥。肠癖；足下热而痛；足胫寒而逆；小腹满；小便变；脐中痛；口热；咽肿；上气；心痛；善恐，气不足；痿厥，嗜卧；中清；解㑊；少气不言；舌干；嗌干痛；小腹腰脊痛，胫酸；三日背脊筋，小便闭，又三日腹胀，又三日两胁痛，二日死；骨枯发槁肉脱。戊笃己死。

①心如悬，若饥状：原作"心如热饥饥"，据《灵枢·经脉》改。

集：面浮恶风、多汗，肾风也；不能仰卧，偃则咳出清水，肾风水也；膝胫变急，不能久立，肾风盛气虚也；黄疸，肾虚而湿热乘之，口淡，脚软，虚疸也；目下肿赤，肾风水气也；目眊眊，肾风肾虚也；足心热者，心风入肾也；溺血，气不足也；男子身重，溺黄，难行，女子月事不调，俱名为隐曲不利，肾虚肾风也；饥不欲食，喘咳，喉中鸣者，肾气病也；大小腹胀痛，背痛引心，心痛引腰，属肾病也，若引胁则属膀胱也；奔豚者，自小腹上冲心，令人喘逆少气，骨髓痿弱，肾留结积也；鼻口血，阳气伤而上溢也；茎缩者，轻则冷痿，重则缩入也，为脱阳也；口干舌燥，嗌干，咽肿痛，不可下合肾，络肺，系舌，邪客于肾络也；齿摇者，肾虚也；梦泄者，气虚下脱，挟火邪也；囊寒者，肾气虚也；心如悬，若饥，惕惕然，如人将捕，肾气虚也；腰足不举，足不任身，此水不胜火，骨枯髓减，名为骨虚，中有热也；股内后廉痛者，肾起足小趾，上贯脊也；颜黑，肌枯肉瘦者，精枯冷郁也；骨痹痛，蜷挛，身寒振栗，不可以衣及火暖者，肾一水枯竭，不胜肝心二火也，故振栗；骨绝，齿黄落，十日死。

肾膀胱 河间纂要：吐腥；上不寒，液清冷；瘕痕，腹满急痛；癫疝；小便白清；手足蜷挛；坚痞；收敛引急；屈伸不便；厥逆禁固。

膀胱 明堂：头痛；项痛；脊痛，腰痛；逆满，腰中痛；髀匡䯒痛；疟；癫疾；目黄出泪；衄衄；脚筋急痛，腹中痛；偏风；痔；是为踝厥。

集：头痛，眼旋，目泪，膀胱风抟也；头颈拔，腰折背强，尻痛，匡拘，膀胱风抟气满也；淋、痔、茎囊肿，湿热瘀血也；恶心，膀胱移热于小肠，故恶闻食也；小腹满而胸塞不溺，下焦结热也；发狂者，膀胱热甚也；小儿囊肿，多虫蚁也，风所吹也；脑转耳聋，房事无力，膀胱虚也；衄，膀胱血热也；多唾者，膀胱湿痰上溢也；浊溺频数，湿痰下渗也；遗溺不知，冷败也；

心包明堂：面赤；善笑不休；胸胁支满；手心热；臂肘挛急肿腋肿；目黄；烦心；心痛；心中淡淡大动。

集：面赤，善笑，心胞火盛也；五心烦者，心胞热也；肘臂挛急，腋下红肿者，心包风也；头旋耳聋，肾窍于耳，气壅则痛，寒则聋也；溲尿难，心包火盛也；阴痿肢冷，骨痛，肾气衰冷也；胸膈支结，胁不舒泰者，心包气也；四肢衰若无骨，火衰，则土不运也；面黄黑者，肾气衰也；心崩尿血，克太甚也；交感精力不锐，平时气短，心包虚之故也，以配左肾，故病亦从肾也。

心包三焦河间纂要：目暗；睭翳；耳鸣聋；逆气；呕哺溢合；惊骇；躁扰；狂；喉痹；嚏火制；也督；瘰疬；暴暗；冒昧；暴病暴死；禁；跗肿；疼酸。此皆以心火为病，当井入心部考之。

三焦明堂：

集：耳鸣，三焦虚也；所行之分，虚则不收，实则挛痛；腹气满、小腹尤坚，不溺者，三焦中寒，痞胀也；血瘀生瘿、马刀，两腋及缺盆，皆胆之路也；口渴，嗌肿，胸满，中烦热结也；血凝于肤为痹，凝于脉为泣，凝于足为痿也，因卧汗出而风吹之也；痛闷者，但冷不嗜食也；锐眦后、耳、胸前，三焦气滞也；吐衄便溺，诸血皆三焦所生也，自汗不止，发为振栗，四肢冰冷，甚则阴缩，名为脱阳也；流泪者，胆受水气，人哭则泪，胆虚且热也；不卧者，胆虚怯也。

右十二经症候，因经显症，因症察候，而脏腑五因表里交著，合而参其同，分而领其异，且病子而原其母，治本而理其兼，存乎权度，寓诸和平用药之方，托始于此火攻之道，至理存焉。

切而知之①

九处之候	三部	九等之候	
天 灵胆 人 耳目三焦 地 口齿胃	上部寸，法天，主胸以上至头，心肺	浮 心肺 中 脾胃 沉 肝肾	或曰：寸部候膈以上，心肺咽喉头目之疾，中部候脐上脾胃肝胆，下部候小腹至足腰肾大小肠。此合《内经上候下候之旨》
天 肺 人 心 地 胸	中部关，法人，主膈下至脐，肝脾	浮 心肺 中 脾胃 沉 肝肾	
天 肝 人 脾胃 地 肾	下部尺，法地，主脐以下至足，大肠肾命门	浮 心肺 中 脾胃 沉 肝肾	

八脉			叔和右	古法	叔和左
从少阴斜至太阳者，阳维也；从少阴斜至厥阴者，阴维	手面浮沉实盛样者，冲督脉也；三部直上直下者，督脉也；尺寸实或关实者，冲脉；细紧实长者，任脉	前部左右弹手者，阳跷脉也；中部左右弹手者，带脉也；后部左右弹手者，阴跷脉也	大肠 肺 外以候肺 中以候内	小肠 心 外以候肺 内以候膻中	
			胃 脾 外以候胃 内以候脾	胆 肝 外以候肝 内以候膈	
			三焦 命门 外以候肾 中腹以候里	膀胱 肾 外以候肾 内两旁候季胁	

①之：原无，据体例补。

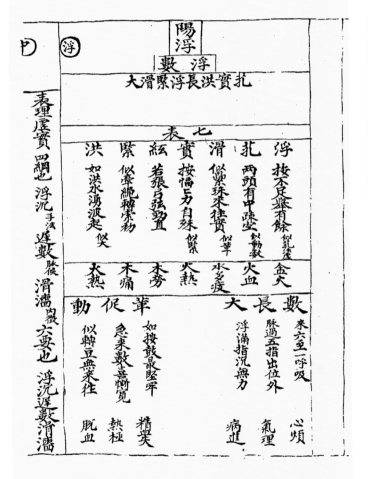

中　浮　阳浮／浮数

孔实洪长紧滑大

七表

浮	孔	滑	实	弦	紧	烘
按不足，举有余 似孔法虚	两头有，中疏空 似动数	似垒珠，来往实 似革	按愊愊，力自殊 似紧	若张弓，弦劲直	似牵绳，转索初	如洪水，涌波起
金火	火血	水多痰	火热	木劳	木痛	火热
数 来六至，一呼吸 心烦	长 脉过五指，出位外 气理	大 浮满指，沉无力 病进	革 如按鼓，最坚牢 精血失	促 急来数，喜渐宽 热极	动 似转豆，无来往 脱血	

表里虚实，四纲也。浮沉迟数滑涩，六要也。浮沉迟数滑涩（手法、脉候、内征）

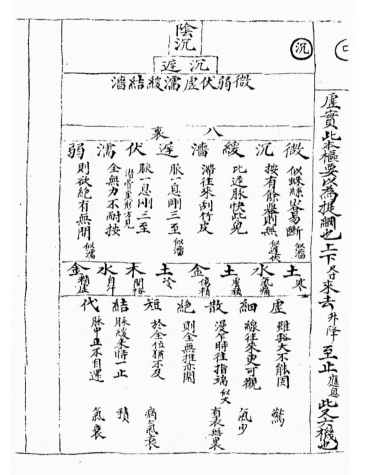

阴沉		
沉迟	沉	（中）

微弱伏虚濡缓结涩

八里

弱	濡	伏	迟	涩	缓	沉	微
则欲绝，有无间 似濡	全无力，不耐按	潜骨里，形方见	比迟脉，快些儿 似迟伏	滞往来，刮竹皮	按有余，举则无 似迟伏		似蛛丝，容易断 似涩
金精虚	水身汗	木关格	土冷	金伤积	土肤顽	水气痛	土寒

代	结	短	绝	散	细	虚
脉中止，不自还气衰	于全位，犹不及病气衰	脉缓来，时一止积	则全无，推亦闲	漫乍时，往指端似大 有表无里	线往来，更可观气少	虽豁大，不能固惊

本以寸尺、升降应息，下去至止，此又六机也。虚实此本枢为提纲也

右側（排印本）

浮而凡　浮而	无有　无有	力为表　力为里	病虚邪实虚虚实实三部一例	长短促虚虚实细代	为阳毒，三焦热气壅塞，未得昌阳气虚，时直常为众热，生惊气少主气耗	牢结动寸尺	气满急，时主疼，主积闷气兼痛，足虚牢血利崩　不至关，为阳绝，不至关，为阴厥

急大以微缓为腑涩沉	急大以甚缓为脏涩沉	六气天和有夜 四时春弦冬石 气候各旺七十二日 日干阴阳五行 月令正月建寅 时值寅肺卯大肠

浮风苁血滑多痰	实热弦劳紧痛间	洪热微寒脐下积
沉因气痛缓肤顽	涩则伤精阴血败	又闻迟冷伏格关
濡多有汗偏宜老	弱脉精虚骨体疼	长则气理短则痛
细气少分代气衰	伏为热极结为积	虚则动脱血频来
数则虚烦大病进	革去精血亦奇哉	

左側（鈔本原文）

凡

浮而有力为表实　病虚邪实　三部一例

沉而无力为里虚

微缓为府　甚缓为脏

沉涩沉

大急　大急

细气少代主气耗

长为阳毒三焦热气壅塞未得昌

促阳气虚时直常为众热生惊

短气满急时主疼

动主积闷气兼痛　足虚牢血利崩

结

牢气满急时主疼

寸不至关为阳绝

尺不至关为阴厥

浮风苁血滑多痰

沉因气痛缓肤顽

濡多有汗偏宜老

细气少分代气衰

数则虚烦大病进

实热弦劳紧痛间

涩则伤精阴血败

弱脉精虚骨骸疼

伏为热极结为积

革去精血亦奇哉

洪热微寒脐下积

又闻迟冷伏格关

长则气理短则痛

虚则动脱血频来

左右寸脉 候心与肺	关脉 候肝脾	尺脉候膀胱肾大小肠
沉而有力 心烦而燥 内热 梦遗 里实 恶血口干 癫狂 谵语	纪 多怒 筋急 疝痛	肾气虚 阴旺 膝痹 疝痛 左睾丸偏大
沉而无力 精神恍惚 惊恐 悸怖 里虚 恶人声 健忘 不寐	惊恐 血痹 多疑 犹豫	精冷不固 足寒 腰重
浮而有力 头痛发热 口干 表实 身痛 目皆赤色	胁痛 腹胀 目痛 目胀	淋沥 小便难 便赤浊
浮而无力 自汗恶寒 寒战恶风 表虚 腠理不固 寒气不卫	目视不明 目生花	盗汗 耳聋 小便短 膀胱癃
左右寸脉 候心与肺	关脉 候肝脾	尺脉候膀胱肾大小肠
浮而无力 自汗恶风 皮肤瘙痒 表虚 背恶寒 喷嚏 流清涕	四肢不举 倦怠 嗜卧 四肢浮肿	症同上
浮而有力 发热头痛 头风 表实 眩晕	腹胀 胸膈痞满	肠风 风痹 耳鸣
沉而无力 气短不续 吐清痰 里虚 寒嗽 虚喘	畏寒恶食 泄泻 恶心 翻胃 呕吐	肾虚 腰重如带多钱 腰痹不能转摇 肾水不足
沉而有力 咳嗽有痰积 喘甚 里实 气壅 老痰 咳吐不出	寒积 宿食 陈积	寒疝痛 腰痛 痢疾

	叔和寸脉诀	关前为阳后阴
沉兼三克口干上热	急为头痛	阳弦头痛
沉短涩大，虚烦不眠	弦为心咎	阴弦腹痛
沉细益前心膈虚膨	紧为肚痛	阳数吐头痛
沉涩兼弦芤，汗出	缓为皮顽	阴微泻腹痛
沉滑心热痰壅	微为腹冷	阳实大滑舌强
沉洪口渴	数为胃热	阴数热口臭
沉濡涩弦，忧气郁结	滑为痰壅	阳实面赤风
	涩为少气	阴微盗汗
	洪为胸连胁痛	阳微浮弱心寒
	沉微背引恶寒	阴滑食脾泄
浮兼三克头晕有痰	沉滑/洪掌心热	沉洪体痛
浮涩头晕恶寒		沉弦涩四肢麻木
浮弦/短/弦头痛	沉涩弦短芤惊悸	沉涩弦胁痛
浮滑而洪占女子孕		沉滑弦眩运
滑浮而洪头痛眩晕多痰		浮热细长左有积
	浮迟三克背痛心肠	浮细濡膝胫无力
	浮涩弦臂肿恶寒	浮洪长肝火壮热头痛目眩女子多愁
		浮洪弦涩俱为目痛
		浮涩秋来为病预决
		涩预决脊迟患风
左寸前候心 同血脉汗舌	左寸候膻中宗气	左关前候 同血筋肝胆目胁

关诀	尺诀	任尺候下焦前阴
浮缓不食	滑：女经不调	沉涩弦小腹血瘕
紧牢气满	男小腹胀	短涩溺后小腹痛
弱数胃热	伏为谷不化	数长不月
弦滑胃寒	微为肚痛	大数偏坠
微心胀满	弱缘胃热上焦	沉滑大弦微赤便淋浊
沉膈吞酸	迟寒下焦	弱滑阴痛
涩为虚	涩为胃冷呕吐	芤胫衄
沉为实	弦牢腹胀阴疝	沉涩女人胎漏
濡为腰重下虚	紧为腹痛	
伏为水结瘕聚	沉为腰疾	
	濡数浮芤小便赤涩	
沉短膈胀	芤不能久视	沉涩短弦遗精带老人频溺
沉涩洪弦膈热	弱短涩耳鸣	浮小涩肛门痔漏
沉涩弦膈腹有时	缓细腰重伤湿	浮短足不能行
	沉涩腰痛	浮弦涩脚气
	沉大洪虚口干	浮弦小膝痛
	浮滑弦腰膝直	浮涩弦足冷脉
	浮短胫清	
	浮涩耳无闻	
关后候膈 中焦生发之机	尺前候肾 腰耳瞳精骨髓	两尺候下部至足

右寸前候肺 皮毛气喉背	右寸后候胸中 上焦输气	右关候胃 纳受饮食
浮滑头目眩多痛 浮涩兼弦头痛恶寒 浮洪或溢头痛痰腾 浮弦溢前气少肩背胀急 浮兼三克鼻崩 浮短头痛 浮洪紧牙痛 按虚下洪高年咳逆不治 浮细而坚头痛 浮细无力虚汗 沉洪痰热 沉细而弦咳嗽痰红火炽 沉滑而弦弦俱嗽痰 沉短兼诸少气	浮涩或弦胸膺胁痛 浮濡弦大面热 沉短兼滑短气 沉弦洪涩为痰 沉洪足热粪秘	浮兼六溢恶哕 浮涩弦大面热 浮滑按涩食滞 浮涩多兼食呕吐 浮短口淡无味 浮短滑酒伤 浮弦沉大喜饥 芤吐红伤胃 洪虚脱热来去 沉涩兼虚实腹胀消食 沉短涩胃口积痛 沉小涩弦噫气胸痞
凡洪、涩、弦为三克	芤洪散大长满弦轻手得之；伏石短细牢实，重手得之	

关后候脾 司运化四肢寒气	两尺前候肾	尺后候下部至足
浮弦细涩寒伤于脾 浮涩兼弦寒而失卫 涩小弱易饥易饱 沉红实易消食 沉小虚弦体热 沉短气不足 沉涩大食泄 芤痰红崩利		沉涩兼弦大洪健俱为大便燥艰 沉小兼弦溏泄 沉弦无力溏且结 沉涩无力虚泄 沉三克食泄 沉洪滑热利而下 沉短涩久利宜补 沉短滑微下血 长覆为疝 弦涩失气亡阳
古四时脉 弦而长肝之平也 浮而散心之平也 中和缓大胃之平也 浮而涩肺之平也 沉滑软实肾之平也	今以浮沉弦食分配 浮为阳／风为表虚／实 沉为阴／湿为里虚／实 迟为脏为寒为冷 数为腑为热为燥 滑为血多气少 涩为血少气多	

太素之脉，以左寸心为君主，为贵为禄，而小肠为迁移，言小肠为心之所之也。左关为己身，胆为福德，为荣庆，言肝得肝之气，受心之用也。以肝为官禄，言心之母而得水之气，水克火心，言克我为官也。以尺为宗，祖寿基，为子孙。盖以膀胱为疾，以肾为寿元也。右寸为家宅，为眷属，以大肠为妻子，言得肺之气也；以肺为父母，言初气之所生也。以右关为妻妾田庄，又为财帛爵禄，言胃为财帛，脾之余气主田宅也；以右尺为奴仆兵将大马，言三焦为奴仆，相火主之，命门属火，与心为兄弟也。其理通于脉诀，而连于星垣，合于子平。所谓动乎四体者，非也耶。要之诊候为实用工夫，而推算别有专家，未可以此又分立门户也耳。

《采艾编》卷之首终

采艾编

茶山叶广祚 编著

同社 茚兆元 潘毓珩 校定

中风

《内经》曰：风者，百病之长也，变化无常。又曰：风之伤人也，善行数变，或为寒热，为热中，为寒中，为疠风，为偏枯。岐伯言：风有偏枯，有风痱，有风懿，有风痹。半身不遂，为偏枯；四肢不收，为痱；忽不知人，为懿；三合为周痹、着痹。其名有暴仆、暴喑、蒙瞆、喎癖、瘫痪，不省人事，蹇涩痰壅。左瘫血虚，右痪气虚。

诸风掉眩，属肝木。掉摇眩晕，风木生火，属阳主动。诸暴辛也强直属肝胆。诸肢痛腰戻，里急筋缩，属风木。肢硬，横亢，乖戾，筋掌失常。诸热瞀瘛，属相火。心包络、三焦。瞀，神昏；气浊热，则肌肉跳动，热极则闭，暴死、暴喑；火制肺金，狂惊。火性皆速。诸寒收引，及厥逆禁固，属肾。禁寒固，肢硬也。诸痉强直，属肾，胃太阴湿土。痓痉反折，有刚有柔。

《明堂图》

肺经：中风臂厥，卫虚颤掉，心风热，为头旋。

心经：本病为厥，肝风入，颠痫；脾风入，眩晕，呕吐；肾风入，战掉，唾衄。

肾经：本病骨厥，肾本风，为眩晕。

胃经：本病骭厥。

脾经：瘫痪风重，脾不行也。肾风入脾，为肢战昏困。

胆经：阳厥。

膀胱经：偏风踝厥。

督脉：本病折厥。

河间主乎火，言肾虚火炎，五志过极，热甚不知，非外中。东垣主乎气，言人气虚自病。丹溪主乎湿，湿生痰，痰生热，热生风，分血虚、气虚、痰盛。而东南尤多。

三家专言内因，要以元精虚弱，荣卫失调，而外感随之，未可泥一辙也。

中腑：着四肢，半身不遂，㖞斜能言，汗出身暖，易复，面现五色。

中脏：滞九窍不省，舌强喉鸣，唇青身冷则危，且吐沫，失音，瘖聋，便闭，痰壅。

经：邪在经，即克胜△[1]。手足不随，语言涩滞，乃中经。

络：邪在络，肌肤不仁，左瘫不遂，血虚与死血也；右痪不遂，气虚与湿痰也；卒昏牙紧者，风痰也。

血：外无形证，内无阻隔。

脉：肢不能举，口不能言。

肺中之状：多汗，恶风，色白，时咳，短气，昼轻暮重。

心中之状：汗多，恶风，善怒，色亦，不能自言，唇焦，体裂，诊在眉。

肝中之状：多汗，恶风，善悲，又善怒，嗌干，色青，诊在目。

脾中之状：多汗，恶风，体怠，肢困，色黄，诊在鼻。

肾中之状：多汗，恶风，浮肿，脊痛，隐曲不利，色黑，诊在鼻。

胃中之状：多汗，恶风，不能食，膈寒，善满，火衣则腹胀，寒食则泄，诊瘦形而腹大；久为肠风飧泄。

胃：风气与阳明入胃，循脉而上，至目内眦，人肥则不得外泄，为热中；大瘦则外泄而寒，为寒中而泣出。

膀胱：风气与太阳俱入，行诸脉，散于分：之间，与卫气相干，其道不利，故肌肉䐃䐃而有疡，卫气凝而有所不利，故其肉不仁。

① 兄胜△：此处疑有误。《金匮要略》言"邪在于经，即重不胜"，可参。

首风之状，多汗恶风，当先一日则病甚，头痛不可以出内，至其风日则病少愈。

风气循风府而上，则为脑风；风入系头，则为目风；眼寒新沐，中风为首风；各人其户，为偏风；因醉饮后而得，为漏风。

泄风者多汗湿衣，口干，不能劳事，外在腠理，为泄风也；内疏泄也，即汗泄入房，汗出，为内风，孙思邈言即泄风也。乃房劳后汗流而内疏泄也。

凡腠理开，则洒然寒，闭则热而闷，寒则衰饮食，热则消肌肉，使人怢栗，名曰寒热，乃风气在于皮肤之间，入不得通，外不得泄，行而数变，人肥不得外泄，为热中；瘦得外泄而寒，为目泪。

岐伯曰：风，阳也，天气也，主外。或犯风邪，巨者阳变之，则入六腑，阴也，气也。饮食不节，起居不时者，阴受之[1]，入五脏。喉主天气，咽主地气，阴气从足至头而下至臂；阳气从上至头而下行至足。故阳病上行极而下，阴下行极而上。故伤于风者，上先受之[2]；伤于湿者，下先受之。

凡中风，卒昏牙紧者，风痰[3]也。左不遂瘫[4]，血虚与死血也；右不遂痪，气虚与湿痰也。四肢牵急，面五色，恶风寒，在表也，中腑也。九窍滞，唇缓失音，耳聋鼻塞，目昏，二便涩，里也，中脏也。外无六经之形，内无便溺之阻，肢不举，口不能言，在中也。口眼歪斜，中经络也。

《内经》谓风之数变后，河间主火，东垣主气，丹溪主湿，专言内因，三者要亦

---

① 阴受之：原作"邪阴变之"，据《素问·太阴阳明论》删"邪"字，改"变"字。又，此书抄者常将"受"字写作"变"，此后径改之，不另出注。
② 上先受之：原作"上气变之"，据《素问·太阴阳明论》改。又，此四字原作小字排列，乃版面不足抄者以小字省之。下文"下先受之"，原作"下先发之"，据改同。
③ 痰：原作"谈"，据本卷上文"卒昏牙紧者，风痰也"句改。
④ 左不遂瘫：原作"左不遂瘫痪"，据本卷上文"左瘫不遂""右痪不遂"句删"痪"字。下"右不遂痪"亦据此删"瘫"字。

相乘要之中腑則病四肢中臟則病九竅按症而審治之如諸不治危症亦多救而甦息但不翻動驚慌以小心裁之以定力持之為要

脉　宜浮遲　浮遲者吉急疾者殂并忌大數〔脉經曰脉微而〕數中風使然其或沉滑勿以風治或浮或沉而微而虚扶危治疾風未可疏　鑑云風邪中人六脉多沉伏亦有脉随氣奔指指下洪盛者　挟寒則脉帶浮遲挟暑則脉虚挟濕則脉浮滑寸口沉大而滑沉則為實滑則為氣氣實相傳入臟死入腑愈此為卒厥不知人唇青身冷為入臟死身温和汗自出而復自愈脉陽浮而滑陰濡而弱者宜吐或浮滑沉滑或微虚則虚與痰也與傷寒熱病宜洪大忌沉細有別　若脾脉緩而無力者難

相乘要之。中腑则病四肢，中脏则病九窍，按症而审治之。如诸不治危症，亦多救而苏息，但不翻动、惊慌，以小心裁之，以定力持之为要。

脉：宜浮迟。浮迟者吉，急疾者殂。并忌大、数。《脉经》曰：脉微而数，中风使然。其或沉滑，勿以风治。或浮或沉，而微而虚，扶危治痰，风未可疏。《鉴》云：风邪中人，六脉多沉伏，亦有脉随气奔指，指下洪盛者。挟寒则脉带浮迟，挟暑则脉虚，挟湿则脉浮滑。寸口沉大而滑，沉则为实，滑则为气，气实相传，入脏死，入腑愈。此为卒厥不知人，唇青身冷，为入脏，死；身温和，汗自出，为入腑，而复自愈。脉阳浮而滑，阴濡而弱者，宜吐；或浮滑、沉滑，或微虚，则虚与痰也，与伤寒热病宜洪大，忌沉细有别。若脾脉缓而无力者，难

大乙滑肉　颠狂吐舌
三間　禁呐痹痛狂言狂笑
解谿　瘰疬颠病惊恐不乐　少海　颠痫吐舌　腕骨　惊风瘰疬
列缺　一切风痉　偏头痛呐　屋翳　瘰疬不仁　丰隆　厥逆足卒　内庭　四肢厥逆　厉兑　尸厥中恶　商丘　颠痫
隐曲　卒尸厥不知人　大横　大风逆气　多寒善怒　灵道　瘰疬肘掌暴痛　神门　五痫哭笑　少泽　瘰疬　尺泽　颠病　三间　善惊　阳溪　狂言喜笑见鬼　温留　伤寒身热颠狂见鬼　曲池　瘰疬癫疾　阳谷　治妄言笑　巨髎　偏风口呐
风类总穴　与厥寒逆颠痫参看
春甲乙日得为肝风　夏丙丁日得为心风　秋庚辛日得为肺风
冬壬癸日得为肾风　季戊己日得为脾风
危症　摇头上撺　动止肋枯　口闭手撒　头面青黑　眼合遗尿
痰喘作声　直视吐沫　喉如曳锯　面赤如妆　汗缀如珠
治风归肝木木克土大便洞泄故不治也

治。风归肝木，木克土，大便洞泄，故不治也。

危症：摇头上撺；动止肋枯；口闭手撒；头面青黑；眼合遗尿；痰喘作声；直视吐沫；喉如曳锯；面赤如妆；汗缀如珠。

春甲乙日得，为肝风；夏丙丁日得，为心风；秋庚辛日得，为肺风；冬壬癸日得，为肾风；季戊己日得，为脾风。

风类总穴 与厥、寒逆、颠痫参看。

列缺：一切风痉，偏头痛，呐。

屋翳：瘰疬不仁。

丰隆：厥逆足卒。

内庭：四肢厥逆。

厉兑：尸厥中恶。

商丘：癫痫。

隐白[1]：卒尸厥，不知人。

大横：大风逆气，多寒，善怒。

灵道：瘰疬，肘掌暴痛。

神门：五痫哭笑。

少泽：瘰疬。

尺泽：颠病。

三间：善惊。

阳溪：狂言喜笑，见鬼。

温留：伤寒身热，颠狂见鬼。

曲池：瘰疬，癫疾。

阳谷：治妄言笑。

巨髎：偏风口呐。

大乙滑肉：颠狂吐舌。

三里：禁呐，痹痛，狂言狂笑。

解溪：瘰疬，颠病，惊恐不乐。

少海：颠痫吐舌。

腕骨：惊风瘰疬。

---

[1] 隐白：原作"隐曲"，据《针灸甲乙经》卷十一第三改。

支正：风虚，狂言身热。

天窗：暴暗。

巨髎①：瘈疭癫疾。

络却②：瘈疭。

膈俞：中风，支满不食。

魄户：五尸走注。

委阳：飞尸遁注，委厥不仁。

飞扬：狂言癫疾，吐舌，痉反折。

承山：瘈疭。

昆仑：尸厥，中恶，风痫，口禁。

申脉：癫疾。

仆参：一切风痫，颠狂甚者。

京骨、束骨：狂颠。

涌泉：风痫。

复溜：风逆，四肢废。

照海：大风偏枯不遂，默默不知所痛。

筑宾：颠狂吐沫。

天井：大风，默默不知所痛，惊痫颠瘈，吐舌。

颅囟：发痫风疭。

听会：颠狂瘈疭。

上关：瘈疭。　　悬厘：羊颠。

曲鬓：暴音噤，牙车急。

本神：癫疾，口吐泪沫，痫。

完骨：中热，喜寐，尸厥；癫疾，僵卧，狂疟。

环跳：偏风，半身不遂。

阳交：寒厥，颠狂。

外丘：癫疾。　　光明：卒狂。

大敦：中风喜寐，尸厥。

曲泉：膝痛，筋挛③，发狂。

章门：厥逆，善恶，少气。

长强：寒痉，癫疾，惊痫，瘈疭，吐沫，惊恐，失精。

命门：瘈疭。

筋束：狂走癫疾，脊强，目上动。

身柱：癫疾，瘈疭，怒欲杀人。

后项：癫疾。　　百会：风痫。

前顶：风痫。

神庭：颠风羊鸣，狂歌不寝。

中极：尸厥。

巨阙：风颠浪言，或作马鸣。

多用手、足、头、背，此治穴之大概也。风之所感，由外及内，故从阳分治之。

按症分治俞穴先后要法

①髎：原作"处"，据《针灸甲乙经》卷十第二改。

②却：原作"郄"，据《针灸甲乙经》卷十一第二改。

③挛：原作"掌"，据《千金要方》卷三十改。

治病要法，有兼表里、标本，其先后取舍，临时变通，所汇灸法，或复而同一经，或多而难并采，或遗于此而附于彼，或握其要而有其烦，或病深而攻其里，或感浅而治其表；冬夏酌乎时，老幼视其质，疑似核其真，攻守防其失。兹先具要者，汇于圈内各穴，注其义理，至圈外亦以类附之备采焉。

中风

本症与中寒、五厥、五痫、痉痓，异而同，与中寒、伤风、中恶、中气、中暑，同而异。《内经》分偏、痱、懿、痹四症，后人分火、气、湿三家，在腑病肢，在脏病窍，此为总持存危在倾刻，定力而镇以小心。所得效者，一二壮艾耳。神而明之，存乎其人。

神庭、百会：百会为百病之要，而神庭又兼治目戴、风痫，二穴释用、兼用。但上部牵掣，而下部厥冷，又宜先灸足，及手及腹以提之。若手足瘈掣而上部昏迷，则先治头以上提之。此间先后，存乎窍妙，若其人阳气尽升而不降，又复多灸头面，此犹一点将尽之火，而复扬之使尽，则失策矣。且中风治头、腹、手、足，而后治其背盖，不可翻动，防痰壅而魄散也。最忌惊慌，且小儿之病，外感治其风邪，内伤治其脾胃，若大人肾虚气脱，治在关元、神阙者不同。若妇女郁气滞血，又与男子有异，治在变通，皆意度之云耳。

涌泉、然谷：头有病而足取之，肾为男子虚邪之根，查涌泉治风痫，而然谷治噤口，照海治偏枯，又可兼用，但急速先取然谷一穴治之，及腹通谷，使其出声，为有济，乃治手足余经。

关元、中脘、听会：心痛颠鸣，治巨阙；中部噎昏，治中脘；下部虚脱，治神阙、气海、关元，此与中寒皆要穴。至上部不精通，又治膻中。膻中、中脘、气海，此天、地、人三焦之正治也。

巨阙、颊车、列缺、温溜、上关、内庭、完骨、通天

合谷　嚛喑
支溝　治嚛喑不汗
大敦　使其甦省
陽陵泉　治一切外感
合谷　治嚛喑諸症皆
神門　腕骨　足三里　神門治五癇腕骨治瘻瘲不汗三里治百
病為灸火之後戶凡灸宜加此穴
已以上諸穴又在擇用一身不盡治一時不兼治酌其謹緊着或
治四肢以散諸表或治腹裏以應乎中或治頭治足以使降者可
升升者得下固其元氣祛其風痰視其轉動乃徐圖之
曲池　此穴配合谷乃可上行至頭一切風病傷寒餘熱百病
偏歷　治風病汗不出乃喎斜嗌乾
尺澤　治風痹喉痹舌乾
內關　間使　治失音二穴釋用間使
曲澤　治口乾
厲兌　治尸厥中惡
肩井　天升　陽交　僕參　中惡尸厥
陽谷　治妄言笑
風市　地倉　口喎左右交取　手三里
翳風　行間　手三里　風池　喎斜先定乃可徐圖是以彙此擇用此症所治尚有俞穴今附於後可以備攷而用也

翳风、行间、手三里、风池：喎斜，先定乃可徐图，是以汇此择用。此症所治，尚有俞穴，今附于后，可以备考而用也。

合谷：嚛，喑。

支沟：治嚛、喑，不汗。

大敦：使其苏省。

阳陵泉：治一切外感。

合谷：治嚛、喑。诸症皆要穴。

神门、腕骨、足三里：神门治五痫，腕骨治瘘疭不汗，三里治百病，为灸火之后户。凡灸，宜加此穴。

以①上诸穴，又在择用。一身不尽治，一时不兼治，酌其谨紧着，或治四肢以散诸表，或治腹里以应乎中，或治头、治足，以使降者可升，升者得下，固其元气，祛其风痰，视其转动，乃徐图之。

曲池：此穴配合谷，乃可上行至头。一切风病，伤寒余热，百病。

偏历：治风病汗不出，乃喎斜，嗌干。

尺泽：治风痹，喉痹，舌干。

内关、间使：治失音二穴，释用间使。

曲泽：治口干。

阳谷：治妄言笑。

厉兑：治尸厥，中恶。

肩井、天府②、阳交、仆参：尸厥，中恶。

承山：瘘疭。

风池③、地仓：口喎，左右交取。

手三里

①以：此上原衍"已"字，据文理删。

②府：原作"升"，据《千金要方》卷三十"天府主卒中恶风邪气，飞尸恶注，鬼语遁尸"句改。又，考天井穴，诸书均无治"尸厥中恶"之记载。

③池：原作"市"，据底本旁注及《针灸资生经》卷四改。

中风不语

中寒　寒厥　五痫　伤寒　伤风　中
恶　中暑　中气　食厥　痉病　风癣
　　一切参看。

　　百会　神庭　上星　囟会　前顶凡不
语及痫，此五穴取一穴用　风池　率谷　大椎
肩井　颊车　地仓　风门　劳宫　合谷喋、
喑　中冲　关元凡中寒脉沉细者，皆宜灸此
足三里　间使　内关　中脘　气海
通谷　天窗　人中宜省　中渚　行间　上
关　神阙　章门

㖞斜

　　听会　合谷　曲池　地仓　风池
三里　太渊

半身不遂

　　百会　肩髃　曲池　合谷　列缺
阳陵泉　风市　环跳　绝骨　丘墟　腕骨
肘髎　上廉　足三里　昆仑　大巨　冲阳
照海　三阴交

瘫痪合不遂，并前项。

　　手三里　腕骨　合谷　绝骨　行间
曲池　中渚

阳辅　昆仑
四肢不仁
　　大巨　日月　中封　曲泉　三阴交
附阳　临泣　上廉　风市　至阳肢痛，少气难言
手不仁
　　肩井　曲池　合谷　中渚　支沟
膻中　手三里
不省人事
　　中冲　百会　大敦
不语
　　少商　前顶　人中　膻中　合谷
颊中
角弓反张，盲视
　　百会　百劳　合谷　曲池　行间
阳陵泉
手足瘙痒，不能握物
　　臑会　腕骨　行间　风市　阳陵泉
瘿疣
　　颅息　瘛脉　上关　屋翳　大杼
神道　命门　灵道　少泽　腕骨　阳谷
天井　解溪　昆仑　金门　跗阳

颠狂 颠狂错乱不正也。

颠者，闭目自言日用事也；狂者，大言明目浪语，跳支郑声者，声颤不接细语也。或蓄血亦有失语狂妄之病。

阴附阳为颠；脱阳者见鬼；心热盛则多喜为颠；阳附阴则狂；脱阴者目盲；肝热盛则多怒为狂。

心风者，君火为相火所助疟也，痰动气冲则病之。

肠胃实热，火郁或不遂者。此病以安神养血，降痰降火治也。

脉

颠，大滑者生，为心血不足；沉小急，不治。

狂，实大者生，为痰盛；沉小不治。

狂脉宜虚，忌实。

心风自煽，荣血迷胞。《鉴》载：缚两手，合灸中冲。要不止此穴。

卒狂

间使　曲泉　光明

颠
长强　身柱　束骨　大柱　百会
狂言见鬼
阳谷　温溜　阳交　仆参　太渊
偏历　阳谷　大陵　公孙　筑宾　大陵
颠狂 附邪祟
神庭　脑空　天冲　完骨　人中
兑端　本神　身柱　上脘　太乙　滑肉门
阴郄　前谷　后谷　阳谷　行间　外丘
陷谷　解溪　上廉　金门　跗阳　丰隆
肺俞　后顶　巨厥　水沟　少冲　心俞
通里　神门　大钟　灵道　少海　少府
胆俞　乳根
善笑
劳宫　大陵　列缺
悲噎
日月　大横　人中　百会　神门
通里　灵道　支正　商丘

颠　長強　身柱　束骨　大柱　百會
狂言見鬼　陽谿　溫留　陽交　僕參　太淵　偏歷　陽谷
大陵　公孫　築賓　大陵
颠狂 附邪祟　神庭　腦空　天冲　完骨　人中　兌端　本神
身柱　上脘　太乙　滑肉門　陰郄　前谷　後谷　陽谷
行間　外丘　陷谷　解谿　上廉　金門　跗陽　豐隆
肺俞　後頂　巨闕　水溝　少冲　心俞　通里　神門
大鍾　靈道　少海　火府　膽俞　乳根
善笑　勞宮　大陵　列缺
悲噎　日月　大橫　人中　百會　神門　通里　靈道　支正　商丘

邪祟 凡狂妄太甚，缚手足大拇指半甲肉，合灸七壮。

穴 内关 百会 水沟 间使

忧思伤心暴亡 目不变，舌不缩，可治。

阳池 心俞

食劳伤脾 肢冷身温，唇湿可治。

冲阳 脾俞

湿气肾劳 肢冷身温，目不变，口无涎，可治。

京骨 肾俞

怒伤肝 如前无涎可治。

丘墟 肝俞

食冷伤脾

合谷 肺俞

心性呆痴悲泣

通里 后溪 神门 大钟

心气虚，短歌笑

灵道 心俞 通里

心惊怖，言错乱

少海 少府 心俞 后溪

心虚胆寒摇掉

腹俞　通里　临泣

心虚神思不安

耳根　通里　胆俞　心俞

心惊发狂不识人

少冲　心俞　中脘

心虚忙怕

心俞[1]　心俞　通里

风痫症

应五脏卒发倒，口喎肢掣，气绝，口涎，声嘶妄叫，一顷乃苏。七情内郁，六淫外干，或小幼惊触，心窍停痰。乃气虚而痰火。

脉

阳浮，数热，腑。脉浮病浅。

阴沉，滑痰，脏。脉沉病深。

惊为风痫，清痰平肝为主。

五痫吐沫

神门　心俞　鬼眼

风诊喜摇动

曲泽　涌泉　环跳　肩髃

---

①心俞："心俞"重，疑是"胆俞"之误。

痫症

神庭　少海　少冲　前顶　天井
长强　少商

猪痫属右肾，亥心包，作猪叫，吐沫，以巨阙为主。

鸡痫属胃，酉合阳明，作鸡声，惊猜乱扯，以神门为主。

牛痫属肺，丑太阴湿土，作牛吼，正视，以巨阙为主。

羊痫属脾，未土，作羊叫，吐舌目瞪，以尺泽为主。

马痫属心，午火，作马嘶，反张嘶鸣，以仆参为主。

风痫 并瘛疭、尸厥。与小儿科，五痫、急慢惊参治。

神庭　百会　囟会　前顶　神阙
风池　气海　巨阙猪牛　身柱　尺泽羊
颅息　瘛脉　上关　上脘　涌泉　屋翳
大柱　神道　命门　灵道　少泽　脘骨
阳谷　天井

解溪　昆仑　金门　跗阳　商丘　期门
后溪　神门　少冲　中脘　通里　大敦
脾俞　合谷　中冲　中庭　仆参马痫
然谷　人中　心俞　鬼眼

痉病 痓字之误也。

大阳为风、寒、湿所中也。筋原枯
不润而急缩，故节强痉耳，乃血气虚。
其症：

项强　耳直　足寒　身热　面赤
头摇　口噤　目赤　反张　有胃风者　有
伤寒后者　破伤风者

脉：

或强直，伏坚可治。目开无汗为刚
痉，手足冷脉细为阴痉。

或沉细，伏强难治，目闭有汗为柔
痉，牵扯战摇为风痉。

痉病：颅息 大迎 太冲

身重不仁：大杼 风门

风痉噤，面肿，寒热痛：脾俞 中膂俞 肾俞 肝俞 长强 不语加承浆

中湿内外，中虚则入也

风与湿相抟，而火热生湿土，故夏天去卧凉湿而侵入肌肤、骨节，或恣食瓜果，而湿浸五脏，入肤为湿痹。入气血为倦怠，入肺为喘，入肝为肿胀，入腑为筋满而肢节不利，入肾而腰痛脚坠，入腑则麻痹不仁，入脏则舒伸不便也。

其病头重目眩，骨疼手酸，肢倦麻木，腿肿肋挛，小腹疝，偏坠，浮肿，吊痛，目黄，尿赤黄。

脾肿胀，泄泻，身黄；腑麻木不仁；

湿伤肺，咳嗽、喘急、身热；脏屈伸不得；

肾腰脚重，骨疼痛；里腹满；

肝大筋软，目昏胁痛。

痹痛肿胀等，各从分类参治

膈俞　身常温，周痹
丰隆　身湿肢肿
环跳　冷风湿痹
委阳　风痹，髀病
三里　水肿
曲垣　肩周痹
屋翳　肿不可近衣
巨虚　为下痿痛肉脱
商丘　骨痹
腰俞　徐氏

其病頭重目眩骨疼手痠支捲麻木腿腫肋攣小腹疝偏墜浮腫

吊痛目黃尿赤黃

脾腫脹泄瀉身黃

濕傷肺咳嗽喘急身熱

腎腰腳重骨疼痛

肝大筋軟目昏胁痛

痹痛腫脹等各從分類參治

膈俞　身常溫周痹　豐隆身濕肢腫　環跳冷風濕痹　委陽風痹髀病
三里　水腫　曲垣肩周痹　屋翳腫不可近衣　巨虛為下痿痛肉脫
高立　骨痹　腰俞徐氏

伤寒十二经传变之候		本病恶寒无汗，汗出恶风为伤风而脉浮	在阳分者，宜表，不可遗太阳而但治阳明也
三阳 头痛 鼻塞 胸烦	起目内眦，从头下项，行头至足		宜汗
太阳膀胱 分野在额 兼肾为两感，难治，头痛口干	头痛项强，腰痛节痛，身热。又有但寒恶者	或热多寒少，或不大便而泉渍。或热溺涩，或汗后不解，或汗不止，或蓄血发黄，或喘或呕 恶寒无汗，阴阳脉俱紧	
阳明胃 烦渴 兼脾为两感 腹满身热谵语	起鼻上目上头循面，行身前，下足 头额痛目痛，鼻孔干塞，身热便结，不得卧，自汗，亦有不汗者	或不恶寒而反恶热，烦渴作呕，津干，狂言，胁痛，或恶血发黄，下血谵语，或为痼冷 或胸满恼恢。足寸俱长	不当汗，不宜利，胃实要下
少阳胆 半表半里，耳痛 兼汗为两感 耳聋囊缩，不食，虽食不知味	起目外眦，上额络耳中，循胁肋行身足侧，下足 头痛目眩，口苦耳聋，胸满胁痛，心烦闷，寒热	凡头痛入脑，四肢冷者不治。无大热而噫闷者，则入阴经 尺寸俱弦	汗则恐犯阳明，下则恐犯太阳 宜和解

太陰脾
起足行腹絡咽連舌本直
中者腹痛吐痢肢冷傳者
腹滿嘔乾自利
　　誤下太早則腹痛或大便不通遺
　　溺不渴
　　三日以後大發熱者難治
　　　　脈沉細

少陰腎
有熱而　起足貫脊循腹
無頭痛　絡舌
　　　　房勞直中則脈沉
　　　　足冷傳者口燥舌乾
　　或自利心腹脹滿或大便鞕內熱或厥
　　逆畏寒欲吐不吐腹痛自利乾嘔咽痛善
　　渴
　　　　脈微緩

厥陰肝
頭痛而身不熱
　　　　驟發者唇青囊縮急宜耳聾身痛腰弓
　　　　起足環陰循腹上唇口
　　　　與督脈會于巔
蓋厥陰與腎脈會于
巔故頭痛兼嘔吐
　　　　　　灸之
　　八日以後大
　　發熱者難治
　　傳者煩滿舌卷囊縮
　　　　脈沉潘

坚六經雖云六日傳變七日漸復此論其常也有身虛而兼傳經
者不拘日數但看症候可也有體實而不能傳入

太阴脾	起足，行腹，络咽，连舌本　直中者，腹痛吐痢、肢冷。传者，腹满、口干、自利　脉沉细	误下太早则腹痛，或大便不通、遗溺、不渴　三日以后大发热者难治	
少阴肾　有热而无头痛	起足，贯脊，循腹，络舌　房劳直中，则脉沉，足冷。传者口燥舌干	或自利，心腹胀满，或大便硬，内热，或厥逆，畏寒，欲吐不吐，腹痛自利，干呕，咽痛，善渴　脉微缓	
厥阴肝　头痛而身不热	起足，环阴，循腹，上唇口，与督脉会于巅　盖厥阴与督脉会于巅，故头痛兼呕吐	骤发者，唇青囊缩急宜灸之。耳聋，身痛，腰弓　脉沉涩	八日以后大发热者，难治。传者烦满，舌卷，囊缩

　　以上六经，虽云六日传变，七日渐复，此论其常也。有身虚而兼传经者，有体实而不能传入者。不拘日数，但看症候可也。

外伤：肺气在鼻，伤寒鼻干，伤风鼻涕。头痛作而不止；左手脉紧盛。

内伤：脾气在口，口不知味，少言。头痛时作时止；右手脉紧盛。

伤寒：头痛寒热，脉浮为表，手背热；身热目明，身动不寒；口失味；二便闭涩，腹不和，脉沉为里，手心热；身凉目昏，身静恶寒。

内伤：气口脉大；饮食劳役而内不足；不恶风，偏恶些小贼风；恶寒就火小暖；发热时作时止；头痛作止；寒热间作；倦怠，四肢不收；言语先重后轻；手心热，背不热；大渴；神思昏怠；显在口不知味、涕沫。

外伤：人迎脉大；风寒后肋骨外有余；伤风恶风，不耐一切风，恶寒猛火不除；恶寒无休歇；头痛无歇；寒热无间；

筋骨痛不自持；言语先轻后重；手背热，手心不热；不渴；神思猛壮；显在鼻塞涕，口知味。

三阳表里

太阳以皮为表，若溺赤，则入膀胱里也；恶寒。

阳明以肌肉为表，若渴而谵语，则入胃里也；自汗。

少阳以胸膈为半表半里；多呕。

表寒里热，则不衣而外寒；阳不足则阴出而为寒。三阴为少阴。

里寒表热，则外热而畏衣；阴不足则阳入而为热。反热余不热。

气热为烦，为肺为心；先烦后燥，为阳症。烦者，心不安也。

血热为燥，主肾；不烦便燥，则为阴症。燥者，肢燥乱也。

阳虚阴盛，汗之愈，下之厄；阴虚阳盛，下之愈，汗之厄。

汗下半，宣吐和，阳极寒极，反治俱无，不可犯上犯下；阴极热极，反治俱有，审其孰多孰少。

宜急下者，热气入脏，咽焦口燥，狂谵便结，救肾枯胃热。

宜急温者，厥冷干呕，吐利，汗后恶风及烦躁，身痛心悸。

太阳症燥，宜汗；阳明烦燥，宜下；阴症，宜温；凡恶寒/风，皆宜表。

当汗而下，则为瘀血，懊憹，痞气结胸。

当下而汗，则为悸阳[1]，亡阳，谵语厥渴。

不可汗者，诸虚咽疮，淋血，脐动，风温。风温脉迟。

不可下者，诸虚咽肿，呕厥，结胸，动气。脉浮虚来。

不可吐者，败冷脉微，胃气已亏。

_____

①阳：疑为"惕"之讹。

宜汗者不汗，则危。如大汗后脉静者生燥，疾者危，此阴阳交也。

宜吐者不吐，恐结胸结胃，发狂心烦，身热不休，属表。

寒热：太阳症寒多，阳明症汗出，厥阴症自汗。

潮：阳明申时；少阳寅卯；太阳巳午。

午前热属肝，火入肾经为燥。夜潮热属肾，火入肺经为烦

昼轻夜甚为阴虚，夜静昼甚为阳虚。

盗汗：胆有热，寐则气入里而表不密；

头汗：周身汗，邪风上行于面也。

伤寒两感：伤寒见风，三阳合并病，湿，春温，夏热；伤风见寒，三阳合并病，湿，秋燥，冬温。

感虚烦 内伤　痰症　食积　脚气　瘀血　疮毒　豆疹劳发

便闭自汗；热；谵语；发狂；口渴；腹满；溺赤涩；狂走，喘急，呕血；发阴。

传阴：厥冷；吐利；静踏；咽痛；郑声；坐井。

中寒直中：

太阴，中脘疼痛。

少阴，脐腹疼痛。

厥阴，小腹至阴疼痛。

诸虚挟火而脉数，不可灸。不可再灸者，其犯手之穴也。

若太阳症宜汗，反用火灸者，邪从病为腰下重痹。又云内火外火相并，热外发，则身发痹，小便难，谵语，烦躁，节痛，甚则循衣。

复来入里，乃入胃及大小肠也。

伤寒杂病：七日以前，起于头痛项强，身痛，发热恶寒，有汗无汗，咳嗽口渴，过七日为杂症也。

面：阴盛者赤而黯，阳盛者赤而光，赤不红活为下虚，拂郁戴阳。

目盲：脱阴或因衄后。

鼻鸣：上通肺，下膀胱，风寒塞。

聋耳：亡阳，叉手，耳热。少阴肾病或胆。

舌：传来无恙，传里则由白而黄而燥，黑白苔中见，未解也，白者不利中黑。

气：逆阳上冲，喘。太阳无汗而喘，阳明汗多而喘，喘而汗出者危。喘宜汗，不宜下，下后不宜再下。短不足息者，实；少不足息者，危。

呕：湿、干，总阳明，半表半里。厥阴，风邪上涌，头痛干呕。

吐：臭为热，酸为热，臊为寒，腥为寒。

哕噎：胸闷气塞。呃，即干呕而声稍长，或水寒相搏，或邪热上壅，看其症候。

火邪：漏汗，惊狂，先热后厥，先阳传阴，另有热厥，微冷而发也。

谵语、郑声：妄也，胃热乘心，有多汗而然者，重也，有已汗而亡阳者。已下胸烦而然者，愈也；后仍然者，邪留心包也。如逆气，下利厥冷，而脉又沉细者死，脉大声清者生。

懊憹：比燥更甚，误下客热在膈，大便结，小便难，必发黄。

动气：素有五积因也，邪攻而妄汗、吐、下之。

霍乱：邪犯三焦，上焦吐而不利，中焦上气下利，下焦利而不吐。

大便闭：邪入里，肠胃津液内竭也，小便如常者，徐俟之。又有身冷而下寒结者。

小便闭：虽急治下焦，而重寒不疏，其上流惧有泛衰之患，若热闭者另治。

小便难：阳入阴分，膀胱热，本经虚。

溺血：黄发斑看。

舌：黑尖点热。

唇：焦，因瘀血，或因衄血，青则寒中。

口：干，胃热；燥，脾热。凡燥忌汗。涎阳热盛为涎热，少阳寒症则涎冷。

衄血：又不能汗而致者，太阳因汗得衄者愈。凡衄不宜急止，恐成结胸。直中少阴而妄汗之致衄者，鲜治。

吐血：阳邪不汗，入胃为瘀血。

饭逆：出于肺。分阴阳症。右肺则咽干鼻燥，衄。火自上脐，与厥阴相冲，腹满不得溺者危。

咽痛：脾络咽，肾络喉，热邪乘则痛。或汗下阴虚而生热者，七日大下后，脉迟咽痛及泄脓血。厥冷者不治。

脏结：上为胸结，下为脏结。若胁脐腹引阴筋俱痛者，丹田有热，胸中有寒，难治。宜灸丹田云。

结胸：太阳下之早，则表邪乘虚客于上焦，故为结胸。大结胸，不按而痛；小结胸，按之始痛。有水结、血结、阴毒、阳毒。脉大者不可下之，仍烦躁饱逆者不治，或未下而胸满者，非结也。

痞气：半表下早，邪入中焦为痞气。心痞者，肝热也；下利者，有水也；哕噫，胃不和也。①

新旧相引，右肺则咽干鼻燥，衄，渴，饮水即吐。左肝则肉睏身热。上心则上冲作渴，掌热。下肾则心烦骨痛，呕吐下利。审其所起而治。

动悸：即怔忡。神虚或水停心而摇。

脐满：或血瘀，或溺赤涩，宜灸关元。有血结、热结、冷结膀胱分。

腹痛：上属脾，中属胃，下属肝。阳症不可按，阴症可按。邪入里。

胁满：少阳，必耳聋；尚在太阳，则项强；入阳明，则便闭，舌苔。

小便利：而大便枯，有瘀血。宜蜜导之。

溺浊：胱移热于小肠。

溺数：实则数，虚则频。

肠垢：渴。皆忌身热。

自利：俱挟热。壮人不可急止。

鸭溏：不渴。弱人不可再下。

手足挛搐：风漏汗后不密防。

四肢拘急：阳虚，吐汗后仍厥逆。

筋惕肉睏：阳虚。

---

①大结胸不按而痛……胃不和也：此段文字，底本跨页抄写，现从下页移此。

発斑：火毒。伤寒为阳毒，春为温毒，夏为热毒。不得汗，而心火入肺，或片而黑者危，切忌再汗。或身凉者亦危。阴症发斑则相火乘肺，止胸及背手足少也。

发狂：热胃入心。

胸满[1]：邪入胸胁，少阳所属。

腹胀：入胃将入脾者，喉干口燥则脾矣，可下之。若厥冷，急温之。

如狂：热结下焦，太阳热传下焦，有阴感发燥，太阳身黄，溺涩。

狐惑：狐下有疮，食具喉惑，上唇有疮，因邪气入腹，食少而饥，又有虫专食其脏者。

瘦短：风热。

疢长：风热。

栗：心邪胜。

战：身正胜。

蛔厥：下寒而上，审到大，饥不得饵食，则食下部肚门。

寒先腹次背次頭次手次足穴法循之

中行次二行次三行次側部

中行

膻中以上五穴治上氣喉面

中脘傷寒以此為根底

神闕中臍直扶原氣勝于補益諸藥　蒸臍

陰交　氣海男子生氣之海即丹田與膻中為天地人

關元近下分之病宜灸

二行

通谷喝啞嘔　肓俞少陽之會　大赫陰縮

三行

不容口乾　關門振寒　天樞重感

四行

期門過經不解亦可預防傷要穴　符舍大橫下一寸三分三陰陽明交會

側部　章門　乳根

背部　附分寒在滕理　大杼寒之要穴　風門汗不出并治　肺俞　腎俞　膀胱俞

次髎　中髎

寒先腹，次背，次头，次手，次足，穴法循之。

中行，次二行，次三行，次侧部。

中行：膻中以上五穴，治上气喉面。　中脘伤寒以此为根底。　神阙中脐，直扶原气，胜于补益诸药，蒸脐。　阴交　气海男子生气之海，即丹田，与膻中为天地人。　关元近下分之病宜灸。

二行：通谷喝、哑、呕　肓俞少阳之会　大赫阴缩

三行：不容口干　关门振寒　天枢重感

四行：期门过经不解，亦可预防伤要穴。符舍①大横下一寸三分，三阴、阳明交会。

侧部：章门　乳根

背部：附分寒在膝理　大杼寒之要穴　风门汗不出并治　肺俞　肾俞　膀胱俞　次髎　中髎

---

① 符舍：此穴有误，大横下一寸三分为"腹结"穴。

手部

肺：列缺偏风喎，吐咳　孔最热汗不出　尺泽舌干

大肠[1]：三间口干　合谷喉喑　偏历风不汗　曲池口干不遂，凡发热不尽取此。

心：神门五痛　阴郄

小肠：前谷热不汗　腕骨不汗　少海热寒

心包络：劳宫热三日不汗　大陵　内关　间使　曲泽口干

三焦：中渚　支沟不汗　天井上气　陶道不汗

足部

肝：大敦阴缩，脐病　行间渴，口干　太白阴病　中封小腹痛　曲泉

胆：悬钟三阳络　阳辅腰痛　阳陵泉偏风

脾：隐白尸厥　太白烦满　公孙狂言　三阴交

胃：丰隆面肿　上廉支满　三里俱治喎偏

①大肠：原作“太阳”，据体例改。

肾：涌泉偏坠　复溜汗不出　然谷通喉　照海

膀胱：承山　合阳腰痛，霍乱

中寒穴法 与伤寒中风参用，与中气相似宜辨。

此即真阴症也。即烦渴不可服冷药，兼宜用羌葱熨下分。

中脾则中脘痛，手足冷；中肾则脐痛，腹痛，手足冷；中肝则小腹痛，阴急，囊缩。

稍急者，先中脘三五壮；最急，先气海、关元三五壮，次肓俞，次大陵、内关、间使择一穴、三五壮，次合谷、曲池、列缺各三五壮，次内庭、隐白、三阴交等三五壮，次涌泉、照海，次章门、期门，次风池，次背部风门、肺俞、肾俞，次阳陵泉、三里。

或不省人事，取之神门、通里；或失音，取之通谷。

或㖞斜，取之颊车等穴，丰隆、厉兑、大赫。

或囊缩，取之水道、归来。

有间可以宽细补救，乃蒸脐回阳固本。

中暑 与胁痛及类中风症内参看，与火症殊治。

夏月得之，从口入胸心胞，或身热口干，头痛自汗，迷督，霍乱飧泻，背寒热。大抵寒伤形，热伤气，伤寒恶寒，伤暑则否，而脉多虚。若行路暴伤者，宜热汤灌口，热溺筑脐，有食冷而得之者，房劳得之者室寒。

穴用：百劳　中脘　曲池　合谷　三里。又云气海、委中，加此二穴。

热头部：曲差　脑空　悬颅　颅息

腹：巨阙　章门支烦　期门

手：神门支烦　间使　大陵　通里　阳溪心烦　少冲心烦　列缺

足：曲泉心烦　大都心烦　复溜　太白心烦，大便难　涌泉　委阳　窍阴

背：大杼　肾俞　命门　肩中俞热嗽上气

热病汗不出：上星　曲差　悬颅　膈俞　命门　噫嘻　上脘　商阳　孔最　合谷　前谷　腕骨　阳谷

风汗不出：偏历　孔最　曲池　厉兑　解溪　合谷热不汗

房劳得之者室寒

穴用　百劳　中脘　曲池　合谷　三里　又云气海委中加此二穴

热
头部　曲差　脑空　悬颅　颅息

腹　巨阙　章门颇支　期门

手　神门颇支　间使　大陵　通里　阳溪颇心　少冲颇心　列缺

足　曲泉颇心　大都颇心　复溜　太白心便难大　涌泉　委阳　窍阴

背　大杼　肾俞　命门　肩中俞热嗽上气

热病汗不出　上星　曲差　悬颅　膈俞　命门　噫嘻　上脘　商阳　孔最　合谷　前谷　腕骨　阳谷热不汗

风汗不出　偏历　孔最　曲池　厉兑　解溪　合谷热不汗

温病汗不出：风池汗出　大都

心烦渴：劳宫　曲泽　偏历　尺泽

发热 参火症详之。

阴阳不和，脏腑虚弱，风邪外搏，忧喜内蓄而成。外感内因与伤寒相类而微分。

○寒邪入卫，与阴阳交争则热，脉紧有力，治主外。

○伤暑，火邪伤心则热，脉迟无力，治主内。

○内伤夜热阳升，自伤不能降，脉大无力，治主肺。

○阴虚不能制火，阳自炎，脉数无力，治心肾。

怯或有汗，或无汗，潮热，或气虚，或血虚，为骨蒸。补益养荣。

郁阳气于脾中者，火郁则发之。

在昼者，热在气分，潮热；在夜者，热在血分，为阳虚；数无力，为阴虚；无力为虚，有力为实。

曲脑　脑空　悬颅　颅息　命门　大杼　肾俞　巨阙

热烦心：阳溪　少冲　通里　大都　太白

身热而喘：三间　少商　上脘　廉泉

手足烦热：窍阴　章门　神门　大陵　涌泉　委阳

热病汗不出：上星　曲差　悬颅　悬厘　膈俞　命门　上脘　孔最　商阳　合谷　前谷　腕骨　阳谷

热极而痛：曲泉

汗不止：复溜

头上五行，所以越诸阳之热。大杼、膺俞、缺盆八者，泻胸中之热，气冲、三里、上下廉，泻胃中火热，云门、肩髃、骨髓空，泻四肢之热，五脏俞旁魄户、魂门、神台、意舍、志室，泻五脏之热也。

火症 与热病同异参之。

心为君火，而诸为相火，多用从法要。五脏有余之气即为火，而命门为元气之火，此生生之元也。有六经之实火，有诸脏之毒火、伏火，其病为风眩，翳赤，衄，喉咽肿，呕血，声哑，干呕，谵语，结胸，狂言，咳嗽，心烦，法当酌其虚实，治之以火济火，从其类而求之可也。

疮肿燥烈或舌出。肝火胁痛目红肿。

渴唇疮

○焦火脏腑积热。

喉肿，干燥，生疮，鼻干，肿疮。

胃寒热病

夏至日为温，后夏至为暑，二当与汗即伤寒，胃热病六经传变，两感症候，寒薄生热，以水饮之，居凉室，身寒即止。

肝病热先，小便黄，小腹痛，多卧，身热，热争则狂言，肢燥不卧，胁满，惊，庚辛甚，甲乙大汗，气逆则庚辛死。逆者头痛也，左颊先赤。治足肝胆。

心病热先，不数日，热争则卒心痛，烦闷，无汗，面赤，呕，头痛，壬癸甚，丙丁大汗，逆则壬癸死，颊口先赤。治心、小肠。

脾病热先，头重，颊痛，颜青，欲呕，烦心，身热，热争则腰痛，腹满泄，面颊肿。甲乙甚，戊己大汗，逆则甲乙死，鼻先赤。治足、脾胃。

肺病热先，淅然厥起毫毛，恶风寒，舌上黄，身热，热争则咳喘，胸痛，痛走不得息，头痛不堪。丙丁甚，庚辛大汗，逆则丙丁死，右颊先赤。治手、肺、大肠井。

肾病热先，腰痛，胻酸，苦浊，身热，热争则项痛强，胻寒酸，足下热，不欲言，逆则项痛。戊己甚，壬癸大汗，逆则戊己死，颐先赤。治肾、膀胱。

脉燥为阴阳交者危。狂言者失忘也，汗出而

也　煩滿不解者厥也名曰風厥　上視涕唾出
此為勞風　邪之所湊其氣必虛陰虛者傷必湊之故少氣
時熱而汗出也　小便黃者小腹中有熱也　不能上視者
胃中不和也　上偃則欬上迫肺也　水病不得臥　諸有
水氣者微腫見於目下水陰也目下亦陰也腹有水形於目
下也腹中鳴者病本於胃也薄脾則不能食食不下者胃脘
膈也　身重難以行者脈在足也　女人則月事不來胞脈
閉也

逆調論　熱而煩滿者陰氣少而陽氣勝也
寒從中生者陽氣少陰氣多故身如水中也
肢熱如逢風而炎者陰虛陽盛肉燥也

也。烦满不解者，厥也，名曰风厥。上视涕唾出，此为劳风。邪之所凑，其气必虚，阴虚者，阳必凑之，故少气时热而汗出也。小便黄者，小腹中有热也；不能上视者，胃中不和也；上偃则咳，上迫肺也。水病不得卧。诸有水气者微肿，见于目下。水，阴也，目下亦阴也，腹有水，形于目下也。腹中鸣者，病本于胃也，薄脾则不能食，食不下者，胃脘膈也。身重难以行者，脉在足也。女人则月事不来，胞脉闭也。

《逆调论》：热而烦满者，阴气少而阳气胜也。寒从中生者，阳气少阴气多，故身如水中也；肢热，如逢风而炎者，阴虚阳盛，肉燥也。

厚衣不温亦不栗者，肾气枯，骨寒，而心肝能御寒也，此人当节挛为骨痹。厚衣犹寒者卫气虚也。不得卧而息有音也，胃本自头下行，今逆上故也。经曰：胃不和则卧不安。起居平常息有音者，肺之络脉逆也；不得卧，卧则喘者，水气之客也，肾为水寒，主卧与喘，津液不得顺行，肾主津液也。

热

四五三六七①

节
下
主

膈中	肝中	胸中	脾中	肾中
				热
	气冲	中府		商阳
	足三里	肩髃		天柱
	上廉	委中		魄户
	下廉	腰俞		神堂
	云门气穴	志室背十六		魂门
				意舍

身热汗出足冷，大都；温病汗不出，风池。

①七：原无，据体例补。

气与中风、伤寒、中寒、热病、中气、中暑等病参看。

下则为寒厥阴气，脾肾起于五趾之里，胜则上膝而寒从内，阳衰则阴盛。

阴气衰于下，则为热厥；阳气起于五趾之表，阳气胜则足下热而从内，阳衰而自胜。

寒厥者，前阴宗筋，太阳、阳明所聚。又云厥阴者，众筋之所聚。春夏则阳气多，秋冬则阴气多。人恃质壮，轻用下气，溢而不能复，邪因得而入之，因越而上也。阳气衰不能渗其经络，阴气独在，故手足寒也。

热厥者，酒入胃则络脉满而经脉虚，脾土为胃行其津液者也。

陰氣虛則陽氣入陽氣入則胃不和則精氣竭則不營其四肢也此人數醉入房氣聚于脾而不得散消氣與穀氣相薄熱感於中內熱而溺赤也酒氣勝而慄悍腎氣衰陽氣獨勝故手足為之熱或令人腹滿或暴不知人至半日或一日而甦者陰氣盛於上則下虛則腹滿陽氣盛於上則下氣重而邪逆邪逆則陽亂氣亂則不知人也

太陰肺厥逆 虛滿而欬 苦口吐沫
心厥逆 心痛引喉身 熱危不可治
手太陽小腸厥逆 耳聾泣出項強腰強
陽明少陽厥逆 喉痹嗌腫痙
腫者頭重足不 可治
歐逆慢卧 嘔血苦衄
陽逆喘欬身熱妄見而妄言
腹滿不得卧面赤而熱妄見而妄言
厥逆喘欬身熱善驚衄嘔血

阴气虚则阳气入，阳气入则胃不和，胃不和则精气竭，精气竭则不营其四肢也。此人数醉入房，气聚于脾而不得散，酒①气与谷气相薄，热盛②于中，内热而溺赤也，酒气胜而慓③悍，肾气衰阳气独胜，故手足为之热。或令人腹满，或暴不知人，至半日或一日而苏者，阴气盛于上则下虚，下虚则腹满，阳气盛于上，则下气重而邪逆，邪逆则阳乱，气乱则不知人也。

太阴肺厥逆，虚满而咳，善④吐沫。

手太阳小肠厥逆，耳聋，泣出，项强腰强。

心厥逆，心痛引喉，身热危不可治。

阳明少阳厥逆，喉痹，嗌肿痉。

巨阳之厥，肿首头重，足不能行，发为眴仆。

太阳厥逆，僵仆，呕血，善衄。

阳明之逆，腹满不得卧，面赤而热，妄见而妄言。

阳明厥逆，喘咳身热，善惊，衄，呕血。

①酒：原作"消"，据《素问·厥论》改。
②盛：原作"感"，据《素问·厥论》改。
③慓：原作"慄"，据《素问·厥论》改。
④善：原作"苦口"二字，据《素问·厥论》改。
又：本节文字出自《素问·厥论》，但抄写错误、脱漏之处甚多，注不胜注，今据《素问·厥论》整理订正，不再分别出注。

少阳之厥，暴聋颊肿而热，胁痛，胻不可以运，

太阴之厥，腹满䐜胀，后不利，不欲食，食则呕不得卧。

少阳厥逆，机关不利，不利者腰不可行，项不可顾。发肠痈不可治，惊者死。

太阴厥逆，胻急挛，心痛引腹。

少阴厥逆，虚满呕变，泄清。

少阴之厥，口干溺赤，腹满心痛。

厥阴之厥。少腹肿痛胀，泾溲不利，好卧屈膝，阴缩肿，胻内热。厥阴厥逆，挛腰痛，虚满前闭。

三阴厥逆。不得前后，使人手足寒，三日死。〇煎厥，怒气煎热也。手足皆治主病，本经盛则泻之，虚则补之，不盛不虚，以经取之。

厥逆者，四肢不温曰逆；四肢冷曰厥；手足末冷为轻；四肢通冷为危；曰厥冷、曰厥逆、曰厥逆冷、曰逆冷、曰寒厥，总之寒冷耳。

水不足求之肾，火不足求之心，有热极，而寒有本寒。

三阳，手足热；至太阴脾，尚温；至少阴肾，则邪深，而四肢逆而不温；至厥阴，邪则厥冷甚。

厥病穴 逆付。另详呕吐与中风类癫痫中寒参治。《内经》曰：凡气之多与少与逆，皆曰厥。

寒厥：太渊　液门　阳交　大都　行间　厉兑　太溪　跗阳　府舍　章门　内庭　丰隆

四肢逆寒：行间　内庭　金门　厉兑　列缺　丰隆　大都　太溪

尸厥：人中　气海　膻中　关元　合谷　曲骨　百会　大敦　金门

咳逆：浮白　窍阴　华盖　天突　天泉　膏肓　魄户　膈俞　肓俞　步廊　或中　神藏　灵虚

妇人胎后手足厥逆：肩井　临泣　阳谷

厥逆扤寒：阴郄

头重痿厥：然谷　委阳　跗阳

尸厥如中恶状：仆参　昆仑

喘厥：风门　扶突　偏历　神门　承满　噫嘻

逆气呕涎血：曲泽

痿软足冷不食　中封

诸阳之热逆①

---

①热逆：此下半叶文字与下页论二便文字重复，今删。

腎腎虛則津液枯也 小腸主液
下絡大腸病為小便 大腸主津

肺數溺色變

脾絡胃病為溏瘕洩水下

胃病溺色黃

肝病洞洩癃閉　　腎貫肝膈從肺中絡心絡膀胱
補脾胃之法壯命門之火以生土治在下焦然補中清肺者又
不一法　經又曰春傷於風夏病飱洩又云暴注下迫皆屬于
難經五洩　胃　病腸澼　又云諸水液澄澈皆屬于寒

脾脈細即食洩也
　胃食後洩去乃寬

大腸 小腸 大瘕即腎洩腎

又有洞洩 濡洩 鶩溏洩 砂洩色青脈遲

悠悠腹痛不止

关格

　　虚寒风痰，大小便不通，寒在上，热在下。上则遮绝，寒在胸，绝不纳食，曰格；下则闭塞，热在下，填不得出，便曰关。为吐逆，为痰壅。

　　脉，两寸俱大于寻常四倍。

　　大肠俞　膀胱俞　箕门

闭结

　　大便不通，肾虚枯燥不润，胃干，大肠热，或风或寒，胃实而闭者；能食，肾虚而闭者，不能食。

　　脾脉沉数，不连于尺，为阳结；尺脉虚沉细而逆，为阴结；数为阳结，沉为阴结；浮为风结；老人虚结。右尺脉来雀啄不治。

　　门　太白　气海　三里

大小便开窍于二阴，以司开阖，二便不通，亦系于肾，肾虚则津液枯也。小肠主液，大肠主津。

肺 下络大肠，病为小便数，溺色变。

脾 络胃，病为溏瘕泄水下。

胃 病溺色黄。

肝 病洞泻癃闭。

肾 贯肝膈，从肺中络心，络膀胱，病肠澼。

补脾胃之法，壮命门之火以生土，治在下焦。然补中清肺者又不一法。经又曰：春伤于风，夏病飧泻。又云：暴注下迫，皆属于热；又云：水液澄澈，皆属于寒。

《难经》五泄：胃　脾食后泄去乃宽，脉细即食泄也。　大肠　小肠　大瘕即肾泄，肾虚也。

又有洞泄、濡泄、骛溏泄、砂泄悠悠腹痛不止，色青脉迟。

火泄：腹痛，后重，面赤，粪赤，溺凝，脉数。

暑泄：面垢，虚烦，自汗，泄如水。

湿泄：泻水而腹不痛，雷鸣，脉细。

努责、后重：肾虚下坠，热积气滞，且气虚作痛者，热下流也。

脾胃为水谷之海，大小肠为传送之官。或为饮食所伤，或为四气所感，致阑门不分清浊而泄。久泄成痢，泻水不痛者，湿也；完谷不化者，气虚也；腹热痛者，火也；或数或止，或多或少，痰也；泄后腹痛减，且气臭者，食积也；水液澄冷，寒也；日夜无度，胃寒不禁滑也。

脉：伤风则浮，寒则沉，暑沉微，湿沉缓；泄而腹胀，弦者不治，《素问》曰：大泻泄当细涩，反紧大滑者，难治。

京门　三间　肾俞　腹结　神阙　三里　地箕　膀胱俞　尺泽　大肠俞　昆仑

中髎涩闷　　曲泉癃闭　　涌泉大便难　　太溪

承山　承筋　石关　解溪　命门以上涩闭

幽门里急　大钟　肓俞　丰隆俱不通

痢疾

　　疟后痢，痢后疟，产后痢疟，俱作虚治。有虚坐努责，有虚努不收，有邪气下陷，口渴喜饮冷，粪门燥结，是挟热；不渴喜热，慰身不热，是挟寒。若小腹重坠，此兼少阴症也。气分则白，血分则赤，俱伤则赤白兼。黄为食积，黑为湿胜，如豆汁尘腐色，至漏水纯红色，鱼脑、竹筒者俱甚。噤口或为胃虚寒中，或为热闭，宜酌治之。年久间好间发为休息痢，此寒在大肠下部也。后重宜下，腹痛宜和，身重宜除湿，滑泄宜涩下部。

脉：宜微小迟滑身凉，忌浮洪弦急身热。

关门　不容　复溜　承满　陷谷
章门　商丘　三里　水分　气冲　温溜
上廉　阴交　肾俞　三焦俞　承山　阳纲
大肠俞

痔漏

大小便血为肠癖，肠癖为痔，出浓血为漏。

便血也，又为肠风脏毒。风则散，热则清，寒则温，虚则补，滞则通利。前其来近战而迫，脉浮，脏毒血在粪后，色黯，而来远虚，宜升补。脱肛虚寒，下坠有痢，迫而下有妇。

濕滑泄宜澀下部

脉宜微小遲滑身涼
忌浮洪弦急身熱

關門　不容　復溜　承滿　陷谷
章門　商丘　三里　水分　氣冲　溫溜
上廉　陰交　腎俞　三焦俞　承山　陽綱　大腸俞

痔漏

大小便血為腸癖腸癖為痔出濃血為漏

便血也又為腸風臟毒風則散熱則清寒則溫虛則補滯則通利前其來近戰而迫脉浮臟毒血在糞後色黯而來遠虛宜升補　脫肛虛寒下墜有痢迫而下有婦

坠，或蕴热，大肠热湿。浮洪难治。

长强_{虫围}　小肠俞　会阳　商丘

会阴　飞扬　承山_{久肿}

便浊

赤浊，心虚有热，伤血；白浊，肾虚有寒，伤气；赤白者水火不分也。瘦人浊虚火，肥人浊湿痰，皆因肾水虚，膀胱火盛，以致小便赤涩。

脉：两尺洪数，心脉短小。

下脘　气海_{以上小便赤}　肾俞　气海
关元_{以上白浊}　肾俞　大陵_{小便如血}　复溜
关元_{小便热如火}

遗精

少年气盛为满溢，清其心；下元虚，精败为漏溢。心不摄肾固其精，情纵不遂而泄，宜遂其情，梦交心虚为梦溢。久则宜提肾气，治其心。有湿热而溢者，为湿溢，心热阳蒸，为倒溢，神役气，气役精。

脉：结芤动紧为本症，微涩精伤，洪数火逼。亦有心虚，左寸短小。迟者生，急者危。

肾俞　胞肓　至阴　中极俱失精
关元不觉遗溺　然谷精溢　膀胱俞　阴包
神门　通里　大敦　太冲　俞　气海以上遗溺

淋闭①

有热，有风闭，涩沥为淋，宜行滞清热、疏利小便。

---

①淋闭：此标题原无，据《采艾编翼》卷下补。

有血则溺，有血热痛，先震栗乃便，冷气交争也。

血：热即[1]发如溺血痛，不痛多溺血。

冷[2]：有挟寒冷而得者，溺则寒战，又当逐散寒邪。

劳：房劳即发，痛引气冲。

砂：茎痛不得溺，内有如砂石作痛，出乃宽。

膏：如胭脂之浊，法宜清热行滞。

淋溺不通并寒曲骨　复溜气淋　交信癃闭　蠡沟小便不利　三阴交　阴谷窍中痛　上廉小便难，窍中热，皮痛。　会阴　行间小便难，阳气纵伸。　横骨

不寐

高年阳衰则不寐，痰或胆寒热不寐，烦怨不卧。

太渊　解溪　风门　神阙　肾俞　膏肓　三里　魄户

---

① 血：热即：此三字原无，据《采艾编翼》卷下补。
② 冷：原无，据《采艾编翼》卷下补。

类中风症 中寒、中暑、中湿、中气、中火、食厥、劳伤、房劳、痰厥、眩晕、中恶、卒死。

中寒：冬月卒中寒气，昏冒，口噤，肢挛，恶寒，脉浮紧也。或唇青吐涎，甚或舌短囊缩。脉紧涩，阴阳俱盛。法当无汗，有汗伤命。寒邪直中三阴经也，比伤寒为甚。寒中太阴者，则中脘肿痛也；中少阴者，脐咬疼痛；中厥阴者，小腹至阴疼痛。三经俱宜急灸下腹，阳陷胸满者大险。又云脉虚而微细，脉紧觉寒为伤寒，脉缓恶风为伤风，脉盛壮热为热病，脉虚身热为伤暑。

中暑①：经曰，夏伤于暑，阳气卫外而为固也。热则气泄，故暑邪于夏月卒暴突，暑气昏冒厥，吐泻喘满也，面垢自汗。

东垣分阴阳，静而得之为阴症，贵介得之，

---

①中暑：原无，据标题补。

类中风症 中寒 中暑 中湿 中气 中火 食厥 劳伤 房劳 痰厥 眩晕 中恶 卒死

中寒 冬月卒中寒气昏冒口噤肢挛恶寒 脉浮紧也或唇青吐涎沫甚则舌短囊缩 脉紧涩阴阳俱盛法当无汗有汗伤命寒邪直中三阴经也比伤寒为甚 寒中太阴者则中脘肿痛也中少阴者脐咬疼痛中厥阴者小腹至阴疼痛 急灸下腹阳陷胸满者大险 又云脉虚而微细脉紧觉寒为伤寒脉缓恶风为伤风脉盛壮热为热病脉虚身热为伤暑 经曰夏伤于暑阳气卫外而为固也热则气泄故暑邪于夏月卒暴突暑气昏冒厥吐泻喘满也 面垢自汗 东垣分阴阳静而得之为阴症贵介得之

無汗腹痛吐瀉為房室冷物陰氣所逼使周
身越也動而得之為陽症勞人熱傷元氣頭痛發燥
惡大汗急躁　清暑利小腸益元氣為主　傷暑

中濕發熱惡寒身重自汗而骨疼痛小便秘澀大便溏泄腹痛跗
腫肉如坭内經曰因於濕濕氣蒸於上故頭重又曰濕傷筋故
大筋緩短小肋弛長緩短為拘弛長為痿又曰濕勝則濡泄故
大便泄而小便澀又曰濕從下受故跗腫又曰諸濕痹痛皆屬
脾土故腹脹肉如泥濕氣入濕腎經斷也故濕病以利小便為
主　天為露霧地為坭水飲食為乳絡身體為汗液　脈浮而
緩又云濡緩或兼澀小入裏則沉緩若緩而弦風濕相攪陰濕
腳氣脛腫不算

无汗，腹痛，吐泻，为房室冷物阴气所
逼，使周身越也。动而得之为阳症，劳人
热伤元气，头痛发燥，恶大汗急躁。清暑
利小肠益元气为主。灸法有病热者，无伤暑。

　　中湿：发汗恶寒，身重，自汗而骨疼
痛，小便秘涩，大便溏泄，腹痛，跗肿，
肉如泥。《内经》曰：因于湿，湿气蒸于
上，故头重。又曰湿伤筋，故大筋缓短，
小筋弛长；缓短为拘，弛长为痿。又曰：
湿胜则濡泄。故大便泄而小便涩。又曰：
湿从下受。故跗肿。又曰：诸湿痹痛，皆
属脾土。故腹胀肉如泥，湿气入湿，肾经
断也，故湿病以利小便为主。天为露雾，
地为泥水，饮食为乳络，身体为汗液，脉
浮而缓，又云濡缓，或兼涩小，入里则沉
缓；若缓而弦，风湿相搅，阴湿脚气，胫
肿不算。

中气：七情过极，气厥昏昧，或牙关紧急也，或争怒而甚者。中风脉浮，中气脉沉；中风身温而有痰，中气身冷而无痰。

中火：脉浮而洪，为虚火；沉而实，为湿火。洪数大于各部，知为心、肺、肝、脾、肾、命门之火。肝木之气，内郁六经之邪外侵，良由五志过极，火盛水衰，热气沸郁，昏冒卒仆。病热有火，而脉洪大可治；脉浮细难治。君火可直遏，相为雷霆之火，顺治之，善治之，勿轻加灸。

食胃伤不化，故昏晕也。卒倒不言，目戴肢痿，治宜探吐。

脉下部无脉，急吐之，气口脉大。

脾胃虚不任风寒，而昏冒也。

耗气不归元，故昏冒也。

虚受寒痰，气阻塞，手足厥冷，麻痹，眩晕，脉沉细。

血晕： 去血过多，而成血晕，脉微涩。此云不可灸，以血虚也。

内伤： 左外右内，外感则伤，寒热齐作；内伤则寒热间作。内伤，寒得火即温，恶寒。《内经》曰：补中益气，以艾代之，劳者温之，损者温之。外感显在鼻不利，内伤在口不知味。

中恶卒死： 犯不正之气，忽然冷厥，面青，神不守，错言，牙紧口噤。

昏冒眩晕，此中恶卒厥死。客忤、飞尸、鬼击，吊死问丧，入庙登塚，多有此病也。宜灸脐中。

瘟疫：天行不正之气，众病共染。瘟脉无名，随见诸经。未汗宜弦，虚缓伤生。《内经》曰：冬伤于寒，春必病温。又曰：冬宜寒而反暖，春发瘟疫，此皆天行也。春宜败毒产，秋宜去积散，夏宜柴胡散，冬宜五苓散。头大为大头瘟，项肿为蛤蟆瘟，属风热，此言人事也。二圣救苦丸，大黄、牙皂二味末，为丸。身壮者可服，虚弱加补。春应温而反凉，夏发燥郁；夏应热而反寒，秋燥郁；秋应燥而反淫雨；冬发湿郁。

瘟疫之症，终始本末，初感及传变，与其人平素禀赋、临事兼病，病应如何用药？如何调理？惟《醒医六书》纤毫明悉，不必再寻经文，致滋两岐。亦录此条者，不敢擅删也。

冯宰平敬告

瘟疫　天行不正之氣衆病共染瘟脈無名隨見諸經未汗宜弦虛緩傷生　內經曰冬傷於寒春必病溫　又曰冬宜寒而反煖春發瘟疫此皆天行也　春宜敗毒產　秋宜去積散　夏宜柴胡散　冬宜五苓散　頭大為大頭瘟　項腫為蝦蟆瘟　屬風熱此言人事也　二聖救苦丸大黃牙皂二味末為丸身壯者可服虛弱加補　春應溫而反涼夏發燥欝　夏應熱而反寒秋燥欝　秋應燥而反淫雨冬發濕欝

瘟疫之症終始本末初感及傳變與其人平素稟賦臨事兼病病應如何用藥如何調理惟醒醫六書纖毫明悉不必再尋經文致滋兩岐亦錄此條者不敢擅刪也　馮宰平敬告

采艾火穴，以简御繁，以约胜多，诚哉是言。

艾灸方法，是编诚抉《明堂》《外台》之要旨，补岐黄之遗亡，万试而万效。惟是伤寒一症，祈参以《伤寒实录》《瘟疫之症必宗》《醒医六书》。外科及小儿可参以本朝《御纂金鉴》，万保无虞矣。此言其论证，非言艾功也。

冯宰平拜识

疫症初起，不论自感与传染，邪必定从口鼻而入，与感冒伤寒大异，其脉不浮不沉，独数，因邪伏膜原故也。及其传变，与世论伤寒杂病恍惚，所以邪轻得愈者，时医未知其为疫也。

疟症

黄帝曰：夏伤于暑，汗出腠开，寒气中之；秋伤于风，则发夫先伤于寒，阴气也；后伤于风，阳气也。故先寒后热，先毫，伸欠，乃寒栗，腰痛，口渴，上下交争，虚实更作，阴阳相移。阳并于阴，则先寒战，后阴出而并于阳，则热。

《素问》曰：上下交争，虚实更作，阴阳相移。阳并于阴，阴实阳虚，则寒栗。阳盛则外热，阴虚则内热，内外皆热，则喘而渴也。先热后寒，为湿疟，先甚热，后寒不甚。夏病者多汗，秋病寒甚，春病恶风。

问曰：夏伤于暑，而秋病疟者，何火用事而肺金伤，肾水当救水火交争，渴，面赤，肾虚久困，此重症也。又有郁症似于疟者。

鸣胁痛，脉涩是也。

风，风寒，疟先伤风而后伤寒，先热后寒。

肾多汗。暑温，疟但热不寒，阴气绝也。

秋太阳多寒甚。湿痹疟，痹热属肺。

冬阳不争寒轻，湿痎疟，肉脱，属阳明。

冬风寒藏于骨髓，春发。痰牝疟，寒而不热。

母寒热疟、母间疟，间一日作寒热，客于六腑。

子午卯酉日间作为少阴，午前起属阳易治，在气则发早。

寅申己亥日间作为厥阴，辰戌丑未日间作为太阴。午后起属阴难治，在血则发迟。

无汗要有汗，有汗要无汗。散邪为主，正气为主。渴为燥，不渴为湿。

风

鸣胁痛脉濇是也

风寒　疟先伤风而後伤寒先熱後寒

肾多汗　暑温　疟但熱不寒陰氣絶也

秋太陽多寒甚　湿痹疟　痹熱属肺

冬陽不争寒輕　湿痎疟　肉脱属陽明

冬風寒藏於骨髓　春發　痰牝疟　寒而不熱

母寒熱疟　母間疟　間一日作寒熱客於六腑

子午卯酉日間作為少陰　午前起属陽易治　在氣則發早

寅申巳亥日間作為厥陰　午後起属陰難治　在血則發遲

辰戌丑未　太陰

無汗要有汗　散邪為主　渴為燥

有汗要無汗　正氣為主　不渴為湿

《素问》脏腑疟症治法

肝：色苍苍然，太息，状若死，腰痛，少腹满，小便不利，如癃，意恐惧，气不足，中心悒悒。

心：烦心甚，欲得清水，寒多，不甚热。

脾：寒则腹痛，热则腹鸣，鸣已汗出不乐，怠不嗜食，病至则呕，得己乃衰。

胃：善饥不能食，食而善满，腹胀先寒，洒淅乃热，热去汗出，喜日月光及火气乃快。但热不寒，阴气缓，肉脱，属胃。寒甚热，热甚则善惊如有见者。痹疟属肺，痛大便难，手寒，目眴眴然，闷，呕吐，热多寒少欲闲。

先寒后热，热甚热止汗出。

卧不安

肝：中封　太冲

心：神门

脾：商丘　公孙

肺：列缺

胃：厉兑　解溪　冲阳　三里

肾：大钟　太溪

膀胱：噫嘻　金门　复溜　委中

至阴　风门

徐氏灸法

中封　肝俞　绝骨　丘墟

神门　心俞　百劳

商丘　公孙　脾俞　三里

列缺　肺俞　合谷

厉兑　胃俞　大都

大钟　肾俞　申脉　照海

至阴寒疟汗不出。

胆：侠溪　脾俞　期门　临泣

诊法宜于未然，药艾亦宜先时调治。若已发，则交争而气乱矣。太阳为寒疟，宜汗；阳明为热疟，宜下；少阳为风疟，宜和解；热不寒为痹疟；寒不热为牝疟；薄热节痛为温疟；疟微无力为久病，洪数无力，亦为代散者，鲜治。

脉多弦，弦数多热，弦短伤食，弦迟多寒，弦滑多痰，弦紧宜下，浮大宜吐。

疟痰通治穴：上髎　阴都　合谷　偏历　少泽　后溪　陷谷　商阳　腕骨　中渚骨节痛　魄户　伯劳　然谷

口渴：关冲　人中　间使心胸痛　内关　上脘　大陵

大热不退：间使　百劳　绝骨

胆　侠谿　脾俞　期門　臨泣

診法宜於未然藥艾亦宜先時調治若已發則交爭而氣亂矣太
陽為寒瘧宜汗陽明為熱瘧宜下少陽為風瘧宜和解熱不寒為
痹瘧寒不熱為牝瘧薄熱節痛為溫瘧瘧微無力為久病洪數無
力亦為代散者鮮治

脈多弦　弦數多熱　弦短傷食　弦遲多寒　弦滑多痰　弦緊宜下　浮大宜吐

瘧痰通治穴　上髎　陰都　合谷　偏歷　少澤　後谿　陷谷陷谷　商陽　腕骨　中渚骨節痛　魄戶　伯勞　然谷

口渴　關衝　人中　間使心胸痛　內關　上脘　大陵

大熱不退　間使　百勞　絕骨

先寒后热：后溪　曲池　劳宫

先热后寒：曲池　百劳　绝骨

寒疟：大椎　神道　脾俞　膏肓　关门

温疟：大椎　大杼　中脘

久疟：太溪　照海　五里　少海
神门　大陵　阳池　天井　三里　解溪
冲阳　丰隆　百会　风池　大椎　神道
命门　大杼　商阳　前谷　液门　临泣
丘墟　上星　三间　阳谷　择归经及制化会
承而用。

振寒：关门　风池　上髎　商阳
前谷　腕骨　液门　中封

痼冷

所谓痼，久而冷也。与积热皆久虚。脏腑因虚，或食寒物，冷积脱阳反厥，溏泄腹痛，腿重，阴痿精寒，自汗，呕吐不食，小便频数，虚劳失血，自汗盗汗，眩晕遗精，淋沥，惊怖不寐。治宜温补下元，健脾祛寒。脱阳之症，新瘥交媾，小腹急痛，囊缩，面黑冷汗，宜速熨灸脐下部及左右手中冲穴、小指外侧、龟头。

振寒：关门　大杼　胆俞　肾俞　太渊　二间　丘墟　内庭　陷谷　气海阴气冲心，积块状如覆盆，当用此穴。

洒淅恶寒：风池　大椎　神堂　商阳　神封　阴郄　间使　临泣　外丘　束骨　冲门寒腹　阴交　承筋

痼冷

所謂痼久而冷也與積熱皆久虛臟腑因虛或食寒物冷積脫陽反厥溏泄腹痛腿重陰痿精寒自汗嘔吐不食小便頻數虛勞失血自汗盜汗眩暈遺精淋瀝驚怖不寐治宜溫補下元健脾祛寒脫陽之症新瘥交媾小腹急痛囊縮面黑冷汗宜速熨灸臍下部及左右手中冲穴小指外側龜頭

振寒　關門　大杼　膽俞　腎俞　太淵　二間　丘墟　內庭　陷谷　氣海陰氣沖心積塊狀如覆盆當用此穴

洒淅惡寒　風池　大椎　神堂　商陽　神封　陰郄　間使　臨泣　外丘　束骨　衝門寒腹　陰交　承筋

背膝寒栗：次髎　附分　中渎

寒厥：太渊　液门　阳交　行间　大都　厉兑　太溪　府舍　章门　内庭　丰隆　附阳　百会

失血

心主血，肝藏血，脾为总官，血随气行，得气则行；寒则涩，阴虚，有升无降，补阴抑阳降气，则归其经。

脉：诸症见血皆是芤脉，随其上下，以验所出。沉细为佳，洪大难治。血出于胃，或伤食，或思虑郁积，或伤心肺、伤脾，或病肺痈，或坠跌积冲，先吐痰而后见血，积热也；阴虚火动，先吐血而后见痰，则阴虚也，暴吐紫血成块者，吐之为可。

咳血出于鼻肺，嗽内有痰带血也。热壅肺易治，久嗽损肺难治。

唾血出于心，亦有损肺，而不败于肾者，此应出于心及胃脘之间。

咯血出于肾，带血屑，不嗽，虚劳失血，服溲溺者皆为对症，服凉药多败，衄血出于鼻。详见鼻部。

小便溺血出于膀胱，乃脏腑积血成郁，心移热于小肠，及酒色灸煿，感风邪动乱。

大便鲜血湿热肠癖，肠风粪前，脏毒粪后。

穴法

呕血：神门　廉泉吐血　曲泽　承满　太冲　行间　期门

唾血：巨阙　肝俞　太渊　然谷　太溪　大钟　库房　尺泽　屋翳　天井

咳血：然谷　太溪

虚劳　劳之为言剧也。与补益参治。劳瘵之症，大约难治。

骨蒸劳热，脉数而虚热而涩小，必殒其躯，加汗、加嗽，非药可除，大者、弦者，劳易治，血气未衰也；弦加数则殆，血气已耗也。

五痨七伤，五尸九虫，十疰，二十四蒸，劳剧也，劳而成伤。

肺劳，久于悲哀，喘嗽成肺劳，则气短，皮毛不泽，枯涩寒冷，口干脉缓。

心劳，思忧太过则成心劳，大便难或溏泄，口生疮，吐衄。

脾劳，劳倦或食伤成脾劳，则四肢痿，五脏乖胀满肩耸，舌根直，不能咽津。

肝劳，数怒成肝劳，则神不守，恐畏目昏。

肾劳，强入房成肾劳，则背强，小便不利，囊涩生疮，小腹急，有类于湿者。

五极合五劳见下补益合参五损方　有劳热即骨蒸

其症候开列

嗽喘　痰热　吐血　衄血　盗汗　遗精　心热　胸腹痛
皮焦　烦躁　作泄　块痞　面白　唇红　午后寒夜间热
酸疼　嘈杂　怔忡　头目眩晕　四时困　小便赤　先起于痰虚血病

盗汗不止血气衰也　大便结者虚火盛也　骨蒸劳热阴虚火盛也
嗽带血脾肺损也　嗽多痰不生血也　热嗽而泄脾惫也
喘嗽利脾肾虚也　饱闷脾虚也　喉痛咽干失音虚火盛也

肾火炎不制伤肺金不能制肝火仍生火而不能制脾土滋阴
降火火炎上焦肺各病下焦大小二便中则心悸胸痛腹满女人

五极合五劳，见下补益，合参五损方。有劳热即骨蒸。

其症候开列

嗽喘，痰热，吐血，衄血，盗汗，遗精，心热，胸腹痛，皮焦，烦躁，作泄，块痞，面白，唇红，午后寒夜间热，酸疼，嘈杂，怔忡，头目眩晕，四时困，小便赤，先起于痰虚血病。

盗汗不止，血气衰也；大便结者，虚火盛也；骨蒸劳热，阴虚火盛；嗽带血，脾肺损也；嗽多，痰不生血也；热嗽而泄，脾惫也；喘嗽利，脾肾虚也；饱闷，脾虚也；喉痛咽干，失音，虚火盛也。

肾火炎不制，伤肺金，不能制肝火，仍生火而不能制脾土，滋阴降火，火炎上焦肺各病，下焦大小二便中，则心悸，胸痛，腹满，女人则月事。以此肺有虫而脏腑皆由湿土生虫也。灸两腰眼陷中，以癸亥日灸，子时灸。

六极：阴虚，午后夜热，患寒微汗似疟，此则脉大，宜慎而辨之。

五劳：病者自惜，坚心定志，戒妄想，杜房色，平恼怒。

七伤：节饮食，慎起居，若肌消肉烙，沉因着床，尺脉沉小微数，则难治。

五尸：预见湿热，盗汗，咳倦，便宜早治。

九虫：治传尸劳瘵，以癸亥日前夜半子时灸两腰眼穴，当有各色虫出，收之。

十痊：凡滋阴降火，暖健之药，则以火补之，岂非要术。

二十四蒸：世人笑劳伤无灸法，未可与庄语也。

五劳穴：肩井　大椎　脾俞　肾俞中髎　三里　脑空虚劳　风劳失精　风门附分　大杼　曲泉　太渊　解溪　神阙伤愈

则月事以此肺有虫而脏腑皆由湿土生虫也 灸两腰眼陷中以癸亥日灸子时灸

六极 阴虚午後夜热患寒微汗似疟此则脉大宜慎而辨之

五劳 病者自惜坚心定志戒妄想杜房色平恼怒

七伤 节饮食慎起居若肌消肉烙沉因着床尺脉沉小微数则难治

五尸 预见湿热盗汗咳倦便宜早治

九虫 治传尸劳瘵以癸亥日前夜半子时灸两腰眼穴当有各色虫出收之

十痊 凡滋阴降火暖健之药则以火补之岂非要术

二十四蒸 世人笑劳伤无灸法未可与庄语也

五劳穴 肩井 大椎 脾俞 肾俞 中髎 三里 脑空虚劳 风劳失精 风门 附分 大杼 曲泉 太渊 解溪 神阙伤愈

膀胱俞　魄户　四花虚劳

　　悬厘　曲差　阴交　肺俞　膈俞
胆俞　胃俞　臂俞　三焦俞

　　七伤：阳池　心俞忧思，心暴亡目不变
舌不缩可治。

　　京骨　肾俞湿气伤肾，肢冷心温，唇温可
治。目不变，口无涎可治。

　　冲阳　脾俞食劳伤脾，肢冷身温，唇温
可治。

　　丘墟　肝俞怒，肝，口无涎可治。

　　合谷　肺俞食冷伤肺

　　肩井　大椎　肾俞　中髎　三里
肺俞　太渊肺胀满　中府肺系急

补益 言补虚益损也。与虚劳参治。

其症：头痛，面枯，肢怠肉消，气短腰痛，便血遗精，淋浊，瘫痪，骨酸，少食。

一损皮毛：皮聚毛落，预事忧劳，损肺者，宜益气。

二损血脉：不荣肌肉，曲运机神，损心者，宜益血。

三损肌肉：饮食而瘦，意外过思，损脾者，宜调饮食。

四损筋：不自持，尽力谋虑，损肝者，宜缓其中。

五损骨：不起于床，矜志持节，损肾者，宜补精。

脉：气虚脉细，或缓而无力，右手弱，阳虚脉迟；血虚脉大，或数而无力，左手弱，阴虚脉弦。真气虚，脉紧。

久病，男子气口脉强生，女人脉人迎弱死。强者生，弱者死。

怔忡

　　心悸怖，因不得志郁，而血虚痰，因火动心动则怖，心虚惊悸，言语错乱与伤部参看。肥人多痰，瘦人血枯。

　　脉：伏结郁　沉滑痰

　　心中惊悸，心脏诸虚：阴郄　心俞　通里

　　心中惊悸，言语错乱：少海　少府　心俞　后溪

　　心中虚伤，神思不安：乳根　通里　胆俞　心俞多痰悸　上脘

虚烦　与不寐为一类。

　　虚烦，心悲也，或胆虚寒也；心胸不宁，或血虚，或气虚；阴虚则内热，阴盛则内寒；阳盛则外热，阳虚则外寒。

虚劳则肾水亏而心火燥，或吐泻之后，津枯烦渴，或伤寒大病之后，荣卫不调，心热胆冷。

治穴：强间　曲差　悬厘　腕骨　龂交　肺俞

健忘 陡然忘记也。与怔忡、惊怖一类。

心血散，气不足，乃思虑伤脾，气虚。心藏神，脾藏意。

心脾血不足者有之，过于思虑而血耗神离者有之，或痰晕脾滞者有之，宜养心血，理脾土，淡思虑。

治穴：幽门　列缺　神道　膏肓

郁症 脉多沉伏。

五郁

木达之，条畅；火发之，汗散；土郁夺之，汗滞；金泻之，利水；水折之，曲疏。

六郁

气，腹胀满，气不舒，胸胁痛；

热，小便赤，五心烦，目瞀；

痰，喘满气急，痰嗽，胸胁痛；

湿，遍身走痛，阴雨则甚；

食，嗳酸，腹胀，饱闷作痛；

血，肢怠便红，吐紫血，痛不移。

六郁有症，而散入于各病，此志其略，在酌治之。若夫五郁，特言五脏六腑所属，依五行之性以治之，此权存乎权度之间也。

脉：郁气沉；热数；痰沉；湿细沉而涩；食右关紧；血数。

大杼　天突　期门

诸病生于痰[1]，有悬饮、流饮、支饮、溢饮，痰饮之异，合嗽喘吼各症参之。

脉，偏弦为饮，双弦为痰饱。

病人百药不效，关上脉伏而大者，痰也；眼胞及眼下如灰烟者，痰也；痰属湿，津液成此，乃风寒湿热之感，或七情饮食所伤，凝胸注肢，为喘为嗽，为呕为痞，为关为格，为烦为悸，为痹为冷，为块为疬，为惊为痫。或新或久，或寒或热，成胶滞血。玉节云：痰之动湿也，主于脾而原于肾，阴火炎上，肺郁成痰。庞安常云：阴虚火炎，肺金受侮，不得清肃下行，由是津液凝浊生痰不生血，此当滋阴而清气。火痰黑色，肺金寒，老痰胶色，湿痰白色，寒痰青色，肾痰

①诸病生于痰：此下另为一病，疑脱标题"痰饮"。

桃胶蚬肉，脾胃痰色绿，肺胃痰色黄，食积痰郁久成。痰气，胸膈胀痛；痰饮，胸膈有声；痰涎，浑身不可忍；湿流注，浑身肿块、痞块、结核；痰呃，咳兼呃也；痰风热，皆顽痰不能言，痰心迷也；咯不出，痰结也；喉中漉漉有声，不得睡，烦热，气郁，痰癖也。胁下作痛，难治。一切清补兼济，湿痰燥之，热则清之，风痰散之，郁痰开之，顽则软之，食积消之，在上吐之，在中下之，中虚因以导之。

或为：眼胞肿，根下黑，头晕，眼湿痒，口噤。眉痛，耳痒，目眩，耳聋，呕吐。咽哽，心冷痛，如停水，齿浮痛。吐冷涎、绿水、黑汁，颈项结核，胸闷如结纽噎塞，胸膈有声，背心一点如冷水。心下嘈杂，恶心痞痛，噫气吞酸，喘一嗽。四肢游风肿硬，手足麻木，浑身如刺，烦闷，泄泻寒热便浓。足腕痛，颠狂，瘫痪，怔忡，脚气。

巨阙<small>积结留饮</small>

通谷<small>积聚癖瘕</small>

四满<small>痰癖积瘕</small>　肺俞　阴交　三里

不容痰癖 大谿　膈俞心痛吐，汗出　率谷酒痰　中脘　厲兌
豐隆　陽谿　浮白痰沫　脾俞　膏肓至要多壯　膈關
公孫胞壅脇痛

痞滿

氣與血不通泰則土填於中央與積聚痞塊癥瘕兼治其症與痞塊不同與脹滿亦別　脾病中膈陰不升陽不降為天地否也是肝腎之陰不升肺心之陽不降肥人多濕痰瘦人多鬱熱實痞便閉能食虛痞便利少食肥瘦人胸中迫窄皆痰熱

七情六淫氣虛中滿血虛中滿脾泄中滿痰膈中滿

有中虛不能運化有飲食不能施化有濕熱太甚土填心間有鬱

不容痰癖

太溪　膈俞心痛，吐，汗出

率谷酒痰

中脘　厉兑　丰隆　阳溪　浮白痰沫

脾俞　膏肓至要多壮

膈关　公孙胞壅胁痛

痞满

气与血不通泰，则土填于中央。与积聚、痞块、癥瘕兼治。其症与痞块不同，与胀满亦别。脾病中膈，阴不升，阳不降，为天地否也，是肝肾之阴不升，肺心之阳不降。肥人多湿痰，瘦人多郁热。实痞便闭能食，虚痞便利少食。肥瘦人胸中迫窄，皆痰热。

七情六淫，气虚中满，血虚中满，脾泄中满，痰膈中满。

有中虚不能运化，有饮食不能施化，有湿热太甚，土填心间，有郁，

郁结中有虚寒误下早及下甚，而邪气蓄于心成痞者。

脉 滑大。痰火作孽，弦浮中虚，微涩衰劣。

天气户　库房　公孙　天溪　极泉
腕骨　胆俞　神堂　阳纲　章门　涌泉
劳宫　天泉　璇玑　紫宫　华盖　率谷
大杼　胃俞　魄户

肺痈

其症喘，口干喘满，咽燥渴，唾脓血腥臭浊沫，胸隐痛，唾如粳米粥者难治，及脓不止。呕而脓易出者易治。面赤者，火克金，难治。

寸口脉数而实，肺痈也。微紧而数者，未有脓也；紧甚而数者，已有脓也。又脉短而清者，自痊；浮大者，难治。

太渊　天突　膻中

肺痿

久嗽不已，汗出多，亡津，便如烂爪，下如猪膏，小便数，不渴，渴者愈，鼻塞，项强，胸胁胀。

肺俞　中髎　魄户

消渴　经曰：二阳结为之消。结而不润，为燥热也。

手阳明主津液，热则口干目黄。足阳明主血热，则苦饥消渴。

上消：心移热于肺，舌赤裂，大渴引饮，传为膈消。治肺取肺俞，补肾俞，调胃俞，泻心俞。

中消：多食而瘦，自汗，大便硬，小便数，口干饮水，多食虚饥，成为脾消。治胃，泻胃，清小肠，健脾。

下消：烦渴引饮，耳焦，小便浊，为肾消。治肾补肾，清火安肺，导膀胱。

能食者，恐变为脑疽背痈；不食者，恐中满膨鼓胀不治。

脉：心多脉，阳有余；肾多弱，阴不足。为热中　数大者生，实而坚大者生；沉小者死，细而浮短者死。又曰实脉病久可治，弦小脉病久不可治。

呕吐

脉：呕而脉细，小便泄利，身有微热，厥者难治，寸紧滑[1]数，微数血虚；单浮胃薄，芤则有瘀，最忌涩弱[2]。

有物有声，为呕，胃有伤也；有物无声，为吐；有声无物，为哕。

或胃虚气结，中寒痰聚，中暑带血，食伤气逆，皆胃火上冲，又云心火上炎。

呕清水，寒吐也，宜燥湿；呕烦渴，胃热也。胃寒则沉，四肢逆冷宜温暖；呕痰涎，痰火也；挟暑则寒，弦数；心燥烦闷，宜清凉；呕闷酸，伤食也；食痰积，宜消导。呕久，病胃虚也；血积，宜化血。

---

①滑：原作“脉”，据《万病回春》卷三改。
②弱：原作“脉”，据《万病回春》卷三改。

也食痰积宜消导呕久病胃虚也血积宜化血
燥呕痰涎痰火也挟暑则寒弦数心燥烦闷宜清凉呕闷酸伤食
呕清水寒吐也宜燥湿呕烦渴胃热也胃寒则沉四肢逆冷宜温
或胃虚　中寒　中暑　食伤
气结　痰聚　带血　气逆
皆胃火上冲又云心火上炎
有物有声为呕胃有伤也有物无声为吐有声无物为哕
脉呕而脉细小便泄利身有微热厥者难治
芤则有瘀最忌涩脉　寸紧脉数微数血虚单浮胃薄

呕吐

能食者恐变为脑疽背痈不食者恐中满膨鼓胀不治
脉心多脉阳有余肾多弱阴不足为热中　数大者生　实而坚大者生
沉小者死　细而浮短者死　又曰实脉病久可治弦小脉病久不可治

下消
脱　烦渴引饮耳焦小便浊为肾消　治肾补肾清火安肺导膀

太渊　劳宫　郄门　肝俞以上干呕
中庭　通谷吐不出　风门　附分以上呕逆
紫宫　彧中　屋翳　肺俞　率谷呕逆　俞
府　神藏　建里以上呕逆不止

恶心

不能呕吐，其病有寒热，有虚痰水停
食，口干，脾热，胃口病也，有血胃瘀
也[1]，食不下，气逆也，得食则止，蛔虫
也。生羌为主。

内关　大陵　巨阙　腕骨　彧中　中
脘　上脘　侠白

霍乱

挥霍霍然而变乱也，内有积，外有
伤，阳不升，阴不降，故胸腹有呕利，心
痛则先吐，腹病则先泻，脐病则并作。若
转有入腹，肢冷则危。后疑有霍乱名搅肠
痧，不能吐不能泻，急用童便并盐汤探
吐，若

---

①不能呕吐……有血胃瘀也：此段抄录错误甚
多，内容难以理解。《万病回春》卷三记载恶
心病症为："恶心者，心中兀兀然无奈，欲吐
不吐，欲呕不呕，此为恶心，非心经病。胃口
有寒、有热、有痰火、有胃虚、有停食、有水
饮。"

肢冷囊縮則不治　脉沉欲絕　灸臍中　乾病刺委中出血

臍內有青筋一症　北人犯此至多南人名為發痧若在曲池穴

看青筋刺之出血瘀色而愈其症徐氏載治候云

黑砂　頭痛腹痛發熱惡寒腰背絕痛不得睡卧　百勞

白砂　腹痛吐瀉四肢厥冷十指甲黑不得睡卧　大陵　百勞

黑白砂　頭病發汗口渴大腸泄瀉惡寒四肢厥冷不得睡卧

名攪腸沙或腸鳴腹響　膻中　百會　丹田　大敦　竅陰

青筋之病起於憂怒鬱結房勞積於內而生冷寒濕感於外致

氣逆而血不行惡血上攻於心則精亂氣喘噎塞嘔逆頭目昏

眩胸膈痞滿心腹刺痛腰背腸痛口苦舌乾面青唇黑肢困節

肢冷囊缩则不治。脉沉欲绝，灸脐中；干病，刺委中出血；脐内有青筋一症，北人犯此至多，南人名为发痧，若在曲池穴看青筋刺之出血瘀色而愈。其症徐氏载治候云：

黑砂：头痛腹痛，发热恶寒，腰背绝痛，不得睡卧，百劳。

白砂：腹痛吐泻，四肢厥冷，十指甲黑，不得睡卧，大陵、百劳。

黑白砂：头病发汗，口渴，大肠泄泻，恶寒，四肢厥冷，不得睡卧，名搅肠痧。或肠鸣腹响。膻中、百会、丹田、大敦、窍阴。

青筋之病，起于忧怒郁结，房劳积于内而生冷，寒湿感于外，致气逆而血不行，恶血上攻于心，则精乱气喘，噎塞呕逆，头目昏眩，胸膈痞满，心腹刺痛，腰背肠痛，口苦舌干，面青唇黑，肢困节酸，增寒壮热，手足厥冷，四肢战掉，遍身麻痹，不思饮食。如此则与诸气及郁症，并内伤厥逆等症，皆异名而同实者也。曲池为大肠经络，合谷、列缺可分疏之，似不必砭血，亦可救治也。

食伤、风寒、暑湿，外有干霍乱，不能吐泻，须盐汤探吐，熨腹蒸脐，蓼汤洗之。

痢疾、泄泻分类，而霍乱连呕吐、恶心、翻胃为兼理，与吞酸、嘈杂、咳逆、嗽逆为标本也。

脉：滑而不匀，代而绝为本症；或微而涩，关滑为本症。代伏惊人，大洪易治不妨，热多洪滑，气口弦滑膈有痰。

巨阙　上脘　天枢　期门　府舍　阴郄　关冲　支沟　太白　解溪　金门　仆参　承山　承筋　大都　胃俞呕吐腹胀泻利　脾俞腹胀泻利　意舍吐不下大便急　关门　三里　幽门

酸增寒壯熱手足厥冷四肢戰掉遍身麻痺不思飲食如此則與諸氣及欝症并內傷厥逆等症皆異名而同實者也曲池為大腸經絡合谷列缺可分疏之似不必砭血亦可救治也

食傷風寒暑濕外有乾霍亂不能吐瀉須鹽湯探吐熨腹蒸臍蓼湯洗之

痢疾泄瀉分類而霍亂連嘔吐惡心翻胃為兼理與吞酸嘈雜嗽逆咳逆為標本也

脈代滑而不匀代而絕為本症或微而洪滑氣口弦滑膈有痰關滑為本症熱多洪滑大洪易治不妨

巨闕　上脘　天樞　期門　府舍　陰郄
關衝　支溝　太白　解谿　金門　僕參
承山　承筋　大都　胃俞嘔吐腹脹泄利
脾俞泄利腹脹　意舍吐不下大便急
關門　三里　幽門

魂门　食不下，腹响，大便不节，呕吐。

翻胃

七情极而五脏郁，痰盛胃衰，饮食不行，为膈为噎，为翻胃，年老血枯，盛泻噎，年少血燥，食不下。病或朝食暮吐，暮食朝吐，或食已即吐，此与膈噎为类。胃欲容而脾不传送也，或大小肠闷结而上奔也。

五膈：忧患寒热气。

五噎：忧思劳食气。

在心脾之间近胃，食下良久，复出曰膈。大小肠、膀胱结，由气郁痰抟三阳结谓之膈。在饮食之近咽，饮可下，食难进，食不多，谓之噎。三者名异实同。若病在血，则食血生津；病在气，则清痰降火；病在热，则润燥补脾；病在痰，则抑肝开郁。养元气，健脾胃，旺血脉，调荣卫，清郁滞，祛痰结。春若涩而沉，七情所极。

　　脉：浮缓者生，沉涩者死；脉大而弱气不足，涩而小血不足。又云寸紧、尺涩、紧芤或弦，虚寒。此之凡关沉有痰，浮涩脾积。

　　石关　三里　胃脘　胃仓　膈俞　胃俞　水分胃热不嗜食　下廉食不下　大杼　膻中噎食　乳根噎食　廉泉胃噎　气户寒噎　天突郁噎

吞酸

　　郁湿而热，积痰其中，故吐出酸水而反吞之。火盛热则肝木作酸，杂嗳气参治。

　　脉：不一候。洪数者，热痰。余弦滑浮沉迟则酌治之。嗳气，胃中有火、有痰，与吞酸之水则有异，咳气则无形。

嘈杂

右寸关紧而滑，滑者痰也，紧则逆扰，痰因火动，似饥非饥，似痛非痛，恼懊不宁，咬气恶心，胃脘时痛。

诸气 与中风内或为中气参治，有兼痰饮者。

怒则气上，喜则气缓，悲则气消，恐则气下，寒则气收，暑则气泄，惊则气乱，思则气结，劳则气耗。

七情战于中，五运侵于外，为症宜调气养血，从其所极之标，而治其所因之本，为要术也。其病为食积，胁痛，心痛，周身痛，翻胃，膈噎，厥冷，痰壅，郁滞，吞酸，眩旋，瘕疝，利滞。

脉　沉弦细动皆气痛心痛在寸腹痛在关下部在尺代_满者难治

内伤

此与伤寒参治与五劳七伤有别伤寒自外此主于内左人迎主外感右气口主内伤内伤饮食劳役寸口脉大在左外感风邪则人迎脉大于右风邪外感则当泻内伤则补外感则鼻气不利内伤则口不知味外感言语先轻后重内伤言语先重后轻内伤手足热外感手背热外感头常痛内伤头间痛至于一身各处种种受病则酌经而治之又变为班疹顶脑俱痛耳鸣目黄颊颔肿肘痛心痞腹疼脐痛身重便闭痰嗽肠痛食咽胸寒脚软神昏等症皆酌此病何经而治之

脉：沉弦细动皆气痛，心痛在寸，腹痛在关，下部在尺，伏涩弱者难治。

内伤

此与伤寒参治，与五劳七伤有别。伤寒自外，此主于内。左人迎主外感，右气口主内伤。内伤饮食劳役，寸口脉大在左。外感风邪，则人迎脉大于右。风邪外感，则当泻；内伤则补。外感则鼻气不利，内伤则口不知味。外感言语先轻后重，内伤言语先重后轻。内伤手足热，外感手背热。外感头常痛，内伤头间痛。至于一身各处，种种受病，则酌经而治之。又变为斑疹，顶脑俱痛，耳鸣，目黄，颊颔肿，肘痛，心痞，腹疼，脐痛，身重，便闭，痰嗽，胁痛，食咽，胸寒，脚软，神昏等症，皆酌此病何经而治之。

太阳头项痛脊强；太阴腹满嗌干；
阳明身热目痛鼻干；少阴口燥舌渴；
少阳胸胁痛耳聋；厥阴烦满囊缩。

内伤治之五脏，外感治之六腑，相因参治之，传变又随治之。

大横性情伤　不容　承满伤食上部有脉而下部无症，急吐之。　脾俞健脾　五里劳顿伤　京门　三里宿食不化，胸痞吞酸，宜疏利健脾。　意舍及足诸穴　支正消渴苦食　胃仓食不下，胃胀。　天井　公孙　腕骨　率谷　胆俞　内庭　至阳　三里　阴谷以上酒后伤风。　上脘伤饮，胃寒痰。

积聚

五积：五脏有常所，有形为阴气；有常处，血为五脏。脉沉伏附骨，肝弦、心芤、肾沉滑、脾实长、肺[1]浮喘。

六聚：六腑无定位，无形为阳气，无常处，气为六腑。脉沉，瘤则浮结[2]。又有癥瘕，其脉多弦。

---

①肺：原错置于"浮喘"之后，据《万病回春》卷三乙正。

②瘤则浮结：原作"瘤则浮弦"，据《万病回春》卷三改。

太陽頭項痛脊強

太陰腹滿嗌乾

陽明身熱目痛鼻乾

少陽胸脇痛耳聾

少陰口燥舌渴

厥陰煩滿囊縮

內傷治之五臟外感治之六腑相因叅治之之傳變又隨治之

大橫性情傷

不容

承滿傷食上部有脉而下部無症急吐之

脾俞健脾

五里傷勞頓

京門

三里宿食不化胸痞吞酸宜疏利健脾

意舍及足諸穴

支正消渴苦食

胃倉食不下胃脹

天井

公孫

腕骨

率谷

膽俞

內庭

至陽

三里

陰谷以上酒後傷飲胃寒痰疾

上脘傷飲胃寒痰疾

五積

五臟有常所有形滿陰氣有常處血為五臟脉沉伏附骨肝弦心芤腎沉滑脾實長肺浮喘

六聚

六腑脉沉痛則浮結又有癥瘕其脉多弦

痰，食积，死血，癥瘕痃癖，血块，不移为癥块，能移为瘕块。

肝在左胁，曰肥气，如覆盆，令人咳逆，痰疟。

肺在右胁，曰息奔，或止或奔，如覆盆，令人恶寒，咳嗽，肺痈。

心在上，曰伏梁，自脐上，硬如臂，令人烦心。

脾在中，曰痞气，在胃脘，如盘，令人肢惰，不食，黄疸。

肾在下，曰奔豚，在小腹冲心，奔突无时，令人喘逆，骨痿，少气。

脉弦，癥疾弦细，瘕坚弦，沉重中散，成癖痃。左转沉重，气微胸前，若是肉癥，右转横旋，积聚癥瘕，紧则痛缠，虚弱者死，坚强者生[1]。

总之块结皆痰，在中为痰饮，在右为食积，在左为死血，病有微实曰癥，聚散无常曰瘕，自腹至脐一条曰痃，两肋僻结曰癖。伤气为痞，伤血为癖，或在皮里膜外，女人血块，以行开痰为主。

---

[1]脉弦……坚强者生：本段抄录错误颇多，现录《万病回春》卷三原文以备考："其脉多弦，弦急瘕疾，弦细癥坚，沉重中散，食成癖痃。左转沉重，气微胸前，若是肉癥，右转横旋，积聚癥瘕，紧则痛缠，虚弱者死，实强可痊。"

脊中 痞在左灸右，在右灸左。 章门 积聚痃块 期门 积气上奔甚急欲绝。 天枢 通谷 上脘 中脘 以上俱治女人积块。 关元 治奔豚积块逆攻心胁，痛满淹淹欲绝。 气穴 奔豚上下，引腰腹痛。 中极 阳气虚惫

积聚灸胃脘 若小儿积聚、泄泻、痃癖，十一节下两旁相去各一寸半，灸七壮。

鼓胀

面目不肿，而腹中如鼓之空胀，亦云如有虫之饱。脾居中不能运，肝肾之气上于心肺也，宜补脾，与痃及肿参看，久则成水肿，宜养肺金以制木，滋肾水以制火。肥人多痰，宜利痰；瘦人多热，宜疏热。有蓄血者，有食积者，有外寒内郁者，有怒气中满者，宜健脾，顺水，宽中。若脐凹，肉硬，青筋，手足掌平，男自下上，女自头下，难治。

脉：浮大生，虚小危。当发汗，宜利小便。经者肝制于脾，湿热相生。洪数为热，迟弱为寒；浮为虚满，紧则中实；浮则可治，虚则难施。

上脘奔豚气胀　三里　章门　期门
膺谷　关元　脾俞　承满　阴郄肠满
阳交胸满　膺窗胸满气短　冲门　商阳
三间　关冲以上气满　足三里　悬钟腹胀胃
热　厉兑　乳根胸下肿满

水肿

寒热钟聚为肿，亦脾湿热而水溃妄
行，面目四肢皆肿，朝宽暮怠，曰血虚；
朝急暮宽，曰气虚。土不制水妄行，故肢
肿腹大面浮。

身热则水，在表宜汗；身平则水，在
里宜下。利大小便，扶三焦，顺气和脾。
男从脚先肿不治，女从身肿不治。脐肿掌
凸，项平唇黑，肉硬足壅，以手按之有窝
者可治。面黑肝绝，手平心绝，眉凸肺绝，足
肿肾绝，脐平脾绝。

脉：沉迟，沉数。忌沉细，宜浮大。

色：青白不渴，赤黄渴。小便清涩，大便浊；小便赤溺，大便燥。诸湿肿满，皆属脾土。

人中　肾俞　屋翳　建里以上治水肿。水分积痛　胃仓　石门　水沟　三里　复溜　四满　丰隆　尺泽　商阳　通里　承筋　照海以上治四肢肿，困怠。

五疸

湿热蒸脾，面目肢体如栀子染黄。利小便，酌虚实。脉微细。频饮水，小便不利必发黄。肾虚阳陷而膀胱现于额黑者，肾病；面黑自见，膀胱急，小腹满，大便黑，女劳而伤，即肾虚；黄汗、酒症、黄疸、谷疸，即风寒湿热，黄带黑，作渴者，难治。

脉：洪数为湿热，微涩为虚热。

脾俞　胃俞　劳宫

脉　沉遲　忌沉細　宜浮大
　　沉數　　色　青白不渴
　　　　　　　　赤黃渴
　　　　　小便清涩大便濁
　　　　　小便赤溺大便燥　諸濕腫滿皆屬脾土

人中　腎俞　屋翳　建里以上治
石門　水溝　三里　　水分積痛胃仓
尺澤　高陽　復溜　四滿　豐隆
　　　　　通里　承筋　照海以上治四肢腫困怠

五疸
濕熱蒸脾面目肢體如栀子染黃利小便酌虛實脈微細頻飲水
小便不利必發黃腎虛陽陷而膀胱現於額黑者腎病面黑自見
膀胱急小腹滿大便黑女勞而傷即腎虛黃汗酒症黃疸谷疸即
風寒濕熱黃帶黑作渴者難治
脈　洪數為濕熱　微濇為虛熱

脾俞　胃俞　勞宫

痹痛

风、寒、湿气三合为痹，浮涩而紧，三脉乃备。风多则引注，寒多则挈痛，湿[1]多则里着。风则阳变之，为行痹；寒则阴变之，为痛痹；湿则皮内筋脉变之，为着痹。肝痹得之寒湿，足冷，头痛腰痛，脉紧；心痹得之思虑，而心虚，时害于食，脉喘；肺痹得之醉而使内，寒热，脉喘浮；肾痹得之沐清水而卧，下腹积聚，脉寸口坚大；脾痹得之四肢汗当风，名厥散，有积在胸，脉大而虚。

春为遇者，为筋痹，不已，复感于风寒湿之邪，则会于肝。直卧则惊，多饮而小便数，小腹胀满，屈不伸。

夏为遇者，为脉痹，不已，复感于风寒湿之邪，则会于心。烦心，气喘咽干，善噫而恐，血凝不液。

季为遇者，为肌痹，不已，复感于风寒湿之邪，则会于脾。支急，败呕汗闲塞，寒上不能养肺金。

秋为遇者，为皮痹，不已，复感于风寒湿之邪，则会于肺。烦闷，喘而呕，重不能率。

冬为遇者，为骨痹，不已，复感于风寒湿之邪，则会于肾。舌胀，足掌脊踌，里不能率。

---

①湿：原作"泄"，据上文"风寒湿三气合为痹"改。

心胞痹满热清涕；膀胱痹按之内痛，若沃以汤，小便涩，上为清涕，逆而上行；大肠痹自肠来，数饮不得出尿中，气喘争时发飧泄。入脏者危，留筋骨者久痛，连皮肤者易治。六腑亦以风湿中，各背俞而饮食应之，则留病，经络不疏则不遂，皮肤不营则不仁，阴气多则寒病，气胜则恐，而汗痹在骨，则重在脉，则凝在经，则屈在肉，则痿在皮，则寒五者不痛而痹。痹之状，遇寒则如虫行，遇热则纵。其寒者阳气少也，热者阴气少也。阳盛故热多汗者，逢湿其阳少阴盛两相感，故汗出而濡也。治五脏在俞，治六腑在会。

光明　外丘　委阳　天冲　跗阳以上四肢痿痹。　天井　阳辅　少海　会阳以上风痹。　风市　肩井　行间　环跳以上两腿冷痹。

太渊胸痹　劳宫手痹　肘髎历节，风痹　消泺风痹　梁丘寒痹　商丘骨痹　膝关风痹　承筋寒痹　承山胕酸痹　然谷痿厥痹　阳关胫痹不仁

脚气

　　或因饮食所伤，致湿下注。行起忽倒，足膝枯细，心下怯悸，小腹不仁，大便涩，两胫肿满，举体转筋，骨节酸痛，恶闻食气，见食吐逆，胸满气急，增寒壮热，甚而足筋肿，大如瓜瓠，一身尽病。或肢节肿痛，肩背重湿而麻木冷痹，腰痛，肾虚下注，当风取凉冷乘，沉重少力。或妇人每月一次下元沾滞，带下难，行心痛，胀满浮肿。内踝骨红肿，为绕膝风；两膝红肿，为鹤膝风；外踝骨红肿，为穿踝风；两腿胯红，为腿乂风。蒜片艾灸患处，肿者为①湿脚气；不肿为干脚气，由脾

---

①者为：原作"为脓"，据《万病回春》卷五改。

胃虛熱生濕寒風兩侵轉筋屬血熱無汗走注為風勝汗而愈拘急掣痛為寒勝濕而愈腫滿痛為濕勝滲而愈燥渴便實為熱勝下而愈脚氣冲心為惡候多難治筋弛而軟或浮腫或生臁瘡宜疏利風濕筋縮枯痛不腫宜潤血清燥虛脚氣血疼不腫赤筋不急夜痛攻注大小便不通墜臍

脉微滑虛　牢堅實　結因氣　散因憂　緊因怒　細因悲　浮弦為風宜汗

濡弱濕氣宜溫　迢邋因寒宜熨　洪數熱欎宜下

次髎端重　承山脚寒屈不得伸灸　腎俞一寒一熱灸　然谷轉筋灸　丘墟股胻腫轉筋灸　解谿中指起盡痹　至陰　金門　竅陰　金門　竅陰以上肋委　仆參脚腫不得履地　承筋足逆冷痿痛　中封脚腫　小腸俞　足三里　絶骨　冲陽以上足不收　公孫　委陽筋急　涌泉足趾不能屈伸　築賓端痛

胃虚热生湿，寒风两侵，转筋属血热，无汗走注为风胜，汗而愈；拘急掣痛为寒胜，温①而愈；肿满重②痛为湿胜，渗而愈；燥渴③便实为热胜，下而愈。脚气冲心为恶候，多难治。筋弛而软，或浮肿，或生臁疮，宜疏利风湿；筋缩枯痛，不肿，宜润血清燥。虚脚气，血疼不肿，赤筋不急，夜痛攻注，大小便不通，坠脐。

脉：微滑虚，牢坚实，结因气，散因忧，紧因怒，细因悲，浮弦为风，宜汗。

濡弱湿气宜温；迟涩因寒宜熨；洪数热郁宜下。

次髎端重　承山脚寒屈不得伸灸。　肾俞一寒一热灸。　然谷转筋灸　丘墟股胻肿、转筋灸。　解溪中指起尽痹。　至阴　金门窍阴　金门　窍阴以上胁委　仆参脚肿不得履地　承筋足逆冷，痿痛。　中封脚肿　小肠俞　足三里　绝骨　冲阳以上足不收。　公孙委阳筋急　涌泉足趾不能屈伸。　筑宾端痛

---

①温：原作"湿"，据《万病回春》卷五改。
②重：原无，据《万病回春》卷五补。
③渴：此上原有"热"字，据《万病回春》卷五删。

阳陵泉伸不能屈　阴谷膝痛如离，不得屈伸。
京骨　跗阳　三里　风市四肢□□肋吊　上
廉股内痛　悬钟　阳交　冲阳　复溜　内
庭　行间以上治胫酸筋挛，足寒不收。　膀胱
俞　膝关膝内痹痛，引膑不可屈伸。　飞扬指
痛　梁丘　膝眼　下廉以上鹤膝风　昆仑
通谷踹肿，脚如结，踝如裂。　临泣　厉兑
太冲以上跗肿，内踝前痛，骨酸。

痿癖

　　痿癖者，手足痿弱，无力以行动也，
似脚气而非脚气，多半外因此，则肺不足
所致也。肺不得水养，而不能制木，木克
脾土，而四肢不用。痿肺，躄肾，肺热则
肾受邪，故痿与躄相因。有湿热，有痰
积，有血虚，有气虚、死血、食积，有色
劳，宜补阴燥湿，降火化痰，补气调中。

　　脉：尺虚弱缓，而紧为躄为痿。热传
回脏，脉多浮大。

肝：色青 爪枯。筋膜，气热则胆泄口苦，筋膜干，干则筋挛，而急发为筋痿。

心：色赤 络溢。血脉，气热则下脉厥而上，上则下脉虚，虚则生脉痿，枢衣折胫，纵而不任，肾随火上。

脾：色黄 肢动。肌肉，气热则胃干而渴，肌肉不仁，发为肉痿。

肺：色白 毛败。皮毛，气热则叶焦，皮毛虚弱，急薄者则生痿躄也。交肾，故足挛不伸。

肾：色黑 齿槁。骨髓，气热则腰脊不举，骨枯而髓减，发为骨痿。

五病皆以胃为主，为水谷之海，主润宗筋，束骨，利机关。冲脉者，经脉之海也，主渗灌溪谷，与阳明合于宗筋，会于气冲，阳明为长，属于带脉而络于督脉，故阳明虚而宗筋纵，带脉不引，故足痿不用也。治之之法，补其荣而通其卫，调其虚实，和其顺逆，筋脉各以其时，可灸。

治法当泻南火以清肺金，补壮水以降心火。且阳明实则宗筋润矣。大约诸家所论，俱有原委，要其至则责之肾，肾虚而肝脾二经停湿，注脚，滞弱不行，即为脚躄。此用灸治。补肾扶肝，燥脾平胃，一切为脚气，为腰痛，为痿躄，为痹痛，而约治之。医家分门别类，用药逐节逐路，层次引导，始能凑功，而火攻直捣中坚，擒王诛从，得按理求症，约而寡失，同异异同之间，如此不一，大抵皆治源，皆治流之法也。

　　三里　肺俞　中渎　环跳以上痿躄
然谷　丘墟　合谷四肢痿痹　天井

麻木

　　麻是浑身气虚，木是湿痰死血。

　　脉：浮而濡，虚。关前得之，麻在上体；关后得之，麻在下身。○浮而紧，寒，手足遍身痹；涩而芤，血，在妇人亦为七情所郁。浮而缓，湿，手指痹。

　　百会　肩髃　曲池　风市　足三里
绝骨

面、颊、颔、颈、项各病瘰疬另附，疮科、喉、唇、舌、齿同经。

大①：络肺，交从缺盆上颈，贯颊，下入齿缝中，至挟口，上挟鼻孔。病为齿痛颊肿，目黄口干，鼽衄，喉痹。

胃：鼻、齿、口、头、颐、颊、额、颅、耳，俱交属络脾，连舌。病头面各症。

焦：络心包，上头，出耳上，屈下颊，至颇。支穿耳中，至锐眦。病耳目喉嗌。

肾：循喉，夹舌。

络之，自内眦上巅，入络脑，下络背。病为头、项、目、鼻各症。

络心，循咽，下膈，抵胃；支循颈，上颊，至锐眦，入耳，支别颊，上颐，抵鼻至目内眦，络颧。病嗌、颔、耳、鼻等症。

胆：络肝，循喉，系目，环唇，上巅。本脉起锐眦，下耳后，分出耳前，至锐

头 偏正风肿痛晕 面颊颔颈项 各病瘰疬另附疮科喉唇舌齿同经

大 络肺交从缺盆上颈贯颊下入齿缝中至挟口上挟鼻孔病为齿痛颊肿目黄口干鼽衄喉痹

胃 鼻齿口头颐颊额颅耳俱交属络脾连舌病头面各症

焦 络心包上头出耳上屈下颊至颇支穿耳中至锐眦病耳目喉嗌

肾 循喉夹舌
络之自内眦上巅入络脑下络背病为头项目鼻各症
络心循咽下膈抵胃支循颈上颊至锐眦入耳支别颊上颐抵鼻至目内眦络颧病嗌颔耳鼻等症

胆 络肝循喉系目环唇上巅本脉起锐眦下耳后分出耳前至锐

---

① 大：指大肠经。以下至"胆"均指经络。

眦。支下頷，至頰，下頸。病面垢，头痛，自腋以下症。

脉：头痛阳弦，浮风紧寒，热必洪数，湿细而坚，气虚头痛虽弦带数，痰厥则滑，坚厥实坚。又曰：头痛短涩应妨厄，浮滑风痰必易除。

头面皆诸阳之会，风寒上行，每患痛，交冷过节者，不治，脑尽痛。

太阳头痛，恶风脉紧，左血虚风，右气虚痰。

少阳头痛，往来寒热，脉弦细。足少阴头痛，足寒气逆。

阳明头痛，自汗发热恶寒，脉浮结。足厥阴头痛，痰多厥冷。

头痛癫疾，足少阳、太阳，心烦头痛病耳，治心与小肠。

头半寒痛，手少阳、阳明，头寒头痛，下虚上实也。

伤寒头痛耳鸣，九窍不利；风寒头痛，身重恶寒。宜汗。

湿热头痛，头重如石。有伤寒发热者，有痰滞火升者，有虚劳下虚者，有郁而痛者，有血虚、气虚、痰厥、风厥热，宜泻火凉血。

头痛穴

合谷　络郄旋　通谷虚　命门　通里眩痛　玉枕脑风　阳谷　陷谷　百会　陶道重　丘墟　曲差　脑空脑风　温溜　青灵　大杼　昆仑　中渚　五处风眩　肾俞皮痛　上廉脑风　腕骨感冒　胆俞　阳白　前顶风　完骨　窍阴颈痛　解溪　支正　三焦俞　液门　曲池肿　上星皮肿　跗阳颈痛　下廉　承灵　飞扬　颔厌　大迎脑风　后顶颈肿

面肿

面疮，上焦火也。紫黑，阳明病气不足也。面热者，阳明热也。

生粉刺、酒齄，肺火也；鼻赤齄，肺毒也。

天枢　承浆　囟会　完骨　目窗　公孙　厉兑　陷谷　丰隆　解溪色黑　巨髎面赤　龈交　颊车面风　地仓　太冲色苍

颔肿：商阳　三里　颊车　天宗项强　气舍痛急　少商　龈交项肿　臂臑项急　腕骨　后顶项肿

眩晕：黑为眩，转为晕，肝火上攻。七情六淫，虚则病，此及女人产后亦病，此随症治之。下血气虚，上痰火风实，火炎而动痰，风有汗，项强痰，寒无汗，筋挛，消风降火为要。

脉：浮风紧寒，有汗项强，无汗筋挛，细湿虚暑，沉重烦闷，弦而滑，芤而涩，痰，瘀，脏郁。

数大火邪，虚火炎极，肥人气虚兼湿痰，瘦人血虚与痰火，有风痰、寒痰、阴虚、胃虚、心脾虚，而惊恐震眩者，先理痰气，随次症脉。

眼科

经曰：脏腑之精，皆上注于目。肾藏精，治者主之。目为肝窍，子母相生，同一治也。

肺，下络大肠，循胃，上病则交手而瞀。大肠络肺，病则目黄口干。

心从心系，上挟咽，系目。直者上肺。病为目黄。小肠络心，抵胃，支循头上颊，至目锐眦，却入耳中；其支别者，别颊，抵鼻，至心内眦，斜络于颧；病为耳聋目黄，颊颔肿。三焦属心包，病则目黄。心包属三焦，支上项，挟耳，贯至目锐眦；病则眦痛。胃，络脾，起于鼻，交额中，动则颜黑。肝，起足，挟胃，络胆，上喉，入颃颡，连目系，肺甚则面脱色。胆，起锐眦，抵角，下耳；支从耳贯至锐眦，乃下络肝；病则锐眦痛。肾，络膀胱，贯肝，入肺，挟舌；病则目䀮䀮如无见，心如饥。膀胱，起目内眦，上额，交巅；支分至耳；直者入脑，下络肾；病则目黄泪出。

真血：肝中注运天一之水也。

真气：元阳往来经络。

真精：肾胆所化精汁。

胞内包黑稠神膏，上外有神水，似滋膏，水外有真血，血以滋水。黑精，肾胆所聚。

华元化[①]云：

目有神膏：由胆渗润，以养瞳神，衰则损；

神水：三焦气化，水衰或竭，则耗涩昏渺；

神光：原于命门，发于心，通肾，衰则昏，火炎则燥。

---

①化：原无，据《银海指南》卷二"瞳神论"补。

水：瞳仁。胃膀胱水。迎风下泪生花，肾病也；久昏，肾虚也。

木：乌睛。肝与胆风。赤痛，肝实热也；暴赤，肝风热。池内障，肝病也。

气轮为白仁。肺大肠金。羞明，肺实也；外障，肺病也；眵多，肺热也；眵不结，肺虚也。

血：外内眦。大眦属心火，实宜泻火；小眦属相火，虚先泻脾乃补。大眦赤红，堆起一点，实热也；拔睛，心热也；小眦赤红，血胜心虚热也。

上下胞，胃脾之上。昏，脾虚也；倒毛，脾风也。

大眦赤者，真火也；小眦赤者，命名相火，虚火也。

东垣云：能近视不能远者，水有余而火外映不足也；能远视不能近者，火炎而水内映不足也。

张子和曰：白轮赤，火乘肺也；赤筋贯目，火自甚也；瞳仁翳，火乘肝脾也；肉轮赤，火乘脾也。实火气有余则泻之，虚火血不足则补之。

八廓：肝府为天廓，膀胱为地廓，命门为水廓，小肠为火廓，胃府为风廓，脾府为雷廓，大肠为山廓，三焦为泽廓。

脉：左寸洪数，心火炎也；左关弦洪，肝火盛也；右寸关弦洪，肝木挟相火而侮肺制土也。

论曰：脏腑精华。在目内则有虚实补泻之法。所患在血气性情，外则风寒湿热，当从其本以治之。世人点用凉药，语以灸法，大笑之。至《眼科全书》所载七十二症，如烂弦冷泪，亦用灸法，但多针灸，后人以艾治之，犯其经络，只以滋害，若睛明、攒竹、临泣，皆禁穴也。曷怪世人之畏弃哉。吾粤有夏仰轩，专以眼科著服药洗点，将愈之日，用灯火遍烧头背，皆称为断后要妙。叩其穴道，茫如也。大抵虚火内耗，是以邪风外引。古圣载眼症，各部有纪用之，辄效，盖补泻温凉，此中具有旨义。因条列俞穴如下：

任：承浆眩暝　中脘黄

督：水沟头痛喘渴，目不可视。　神庭上戴，头风眩，泪出，头痛，目昏。　上星眩目睛痛，不得远视，惊痫，戴眩。　前顶眩　百会反张泣出　陶道眩　后顶风寒眩，视眈眈。筋束转上垂　长强昏头痛

大肠：商阳青盲，左右交取。　二间盲三间背急痛　合谷痛，烂弦弩肉，翳，拔睛，一切本病。　阳溪痛风赤烂，翳。　偏历眈眈

胃：四白目下七分为承泣，一寸为四白，治眩泪出烂，动不息，白翳。　承泣治喝斜，目瞤，视眈眈，冷泪，眦赤痛。　巨髎挟鼻孔旁，值瞳子，是治青盲不见，远视眈眈。挟八分为巨髎，挟鼻孔五分为迎香，禁灸。　地仓挟口旁四分。治口渴，目不开，瞤动不止，自此膺腹，无治目穴。　足三里昏眩。凡三十以上宜灸此。

解溪头风眩赤　陷谷面目浮肿

脾：大都弦上至胸肋。

心：通里头目眩 少海黄眩 青灵黄
极泉黄

小肠：少泽头痛，目翳遮睛。 前谷白
翳皆烂，泪出。 后溪赤翳 腕骨冷泪生翳
阳谷眩 养老昏 支正眩，风虚，惊恐狂惕
生恍。

三焦：关冲翳膜不明 液门眩赤涩 中
渚昏眩，翳膜。 颅息昏 角孙肤翳 瘈脉
眩懵，睛不明。

心胞：劳宫黄 大陵赤，小便血 内关
昏赤

膀胱：至阴翳 通谷视眈 束骨眩内眦
赤烂。 曲差入发际五分，挟神庭旁，治不明。
五处挟上星旁。治头目眩，瘛疭上戴。〇五处后
一寸半为承光。禁灸。 通天承光后一寸三分，
入发际六寸三分。〇治风眩，白翳。 络郄通天
后一寸半。清风目障。

胆　肾

阳纲黄不嗜食

三焦俞眩　噫嘻眩　风门多嚏　肾俞昏眊眊　意舍赤黄

玉枕胑眩不能视　肺俞眩　肝俞眊上治一切目瘼如上视眩翳眉头痛上惊衄病后食五辛雀目

陽綱黄不嗜食

阳网黄不嗜

肾　水泉眊上眊不能远视　涌泉眩　复溜昏　阴郄昏　通谷

照海大风默默不知所痛视如不明　此上膺腹无治穴

足临泣眩痛　丘墟翳膜　上关青盲　颔厌风眩无所见偏头引

侠溪目眩外眦赤，侠溪在印文指本节前岐骨陷中此上一寸半为临泣而地五禁穴甚严

悬颅偏头引外眦急　脑空肝心悸风引目眇头痛目眩头风

风池眩泪出眦赤痛不明

阳白瞳子痛痒昏目眦急上插头目痛眵背寒直目上一寸为阳白入发际五分为临泣禁久临泣外一寸为本神亦禁灸

率谷风眩痛　目窗临泣后一寸治头面浮肿目外眦赤痛头旋目眊眊不明头痛目眩

玉枕眩痛不能视。　肺俞眩　肝俞治一切目瘼，如上视眩，翳，眉头痛，眊眊，惊衄，病后食五辛雀目。三焦俞眩　噫嘻眩　风门目眩多嚏　肾俞昏眊眊　意舍赤黄　阳纲黄不嗜食

肾：水泉眊眊不能远视。　涌泉眩　复溜昏　阴郄昏　通谷　照海大风默默不知所痛，视如不明。　此上膺腹无治穴。

胆：侠溪外眦赤，目眩，侠溪在印文指本节前岐骨陷中，此上一村为地五，又上一寸半为临泣，而地五禁穴甚严。　足临泣眩痛　丘墟翳膜　上关青盲　颔厌风眩无所见，偏头引外眦急。　悬颅偏头引外眦急。　脑空肝心悸，风引目眇头痛，目眩头风。　风池眩，泪出，眦赤痛，不明。　阳白瞳子痛痒，昏，目眦急，上插头目痛，眵，背寒。直目上一寸为阳白，入发际五分为临泣，禁久。临泣外一寸为本神，亦禁灸。　率谷风眩痛。　目窗临泣后一寸。治头面浮肿，外眦赤痛，头旋，目眊眊不明，头痛目眩。

肝：行间暝不欲视，干，烦，泪出太息。
太冲面目色苍　曲泉眩　期门青而呕

附遗：翳风㖞斜，手足少阳之会。　客
主人眩，㖞斜。足阳明、少阴之会。

岐黄问答：后顶　承浆　合谷治睆睆
不明。　肺俞翳膜　少商雀目　耳轮上小尖
小小三壮治赤火眼。

徐氏：二间迎冷风泪　肝俞　合谷
照海　列缺目风肿努拔睛　合谷暴赤肿　合
谷　阳白两眉角痛

《眼科全书》：太阳　颊车　耳门　听
会　风池左右交取，治风牵㖞斜。　天府
肝俞冷泪

患眼头痛：左属风，右属热。百会前后左
右各两寸四壮。　率谷　听会　耳尖　光明
太阳

摘治眼痛：阳白　率谷　昆仑　上星
阳溪　肝俞　照海

临泣　风池　四白　玉枕　目窗

青盲：商阳　瘛脉　络郄　上关　二间

雀目：少商　肝俞　二间　肩中俞

扳睛：少泽　列缺　照海　合谷　肝俞　京骨自内眦起

上戴：神庭　囟会　肝俞　阳白　筋束　五处

眦赤：太渊　阳谷　解溪　后溪赤翳　支沟　大陵　内关　意舍　目窗　侠溪外眦　风池　液门　合谷内眦　束骨　四白

眦痛：三间　合谷　颔厌　悬颅　拳尖　侠溪

眦烂：前谷　阳溪　束骨

翳：太渊白翳　四白　少泽　关冲　角孙　至阴　京骨

臨泣　風池　四白　玉枕　目窗

青盲　商陽　瘈脉　絡郄　上關　二間

雀目　少商　肝俞　二間　肩中俞

扳睛　少澤　列缺　照海　合谷　肝俞　京骨自內眥起

上戴　神庭　頤會　肝俞　楊白　筋束　五處

眥赤　太淵　陽谷　解谿　後谿翳赤　支溝　大陵　內關　意舍　目窗　俠谿翳外　風池　液門　合谷眥內　束骨　四白

眥痛　三間　合谷　頷厭　懸顱　拳尖　俠谿

眥爛　前谷　陽谿　束骨

翳　太淵白翳　四白　少澤　關沖　角孫　至陰　京骨

通天　肝俞　阳溪

㖞斜：与上戴及胸动参治。　四白　地仓

翳风　客主人

目黄：中脘　少海　极泉　胆俞　劳

宫　阳纲　意舍赤黄　青灵

眩：承浆　上星　囟会　前顶　陶道

足三里　解溪　大都　通里　少海风眩

极泉　阳谷　支正　液门赤涩　中渚眩,膜

眩膜　瘈脉　京骨　飞扬　通天　玉枕

风门　肺俞　肝俞　噫嘻　三焦俞　涌泉

临泣　率谷　目窗　曲泉

昏眊眊：长强　偏历　五里　巨髎

足三里　养老　颅息

通天　肝俞　陽谿

㖞斜　與上戴及胸動叅治　四白　地倉　翳風　客主人

目黄　中脘　少海　極泉　胆俞　勞宫　陽綱　意舍赤黄

青靈

眩　承漿　上星　囟會　前頂　陶道　足三里　解谿　大都　通里　少海眩風　極泉　陽谷　支正　液門赤澁　中渚眩膜　瘈脉　京骨　飛揚　通天　玉枕　風門　肺俞　肝俞　譩譆　三焦俞　湧泉　臨泣　率谷　目窓　曲泉

昏眊眊　長強　偏歷　五里　巨髎　足三里　養老　顱息

瘈脉　水泉　通谷　曲差　风门　肝俞
肾俞　内关　复溜　阴郄　曲泉　后顶
　　泪：前谷　腕骨　风池　行间　神庭
百会　四白
　　眇：脑空
　　斑疮入眼：大杼
　　干：行间　中渚
　　疬：合谷
　　眉轮骨痛：风热与痰，又有肝虚，羞明眶
痛者。○怒则痛，伤肝而病及肾也。肥人气虚湿
痰，瘦人血虚痰火，劳则痛，阳虚也。　　肝俞
　　目瞤动：四白　地仓
　　目不明：后顶　承浆　合谷

耳病

小肠支别者，入耳中，病则聋。三焦支者，上顶挟耳后，又直出耳上角，以屈下颊，至䪼；支又从耳后，入耳中，出耳前，过客主人，前交颊，却出目锐眦；动则聋病者，耳后肩外尽痛。胃直行者，从缺盆下耳内廉。胆从耳后入耳中，出耳前，至目锐眦。膀胱从巅至耳上角。肾窍在耳。壮健暴聋，实也；脱精而聋，虚也。伤寒外邪入少阳，则耳聋胁痛。以手按之不鸣，虚也；按之愈鸣，实也。怒而鸣，肝也；疾而鸣，胃郁也。午前鸣，阳气实热也；午后鸣，阴血虚也。女多左聋，怒也；男多右聋，欲也；左右聋，或厚味上焦热也。风耳鸣，睡则若闻战鼓声也，此则气厥，挟风劳伤也。有气热乘虚随脉入耳，而为聋者有耳出津液風熱搏之結核塞耳為耳聤者在小兒耳膿為腎疳左肝火右相火 治法腎用補三焦大腸用瀉若藥之補中祛邪清痰去鬱平肝下氣又另參治

脈 尺 浮大為風 洪實為熱 濇微為虛 數為陰火上炎

治穴
督脉 百會鳴聾 腎俞虛聾
膀胱 玉枕聾 風池 俠谿聾 束骨聾 竅陰暴聾 絡郄鳴
胆 腦空鳴聲 風池氣塞 完骨耳後痛 浮白鳴嘈嘈無所聞 聽會聾如水鳴聲 頷厭鳴
大腸 商陽鳴聾 合谷鳴痒痛 陽谿鳴痛聾 偏歷鳴
小腸 俞谷鳴 後谿聾 腕骨鳴 陽谷鳴聾 天容 天窗

聋者，有耳出津液，风热抟之，结核塞耳，为耳聤者。在小儿耳脓为肾疳，左肝火，右相火。治法：肾用补，三焦、大肠用泻。若药之补中祛邪，清痰去郁，平肝下气，又另参治。

脉：尺，浮大为风，洪实为热，涩微为虚，数为阴火上炎。

治穴

督脉：百会鸣聋 肾俞虚聋

膀胱：玉枕聋 风池 侠溪聋 束骨聋 窍阴暴聋 络郄鸣

胆：脑空鸣声 风池气塞 完骨耳后痛 浮白鸣嘈嘈无所闻 听会聋如水鸣声 颔厌鸣

大肠：商阳鸣聋 合谷鸣，痒痛 阳溪鸣，痛聋 偏历鸣

小肠：俞谷鸣 后溪聋 腕骨鸣 阳谷鸣聋 天容 天窗

听宫聋如物塞耳中，嘈嘈鸣。

三焦：液门风寒热痛鸣聋。 中渚聋痛
三阳络聋 外间浑浑无所闻 耳门痛聋鸣，并
重听停脓。 四渎暴聋 会宗聋 翳风鸣痛聋
颅息鸣风聋塞耳。 听宫聋。要小炷。

胃：下关痛鸣。足阳明、少阳之会。明堂
不禁。

鼻病

大肠自手至缺盆，上颈，贯颊，下入
齿缝中，环出挟口，交人中，左之右，右
之左，上挟鼻孔；病为鼽衄。大肠自肺
交，行肺窍于鼻也。小肠支别颊，上頔，
抵鼻，至目内眦。足胃起于鼻，交额中，
下循鼻外，入上齿，还入挟口，循唇，下
至颊车，上耳，支别至胃；病为鼽衄。膀

胱起目内眦，支至耳；直行者，从巅络脑；病为衄鼽。脑连于鼻，故通天可灸诸病。督脉起于下极，循至脑，上巅，循额，至鼻柱。

肺窍于鼻，而审气于心，新感风寒则塞。惯辄胃寒而塞者，肺邪郁与风战也。胆移热于脑，为渊，为脑漏，甚则脑有虫为控脑沙，又为疮，为痔，为痛，为流涕、流黄水，为鼻红酒齄，此肺热也。又为鼻衄，此阳明郁热上行，触脑伤肺也。息肉治脑，齄红治肺，清金疏风降火，酌治之。

脉：左寸浮缓为伤风塞涕，右寸浮洪而数为鼽衄。

治穴：肺虽窍于鼻，而肺仅至胸及喉、咽，达于目，则鼻病托之，交络肠及所上头脑诸经以治之。肾少治鼻，记膀胱以治之。

督：上星塞息　囟会塞　百会塞息，衄
神庭涕　前顶涕　龈交塞息

胆：正营衄　风池鼽衄　承灵鼽衄息
水沟息肉

胱起目内眥支至耳直行者從巔絡腦病為衄鼽腦連於鼻故通天可灸諸病

督脈起於下極循至腦上巔循額至鼻柱

肺竅於鼻而審氣於心新感風寒則塞慣輒胃寒而塞者肺邪鬱與風戰也膽移熱於腦為淵為腦漏甚則腦有虫為控腦沙又為瘡為痔為痛為流涕流黃水為鼻紅酒齄此肺熱也又為鼻衄此陽明鬱熱上行觸腦傷肺也息肉治腦齄紅治肺清金疏風降火酌治之

脈左寸浮緩為傷風塞涕右寸浮洪而數為鼽衄

治穴肺雖竅於鼻而肺僅至胸及喉咽連於目則鼻病託之交絡腸及所上頭腦諸經以治之腎少治鼻記膀胱以治之

督 上星塞息 囟會塞 百會塞息衄 神庭涕 前頂涕 齗交塞息

膽 正營衄 風池鼽衄 承靈鼽衄息 水溝息肉

肝　步郎塞　京骨衄衄不止

膀胱　通天塞涕衄息　风门涕嚏　噫嘻衄　上髎衄　肝俞衄　承筋衄衄　至阴塞　昆仑衄衄不治肺俞

胃　厉兑不利而涕　多惊

大肠　二间塞息　合谷衄衄　偏历衄衄

胞　劳宫衄

小肠　前谷衄塞　后溪衄　颔厌多嚏　飞扬　通谷衄不止　阴郄衄　上髎衄衄嚏　三间　阴郄　郄门　曲泉衄　承山

唇舌　龈齿喉噫咽口　经脉见头部

脾窍于口而病应舌为重舌木舌纵为阳强缩为阴强脾络胃上膈挟咽连舌本散舌下病为舌本强且痛胃病喉痹心本脉系于

肾：步郎塞　京骨衄衄不止

膀胱：通天塞涕，衄息　风门涕，嚏息

噫嘻衄　上髎衄　肝俞衄　承筋衄衄　至阴

塞　昆仑衄衄。治风门不治肺俞。

胃：厉兑不利而涕，多惊。

肝：曲泉衄

大肠：二间塞息　合谷衄衄　偏历衄衄

胞：劳宫衄

小肠：前谷衄塞　后溪衄　颔厌多嚏

飞扬　通谷衄不止　阴郄衄　上髎衄衄嚏

三间　阴郄①　郄门　曲泉衄　承山

唇舌　龈、齿、喉、噫、咽、口。经脉见头部。

　　脾窍于口，而病应舌，为重舌、木舌。纵为阳强，缩为阴强。脾络胃，上膈，挟咽，连舌本，散舌下；病为舌本强且痛。胃病喉痹。心本脉系于

---

①阴郄：此穴重复。

舌本。脾脉系于舌两旁。肝脉挟唇旁。肾之津液出舌端。心主五脏，故诸经皆会于口。外感风寒传经者，舌苔自白而黄，至黑者危。卒中者强，自短舌卷，不言者死。内因则肿长，肾虚，黑肺，痰渴，心脾裂。

舌：廉前泉，任。治舌肿口疮，干纵强急缩。 天突急 少商急 尺泽肺干 合谷胱干 阳溪火出 扶突火出 太乙胃 滑肉胃，癫狂吐舌。 少泽胃强 胆俞大烈强 窍阴胱强 兑端干

渴消：关冲卷强，舌本痛。 天井癫痫时舌羊鸣。 臑会水出血 大陵舌本痛 支沟喋 然谷呕吐 大钟干 复溜干 大迎强

口：酸肝热，苦心热，甘脾热，辛肺热，咸肾热，淡胃热。口糜，膀胱移热于小肠。

经曰：大肠挟口，病则口干。心挟咽，病则咽干。脾环唇，胆病口苦，肾病口热舌干。

孔最喋喝 商阳干，左右交取。 三间干 合谷疮，喋 偏历喝

舌本脾脉紧於舌两旁肝脉侠唇旁肾之津液出舌端心主五臟

故诸經皆會於口外感风寒傳經者舌苔自白而黄至黑者卒

中者强自短舌卷不言者死内因則腫長肾虛黑肺痰渴心脾裂

舌 廉前泉任治舌腫口瘡 天突少商急 尺澤乾肺 合谷胱乾 陽谿大出火出 扶突大出火出 太乙胃滑肉胃癲狂吐舌 少澤胃强 胆俞大烈强 窍陰胱强 兑端乾

渴消 關冲卷强舌本痛 天井癲癇時舌羊鳴 臑會水出血 大陵舌本痛 文溝喋 然谷呕吐 大鍾乾 復溜乾 大迎强

口 酸肝熱 苦心熱 甘脾熱 辛肺熱 咸肾熱 淡胃熱 口糜膀胱移熱於小腸

經曰大肠夾口病則口乾 心夾咽病則咽乾 脾環唇胆病口苦肾病口熱舌乾

孔最喋喝 商陽乾左右交取 三間乾 合谷瘡喋 偏歷喝

下关哾 颊车一切口痛 巨髎噼 地仓病不
能言，不能食。 大迎哾，喋 不容干 冲阳
哾斜 灵道暴哑 通里暴哑 天突暴哑 听宫
喋 肺俞干 昆仑喋 复溜干及涎沫自出。
曲泽身寒湿痛，伤热口干。 劳宫烂 关冲干
支沟哑喋 三阳络暴哑 完骨哾 身柱干
承浆哾紧，口疮 廉泉喋 少冲惊沫出 通谷
哾，哑 上关沫出 大钟热 听会喋

唇：上唇疮，虫食其脏；下唇疮，虫
食其肝。

合谷紧 承浆紧 阳陵泉肝募 日月燥
烈 三间干强 目窗强 兑端强

经曰：胃病则唇胗，以其挟口环唇。
肝从目系下颊，环唇内。

太冲肿 承浆口生崩沙 膺窗干 下廉
肿 复溜涎出 阳谷涎出 廉泉涎出 上关
通谷 脾俞 以上饮食不收。

唇

经曰胃病则唇胗以其侠口璨唇肝从目系下颊璨唇内

牙齿：呷风则甚痛，胃有风邪也；痛而摇动，肾虚也；宣露，胃热少血也；走马牙疳，上焦热也；开口臭甚，肠胃积热也；虫蚀肠胃，湿热也；缝出血，胃热极也；牙泻龈肿烂，龈陷唇鼻侵蚀，唇缓，毒在心肝上攻也。

脉：右关数或洪弦，乃胃风火热上攻而痛。尺洪大而虚，乃肾虚相火炎上，而牙摇且痛。上牙属胃并肾，喜寒而恶热；下牙属大肠，喜热而恶寒。

曲鬓　人中　颊车　上关俱治牙车不开　听会脱离　大陵　耳门　悬颅　商曲　阳溪　液门　三阳络　厉兑　冲阳　足三里牙痛　阳谷上牙　三间下牙　内庭下牙

牙齿　呷风则甚痛胃有风邪也痛而摇动肾虚也宣露胃热少血也走马牙疳上焦热也开口臭甚肠胃积热也虫蚀肠胃湿热也缝出血胃热极也牙泻龈肿烂龈陷唇鼻侵蚀唇缓毒在心肝上攻也

脉　右关数或洪弦乃胃风火热上攻而痛　尺洪大而虚乃肾虚相火炎上而牙摇且痛　上牙属胃并肾喜寒而恶热　下牙属大肠喜热而恶寒

曲鬓　人中　颊车　上关俱治牙车不开　听会脱颐　大陵　耳门　悬颅　商曲　阳溪　液门　三阳络　厉兑　冲阳　足三里牙痛　阳谷上牙　三间下牙　内庭下牙

太渊风痛　列缺连阳阳明　合谷龈痛　翳风
牙车急痛　承浆牙痒虫食　天冲　角孙　兑
端俱治龈肿　光明啮颊

咽喉

肾：循喉咙，通舌本，病者为口渴，舌干咽肿，上气嗌干。及病《素问》曰：邪客于肾，令咽痛不下食。

大肠：络肺，支上颈，下入齿缝，还挟口，左右交，上挟鼻孔，病为齿痛，颊肿，口干，目黄，衄鼽，喉痹。

小肠：支循颈上颊，至锐眦，循咽下膈，病为嗌痛颔肿。

三焦：病则嗌肿、喉痹。

脾：病舌本强而痛。

胃：起鼻，入齿，环唇，循喉，病头痛、肿喉痹。

肝：循喉之后，会巅，支环唇，病为嗌干。心挟咽，病为嗌干。

咽：通水谷而咽下之，接三脘。

喉：九节以候气，通五脏，系肺诸脏。

热则肿，腑寒则缩而硬，如有物。痛痒闭，风湿亦然，卒患可畏。两旁会厌肿，名双鹅，甚为单鹅，又名为痹。皆肾相火逆冲也。治或刺破肿处，不用寒凉。又或舌下生舌子，名舌胀，又为木舌，名缠喉风。凡得之饮食过热，胃火也；忿怒，肝火；房劳，肾火也。又有肾寒郁格热，行于咽门经会，而抟其寒热为痹，在身及颈以下肤内膝外为结核，在于颈咽喉间，为梅核，又甚为瘿瘤。又思极与三焦火结为喉痹。痹之为言闭也，总之一阴一阳，结为喉痹。肝、心包，阴也；三焦、少阳，阳也。鹅刺少商，声不出，肾虚也。结核者，火因痰结而不散，坚如果核也，或头、或胁、或臂，不红不痛。又有自脘至咽一线疼痛者，马刀瘰疬，颈下、耳后，痰结梅核气，咽喉间，吐不出，咽不下，此中脘郁结痰也，痞满恶心。

十八种

双鹅　单鹅　舌风　舌黄　鱼口风　塞喉风　悬蜞风　崩沙　蜂毒　抢食风　猎颊风　缠喉风　松子风　连珠风　走注瘰疬　瘿在头颈　瘤随处结留

肝、肾、胃、三焦俱有相火。火者，痰之本，牙舌皆全症也，又有急喉痹声如曳锯，此为肺绝，不治，宜竹沥、姜汁灌，忌寒药。失音者难治。

脉：两寸浮洪而嗌为喉痹，微而伏者，危实滑者生。

喉痹：浮白　完骨　大杼　膈俞　气舍　涌泉　天突牙疮　天容　尺泽　云门　二间　三间　阳谷　温溜　曲池　少泽　前谷　大陵　偏历　臑会　通里　关冲　合谷　太溪　蠡沟　阳辅　然谷　下廉　丰隆　历兑　膝关　中府　窍阴　少商　内庭　璇玑

咽：天突　行间　偏历　极泉　神门　内庭　天容　通谷　照海　液门　太渊千　太冲

聲如曳鋸此為肺絕不治宜竹瀝羗汁灌忌寒藥失音者難治

脉　兩寸浮洪而嗌為喉痹微而伏者危實滑者生

喉痹　浮白　完骨　大杼　膈俞　氣舍　湧泉
天突瘡牙　天容　尺澤　雲門　二間　三間
陽谿　溫溜　曲池　少澤　前谷　大陵
偏歷　臑會　通里　關衝　合谷　太谿
蠡溝　陽輔　然谷　少商　内庭　豐隆　厲兌　璇璣
膝關　中府　竅陰
偏歷　極泉　神門　内庭

咽
天突　行間　偏歷　神門
天容　通谷　照海　液門　太淵乾　太冲

胆俞　大钟咽中如哽　三间　间使　蠡沟咽
肿　太溪　然谷　膝关　内庭　中渚
扶突喉咽

咳嗽

无声有痰为咳，脾湿生之；无痰有声为嗽，肺脉自伤，气不清也；有声即有痰，为咳嗽，脾伤肝湿也。主肺，分于脏腑。脾为肺之母，肾为子；补其母与其子也。火刑金则嗽，水冷金寒亦嗽。呼出为肺，纳入在肾，肾不能收，故嗽。春上升，夏炎，秋湿热，冬寒。嗽不响者，肺破也。或痿、食积，嗽痰如胶。胸痛嗽痰如结，晨嗽食积，上午嗽胃伏火，午后嗽阴虚。火嗽声多痰少，干嗽火邪在肺，劳嗽盗汗寒热。

伤风咳者，脉浮，增寒壮热，有汗恶风，口干烦热，鼻流涕，语未竟而咳。

伤寒咳者，脉紧，增寒发热，无汗恶寒，烦躁不渴，遇寒而咳。

伤暑咳者，脉数，烦热渴饮口干，或吐涎沫，声嘶咯血。

伤湿咳者，脉细，骨烦痛，四肢重，或有汗，小便不利。

风寒　痰饮　火郁　劳嗽　肺胀

风寒郁于肺而夜嗽者，鼻塞声恶，重恶寒。宜发散行痰。

痰饮者，嗽动便有痰声，痰出嗽止。宜豁痰。

火郁有声多痰少，面赤。宜降火清金。

干嗽乃郁甚，有不得志，有火上逆。宜降火。

劳嗽者，盗汗，痰多，寒热。宜补阴清金。

有阴虚火动甚，则吐血有嗽声。

极热者，好色之人元气虚，嗽声不已。

肺胀而嗽者，喘满气急息重。

宜敛肺。

不得眠，肺胀壅塞，难治。肺虚宜清补，肺实宜泻。

脉：浮风；滑数实热；沉紧虚寒；细湿；涩少血；洪滑多痰。

房劳形盛，脉细不足以息；沉小伏匿者，多不治。

左右关：濡，饮食伤脾；弦短疲极，肝衰；浮短，肺伤，病当咳嗽。灸法主用乳根、太渊、天突、膻中。

廉泉　大杼　肺俞　尺泽　神封　列缺　少泽　前谷　天井　涌泉　太溪一切咳嗽吐脓血，不下食，胸中如塞。　风门感冒　俞府

吼喘

肺窍有冷痰气，寒雨则发，不食，有终身苦子母传者。专主于痰。宜吐。然太虚者不可吐。灸法论其久近，宜天突穴。

喘急：有水气乘肺者，有惊忧者，有阴虚、气虚者，有胃虚者，有火炎上者，肺虚挟寒，肺实挟热。

上气急促，脉滑而肢温者生，沉涩肢寒者死。数亦死。汗出发液，直视者死。有肺虚挟寒痰冷，宜补肺虚；挟热者，宜泻。有水气乘肺而喘者，漉漉有声，宜利小便。有受郁肺胀而喘者，宜宽中下气；有阴虚者。从脐下起；有气虚者，有胃虚者，提头揣肚；有火炎者，得食则减，宜降火清金。热喘夏发，冷喘寒发。水喘脚停，胸满闷而喘发，宜疏导热清利。水气逐水，惊忧下气，阴虚降火，气虚补气，有痰清痰，有气降气，胃虚补胃，火炎降火清金，伤寒发喘表汗里下。右寸前脉有力，必上气自汗，此肺实也；无力

喘急　有水气乘肺者有惊忧者有阴虚气虚者有胃虚者有火

炎上者肺虚挟寒肺实挟热

上气急促脉滑而肢温者生沉涩肢寒者死数亦死汗出发液直

视者死　有肺虚挟寒痰冷宜补肺虚挟热者宜泻有水气乘肺

而喘者漉漉有声宜利小便有受郁肺胀而喘者宜宽中下气有

阴虚者从脐下起有气虚者有胃虚者提头揣肚有火炎者得食

则减宜降火清金热喘夏发冷喘寒发水喘脚停胸满闷而喘

宜疏导热清利　水气逐水　惊忧下气　阴虚降火　气虚补

气　有痰清痰　有气降气　胃虚补胃　火炎降火清金　伤

寒发喘表汗里下　右寸前脉有力必上气自汗此肺实也无力

则干咽，元津虚也。

廉泉　风门　肺俞　华盖　步郎　太渊　三间　上廉　然谷　大钟

喘逆：承满饮食不下

肩息：曲泉

喘嗽口干：不容　商阳　昆仑

肺气咳诸喘：肺俞　阴俞　膻中风门　魄户　璇玑　气海　期门　中府云门　华盖　天突　至阳

咳逆：有久病胃虚者，有伤寒失下者，有痰热郁中者，有胃寒逆上者，有水停病痞者，即呃逆气上冲，而作声不止，难治。肺脉散者不治，浮缓可治，弦结难治，代者危。

腹结　行间　窍阴　临泣　根乳　浮白　肝俞　三焦俞

心痛 实系胃脘痛。

有九种，饮食、风冷、热悸、虫疰去来。

心痛初起者，胃脘寒积久者，胃中郁热也。大便实者，利之则减也。心膈痛，攻走腰背，厥冷呕吐者，痰涎在心膈也。胃口有虫作痛者，时痛时止，面白唇红也。素因食热物者，死血留于胃也。心疼肚腹痛，小肠积冷块也。凡心痛连两胁，及耳牵背胛者，实热也。病在小肠，连脐左右上下，肢冷者，虚寒也。以指按则稍疏者，挟虚也。

顽痰死血，恼怒虫蛔，滞气通则不痛，痛则不通，寒宜温，热宜清，痰宜化，血宜散，气宜顺，虫宜杀。灸手肘后五壮，气痛，平心、反背二穴，并为三灸之。

脉：沉细动，皆是痛症。心痛在寸，腹痛在关，下部在尺，脉象显然。

痛甚则伏，阳微；阴弦短而涩者，皆心痛也；沉细而迟者易治，浮大弦长者难治。

太溪　然谷虚痛　行间　建里不食　中脘　神门　阴郄　膻中　巨阙　水分以上患寒虚痛。　膈俞　大敦　大陵以上暴痛。厥阴俞　膈俞心痛难忍并伏梁上坎。　上脘不食　少冲　间使　曲泽以上心痛　郄门甚者治之　临泣　涌泉难法锥刺，手足寒冷至节者死。　悬钟　厉兑以上心腹胀满，胃热不嗜食。

腹痛 有九种，寒、热、湿、食积、虫、痰、血、虚、实。

无增减者，寒痛也；乍痛乍止，热痛也。小便不利，湿滞也；得泻而减，食积也。时作唇红，虫蚀也；胸膈有声，痰饮也。不移动处，死血也；按之稍止，虚痛也；硬不能按，实痛也。连胁膈者，或食，或寒遏肝胆，而相将不得上升也。客寒犯胃，或饮食寒热相反，脐下忽大痛，人中黑者危。

凡脉：沉细而迟者生，若浮大而弦不可治，关脉紧小急速，或动而弦，甚则沉伏弦实滑痰，尺紧，脐腹心腹痛。

胃俞 三焦俞 膀胱俞 蠡沟 下脘凡寒不嗜食。 三阴交 关元 太冲 上廉夹脐痛，食不化。 关门肠鸣气走，夹脐痛，并治痰食积胀。 大都 天枢夹脐痛冲心。 气冲腹胀

腰痛

腰常痛，为肾虚也；日轻夜重，瘀血也；遇阴雨而发，湿也；走疰痛，痰也。痛有外内三因[1]，外因胆肝多中风，因膀胱多中寒，因脾胃多中湿；内因郁伤肝，因志伤肾，因忧伤脾；又在七气，寒、热、怒、恚、喜、忧、愁。

脉：沉弦而浮为风濡，沉弦而细为湿。实为恶血。沉弦而大为肾虚，滑为痰为瘀血，微为气滞元损。

肾俞　昆仑　命门　膏肓　关元　中膂俞　脾俞　长强以上治腰腹相引肾虚腰脊痛。　下髎腰胯如锥刺难忍。　通谷腰如折。风池腰拘痿及颈项无力。　合阳腰脊强引腹痛。章门　环跳　太白　行间以上腰不得转。

胁痛

左痛，肝受邪；右痛，肝邪入肺；俱痛，肝火盛而肝气实也。走疰有声，

为痰饮劳伤。身热胁痛，虚也；膈痛，痰结也。左块，死血也；右块，食积也。喘嗽，肝火侮肺也。内因怒哀气结，饮食劳湿，外因伤寒少阳耳声病。

脉：双弦者，肝气，怒伤有余，沉涩而紧急，痰瘀也。

章门　浮白　肝俞　臂俞　劳宫　大陵　本神　胆俞　丘墟　腕骨　脾俞　上脘　中渎　通谷　陷谷

臂痛

湿热横行经络也。上焦湿痰，或风寒湿所袭，或滞，以臂枕儿，有血虚、气虚者。

尺泽肘掌风寒痹痛　太冲臂内廉痛　肩井　曲池臂不仁　养老肩折臂痛，不能上下。　温溜　阳溪手痹不举　神门臂寒　大陵　肩髃臂不仁　海门肩折臂痛不能上下。　阳谷腕臂外侧痛。　乳根臂肿　天井　关冲肘臂痛下廉痛。　云门肩痛不能举臂。

背痛

脉洪大沉滑为痰，或太阳气郁不行。

中府风汗出　二间　胃俞　昆仑肩背拘急　商阳肩背急引缺盆痛。

痛风

即痹痛一类。身热，为风寒；不热，为虚寒。日轻夜重，为血虚；兼疼，为下湿。遍身骨节痛，如虎咬，名白虎历节风。血气风湿痰火。

脉：沉弦者，肝肾被湿。少阴浮弱者，风血掣急，或涩而急，与小酒后风袭，风寒湿气合而为痹，浮、涩而紧，三脉乃备。

《采艾编》卷之二终

采艾编

茶山叶广祚 编著

同社李应兆 参订

小儿科

童子不解言其隐，望其面部五位，手际三关，闻其啼息徐急，问其乳食温凉，切以一指，略按三部。胎前原其禀受，月里察其变蒸，襁褓中调其忤失，稚弱年治其风邪。在药饵则千岐万变，用火艾则以约御繁。病之浅者，得汗而愈；病之深者，直摇中坚。虽云孩赤纯阳，恐其助燥，然调导有方，疏流平垄，设使于汤药强吞，苦口不纳，病先行而药后，随童子何知，惟利于己，且爱惜皮肤，与爱惜脏腑无以异也。此可与知者道。

小儿面诊图（图见左）

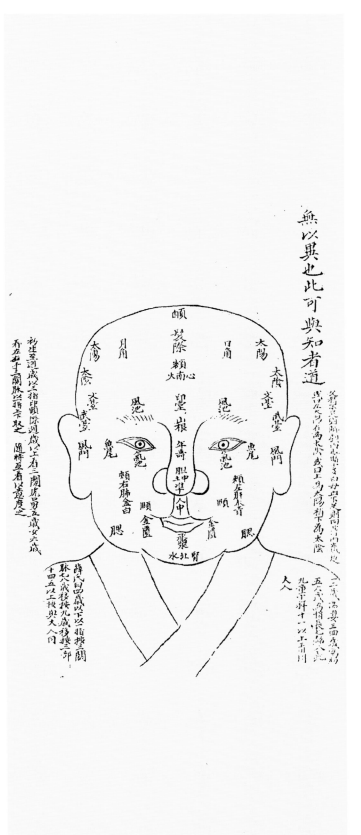

胎禀

命禀生初，古慎胎教。为人父者，身无毒疾，养得坚完，此先天之精气也。奇偶必参，母单年则宜双月，双年则宜单月。此梅花数。节候必协，以历日则宝义，以风气则和暖。此先天之星平也。厚积阴德，泛爱孩童，此先天之培植也。以孝事亲，以礼接物，此先天之教训也。为母者，尤为胚胎钟毓，未孕之先，膏粱之家，慎食醯酒热药，少食冷物奇果，谨身节欲，调服起居。然而女子善怀，或丈夫、翁姑、眷属，稍有恼怒，则牢系于胸；或父母、子女伤残，当有衰泣，则大伤于心，夜半不眠，日高闷睡，饥不知食，寒不记衣。是以母之过饥过饱，子亦伤其脾胃；母之过喜过怒，子亦伤其肺肝，母之多眠不眠，子亦滞其筋骨。至有怀孕方芽，交媾不歇；胎气既足，交感未休，以致痘疹、疮疥、惊风、软迟之疾，皆于胎前受之，此尤不可不谨也。樵、渔、耕、稼之子，商、旅、工、作之夫，犯霜露，涉波涛，奔道路，勤技艺，其父啬身以容生，其母安常而处静，所生之子，比膏粱之家每为坚壮。而富贵之门，不自爱惜，豪右之族，不知贬损。天之所祐，人之所修，尚当为子孙计绵盛也。

诞育

为母者，将生之时，节欲谨身；胎动之日，勿轻竭力强努。待其时至，自然分娩。而断脐不可冒寒染水，襁褓不可惊吓失调，先去口中恶血，次护脐下余带，乳勿太饱，衣勿太暖，浴必待晴和，抱必慎叫跳。而生母勿多食肥醇，以滞恶血；乳母勿多食肥冷，以调乳根。数日之内，看其上腭唇口，或有小泡，急宜抹破，以京墨、朱砂涂之。一月之内，看其脐上心口，或有红筋，急宜拦截，以油蘸灯芯烧之。至于抱勿竖身，喂勿太饱，勿见生客，勿闻高声，勿近鸡犬扑吠，勿犯晓暮星霜。而家中所贮者，母则乌金、益母诸丸，儿则镇惊、牛黄、琥珀诸丸。至苏合丸，宜于大人用之，若小儿服，恐防痘疹不治，而朱砂、京墨、灯芯、生姜，皆家中所当时有也。至于脐风、月惊、不尿、不便，所治之方，尤宜早为别察，以免临时错误。至于小有惊搐，又宜镇定。若频付生面之人看诊，以屡易之药灌救，儿欲眠不得息，欲静不肯休，内已安而进以不止之汤药，身已和而加不歇之抱护，汗而不止，饥而不食，幼稚之初，不能言其隐，此又在为父母者所当以诚求也。

怀保

父母爱惜太过，暖生热，血气为过暖积热于内。热生风。暴见风寒，则易感而善入也。俗云：欲要安，常带三分饥与寒。又云：养小儿，护风池，每掐摩其脑后。若壮热，即以手摩运，使风从汗出即无妨。春夏之月，及天气晴朗，风日和丽，或以日色照其腹背，使肌肉密腠，或坐诸地，使筋骨坚纵，以迎生长之气。若暴风疾雨，烈日严霜之候急，宜保护勿犯寒厉，则可以常安。要之：寒冷之时，头巾不可太厚，衣服不可太多，若过暖，滞其火气，且出汗不知回避，又风邪之所乘也。至如饮食，一岁之内，咸酸勿予，肥腻勿多，如牛肉、鸡肉，及山珍海味，以至煎炒蒸烹，椒酱厚味，皆宜慎之。盖胃气未实，脏腑尚脆。其禀受强健者，尚宜以淡物平之，凉物和之，但又看其胎元寒弱者，另作调护。此则食料宜暖物，身上宜温衣。至于雷声兽叫，勿惊其耳；神像之威狰者，戏舞之喧闹者，宾客之严厉者，奴婢之衣服湿秽，行止轻躁者，皆宜珍重，使其神思安宁，血脉调畅。或察其梦吟啼，手足跳动，眉目之气色不同，胸腹之食泄互异，为食积、为风惊，早为扶治，勿以悠忽之心失之迟，勿以讳疾之情酿其咎。而有病调治，又太忙太畏，所延医家，二三其说，此药方当，别药又进，稚弱之身，何以堪此？若乃妄信巫觋，吹角啰喧，以希神像法力，置儿之症候不问，粥无饵无方。此在大人有疾，往往自误，而幼小尤须谨戒也。且夫童稚之年不胜洌药，不宜寒物者，补泻温凉，只在平易得宜，勿药胜于纷。若护以小心，持以定力，若乃前疾方瘳，尤宜凛凛，勿早与以肥汤、冷粥，生物寒性。勿暴卸衣衫，勿太暖过汗，勿远出以犯星霜，勿戏浴以侵肌肉。而洗浴之法，水太热则儿不任，及其水既冷而洗之，又为水气浸入，风邪盗伤。浴法，添以热水，速拭以干洁巾布，则无患矣。至而小儿有病，则乳母饮食尤宜节谨。儿病冷，则母宜食暖；儿病热，则母勿食辛。且床席必须干洁，房室必须亢爽，窗牖光明而启闭得时，衣裳熏晒而收藏有度，火熏勿以热气迫肤，日晒者勿致露雾染毒。而平时饭之伤于热湿，肉之割自毙坏，果实未熟，煎煮非宜，皆当谨节，所当食之物亦勿过多，所穿之衣亦勿过厚，所带之金银环镯尤生盗心，锦绣罗纨每长傲性。
此皆为父母者所宜知也。

望而知 凡面及三关以红黄色为正。

肝青	心红	脾黄	肺白	肾黑
左颊	额	鼻	右颊	承浆，察在目睛
惊				
发际白	额印堂青	发际印堂青	发际青山根赤	耳前风门黄
积				
食仓青	额角三阳虚肿	唇黄	发际赤	眼胞沉暗
冷				
唇青白	太阳目无光、青赤	眉中面黄	人中嘴赤面白	额紫
热				
	两颐赤，山根赤，心风甚	太阳白	面颐赤	食仓赤腮红
青	红	黄	白	黑
为惊、为积、为风搐，将发青而红为肝心病痰，眼窜	为热甚，为紫，又甚为黑。赤而青为风邪，瘛疭，夜啼	为疳、为食积、为癥伤、为痞癖。黄而乍白为疳积，呕吐，虚汗多睡	为寒、为肺气不实、为滑泄、吐利、喘息	为寒、为肾败、为脏腑欲绝，咬人

洁古补钱氏五脏生克病机，肝病主风，心病主热，脾病主湿，肺病主燥，肾病主寒。

若本病而兼他症，察其虚实微贼而补母泻子，或酌时而变通之。肝主风，一切瘛疭烦闷，风热呕泻，昏冒眩晕，惊搐，皆肝症。

大抵我生者为实邪，生我者为虚邪；我克者为微邪，克我者为贼邪。此五行生克，源于《素问》《难经》，而首家医学补泻子母未有易于此者也，灸法节宣尤为直捷，悟者得之。

察色部位

囟 前囟软为母血弱，后囟软为父精虚。囟肿及作坑者危，颅解者肾不足。

发际 宽平高朗者，贵；毛纹卷斜者，狼；低窄者，名迟，性狭。白为肺惊，赤为肺惊。

额 红为大热，青为肝风，青黑为惊风，紫为肾冷，青赤为心冷，黑掩太阳者凶。

印堂 红为痰热，红白水火惊，青惊，青黄为风痰。印堂至山根红者，心与小肠热，尿赤。青黑惊险。

山根 端正丰厚明润者，福寿。黄带红白为正色，深黄燥黑为凶。赤在山根，心风热盛。青色隐隐者为耳惊。赤为吐泻。山根至鼻柱红者，心口、胃口热也，主大便闭，小便涩。

年寿 冷为痘疹。

准头：印堂迎准头红，为三焦积热；红黄为正色。

人中：深长端正者佳。人中以候小肠，喜尖长，恶平满。黑主泻利，为恶症；症兼唇缩者难治。

鼻：干者肺燥也，喘者肺邪实也。

唇：完厚红润者，吉。鼻为肺窍，脾为唇征。黄为脾冷。脾积黄甚，为脾热口臭。红为泻，燥为热；白主呕逆吐涎，吐血便血；青主血气，脾寒为冷所乘，水来乘脾土也。泻则或带赤，色紫及吐涎者，主虫痛；不吐涎者，主心痛。青为急症，昏暗危候。唇反，为虫咬心。

口：红为平。呵欠为惊叫将作。白为失血，赤为肺热，黄青惊搐，干燥脾热，赤黄为燥热，青黑为恶候；口张唇卷，毛枯脉绝。

五日危，鱼口气急，啼不作声者，难治。

承浆：款款长而五岳不应者，福有脱景。位应肾。青为惊，白为肾虚，黄红为吐利，燥啼而带青色者不妨。

舌：为心苗。心迷为风痰所牵，则难言；舌疮为心痹，舌出血为阳毒；舌生刺及裂，皆脾热也。舌苔、舌黄、舌燥、舌肿者，大便每不通利，上焦虚热也。舌黑及舌出口开，啮牙咬人，不治。

牙：咬牙甚者，亦妨发惊。

金匮：唇之两旁口尖上朝者，合相又为食仓，亦为肾热。红者肾有病，青色为食惊，为恶候，为烦躁、夜啼。黄色为吐逆。

发：阳绝发柔；阴弱发硬。凡发喜匀润，忌枯黄。

眉　喜疎匀長而結　忌低稀斷亂　以候肝　眉毛頻促腹痛多喘（赤為惡候）

風池　眉上也　紅有風痰將發搐

眼　瞳仁應腎烏睛應肝白睛應肺兩眥應心上下胞應脾此五輪也一身之精神在目瞻視端正神藏有力者壽浮露流盼注視無力睛小白多視下昏沉者非貴品也熱甚則眼朦朧　利疾眉兼促皺赤及青黄之脉下貫瞳仁者為火入水鄉者危　直視不轉睛者厄　眼白青色為肝風黄主有積　青色入四白肝乘肺也危症　胞與睛及面黑色俱凶　兩眥緊不轉為熱　目赤而青者必發驚　脾困者睡而閉目　腎不足則羞明且白睛多而黑　睛無神色　凡目赤為心熱紅淡為虛熱青為肝熱淺清肝虛黄

眉：喜疏匀长而结，忌低稀断乱。以候肝。眉毛频促，腹痛，多喘。赤为恶候。

风池：眉上也。红有风痰，将发搐。

眼：瞳仁应肾，乌睛应肝，白睛应肺，两眦应心，上下胞应脾，此五轮也。一身之精神，在目。瞻视端正，神藏有力者，寿；浮露流盼，注视无力，睛小白多，视下昏沉者，非贵品也。热甚则眼朦胧。利疾眉，兼促皱赤，及青黄之脉下贯瞳仁者，为火入水乡者，危。直视不转睛者，厄。眼白青者为肝风，黄主有积。青色入四白，肝乘肺也，危症。胞与睛及面黑色俱凶。两眦紧不转为热，目赤而青者必发惊。脾困者睡而闭目，肾不足则羞明，且白睛多而黑睛无神也。凡目赤为心热，红淡为虚热，青为肝热，浅清肝虚，黄为脾虚热。睛无光，肾虚；白而混者，肺热。

气池：红为伤风，有热入里。

风门：黑则疝，青惊，水气寒。

颊脸：黄淡为咽实，青为客忤，红为风热，赤为寒热，赤红为淋。

颐：黄为风寒，鲜红为吐逆、啼燥。赤为肺热，惊风为红。黄带青，肚有虫。

太阳：青惊；红赤将发搐；青入耳者危；黑掩太阳者凶。

耳：冷为风热。肾窍于耳，宜郭完坚厚。耳后红为痘疹。忌薄尖反兜。耳薄如剥过者，肾不固。

面：将愈者而黄色有生气。赤为热，白为虚寒，青为惊，黄为疳积，黑为肾败，恶候也。紫为脾绝，五日危。又，白为泻，红紫为伤寒，悸黄为吐泻。面青，四肢重，九日危。面目虚浮，腹胀上喘。

為脾虛熱睛無光腎虛白而混者肺熱

氣池　紅為傷風　有熱入裏　風門　黑則疝　青驚　水氣寒

頰臉　黄淡為咽實　青為客忤　紅為風熱　赤為寒熱　赤紅為淋

頤　黄為風寒　鮮紅為吐逆啼燥　赤為肺熱　驚風為紅　黄帶青肚有蟲

太陽　青驚　紅赤將發搐　青入耳者危　黑掩太陽者凶

耳　冷為風熱　腎竅於耳宜廓完堅厚　耳後紅為痘疹　忌薄尖反兜

　耳薄如剝過者腎不固

面　將愈者而黄色有生氣　赤為熱　白為虛寒　青為驚　黄為疳

積　黑為腎敗惡候也　紫為脾絕五日危　又白為瀉　紅紫為

傷寒　悸黄為吐瀉　面青四肢重九日危　面目虛浮腹脹上喘

面黄甚为病深，有积；面红而泻利者，危；面青而咳嗽者，甚；面赤为外感风寒，面黄为中脏积滞。面向外睡，就凉也。

胸：完好者，肺安；涧正者，度大。龟胸得之胎禀者，其母悲哀嗽疾得之。少年者，非肺热则寒嗽；如黄豆色，为骨绝者，一日厄。

肚：有寒扪其肚也。凡肚䐃皮宽厚者，无食伤之患。肚热，身冷，伤食积。

脐：大而深且肉结者，吉；小而凸，肉不结团者，疾。初生脐风，因于水湿不谨，将抱牵掣也。

背：肚寒热、背寒，为内伤；背热肚和，为外感。初入肚背俱热，为内外反，为寒邪深陷。

腰：腹与腰初生忌红筋，幼稚忌青筋。此为食积、痞根，伤肝败脾，宜酌灸。

身：脾困则身热而渴，不思饮食，且睡而关目。风甚则身强反张，身卧下窜者，肾骨重也。不喜覆被，心火下于肾、足也。

五指：手足寒过肘膝者，风邪甚也；手暖而足寒者，治之上部，失其根底也，须宜足暖为候，手暖至肘上为急吉。若手指、脚趾俱寒，而肘膝尚暖者，亦易治；且五指各应本位，此中扶抑，非晓俞穴者不辨。手五指头俱冷者，为惊；中指独热，为伤寒；中指独冷，为痘疹；指甲黑色者，肝绝也，为危候。凡手搐，男左[1]女右为顺。男子以大指包小指，女子以小指包大指。若五指如姜把者不治。

掌：掌心热为内，背热为外。

脚：伤寒双足冷，浑身热，足跗肿，身重不禁，睛定，为危症，脚热。

①左：原作"在"，据文理改。

额热是感风，额冷脚热为惊。

察手三关脉色 （周年至五六岁，看此兼摩额。）

男以左为主，女以右为主，左应心肝，右应脾肺，又可以互证也。

食指一节为风关，易治；二节为气关，可治；三节透为命关，难治。

在初关多是红色，传至中关则多赤紫，透命关而青而紫，且黑且纹乱，而病重，纯黑不治。

手三关脉（图见左）

手三关色：红黄为安色。红为风热轻，赤者风热重；紫者惊热，青者惊积；青赤相半，惊积风热俱有。淡紫带青，主急惊；色有来去，淡红寒热；青紫黑相杂主慢惊。三色似出不出，在隐现之间，主慢脾风。有青，四足惊也；有赤色，水火飞禽惊也；有红色，人惊也。或青而带黄，雷惊也；或黄、或青、或红一线者，乳食伤脾也；左右一色者，惊积俱有也。白为疳积，黄为脾困；虎口纹乱，气不和也。

鱼刺纹 人 初惊之候。

乙字纹 乁 风关。肝病主初起，气关为惊风，命关为慢惊。

向外纹 乚 反向外。为风，为风疳、为痫、为夹食，心神恍惚，向出大指为外。

向内纹) 反向中指为内。属气。为气疳，为感寒作热，头目昏重，惊怖，肢稍冷便赤。

小珠纹 • 一点红，主膈热三焦不和，吐食、泄利、烦躁啼哭。

环珠纹 ○ 稍大。脾虚停食，胀满，烦渴发热。

长珠纹 △ 脾伤食积，腹痛，寒热不食。

流珠纹 °°。膈热。气积，食积，霍乱泻利，烦躁啼哭。

来蛇纹 〰 头大向下，曰来蛇。在左，为肝病；在右，为脾胃湿热，中脘不利，为疳，干呕，脏满。

去蛇皮 〰 头大向上，向外，曰去蛇。主昏睡，气弱脾虚，冷积，吐泻，烦满不食。

水字纹 〣 风关，肺窍。嗽，惊风。气关，疳积喘嗽，命为疳积危症。

曲虫纹 乙 主伤极而劳，至气关疳甚。又云长虫，为伤冷。

三叠纹 彐 主伤冷伤硬。

双钩纹 弓 伤冷。凡钩环大都伤于寒冷。

上下钩 乙 伤冷，发闷，伤食，胀满。

双环纹 ∞ 风关肝，气关胃，多吐利，疳积命关危。

环脚纹 乙 伤冷物，凡如环，防肾有虫。

枪形纹 ／ 主痰疾，风搐，忌透上。

双字纹 双 食毒，惊，慢惊恶候。

湾纹 弓 停食，腹痛，夜啼。纹乱者，痛久；纹曲者，风热甚。

粗纹 乙 黑纹透射，惊风恶候。

虬纹 〰 心虫动啮。

乱纹 艸 疳极坏症。

鱼刺 〢 此与初起鱼刺纹有别，或在风关，交丫症，因积而日深。或透气关支蔓，名虽同而实异也。

鱼刺 〦 风关痰惊，气关热疳，命关肝胆脾，为危候。

射指 ／ 透过气关，未射至甲，胸膈、肝、肺为甚病。

射甲 ／ 透过命关，斜穿及甲，惊风危候。若直透指顶为甚，青紫黑斜透顶，皆难治。

悬针 丨 风关青主水惊泻利，气关风热为丹，命关慢惊恶候。

来蛇纹 〰 颈大向下曰来蛇在左为肝病在右为脾胃湿热中脘不利为疳乾呕脏满

去蛇纹 〰 头大向上向外曰去蛇主昏睡主气弱脾虚冷积吐泻烦满不食

水字纹 〣 风关肺窍嗽惊风气关疳积喘嗽命为疳积危症

曲虫纹 乙 主伤极而劳至气关疳甚又云长虫为伤冷

三叠纹 彐 主伤冷伤硬

双钩纹 弓 伤冷凡钩环大都伤于寒冷

上下钩 乙 伤冷发闷伤食胀满

双环纹 ∞ 风关肝气关胃多吐利疳积命关危

环脚纹 乙 伤冷物凡如环防肾有虫

枪形纹 ／ 主痰疾风搐忌透上

双字纹 双 食毒惊慢惊恶候

湾纹 弓 停食腹痛夜啼纹乱者痛久纹曲者风热甚

粗纹 乙 黑纹透射惊风恶候

虬纹 〰 心虫动啮

乱纹 艸 疳极坏症

鱼刺 〢 此与初起鱼刺纹有别或在风关交丫症因积而日深或透气关支蔓名虽同而实异也

鱼刺 〦 风关痰惊气关热疳命关肝胆脾为危候

射指 ／ 透过气关未射至甲胸膈肝肺为甚病

射甲 ／ 透过命关斜穿及甲惊风危候若直透指顶为甚青紫黑斜透顶皆难治

悬针 丨 风关青主水惊泻利气关风热为丹命关慢惊恶候

闻而知 生来声长实亮者佳，大啼嗽嗽者不妙。

肝：悲哭，呵欠为惊将发。

胆：清，重浊为风，声清颤嘎为痫，连声多泪，为但啼无泪为惊。

心：雄多叫，噫为气逆。

小肠：短，语短气微，尿涩，惊燥恐怖为生风，直声往来，无泪为痛，急为神惊，多啼不哭为痛，噫煎烦躁为不安，难愈。高喊为狂。

脾：慢主重浊，为疳积。

胃：速，重实声雄为心脾伤风，咳嗽咽喉结混，迟缓声频为吐泻，并肠鸣泄泻，重浊声沉为疳攻上病，肾虚耳聋，长迟声细者利。

肺：促喘嗽。

大肠：长，燥速为感寒，嘎声不响，风热填肺，喘而气促，喷嚏，伤风惊恐，寒为痰。

肾：沉。

膀胱：微啼哭，声沉不响为重症，声战为寒。

啼：下夜曲腰而啼者，虚寒也；黄昏啼者，客忤中恶也；饮乳而啼者，口舌有疮泡也；月内多啼，胎热得散，为吉征。

问而知

童子不能言其意，询之父母，父母或讳言骄养之失，提抱之疏，喜怒之偏。又再访之旁人，冬夏异时，则过温过凉可度也；贫富异用，则过饱过暖可推也。且乳母之饮食寒热，皆子受之；孕育之喜怒劳逸，皆胎禀之；交媾之虚实强弱，皆妊禀之；居处之明暗亢湿，皆身染之；六气异感，五味异宜，七情异调，四方异土，病之新久异候，体之传染异时，药饵之先后异用，调摄之得失异情，参之天时，准诸地气，征之人事，攻和有策，平调有渐，内外有因，主辅有节，缓解有方，合之大人科问辨，诸法神而明之，进乎技矣。

且而一日之十二时，何时发动，问其出于何经，一人之食五味，何物最多，问而知其伤于何脏。

肾：热不恶寒者，心乘肾也；不肯覆被者，心火下行也；卧下窜者，肾骨重也；热不恶寒，心乘肾也；拘急喘而身寒，肝乘肾也；喘嗽复寒，肺乘肾也；重泄身寒，脾乘肾也。

肺：鼻干者，肺热也；胸满短气喘嗽者，肺热而感风寒也；虚则少气实则喘，皮寒而喘嗽者，肾乘肺也；体重而痰嗽、吐泻者，脾乘肺也；热而喘嗽，心乘肺也；增寒而嗽，清利者，肾乘肺也；恶风而嗽者，而肝乘肺也。

肝：咬牙甚者，肝气将发也；卧熟而指如数物者，兼以摸衣，为肝主谋算也；呵欠微搐者，心乘肝邪也；自强反张者，肝风甚也；气热为外伤风，气湿为内伤风也，多睡者脾乘肝也。

心：惊搐难言，舌为心苗也。合面卧，就凉也；多惊，心虚也。喘壮热，肺乘心也；四肢热，脾乘心也；恐怖、恶寒，肾乘心也。

脾：困睡不食者，脾困也；睡而闭目者，脾倦也；饮水者，脾热也；壮热身重而泻者，心乘脾也；能食而呕嗽者，肺乘脾也；风泄而呕者，肝乘脾也；恶寒而泻者，肾乘脾也；睡而露睛者，脾虚而胞不能运行也。肚大、脚小、脾困，而成疳也。

凡食伤胃则呕吐，伤脾则泄泻也。

切而知 以三部消息之，知其在上中下有病。

一岁至两岁，以一指按三关；三岁至六七岁，一指稍移前后；九岁至十三岁，一指移按三部；十四岁以后同大人诊法。

陽 浮風 數熱

浮數 風盛
洪細 蟲齒
洪大 身冷夜啼者逆
洪緊 為傷寒
洪數 無汗為傷寒
洪 而喘腹痛不休
洪 熱盛為煩滿
浮緩 有汗為傷風
浮大 蟲痛忌唇青

緊數 驚風反掣
緊數 疳勞臟實順
緊 主癲癇
數而促 虛驚
緊盛 在寸口為傷食
緊盛 在人迎為傷寒
緊促 痘疹
緊弦 腹痛
緊實 風癇痰癖

外傷則人迎脈大以氣口
內傷則氣口脈大以人迎

吐而身冷脉沉細逆 夜啼身冷脉洪大逆 重痛而脉緊滑身溫順 浮大唇青逆

脉浮細逆 疳勞 紫數臟實甚順 沉細脾泄逆逆

左主外風寒暑濕 右主內乳食痰積

前大後小為順 前小後大為逆 大小不勻為邪祟 浮數身溫順 沉細身冷逆

六至為平加為熱減為寒 五至為寒四至為損三至二至為脫脉七八至為熱九十至為病十一十二至為危病 脉道寸口入魚際主遺尿驚搐 變蒸之脉伏遲寒嘔而不潮熱

六至为平加为热、减为寒，五至为寒，四至为损，二至三至为脱脉，七八至为热，九十至为病，十一十二至为危病。脉道寸口入鱼际，主遗尿、惊搐。变蒸之脉伏迟。寒呕而不潮热。

左主外，风寒暑湿；右主内，乳食痰积。

前大后小为顺，前小后大为逆。大小不匀为邪祟。浮数身温，顺；沉细身冷，逆。疳劳，紧数脏实甚顺，沉细脾泄逆逆。

吐而身温，脉浮大顺；吐而身冷，脉沉细，逆。夜啼身温，脉微小顺；夜啼身冷，脉洪大逆。虫痛而脉紧滑身温，顺；虫痛而脉浮大唇青，逆。

阳 浮风 数热

浮数，风盛；紧数，惊风反掣；

洪细，虫齿；紧数，疳劳脏实顺；

洪大，身冷、夜啼者逆；紧，主癫痫；

洪紧，为伤寒；数而促，虚惊；

洪数，无汗为伤寒；紧盛，在寸口为伤食；

洪，而喘腹痛不休；紧盛，在人迎为伤寒；

洪，热盛为烦满；紧促，痘疹；

浮缓，有汗为伤风；紧弦，腹痛；

浮大，虫痛忌唇青；紧实，风痫痰癖。

浮大，吐，身温者吉；

浮洪，风盛胃口热；紧滑，身温而虫痛顺；

浮，主乎风；弦急，气不和虚惊；

数，主乎热，多惊；弦紧，腹痛；

牢实，大便闭；弦长，膈肝有风；

牢，主有热。弦紧，喉间气急；

实弦，风痫客忤。

阴　沉积　迟冷

沉紧，腹痛有风；迟，主寒冷；

沉细，呕吐，身冷为逆；微迟，有积有虫；

沉细，疳劳而脾泻为逆；迟涩，胸不和；

沉细，腹痛食积；软细，疳虫；

沉实，主积；单细，疳劳；

沉缓，乳不化虚而弱；伏促，有物聚滞；

沉，主积，为乳不化；滑，湿伤胸不和；

沉虚濡，慢惊候；虚，主冷；

沉迟细，有积；虚软，慢惊疳虫；

沉数，骨中寒热；虚濡，气不和兼惊搐；

沉，虚冷。芤，大小便血。

急惊

古名阳痫，热生痰、生风，风成惊，惊成痫，此心火、肝风相抟而发，连外邪有余之症也。不治则转为慢惊，又甚为慢风、脾风。

牙关紧急，壮热涎潮，四肢掣跳，浑身热，大便闭，小便赤涩。

眼赤唇红，口热牙闭，目翻头动，窜视反张，眉唇口牵引。

由内有积热，外感风邪，平日生冷伤胃，肺有痰裹心包，邪气实，遇感即发。脉浮洪数紧。

治先治气，次清心，截去肝风，定搐，降心火，扶肾水。若痰热既除，急宜调养脾胃之气，所谓先解其表也。三症之中，退热化痰则风自止。

火攻之法，清心治气，祛风养胃，补肾，一时俱到，求之本经，而补泻凉咸有，如用凉药，清下、补泻、扶抑一例，井、荥、俞、合以所出所行为补泻，金、木、水、火以阳腑、阴脏为补泻，直截要妙在。不知者以为幼稚火盛，不宜火攻，殊不知火中有水，此造化之自然。其有宜用凉药，不宜加火者亦十之一，而用火者多少，攻治有标本，非拘于成例也。一切惊痫、吐泻、寒热诸杂病仿此，未可谓一囊之艾，不足以应千变之求也。

难治症：睛翻，口出血，神缓，神昏，气促不下，不嗳，足摆跳，肚抽动，心中热痛，忽大叫鸦声，摸体寻衣。

灸法：神庭一切昏迷牵掣　合谷　神门迷　尺泽　列缺　腕骨疲　二间咽　支正狂言　大敦　太冲吐逆　地仓咽左灸右，咽右灸左。　颅息耳后青筋　瘈脉耳后鸡足。一切风痫治之。　风池　间使　内庭咽喉　涌泉　然谷脐风　足三里坠下收功

灸法　神庭咽喉牵掣　合谷　神门迷　尺泽　列缺　腕骨疲　二间咽　支正狂言
大敦　太冲逆吐地仓咽左灸右咽右灸左　颅息耳后青筋　瘈脉耳后鸡足一切风痫治之　风池　间使
内庭咽喉　涌泉　然谷脐风　足三里坠下收功

难治症　睛翻　口出血　神缓　神昏　气促不下　不嗳　足摆跳
肚抽动　心中热痛忽大叫鸦声　摸体寻衣

泻寒热诸杂病倣此未可谓一囊之艾不足以应千变之求也一切惊痫吐
者亦十之一而用火者多少攻治有标本非拘于成例也
不宜火攻殊不知火中有水此造化之自然其有宜用凉药不宜加火
木水火以阳腑阴脏为补泻直截要妙在不知者以为幼稚火盛
如用凉药清下补泻扶抑一例井荥俞合以所出所行为补泻金

又穴　百會　前頂　人中　中衝　小海吐下　冲陽呙　神闕　巨丘呙
印堂腹角　偏歷风汗不止　曲池　陽陵泉　環跳　肩井　頰車　聽會俱治呙斜

又穴　大敦　三里　内庭　噫嘻　幽門出聲　涌泉　百會　關元　太冲　上星　支溝喋　跗陽痰　昆崙喋　大巨呙　天樞三行諸穴別冲　氣海　梁丘呙　中脘　脾俞　胃俞

治慢驚慢脾多同用但加胃經火及醒脾去痰扶元諸壮耳是以慢驚及慢脾不復立灸法但詳症候惟癇症加以別壮亦在參集内別法申之也

慢驚

古名陰癇　中氣虛損脾虛生風此為無陰之症有半陰半陽者有近於急驚者有近於慢脾癇症者驚三發則為癇在異同之間耳

又穴：百会　前顶　人中　中冲
小海吐下　冲阳呙　神阙　巨丘呙　印堂腹
角　偏历风汗不止　曲池　阳陵泉　环跳
肩井　颊车　听会俱治呙斜

又穴：大敦　三里　内庭　噫嘻
幽门出声　涌泉　百会　关元　太冲
上星　支沟喋　跗阳痰　昆仑喋　大巨呙
天枢三行诸穴　气海　梁丘呙　中脘　脾俞
胃俞

治慢惊、慢脾多同用，但加胃经火，及醒脾去痰、扶元诸壮耳。是以慢惊及慢脾不复立灸法，但详症候，惟痫症加以别壮，亦在参集内，别法申之也。

慢惊

古名阴痫。中气虚损，脾虚生风，此为无阴之症。有半阴半阳者，有近于急惊者，有近于慢脾痫症者。惊三发则为痫，在异同之间耳。

凡惊病，由热生痰生风，风成惊，上成搐，屡惊为痫。〇治之之法，治风先于治惊，惊先于豁痰，治痰先于解热。〇肝主风，心主热，脾主痰。〇久为惊积，由内有痰积也。有外感风而内伤食，为夹风惊、夹食惊，则牙关不紧，口无涎痰。候，目上散缓，口角流涎，目慢，神昏或斜转。睛露昏睡，四肢逆冷，目正视。手足瘛疭，乍静乍发，筋脉拘挛，大小便清白，脉沉迟散缓。

因饮食伤脾，吐泻日久，中气虚损，致发搐无时，又不止息。盖脾虚则生风，为肝克也。风盛则惊急，所谓天吊惊也。本不当热而热者，虚使然也，风为肝克也，故难治。难治候：发直摇头，口生白疮，手足一边牵引，胃痛两斜肋动气，眼睛不转，喘急嗌塞，面暗神昏，四肢厥冷，大小便不禁；

头软涎鸣，吐泻咳嗽，凡五指撮叠如姜把者，难治。

治法：宜和中补脾，看其因寒得之，或因吐泻得之。○以生胃、补脾、醒心为主，如大敦、气海、神门、脾俞、胃俞诸穴，在急惊中参用。仰视为天吊，反张为痉痓。

慢脾惊

由慢惊传次而至。慢惊而后吐泻积弱，病传已剧，总归之虚，惟所受，故曰慢脾。又有马脾风，其肺胀齁𬴂。

候：眼合不开，困睡摇头，咬人，类吐，口噤咬牙，舌短或吐舌。

面青，手足微搐而不收，肢冷，身冷如冰，声小，频呕腥臭。

额汗，头低，仆地作声，吐沫则为痫。

治主生胃回阳，或有尚慢惊之候者。

难治症，身冷粘直，卧如尸，颤软背直，痰如曳锯。口喋头摇，唇缩气粗。

痫症 与大人参治。

惊，屡发为痫，痫者，间发也。痫之义，为忘言迷失也。其身柔软，异于痉痓之挺硬。五脏所受，各有其因，各别其候，凡耳高骨有青纹如乱线者，宜剔破出血，可以预防。但发则仆地作声，醒时吐沫；急慢惊则不作声，不吐沫，血不和，气不和顺，为风邪所触，稍时醒为痫，终日不醒为痉。

风：风邪因热生痰。

惊：骇积惊。有食痫，因食积停乳。

阳：即急惊。阴 即慢惊。

五脏：

心：面赤目瞪，吐舌，心烦，惊悸；

肝：面青，上窜，手足拘挛，反折；

脾：面黄直视，腹痛自利。

肺：面白反视，惊掣，吐沫，潮涎；

肾：面黑晦，振目视人，口吐清水，如尸不动。

治法：清心豁痰。

惊痫发于十二时，各应其候，以知五脏所生。

寅卯辰属木 **肝** 目上视，项颈强急，或饮冷作渴，血气也。体壮热，口生热涎，手足摇。

巳午未属火 **心** 目上视，白睛赤，牙关紧急，涎生，手足动摇。

申酉戌属金 **肺** 斜视，身火热，露睛，手足冷，不甚搐，大便淡黄。

亥子丑属水 **肾** 睛斜视，喉有疾痰，乳食不化，身热，卧不安，或睡不醒，属脾。

《千金》叙六痫，无五畜、五脏之分，如马痫症，或有，无所属，持强名耳，不必分伍。

马午心：摇头反张，嘶鸣。 仆参二穴 厉兑 百会 大椎 天中 命门 神庭 肾俞

羊未脾：目瞠舌叫，恶也。吐舌羊鸣，第九节椎下节间。 大椎 尺泽 百会

鸡酉肺：惊跳反折，肺也。搐自摇。
大陵　神门　足大阳

猪亥肾：吐沫猪叫，肾也。　巨阙

牛丑胃：湿土应肺，肺属气，主直视腹胀。　鸠尾　大椎

犬戌肝：反折上叫。　鸠尾　劳宫

食痫中庭　**风痫**率谷　**惊痫**承浆、人中

总穴：神庭　鸠尾　神门　仆参
九椎　大杼　照海　少商　少冲　前顶
天井　少海　长强

附：

九风木属肝，而惊痫白于心火。故诸凡热症，皆本于此。兹先录心症于惊之后，为诸热症作张本。

心：实热则仰面而卧，心虚则合面而卧。

凡睡而下窜者，肾虚而心火下行于肾，其骨下坠，是以下窜，乃防惊之候也，心为各脏所乘，其症如下。

肝：乘则摇头搭目，抽搐身热；肝主筋，肝主目也。

脾：乘则合眼昏睡；身热；脾为困，眼包居脾。

肺：乘则喘嗽，面赤壮热；喘属肺，火克之，故壮热。

肾：乘则窜视，惊怖，咬牙，足热；肾为目睛，牙为肾苗，足心为肾所生也。

薛氏曰：小儿之热，有五脏之因，风、湿、痰、热之征，虚实温壮之异，表里、血气、阴阳、浮陷之别，各当详之。早时发热夜则凉，此血热也，与太阳虚不同，夜热有宿食也。

变蒸，变易也；蒸于肝，则目眩微赤；蒸于肺，则咳嗽。

热病

《准绳》一书，《幼科》加详所载。若薛氏有言，小儿之热，五脏不同，虚实温壮不一，表里、血气、阴阳、浮陷，及风湿痰食不齐，早夜绵潮不等，皆当明辨。今《采艾编》分类而互详之。

《内经》曰：邪之所凑，其气必虚。人之伤于寒也，则为热病。其外感者，先太阴，次阳明，与大人伤寒传变及两感者参同。至于幼科，则内伤而引外感，有夹食、夹惊之同，而伤风有汗，伤寒无汗，其大较也。经又曰：诸寒之而热者，取诸寒。王太仆[1]注曰：责其无水。此义壮幼一理，至于左肝、右肺，面部于幼稚，可以察识。先列五脏，次列诸症。

肝：左颊赤；多怒；多惊；肢困；转筋；挕衣；便难；凡风热有汗

①仆：原作"阴"，据《黄帝内经素问》王冰注改。王太仆，即王冰。

脾：鼻赤面黄；倦怠好卧；身热饮水；凡热而体重皆脾湿也；九温热、湿热、痰热，而头痛为湿热，食热身温而口气热，日轻夜重，热属之脾；四肢及潮热、疳热，面黄、鼻烂，吃土，为脾胃。将发搐乃四肢热及潮热。

肺：右颊赤；手掐眉目；喘嗽；寒热饮水；胸痞；恶风自汗。凡痰热属肺，兼脾疾则嗽也，申酉时甚。

肾：颔下生赤，又宜察瞳仁为准，肾之神属于睛也。两足热不能起。骨疳也，阴囊肿赤钓痛。凡虚热属肾，骨蒸热，即与疳热同症。

及惊风，热属肝与心，寅、卯时为甚。

心：额赤；心烦；心痛；合眼咬牙，甚则发搐；饮水；壮热；掌热而哕。凡口干皆心。凡惊风及惊，皆心与肝；壮热为心，巳午时甚。

脾：鼻赤面黄；倦怠好卧；身热饮水；凡热而体重皆脾湿也；九温热、湿热、痰热，而头痛为湿热，食热身温而口气热，日轻夜重，热属之脾；四肢及潮热、疳热，面黄、鼻烂，吃土，为脾胃。将发搐乃四肢热及潮热。

肺：右颊赤；手掐眉目；喘嗽；寒热饮水；胸痞；恶风自汗。凡痰热属肺，兼脾疾则嗽也，申酉时甚。

肾：颔下生赤，又宜察瞳仁为准，肾之神属于睛也。两足热不能起。骨疳也，阴囊肿赤钓痛。凡虚热属肾，骨蒸热，即与疳热同症。

其入深，虽云食积、痰湿，荣卫皆虚，而蒸及骨火侵肾也。

诸症

外感： 身热不歇，鼻塞声重者，为外感。有汗为感风，无汗为感寒，有惊风热，面惨凌振，发搐悸痫，鼻流清涕，恍惚颠叫。十指稍冷，口热呵欠。

内伤： 有歇或潮热，或疟热、夹食、夹惊，一切食积、痰积、疳积，惊积、痘疹、变蒸，皆内之类也。

实热： 面赤气粗，口干唇肿，作渴饮水。壮热饮水，以为内火消铄，乃里实壮热，不恶风寒，邪气实也。抛衣露体，烦躁暴叫，裸体而卧，睡则露睛，手足指热。宜表下。

虚热： 面青白，口中虚冷，嘘气软弱，屈体而卧，喜热恶寒，心虚冷，上盛下泻，多尿。壮热引渴，以为津液，乃里虚也；壮热、恶风，元气虚也。血虚则渴而烦躁，气虚则不食自汗。睡而露睛，手足指热，宜调补。

阳盛：为热，阳盛则外热，阳胜则乍热。病后阳虚生寒。阳虚则内寒，虚之言不足也，为邪盛。

阴盛：为寒，阴盛则内热，阴盛则乍寒。病后阴虚生热，阴盛则内热，火无所制，故热生。

寒热往来，阴阳迭更也，亦有食积、痰积为梗者，间日热者，阴阳乍离也。内外皆热，此为阳盛阴虚，多喘渴，烦冤，腹满，肢热，不畏风。

先寒后热，阳先，为阴并也。寒多热少，阴胜阳也。先热后寒，阴先并于阳也。热多寒少，阳胜阴也。

瘅热：脉弦而不恶寒，俗名单烧热。脉浮数而恶寒者，温病也。昼静，夜热，为血热。

变蒸热：耳鼻冷，上唇上腭有泡，呕乳，温温微热，气和有兼外感，重则壮热烦躁，或吐或泻。治之微表，微利不治。五日、七日自愈。

疳热：面黄，鼻下赤烂，爱吃泥土。

痘疹热：鼻尖冷，耳冷，耳后青筋有色，中指独冷，足冷呵欠，身壮热，腹或痛，自利，或作惊。

诸热脉：尺寸俱满为重湿，尺寸俱弱为重虚。洪大滑缓；数为湿热，反此为虚。寸口微为阳不足，阳上入阳中，为阳不足，则恶寒；尺弱为阴不足，乃阳下陷，阴中为阴不足，则发热。阴阳不归其分，则寒热交争。

治热之法：外感责之三阳，攻之解散。若人之已深，则兼清其内地，至虚积各候，补气回阳，如任脉，以扶三焦肾经，以滋肾水脾胃，以益中气，肝肺以荡风邪。其火道各有标本也，手足三阳表症，酌其早暮烧灸，酌其浅深，不拘一辙。略汇其法于下。

热病烦心： 阳谷　少冲　通里　大都　太白　期门　曲泉

手足烦热： 窍阴　章门　神门　大陵　涌泉

烦渴： 尺泽　曲泽　偏历

热汗不出： 风池　偏历　上星　悬颅　膈俞　上腕　合谷　前谷　胆俞　大杼

汗不止： 复溜　少海　光明　支沟　大陵　窍阴　太溪　下廉　陷谷　少泽　京门

身热： 曲差　脑空　肾俞　命门　腕骨

乍寒：少冲　神门　少泽

乍热：内庭　涌泉

不安卧：膺窗

骨蒸：肺俞　涌泉　气海　肾俞
膏肓

痰热：脾俞

湿热：膈俞　上廉

各症

胎热：成惊热、丹毒诸症，俱母所孕。

胎寒：成内钓，盘肠绞痛，面青肢冷。

胎变：脾胃不足。

胎胞：禀胃有余。

胎肥 禀胃有余

肾缩 受寒宜温足涌泉

皮脆 肺主皮毛胃肌肉禀土气不足也 初生下皮不坚致如牛向状

悬痈 刺破之生在咽间与大人单鹅相似

不二便 孔秘者刺导热秘者流通

丹黄红 大暖热也

鹅口 白屑满口脾热也

重舌木舌 黑根有附曰重硬挺曰木舌伸出曰弄皆心脾热盛也

撮口 胎热毒入心脾又有脾肺虚者刺口内小疮又看胎虚脐风寒冷

口沫 口出沫而肢冷者难治

肾缩：受寒宜温足涌泉。

皮脆：肺主皮毛，胃、肌肉禀土气不足也。初生下皮不坚，致如牛向状。

悬痈：刺破之，生在咽间，与大人单鹅相似。

不二便：孔秘者，刺导热秘者流通。

丹黄红：大暖热也。

鹅口：白屑满口，脾热也。

重舌木舌：黑根有附，曰重硬挺，曰木舌伸出，曰弄，皆心脾热盛也。

撮口：胎热毒入心脾，又有脾肺虚者，刺口内小疮。又看胎虚、脐风寒冷。

口沫：口出沫而肢冷者，难治。

噤口：风邪热毒在于心脾，里郁及惊风不一。

脐风：为湿水、冷风、寒气所侵，断时不谨，抱持不慎，心脾受病，致成啼搐。或有热者，亦令脐肿，宜看青红筋，烧截之，勿令上侵心口。以艾灸脐，亦得用火灸脐带，为预防也。

胎风：生下受惊痫之状，孕前所受，一如急惊之状，但眼合与满惊相似。眉间红润者生，宜调护治，用雄黄①画眉者，以土镇木故也。

胎惊夜啼：上夜啼，多痰热；下夜啼，曲腰感寒，甚则内钓掣肢，皆胎所禀。

客忤中恶：则黄昏啼，若口舌有疮，则饮乳乃啼。

客忤：宜镇心，或有肝脾冷而啼者，则以火攻之。

天钓：心肺热而感外邪，目直身强，如鱼受钓，仰系之状。

---

①雄黄：原作"益黄"，据《袖珍小儿方论》卷七"画眉膏"改。

内钓：胎中风，气结，惊，眼红，反张，偃啼而吐泻，宜温中祛邪，散气活血。

疝气：有因父母胎热滞火者，胎冷湿滞者，有因啼而冷气侵入小肠，以致外肾肿，或偏坠，或疝，宜清肾清肝。

囟陷：脏腑虚弱而热，肾气及膀胱下陷也。挟二经。

囟肿：脾热冲于督及膀胱也，泻脾，降膀胱之火，补肾以济之。

解颅：肾主骨，主髓，胎气不足，以火补之，求之肾俞、然谷及通天、脑空穴。

龟胸：胎禀热毒，或生后外感热气，火灸肺举，则为龟胸，宜降火求之，肺俞心井，胸上下，肾、胃部。

龟背：禀寒而水溢肺浮，北为水，宜求足肾、背俞。

丹毒：火宜上行，用烧灸引之至头项，忌截下，入腹即危。

五软：头软，督脉不足，求之大椎等穴；脚软行迟，骨不足，求之肾穴；口软语迟，求之心与肾；齿迟，求之肾；发迟，求之肝、三焦穴；手软无力，筋不足，求之肝。

积为黄疸：分气、食、痰、乳各症。厉兑 脾俞 复溜 不容 三里 章门下丘 内关 食窦 大包

癖：生潮热，痛、胀、黄、羸。厉兑丘墟 内庭 大包 章门 脾俞 梁门

腹胀：痞积湿。次髎 通谷 外陵上廉 悬钟 厉兑 冲门 中脘

心痛：胃寒、胃热。玉堂 大包章门 三里 膈俞 幽门

腹痛：看冷热。胃俞 太白 承满上廉 三里 阴交

利：看久近，察冷热虚实。关门天枢 太白 脾俞

呕吐：属胃 承满 神门 强间肝俞

喘：肺逆，挟风冷，或有痰热。 华盖 承满　曲泉　幽门　肺俞

尿白：白如泔，脾有积，久成疳，亦兼心膈伏热。 大陵　肾俞　复溜

淋涩：心惊气下行，童年有此。 神门 太冲　关门

汗多：胃怯出汗，心虚盗汗，三阳额汗。 复溜　少泽　通里

附：痘疹下

痘毒用灸，而肾虚下陷，宜补气血不足，皆有灸理。上古未有痘疹之病，是以《素问》不载治法，而后著书于痘疹，究明初起结落之候，有盖元清火诸方，本此义而求之，可以通之灸术。且如痘惊而惧灸者十之二三，未尝因火攻致坏，止服苏合丸，则血焦火郁，难于回生。至麻疹，用灯火烧之，以拔其热气，高雷之地有专精于此而屡效者，皆不悖于理也。

痘从内达外，起五脏而结痂，沉落于皮肤之外；麻疹从外入内，起六腑，其蓖壳消泻于肠胃。此痘麻之分也。疹或夹麻而出，或夹痘而出；痘亦夹麻而出，麻临末犹加慎于痘。

疳症

《内经》曰：数食肥，令人内热；数食甘，令人中满。幼小胃气未全姑息，伤食积滞，面黄青筋，虫痛泄痢，此疳也。肚大寒热，饮食喜怒致此，又久吐泻，以致渴汗热嗽，而成亡津液，皆脾伤所作。

肝疳：即风疳、筋疳。眼膜，发焦毛稀，身热，左腮青筋。利脑热。

心疳：即惊疳。颊赤身热，口疮，鼻干，下血，盗汗，五心热，咬牙饮冷。

脾疳：即肥疳、食疳。面黄肚大，食土，腹青筋，胀满，骨立。目慢，日凉夜热，兼诸疳症；

肺　氣喘口鼻瘡嗽毛焦多涕咽不利壯熱唇赤　氣脹頻利不變右腮白

腎　疳即急疳滑疳瘦極疥癩齒爪黑口乾腦熱脚冷吐逆　泄痢脱肛耳瘡脚小頭熱牙爛

總名疳又析為肥疳蛔疳脊疳腦疳乾疳渴疳瀉疳痢疳腫疳癆疳無辜疳丁奚疳哺露疳

蛔者食傷化為蟲各樣出頭項背腹間黃白赤可治凡蟲堆黑與青

難治此蛔蟲之疳必是腹痛肚腸青筋等候

脊者骨露十指瘡

腦者胎熱頭光腫熱髮變多汗顋高

乾者舌乾少淚多啼五臟皆乾　渴者亡津而引飲

瀉者唇白青筋忌熱藥　痢者兼風寒水濕

腫者脾濕　癆者潮熱五心熱骨蒸枯悴肚硬如石不治

肺疳[1]：气喘，口鼻疮，嗽，毛焦，多涕，咽不利，壮热唇赤。气胀，频利不变，右腮白。

肾疳：即急疳、滑疳。瘦极，疥癞，齿爪黑，口干脑热，脚冷吐逆。泄痢脱肛，耳疮，脚小头热、牙烂。

总名疳，又析为肥疳、蛔疳、脊疳、脑疳、干疳、渴疳、泻疳、痢疳、肿疳、痨疳、无辜疳、丁奚疳、哺露疳。

蛔者，食伤化为虫各样，出头项背腹间，黄白赤可治。凡虫堆黑与青，难治，此蛔虫之疳，必是腹痛，肚肠青筋等候。

脊者，骨露十指疮。

脑者，胎热，头光肿热，发变，多汗，囟高。

干者，舌干，少泪多啼，五脏皆干。

渴者，亡津而引饮。

泻者，唇白青筋，忌热药。

痢者，兼风寒水湿。

肿者，脾湿。

痨者，潮热，五心热，骨蒸枯悴，肚硬如石不治。

---

①疳：原无，据体例补。

丁奚疳，身小骨高，内削腹大，脐突胸陷，寒热颅分，即哺露兼症。

无辜疳者，脑后项边有核，此中有虫，宜破灸之，或鸱毛染衣而成。

五候不治：脚及指不知痛，手足觯战无力，病后遍身不暖，泻青涎及流珠，项筋衰展无力。

五疳不治：

脾，肚大唇无色，人中满，久痢骨露。

肝，目青筋有胁硬吐沫，额有黑气。

心，惊啼饮水，耳边有脉压面。

肺，咳逆气促，泻白，身生粟色黑。

肾，饮水无度，便如乳，牙齿青黑，脑干肩疏骨枯。

庄氏有二十四候，从五疳分别之。

穴法：囟会　鸠尾　胃俞　合谷并治疳眼　劳宫口疮臭蚀　尾骨上三寸陷中黄氏疗疳，用此并一切瘦痫，灸三壮，日中抵之当有虫出。

妇女科

女人之病，多同于男子，所异者，以下数种耳。百病俱从男子症参治，要识女多郁多怒之由而审治之，必须清心火，理脾胃，养血气，去湿热，补下元。妇科月事隐曲，无事不必诊视，而求嗣之法，又所迁而不信。灸科虽皆有治法，而于诸方辨脉察候，可以不琐琐汇次也。医书所录，如取关元不治妊，及按肩井易产；又产后患鸡爪风，灸两膝鬼眼四穴，又乳根，灸三里。

脉：右脉大而尺部盛，此其常也。若不匀或肝脉沉急，尺微涩，或浮或滑，皆秘经之候也。经曰：寸关如故，尺脉不至者，月水不利，小腹引腰痛，上攻胸臆。肾微迟，微无精，迟中寒。滑数，阴中生疮，数气淋中疮，长阴核浮动痛带下。男右尺旺，火动好色；右尺旺，阴虚，非虚福。沉滑匀，易生息，微涩、迟濡不力，即女人尺涩亦难。

治法曰：外感由于内伤，因喜结怒郁则气逆，而血随逆滞于各部，各病因之上为晕吐，中为胀满，下为淋漏，为七癥八瘕，为劳伤经，行有血块，积结为癥为瘕也。妊中月足而血结，名为儿枕，先期出者只热也。或因脾虚，或因食滞，过期不至者，血虚寒也；将来作痛，血实气滞也。经行心腹腰痛，瘀血也；过期来紫块，气郁血热也；过期色淡，痰多也；过期作痛，血虚有热也；来多不止成血崩，经行后作痛，气血虚也；经久不止，肿满者，脾经血虚也；久断发肿，脾经入瘀也；久断腹痛满块痞，血结癥瘕也。妄行口鼻出血，火上炎也；经行痹痛，周身寒热，感冒也，不调淋带肌瘦，血气俱虚也。

月事不利：气冲　临泣　血海一切腹痛治之，并可代三阴交。　水泉　阴交

不調　中髎　中極　氣海　帶脉　腎俞　三陰交
　　照海　陰谷
不通　氣海　三陰交
經斷下冷　關元　中極　會陰
月事不時血塊腫痛　天樞
來多不止　通里　行間　隱白　太白　三陰交
行經牽痛　陰交　內庭　合谷
月事不來面黃乾嘔不孕　曲池　足三里　三陰交　血海　水道　支溝
血積敗痛　肝俞　腎俞　膈俞　三陰交

不调：中髎　中极　气海　带脉　肾俞　三阴交　照海　阴谷

不通：气海　三阴交

经断下冷：关元　中极　会阴

月事不时，血块肿痛：天枢

来多不止：通里　行间　隐白　太白　三阴交

行经牵痛：阴交　内庭　合谷

月事不来，面黄干呕不孕：曲池　足三里　三阴交　血海　水道　支沟

血积败痛：肝俞　肾俞　膈俞　三阴交

恶血痕痛：石关腹中疼痛。

室女月水不调，脐腹痛：天枢　气海
三阴交

室淋沥不断，腰腹痛：肾俞　关元
三阴交

崩漏 新久虚实宜辨。

阴阳抟，五十以后年尚少，肺上急来
曰崩，流而不止曰漏。初起实热，宜解毒；
久虚热，宜养血清火；久虚寒，宜温补。

脉：多浮动洪数而疾，漏下赤白。虚迟者
生，实数者危；小虚濡生，太紧急危。

大敦　太冲　隐白　三阴交　血海
交信　阴谷　然谷　中极

崩中：气海　中都　合阳

寒热满腹痛及崩中：阴交　关元　小肠俞　中极

崩绝不常：丰隆　石门　中脘　气海　天枢

带下 或七情伤包络，或产阴下，或房劳为红白，或久虚青黄黑。

荣卫滞气，赤属荣，白属卫，气血虚，虚寒，湿痰，湿热。

变为骨蒸为劳。

脉：浮为阳鸣，数为阴痛，紧则阳痛，弦为掣痛，小而虚滑者生，大紧实数者危。

赤带白浊：大赫

小便淋血痛肿：然谷　关元　涌泉　气海　阴交　太溪

赤白不食：曲骨

血脏积冷：归来　阴交　关元　膏肓　气海

赤漏下：天枢　次髎

赤淫经少：中髎　百会　肾俞

血瘕，按之汤沸，月内股小腹肿，挺出：曲泉　地箕

淋沥挺出：上髎　照海

血瘕聚，股脚无力：胃俞　脘俞

下苍汁不禁：下髎

脐下结血成块，不得溺：关元

吐逆善血：幽门

阴肿痛，月不通，难乳：气冲

阴疝：膀胱俞

淫痒：下髎

失精寒热，精血相克：肾俞　阴交
风门　中极　气海

疝气，脐下阴肿：中庭　照海　曲泉
三里

阴挺：气海　复溜　阴交　太冲
大敦

气血劳倦，五心烦热，肢节痛，目昏：
百会　阳陵　临泣　太冲　尺泽　合谷
巨门　膻中　水分　关元　气海　三里

女人气血虚，水气不血：行间治阴血
公孙治气　内庭　支沟　三阴交

烦喘；乳痈；膺癥痢结痰，并阴疮：
关元俞　膀胱俞　太溪
脊急；四肢不举：支沟　膈俞　曲池
脾俞　中封　三焦俞　太冲　至阴
遗精：中极　膏肓　心俞　然谷
肾俞　关元
大便不通：三阴交　太溪

求嗣 调经理脾。

肥盛者，或痰盛户寒，或脂封经闭，或七情内伤，或崩漏未平。瘦弱者，或疲怯血衰，或夙血块积，或子宫虚冷，或子宫太热。

关元　上髎　商丘　然谷　阴廉平脐下三寸下八分。　冲门　石关阴①疝，难乳，逆气②上攻。　气门在关元旁各三寸。　子宫在中极旁各三寸。　中极　神阙　阴交　涌泉一切疝气及有月事不调。

①阴：底本版蚀，据《西方子明堂灸经》卷一补。
②逆气：底本版蚀，据《西方子明堂灸经》卷七补。

疝绝子：筑宾　商丘　阴交　男子求子　神阙

结胎初孕

女子不孕者，气血俱虚也；肥多脂痰，塞子心也，宜消痰。壮盛经闭者，血实气滞，半虚实闭者，攻满兼施。瘦多干燥，衰无血也，宜消热。虚弱经闭者，血脉枯竭，经闭积块者，养血破积。

脉：尺沉滑，匀易生子；微涩迟，濡无力。一月肝，二月胆，三月心胞，四月小肠，五月脾胃，六月肺，七月大肠，八月肾经足，十月是膀胱。

有孕临产

子烦者，神闷乱；子痫者，口噤；子气者，两足肿；子悬者，胃痛胀；子肿者，面目浮；子淋者，尿频也；恶阻者，恶心少食；转胞者，不尿也。

脉：浮大难育，沉细易生。

孕禁灸：巨阙　幽门　行间　三阴交

小产：肩井　阴交产恶不止

胎动刺痛：关元　间使

新产之脉：宜实浮缓；忌小急疾；左尺大
为男；右尺大为女；寸口急危，沉细生。

新乳之脉：沉小滑生；实大危急；左乳核
为男；右乳核为女。

乳病

气血盛则壅，虚则枯，胃经热结。
乳头为阴所属，食厚味，怒伤，有儿口
热吹成，或为乳痈，或为乳岩，坚实久蓄
乃发。

乳汁少：膻中

乳痛痹膺，咳逆上气：天溪

乳痈：神封　膺窗

乳疝痛，不得乳：筑宾　梁丘

乳根結癰痛甚　臨泣　下廉　三里　夾溪　又云加　魚際　委中　少澤

乳疝痛冲心　帶脈　涌泉　太谿　大敦

乳紅腫　少澤　大陵　膻中

吹乳　中府　膻中　少澤　大敦

乳妬根乳　少澤　膻中

血澀　少澤　大陵　膻中

新產之病

惡血　肢冷　傷食　發熱　感冒　脹滿　頭痛　臍痛　血暈　口淡　中風　蒸乳　背攣　子宮　不閉　不收

惡血不止遶臍痛　陰交　中都　氣海　關元　中極　間使　四滿　石門

乳根结痛痛甚：临泣　下廉　三里　夹溪　又云加：鱼际　委中　少泽

乳疝痛冲心：带脉　涌泉　太溪　大敦

乳红肿：少泽　大陵　膻中

吹乳：中府　膻中　少泽　大敦

乳妒：乳根　少泽　膻中

血沥：少泽　大陵　膻中

新产之病

恶血　肢冷　伤食　发热　感冒　胀满　头痛　脐痛　血晕　口淡　中风　蒸乳　背挛　子宫　不闭　不收

恶露不止，绕脐痛：阴交　中都　气海　关元　中极　间使　四满　石门

难产：三阴交　巨阙　合谷　至阴　气海

横生：右足小指尖　至阴

横生死胎：合谷　三阴交

胎衣不下：中极　照海　肩井　内关　公孙　昆仑　三阴交　又《标幽赋》。

产后之脉：宜虚缓滑沉，细者生；忌实大弦急，疾者危。产前灸乳根、灸腹，产后灸取背穴、灸背，肩井。

子死母腹：灸右足小指外侧，至阴。

子刺母心：涌泉　太冲

产后血晕：支沟　三里

不识人：内关　关元　三阴交　阳别[①]　神门

产后诸病：期门

产后厥逆：肩井

---

①阳别：底本有旁注："阳池一名别阳，阳交一名别阳，阳别究不知何穴也"。

产后脐腹痛，恶露不已：水分　关元　膏肓　三阴交

疝瘕，脉：<small>弦急生，虚弱死。</small>

男七疝：<small>厥盘寒瘕跗脉气。</small>

女人八瘕：<small>蛇、脂、青、黄、躁、血、狐、盘。</small>

虚劳，脉：<small>数大细弦急。热嗽有汗，寒嗽无汗。</small>

肝脾血虚夜热。

外科

凡疮痈，手按热则有脓，不热则无脓；重按乃痛者深，轻按则痛者浅。按不甚痛，未成脓也；按之即复，有脓也；不复，非脓，乃水也。脓出反痛者，虚甚也；深而不知痛者，肉死，胃火虚也。凡凸肿者，为痈，痈者壅也，为实，为阳；凹者为疽，疽者，沮也，为盛，为阴。要法：用蒜片贴疮头上灸之，初起可散，将成可轻，如瓜菜之初生，以火煨热，则不发达而蔓衍也。

不痛灸至痛，深藏而必透之；痛灸至不痛，作恶而压伏之。此其大概也。至若疮疥、瘰疬亦如此，治于未然。且兼有移动牵消之法，在相其经络、步位，如在上而关系官窍者，可移使下；在下而关系隐曲者，可移使上。支节之间亦可挪改；隐微之候每可消除。神而明之，变而通之，存乎其心，为决度也。

如便毒在髀枢未甚，则灸下部而移之；将成，则灸疮顶而压之，已有明验。又如乳痈、腋疬，曾灸手部而散之，且如鼻痔、疽肉，灸通天而消之，皆有成效，举一以类推尔。

疮科之名不一，为毒多奇，分部作殃，因形别类，专门之家，尚难通晓，补之凉之，用王道也；攻之劫之，行伯术也。时其虚实，而节制之。人有老幼，地有南北，致有久近，不可为典要也。

九脉浮数而不发热，微迟而反热，洪数反振寒、反恶寒。若有痛处，必痛疽，皆属心火，心主血也。痛，六腑阳气，脉浮；疽，五脏阴气，脉沉数。

五善：动息自停，便利调匀；神采精明，体气和平；饮食知味，脓溃肿消；语声清明，水鲜不臭。

七恶：肩背强，股重，肾脾损也；喘粗短气，嗜卧，脾肺虚也；目上视不正，黑睛紧小上视，肝肾虚也；大汗发渴，泻或闭，邪火内燥也；不下食，呕不知味，胃虚也；既溃而肿，病尤恶，胃虚火盛也；声嘶逆呕，昏愦，寒气内湿也。

发背穴： 肩井　委中　阳辅　以蒜片灸之

背疽胁痛： 章门　丘墟

背疽腰痛： 昆仑　委中　须分经络远近部位用。

瘰疬： 在颈为瘰，在颐至缺盆为疬，结核连续，坚而不溃，形如蛤在。

在胸侧则为马刀疮：肩井　天井　曲池　肘关

出于颊下及颊车者，以手足阳明经取之。合谷　三里足。各七壮，以蒜片贴灸。

绕头起核，曰蟠桃疬蟠蛇：天井　风池　肘关　缺盆

延及胸臆连腋下，曰瓜藤疬：肩井　阳陵泉　膻中　大陵　支沟

左耳根肿核，惠袋疬：翳风　后溪　肘关

右耳根肿核，蜂窠疬：翳风　颊车　后溪　合

五瘿：一曰石瘿，如石之硬；二曰气瘿，如绵之软；三曰血瘿，如赤脉细丝；四曰筋瘿，乃无骨；五曰肉瘿，如袋之状。

扶突　缺盆　天突　俞府　天窗　膺俞　喉上　膻中　合谷

口内生疮，臭气不可迫：人中　金津　玉液　合谷　承浆

三焦热极，舌上生疮：关冲　外关
天中　金津　玉液　地仓

　　五疥干、湿、虫、脓、砂：血海　大陵

　　五癣湿、顽、风、马、牛：合谷　曲池
绝骨　膝眼　三里

　　抱头蛇以绳将本头围平，摺自合谷度上肘
尽处，灸之。

　　眼蜞：灸脚眼外廉。

　　瘿瘤：浮白　臑会。

杨梅疮

　　天疱疮风湿热也。

　　疔疮另有十三疔之名，各三十六个，则危，
刺血为上。经曰：白疔发于鼻准黑、耳前青、目
下黄、云根赤、口唇白。灸穴　合谷　曲池
肩井　三里

　　大瘋大拇指骨筋缝间。灸三壮。又云承浆
灸三壮，委中刺出血。刺其肿处，血出如墨，日
日一刺，血色变红自愈。人中　肩俞　三节
五节

　　蛇伤灸伤处，仍以蒜片贴咬处。

　　虎伤灸伤处七壮，仍以蜘蛛捶烂贴之。

　　蛊毒两足小指尽处各灸三壮，即有虫出酒
中，随酒肉中、随肉菜中、随菜、随饮食而出。

　　足背生毒，名发背：内庭　侠溪　行
间　委中

　　手背生毒，名附筋发背：腋门　中渚
合谷　外关

肝蕴湿：而外束于寒邪，或形如爪，或鸣如蛙；阳脉急为癫，阴脉急为疝。牢急者生，弱急者危。提其顶而灸足穴，使其气上升。

七疝：

水囊肿，汗出如水晶，搔痒，出黄水，小腹按之作声，得于役使内过也；

筋茎肿，或浓病、或缩、或痒、或振不收、或滑精随尿，得于房劳也；

血尿，如血在小腹两旁，伤于暑湿劳气，当泄不泄而成；

气上连腰，下阴囊，得之怒郁。小儿如病此，父强入房也。灸筑宾穴；

脉状如仰瓦，卧则小肠入，行则出，如狐夜伏昼出也。夜入不溺，类气疝；

寒囊，寒冷，硬如石，茎不举，控丸作痛，得于使内，寒湿也；

癀囊，大不痛，染湿气也。

膀胱气，小腹以手按，做声痛。若发于寒月者，寒邪入膀胱也；发暑月者，暑入膀胱也；

小肠气，脐旁一梗，上钓痛，有元气虚而受寒者，有阳明受湿，传入太阳，恶寒发热。

毛际间痛者，肠中之气做声。或痛者，盘肠气也。

肾气：小腹下注，上奔心腹急痛。丸一大者，偏坠；丸而不痛者，肾气也。有怒而发者，宜顺气；劳则发者，肾虚也。久不愈，宜攻宜补也。

归来少腹发卵缩，茎中痛。 气冲阴茎及两九睾隐痛。 不容癀疝 大巨癀疝，阴下纵。 水道少腹满，引阴中痛。

商丘狐疝上下，小腹卧痛，下行阴中。　冲门阴疝，难乳。　肝俞小腹痛，寒疝　中膂俞寒疝　肾俞　次髎疝气下坠，腰脊痛。　金门　合阳

肾：照海率病　筑宾小儿胎疝　阴谷小腹急痛引阴。　涌泉男如蛊，女如妊。　然谷寒疝　太溪脐下疼痛，寒疝。　交信㿗疝　四满㿚疝

胆：五枢寒疝，阴卵上入小腹痛。

肝：大敦卒疝　行间寒疝　太冲㿗疝，小儿卒疝。　中封寒疝　中都　蠡沟　曲泉

督：长强寒疝

任：曲骨㿗疝　中极瘕痛　关元㿚聚　石门小肠　阴交寒疝　曲骨㿗疝

〔日〕后藤省 编撰　衣兰杰 校订

日本文化六年刻本

艾灸通说

　　《艾灸通说》两册，不分卷，乃日本江户时期名医后藤省根据其父亲讲稿所编之艾灸疗法专著。成书于日本宝历十二年（1762）。后藤省，字仲介，号椿庵，具体生平不详。书中主体内容包括采艾制作、大小、灸数、灸法、脊骨长短、点位狭阔、灸疮、艾火非燥、不选时日、火无良毒共 10 部分；附录部分包括作者答五位友人提问书。作者所论艾灸多有创见，如认为"万病在于一气留滞"，而艾火入经，能开郁化滞，治疗多种疾病，但须久灼多灸；艾火之性并非燥烈，而是温润和平，非但寒证可用，热证也可采用；强调灸疮非发不愈，灸不拘于时；灸后须养精神等，于艾灸学多有建树。现以日本文化六年（1809）文泉堂刻本校订刊出。

《艾灸通说》编目

《艾灸通说》

后藤省仲介父 著

制法精粗

　　予少时，江州猪吹山下太平寺村有一老人，赍真艾来京师，将以先君子言为征焉，且精造法，开街店也。先君子大喜，详以其事口占焉。家园才栽数根，培养甚易茂盛，岂止吾门之幸哉！又手掘采嫩根，移种缸中，乃赠之诸州门弟子，惟令知其真伪有别也，而颇通世用者，其谁之力欤？四五月间，连茎刈取，曝干，收叶，二三年而后取出，拣净叶，入石臼内，木杵捣熟，筛去黑滓十次，风日透干亦十次，至其柔烂如绵，滓尽而宜印色胎者为度，谓之艾肉，乡语呼木孤蘽，非寻常野艾，俗呼郁木吉者比。然野艾亦无害，遇阙可相通用，甚者于野艾中杂午房叶假充，市中多有招牌，宜辨认焉。盖虽谓陈久者良，若出三年，口嚼气味俱脱者，慎勿用之。近世有灸家鼓弄愚人、妇儿者，先用干漆末或胆矾末少许以合和艾中，纸卷压转，坚为长炷，小大切

時熱睡不覺熱痛者多在疝瘕內鬱血肉凝滯之

而壯數多者為勝於灸大而壯數少者矣且夫灸

餘要大故壯數反不多乎今治積聚沈瘕乃灸小

觀之大者痛楚苦惱不可堪焉古人頭面欲小其

臺秘要曰江南嶺南寒氣既少當二分為準自予

日小兒七日以上周年以還灸如雀糞又王燾外

陳延之小品一作灸不過三分是謂從宂

不過三分是謂徒宂灸務大也小弱乃小作之又

為孫思邈千金翼云黃帝曰灸不三分是謂徒宂

雞子雀屎棗核銀杏小指等大臨時以異其灸者

六集卷註一

療癘癧贅瘤便毒等證則古人亦有帽簪頭竹箸頭

凡作艾灸以鼠糞麥粒大為則也而其癰疽疔癤

艾灸小大

為凡有志濟物者宜深慮熟察也

向之藥艾神灸則稍有可取者也檢閱方書可見

麻花灸硫黃艾透火艾雷火鍼霹靂火之類若比

神灸皆是恣意臆料徇俗射利之術耳古人亦舉

僅灸其上灸下卒然有跡而坐反不焦黑者名曰

用者名曰藥艾又樟腦汁蘸紙剪為坐取當人膚

用者，名曰药艾；又樟脑汁蘸纸，剪为坐，取当人肤，仅灸其上，灸下卒然有迹，而坐反不焦黑者，名曰神灸，皆是恣意臆料、徇俗射利之术耳。古人亦举麻花灸、硫黄艾、透火艾、雷火针、霹雳火之类，若比向之药艾神灸，则稍有可取者也，检阅方书可见焉，凡有志济物者，宜深虑熟察也。

艾灸小大

凡作艾灸，以鼠粪、麦粒大为则也。而其痈疽疔疖、瘰疬赘瘤、便毒等证，则古人亦有帽簪头、竹箸头、鸡子、雀屎、枣核、银杏、小指等大，临时以异其灸者焉。孙思邈《千金翼》云，黄帝曰：灸不三分，是谓徒宂。陈延之《小品》一作：灸不过三分，是谓从宂。灸务大也，小弱乃小作之。又曰：小儿七日以上，周年以还，灸如雀粪。又王焘《外台秘要》曰：江南、岭南，寒气既少，当二分为准。自予观之，大者痛楚苦恼不可堪焉。古人头面欲小，其余要大，故壮数反不多乎。今治积聚沉瘕，乃灸小而壮数多者，为胜于灸大而壮数少者矣，且夫灸时熟睡，不觉热痛者，多在疝瘕内郁、血肉凝滞之人，须渐粗艾炷，以知为住，否则痈疽癫毒之凶兆，亦宜早就事斟量之也。《灵枢》曰"黑色美骨耐火炳，坚肉薄皮不耐火炳"者，终属茫然。此邦捻成艾炷，两头相尖，似鼠屎状，俗呼捻艾。灸时，每一壮以竹箸摘取之，用唾粘着点墨上，则炷心被相压，易松胀，或垫或顽，其苦热亦难堪也。是以今作艾炷，先取艾肉，微焙，纸卷压转，至细长如火叉状为度，用时，一头斜剪，一头平直，去纸入器，毛茨不起，俗呼切艾。其灼之尤得便，烧痕亦不展大，令人易忍燃痛。唐时已有近此法者，其炷根下必令平正。然《灵枢》所谓手巧而心审谛者，可使行针艾，此虽捻艾，亦有其人，则可胜是任也。盖市中所卖切艾，其粗大之，本是灼者惮劳，病人亦厌其多，恐为三壮七壮而止乎？其复致思焉。

灸数多少

凡病行灸，动有至数千万壮者，是乃旁视者无不惊讶焉，而先君子不得已之一举也。古今医家之多，竟无有一人能为之先者矣，何者？内伤诸疾，多有積聚為基，皆是今時男女腹裏之元惡也，故沉滯久痼，莫如灸療，而數千萬壯，令其溫導快活之者，則與古人所為大不同焉。張介賓所引長桑君秦承祖，灸癥瘕痃癖，及孫思邈、劉瑾、李挺輩亦灸痞塊，而未見其壯數至多者耳，如夫瘧痢暴疾、瘡瘍折傷等證，則皆與古式不甚相異也。《扁鵲灸法》有三五百及千壯，已謂之大過；而其他無至千壯者，《曹氏灸法》有百壯，有五十壯，《小品》諸方皆然，而況此邦用灸者乎？《素問》有灸風寒濕者，或從少至多，或從多至少，然則疫邪外感亦有不忌灸者，當在臨應詳酌也。夫人素來強壯無恙者，不宜議灸為，不宜施藥為，古人所謂壁間安鼠，無事生事者也，故避風寒、節飲食、省思慮、遠房慾，此乃不灸之灸也，不藥之藥也。然人以七尺之身，對無窮之事，必不為物所病者至稀矣，曰藥曰灸，有病而後皆能應變，不可預期為，雖使灸藥二者，常灼常服，亦豈有以養生命之理乎？凡病者，惟元氣之所當自治者也，故輕證不賴醫療，自愛而愈，若其元氣疲

有积聚为基，皆是今时男女腹里之元恶也，故沉滞久痼，莫如灸疗，而数千万壮，令其温导快活之者，则与古人所为大不同焉。张介宾所引长桑君秦承祖，灸癥瘕痃癖，及孙思邈、刘瑾、李挺辈亦灸痞块，而未见其壮数至多者耳，如夫疟痢暴疾、疮疡折伤等证，则皆与古式不甚相异也。《扁鹊灸法》有三五百及千壮，已谓之大过；而其他无至千壮者，《曹氏灸法》有百壮，有五十壮，《小品》诸方皆然，而况此邦用灸者乎？《素问》有灸风寒湿者，或从少至多，或从多至少，然则疫邪外感亦有不忌灸者，当在临应详酌也。夫人素来强壮无恙者，不宜议灸焉，不宜施药焉，古人所谓壁间安鼠，无事生事者也，故避风寒、节饮食、省思虑、远房欲，此乃不灸之灸也，不药之药也。然人以七尺之身，对无穷之事，必不为物所病者至稀矣，曰药曰灸，有病而后皆能应变，不可预期焉，虽使灸药二者，常灼常服，亦岂有以养生命之理乎？凡病者，惟元气之所当自治者也，故轻证不赖医疗，自爱而愈，若其元气疲

于大寇，不自能冲阵，无如之何？故元气保于险地，畏缩犹有生望，其将借援兵者，此非佯输也。于是医家权以谍之，或灸或药，撰用其各当可者，则元气扶伤，勃然与之戮力，遂以去其邪、亨其屯矣。然则元气得势，饮食渐进，复能承顺血精，自可以补充其诸虚不足之地也，或宜灸者药之，或宜药者灸之，或虽灸亦非其要穴，或虽药亦非其主对；且其元气难受者，或以单施，或以兼施，则不至误事，失厝、自死、杀人者鲜矣。若至其不治之证，则虽投百方，病不许治，而元气就虚分死，不能为之一顾者乎，《素问》所谓神不使也。是以沉滞久痼，虽宜灸者，二报三报，不得其效，即俗谚云：蜂蛰牛角，何痛之有。固非医师神手，病人铁心，则灸数不多，无因决敌焉。其初畏苦热而不从，及才灸，驱癥开膈，随食随快，日数百，积至千万者，间亦有之。意其灸字，有长久当灼之意，俗呼鸦乙盱，又呼鸦乙笃，故许慎《说文》：灸，灼也。从火，久声。正谓此尔。奈何世之毁谤者，以为常常如斯强人多灸，全是一倡群和，何足与言焉！吾门小疴少灸，不必多，各逐其人而治之。然灸毕，烧痕微痒如虫行者，俗曰乞火，必再报之，多多益善。凡有滞患之人，虽使当时不发，亦要其防不虞者，莫如频多灸之，大异乎向之强壮无恙者也。诸疾不可治者，勿强灸之过度，《灵枢》谓之恶火，反为火势贾害焉。若其误灸，浸剧而遂归罪于先子者，噫是失火怨燧人也，可胜叹哉！

灸法异同

《明堂》曰：先灸于上，后灸于下。是即平常行灸之大法也。王执中所谓先阳后阴、先少后多者，亦同。又孙思邈云：正午以后乃可灸，午前平且不可灸。李挺云：春东坐西向，夏南坐北向，秋西坐东向，冬北坐南向。此邦男先左，女先右，女灸男，男灸女，又灸毕，横持小刀，近当黑盖子。祝诅曰：根切、叶切、病切。即是龚信"以铁物压灸处"之类乎。张介宾云：灸传尸瘵，须请莲经，并普庵咒镇念之。吾门皆不用此例也，近世哑科，于背二行肝、脾左右四穴内，各省上下二穴者，名曰斜对，此以其小儿嫌多，不肯受灸故耳。又灸身柱穴，俗呼散气；灸章门穴，俗呼根烧，皆察其小儿所患者以灸之，固非思邈所谓逆灸之类也。然妇人无知，惟务姑息，动辄灸时忧儿躁哭不宁，频畀①馅饼生果慰之，名曰灸粮，反不知受其隐戮焉，而徒责艾灸不效者，何耶？旧染成俗，非一朝也。凡灸前后须要静养，且以禁内尤为第一。今言前三后七者，平人犹不可许焉，而患人犯之罹灾，岂可以不慎戒乎！此邦灸讫，令远望大岳者，是乃当时开畅郁气之法也。《灵枢》曰：灸则强食生肉，缓带被发，大杖重履而步。是恐过中矣。盖灸时不吹其火，待从容自灭者，《灵枢》谓之补，即常法也，癥疝、滞患、瘤疾、坏证皆用此法。直吹其火，令炷速烧尽者，《灵枢》谓之泻，即权法也，伤食、卒痹、疝痛、虫痛、妇人难产、小儿惊痫等证，间用权法。灸之，日数千壮，若不痛者至痛多少进止，以治为期，救急良策，莫此为捷。《明堂》禁穴许灸，自一壮至三壮，然于大急所当灸者，则其数不在此限。又豉饼、蒜钱、附子、葶苈、商陆、黄土、生姜、盐面、头垢及熏脐、炼脐

---

①畀：给予。

之法，此亦不得已之手段，非寻常所为也。又不用艾火，假灸名者，有内灸、天灸、硫黄灸、桑枝灸、代灸膏、代灸散之类，是以此邦采湿漆点肤俞，多疗大人、小儿诸疾，其点穴微烂如灸疮，晋时才有生漆涂法，亦未见其与灸同例者焉。近世诸州耳剽已久，必曰某某精传，不论经穴，妄立灸法，全是吾门同志之士，分处诸侯之国，以灸疗著鸿续，皆其流风余泽也，不可恶焉，不可笑焉，俗弊因是，为之一变，则后必至于正矣。

脊骨长短

脊骨二十一节，大椎三节至尾骶，共二十四节。是乃《素问》举其大纲，而诸子百家皆所信据。予尝观项骨下脊骶，分为二十三、五椎者，则不可必以二十一，而中间限绝之也。唐孙思邈曰：取大椎之法，除项骨三节不在内，或人亦有项骨短而无可寻者，但当以平肩之处为第一椎，以次求之，可无差也。然肩肉肥大者，妄以平肩取之，则穴道参差，多不中也，故除肉偏与肩尖平齐处，以手按之，使其回顧俯仰、則附頭而轉者爲項骨、其不轉者爲脊骨、方是第一椎、下以算之、諸椎循次可得矣。如夫脊骨中長、上下短者、此其常位也。自一椎至尾骶、有細節者、亦連取之、則或有二十八九椎者、不足以備員耳。張介賓曰、凡取脊間督脉諸穴、當於骨節突處取之、但驗於魚骨爲可知也。然古人諸說取於節下、予亦竊倣於此。嘗聞劊子以爲解剖骨節視之、最與魚骨有少異處。又思邈曰、其人骨節分明、則以椎數爲準。若脊背肥厚、骨節難尋、須以大椎至尾骶量分三尺折取之、不然則以平臍十四椎命門爲則、逐椎分寸取之、則穴無不真。此持舉其大槩、而非至當之論也。夫肥人腹垂則臍低、瘦人腹窄則臍昂、今不論肥瘦、用線而取之、以杖而度之、則其穴不中必矣。蓋背部諸穴、並俯而取之、則脊骨隆凸、椎穴以明也、不但脊中、而脊際粲然易尋焉。

　　點位狹濶

人之爲體、上下前後、必有肥瘦歪正寬狹長短之

回顾俯仰，则附头而转者为项骨，其不转者为脊骨，方是第一椎，下以算之，诸椎循次可得矣。如夫脊骨中长、上下短者，此其常位也。自一椎至尾骶，有细节者，亦连取之，则或有二十八九椎者，不足以备员耳。张介宾曰：凡取脊间督脉诸穴，当于骨节突处取之，但验于鱼骨为可知也。然古人诸说取于节下，予亦窃仿于此。尝闻刽子以为解剖骨节视之，最与鱼骨有少异处。又思邈曰：其人骨节分明，则以椎数为准。若脊背肥厚，骨节难寻，须以大椎至尾骶量分三尺折取之，不然则以平脐十四椎命门为则，逐椎分寸取之，则穴无不真。此持举其大概，而非至当之论也。夫肥人腹垂则脐低，瘦人腹窄则脐昂，今不论肥瘦，用线而取之，以杖而度之，则其穴不中必矣。盖背部诸穴，并俯而取之，则脊骨隆凸，椎穴以明也，不但脊中，而脊际亦灿然易寻焉。

点位狭阔

人之为体，上下前后，必有肥瘦、歪正、宽狭、长短之

灸参通说 十一

不同，而如今以口吻、指节、乳间寸法一概混用，则真穴不当其处，徒破好肉，无益于治事也。凡点法须要平直四体，令微似窥临状，然后上下摸索算之，背部真穴立见。若病人已困，不得正坐，其余当以因孙思邈所谓"立点立灸、卧点卧灸"为的。又平生坐位有易倾者，妇女尤多，此其点时，放直两脚，前身如曲尺样，则其腰脊正而不倾，经穴亦易悉也。又灸疮愈后，其瘢或有凹入如款者，或有凸起如识者，或背二行、三行之间，肉凝覆穴，其脊椎难寻者，比比有之。故窦汉卿曰：取五穴用一穴而必端，取三经用一经而可正。此亦庶令点者，丁宁不涉虚投也。灸痕一讹，终身无掩，若点者他日观之，则当耻汗透衣矣。扬操曰：背者重厚，灸之宜多，经脉出入往来之处，故能引火气。是以背面自九十俞至十五六，若脊中，若脊际，若膂内，若膂外，皆须精思商量，准而按之，其肌肉纹理、节解缝会、指头陷没宛宛之中，酸疼是穴，每依此，二行三行，及瘢根、章门、京门、八髎等穴，苟尽吾心求焉，则不中不远矣。盖世医之取穴俞也，其狭之者，多是皇甫谧、滑寿之说也；而阔之者，则刘瑾、张介宾之论也。否则不审治体，不用寸法，腹背手足数十百处，徒灸以欺病人为事，皆是医家之罪，固不容诛，而信用之者，亦当分受其责也。先子尝言，不从张氏，固据滑氏者，亦以予视之，则犹似阔也。今之医家，切磋无人，先入为法，殊欠分明，《灵枢》有曰以痛为腧，确乎正式，不可易焉，故《千金方》云：吴蜀必取阿是之法。《医学入门》亦谓之天应穴，究竟人身必有天生自然之经穴而已。或背骨有左右低昂者，或中节有上下曲畅者，又腹底癥癖、帖伏不出，则为背骨中节之患，如此者点位不正，是乃真穴。观者谓之不正，而记墨不可改焉。若点穴后，欲经三五日者，预先灸一二壮，谓之记灼，若是墨迹隐起而不消，或有着烟筒中脂过日者，是为秽物，尤可禁矣。近世取穴，多用同身寸法，皆被世习混染，迷而不自觉焉，窃思人身本一经络耳，手足内外不可有始终根结也，予尝著背腹阴阳说，以驳其必不然者也，而众诮①群猜，亦将终不能免矣。然宋仁宗朝，王维德始铸铜人为式，此邦因以从张、滑二氏者，各作人形，图章相传。手足阴阳十二经脉三百零三穴，左右总六百零六穴，任、督二脉五十一穴，十四经隧，都合六百五十七穴，新加奇腧，主治诸疾，虽使阴阳分配、细碎乱真，亦其中有要穴，试效居多，是乃古人嘉惠后学之功，何其至耶！盖经穴之有命目，犹世人之有名字，单曰穴，则不知何穴也；单曰人，则不知何人也，皆是假名，而其名义不可强解。孙思邈、宋均一二人辨其诸经隧穴之名，必凿至于枉矣。又于背二行，阙六椎、八椎、十五椎等穴名者，终不能无疑焉。如夫《素问·形志篇》云：五藏腧者，此一种灸法也。《外台秘要》所引崔知悌患门四花，或王执中、高武辈四花点说，或陈自明骑竹马，刘瑾八穴，其余奇腧取法，不可枚举，皆是虽属烦杂，无害治事，则按证选用，亦不为不可矣。

灸疮要发

灸疮者，瘀血、浊液遂成脓汁，浮溃荡尽，则生肌敛

---

① 诮：责备。

口也，故王执中曰：凡着艾得疮发，所患即瘥，若不发，其病不愈。夫人内伤诸虚，日就赢瘦者，虽频灸之，热痛难忍，其灸外亦不显血色，三五日间，黑盖干硬而脱，则无可奈之何矣。若艾火彻内，开郁通滞，元气得资，再以润枯添液，灸沿随见一红晕，则当以酿疮脓、贴纸花而愈也。又灸处有发病者，俗医归咎于灸火，反不知此良能，何者？痛毒将萌之时，元气犹无逐破之力，幸得冥助，暗成脆道，以使内毒有路而援引之，若至失期后时，则郁毒弥增长，或亦为内攻也。凡两脚非但患痤疖臁疮，而风市、三里、三阴交等穴，灸疮溃时，才发寒热，腿胯合缝之下，结成一核，肿痛如便毒初起者，此邦俗呼狗儿，全非疮建，此筋脉中之气，当时激而迫聚者乎，又灸疮，脓汁侵蚀他处者，俗呼葛肤列，多是引动躯中之诸结毒也。既而败瘀自排，痛痒自安，则后必失诸证，强健倍旧矣。且灸迹起泡者，俗呼胕①肤孤列，当以针刺破出黄黑水，若不然，则虽灸其上，不行火气，水中投火，何益之有？盖不问体之肥

---

① 胕：传播。

瘦、病之轻重，有灸疮发而病不愈者，有灸疮不发而病愈者，多其天赋之不同乎？抑亦瘀血之有无乎？艾数之多少乎？是乃世人之一疑城也。罗天益以十二经应十二时，言其灸疮之发不发者，实落乎运气者流之陋谈矣。如夫血肉枯瘦不发疮者，此其常候，或有须履底、葱茎、麻油、皂角等品发疮者，或有须柳絮、竹膜、新棉、兔毛等品愈疮者，或膏药洗法，载在方册，吾门皆不用之，唯求其自发自愈也耳。故李挺曰：灸后未发不宜热药，已发不宜凉药，常须调护脾胃，俟其自发，不必外用酒点、葱熨等法。其见为钜矣。

艾火非燥

予常对灯有感焉。夫人身犹灯盏也，元气犹火也，血液犹油与灯心也，是以观察其形气血液相与活动健运者，譬犹灯盏盛油，加灯心三四条，点火扬明，而渐渐红焰舞去于上，则灯心亦终至并油暗耗，然屡以添入其油，灯心则自当继明保全，是乃平人善得日常之修养者也。若盏底才见油脚，

氣直解表裏澀滯之氣則血液通融癥瘕奔竄胃

病宜灸者腹背手足選其要穴務以艾火活壯之

以爲然也艾氣雖通腹中亦豈自口中出乎凡百

之熨斗熨之候口中有艾氣自愈者則吾未敢信

楊誠皆曰小兒臍風婦人腹痛臍上隔蒜以艾灸

專謂火氣溫之則溫石熨法亦何別爲若夫楊起

治有力非惟火氣溫之暗通艾氣之妙至矣盡矣

其功嗚呼偉矣哉意其灸之爲用也孤行雖微內

平能近取譬可以概見矣蓋古人採艾名灸艸者

艾灸通説

挑留其火亦如內傷漸虛胃氣無力遂失癥理者

死等證何異爲或油及燈心滴消塵減無因把橾

蛾來徃遊兒一呼忽然滅火者則與暴痱中惡卒

報喜者實是不異於灸藥鍼按之調理矣至其飛

油濁驅其蟲害則火氣順引燈心再得金英可以

如寒暑風濕疫邪飲食之患也於是乎早以袪其

多誤落於油中必有旁著燈心而火亦將滅者即

疝瘕瘀血爲之內滯以生諸證相同又小蟲掠火

逕濁日聚動令燈心凝澀透影隨致沉陰者殆與

逕浊日聚，动令灯心凝涩，透影随致沉阴者，殆与疝瘕、瘀血为之内滞，以生诸证相同。又小虫掠火，多误落于油中，必有旁着灯心而火亦将灭者，即如寒暑、风湿、疫邪、饮食之患也，于是乎早以祛其油浊、驱其虫害，则火气顺引灯心，再得金英，可以报喜者，实是不异于灸药针按之调理矣。至其飞蛾来往，游儿一呼，忽然灭火者，则与暴痱、中恶、卒死等证何异焉？或油及灯心，滴消尘减，无因把橾[1]挑留其火，亦如内伤渐虚、胃气无力，遂失癥理者乎，能近取譬，可以概见矣。盖古人采艾，名灸草者，其功呜呼伟矣哉！意其灸之为用也，孤行虽微，内治有力，非惟火气温之，暗通艾气之妙，至矣尽矣！专谓火气温之，则温石熨法亦何别焉？若夫杨起、杨诚皆曰：小儿脐风，妇人腹痛，脐上隔蒜，以艾灸之，熨斗熨之，候口中有艾气自愈者。则吾未敢信以为然也，艾气虽通腹中，亦岂自口中出乎？凡百病宜灸者，腹背、手足选其要穴，务以艾火活壮之气，直解表里涩滞之气，则血液通融，癥瘕奔窜，胃

①橾：木杖。

艾灸通說

十六

元隨輸諸證隨退，譬如火焙粢糕，中心溫潤也。今之醫家，謂以灸乾耗血精者，何足以語治病養生之術哉？故《靈樞》曰：鍼所不宜，灸之所宜。上氣不足，推而揚之，下氣不足，積而從之，陰陽皆虛，火自當之。又曰：視其脈之陷下者灸之，是也。《外臺祕要》引蘇游論曰：凡患癥癖之人，多成骨蒸，須依癖法灸之。蓋骨蒸勞瘵，乃血精、元氣虛乏之證，崔知悌亦立四花灸，及危亦林稱遇仙炎者，益可準知矣。今時灸後，若有寒熱、頭疼、腹痛、緊滿等一二證，則皆以為灸療之過，嚇然駭人，眾口爍金，殊不知其癥蟲畏動，實屬瞑眩也。若其狐鼠進退，疑之中止者，則因噎廢食之類乎。病人灸火難堪，及易瞑眩者，先以溫石、炒鹽等物，屢令溫熨其募腧，習慣覺快，然後灸之亦佳。近世之人，諸病愈後灸者，呼曰止灸，所謂塵飯土羹，絕類兒戲，嗟夫世遠俗紛，古之道不明久矣！張機曰：微數之脈，慎不可灸。又徐汝元曰：浮數脈忌灸。此醫家動為引證，亦不必拘執也。

元随输，诸证随退，譬如火焙粢糕，中心温润也。今之医家，谓以灸干耗血精者，何足以语治病养生之术哉？故《灵枢》曰：针所不焉，灸之所宜。上气不足，推而扬之，下气不足，积而从之，阴阳皆虚，火自当之。又曰：视其脉之陷下者灸之，是也。《外台秘要》引苏游论曰：凡患癥癖之人，多成骨蒸，须依癖法灸之。盖骨蒸劳瘵，乃血精、元气虚乏之证，崔知悌亦立四花灸，及危亦林称遇仙炎者，益可准知矣。今时灸后，若有寒热、头疼、腹痛、紧满等一二证，则皆以为灸疗之过，吓然骇人，众口烁金，殊不知其癥虫畏动，实属瞑眩也。若其狐鼠进退，疑之中止者，则因噎废食之类乎。病人灸火难堪，及易瞑眩者，先以温石、炒盐等物，屡令温熨其募腧，习惯觉快，然后灸之亦佳。近世之人，诸病愈后灸者，呼曰止灸，所谓尘饭土羹，绝类儿戏，嗟夫世远俗纷，古之道不明久矣！张机曰：微数之脉，慎不可灸。又徐汝元曰：浮数脉忌灸。此医家动为引证，亦不必拘执也。

中国针灸大成　六三八

月令日以避劇月難任之日爲明堂曰灸時若逢
之遲滯矣夫人每年爲自養二三次灸者當撰閑
腹痛小兒驚癇婦人難產等證須急灸療慎勿忍
以防未萌全是獲孫氏之心耶凡傷食暴痱疝蟲
二月二日八月二日市中行灸者皆將居安慮危
妨礙今多有役於湯藥者反恬然不以介意焉然
家臭味相投其宜灸者必不灸之束手就困大覺
時卯日禁腹灸辰日禁股灸寅未申亦然醫家病
虎背羊頭猿尾者皆是畫工筆力之所難能而何
是亦未得一刀兩斷之旨也此邦俗呼兔腹龍股
許希曰卒暴之疾須速灸療一日之間止忌一時
下有須避人神語惜乎可謂美玉中之一大瘕矣
即灸三數穴此乃實用真試最可賞獎之言而其
之可以能解矣孫思邈曰人自覺十日已上康健
人唱之和華同聲莫不皆然其愚惑無稽非片言
筭者皆是陰陽先生術家之腐談也嗚呼悲哉一
古今方書謂月厭月忌月殺月刑四激六害人神

不選時日

不选时日

古今方书，谓月厌、月忌、月杀、月刑、四激、六害、人神等者，皆是阴阳先生术家之腐谈也，呜呼悲哉！一人唱之，和华同声，莫不皆然，其愚惑无稽，非片言之可以能解矣！孙思邈曰：人自觉十日已上康健，即灸三数穴。此乃实用真试，最可赏奖之言，而其下有须避人神语，惜乎！可谓美玉中之一大瘕矣！许希曰：卒暴之疾，须速灸疗，一日之间，止忌一时，是亦未得一刀两断之旨也。此邦俗呼兔腹、龙股、虎背、羊头、猿尾者，皆是画工笔力之所难能，而何时卯日禁腹灸，辰日禁股灸，寅、未、申亦然。医家、病家臭味相投，其宜灸者，必不灸之，束手就困，大觉妨碍。今多有役于汤药者，反恬然不以介意焉。然二月二日、八月二日，市中行灸者，皆将居安虑危，以防未萌，全是获孙氏之心耶。凡伤食、暴痱、疝虫、腹痛、小儿惊痫、妇人难产等证，须急灸疗，慎勿忍之迟滞矣。夫人每年为自养，二三次灸者，当撰闲月令日以避剧月难任之日焉。《明堂》曰：灸时若逢阴雾、大风雪、猛雨、炎暑、雷电、虹霓，停候晴明再灸，急难亦不拘此，是也。若其开阅历书，言禁忌、求福者，则不但宋明帝避凶败丧亡等字，而汉陈伯敬终身不言死，与妻交合，必择日时者，亦更难辨，颇发一笑矣。又《素问》曰：大风灸者，阴阳交错；大雨灸者，诸经络脉不行；大阴灸者，令人气逆；大寒灸者，血脉畜滞。此等自灸乃更动其病，令人短寿，即谚所谓以针为棒。若有其可灸者，则不可必泥此例也。

火无良毒

火本无形也，其光焰因物为体，则尚有良毒之可言耳。《明堂》曰：古来灸病，忌松、柏、柘、橘、榆、枣、桑、竹八木火。然今引其灼性，移之他物以灸，则与戛金击石之火亦何分焉？盖周官司爟氏，四时易国火，春取榆柳，夏取枣杏，秋取柞楢，冬取槐檀，季夏别取桑柘之火，皆就其四时所便者，以为日常之民用乎；饶氏艾灸唯以五火为良，然榆、枣即古之所忌，已在五火中，则不能以无疑矣。此邦常火者，以铁

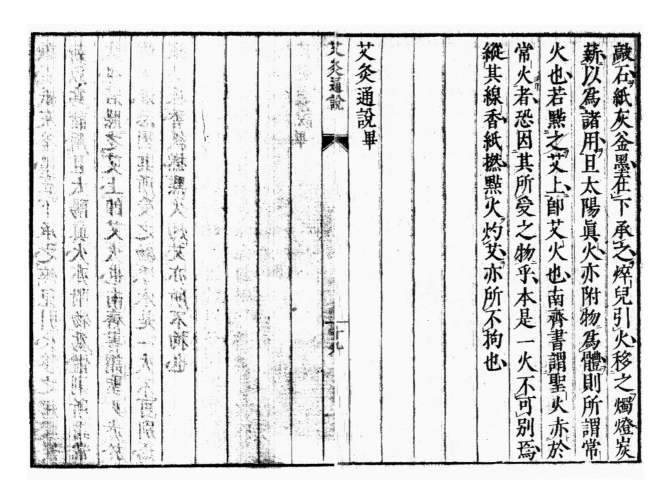

敲石，纸灰釜墨，在下承之，焠儿引火，移之烛灯炭薪，以为诸用，且太阳真火，亦附物为体，则所谓常火也，若点之艾上，即艾火也。南齐书谓"圣火赤于常火"者，恐因其所受之物乎。本是一火，不可别焉，从其线香、纸撚，点火灼艾，亦所不拘也。

《艾灸通说》毕

明堂通記　　附錄

　　　　　三千山立齋藏校

附录编目

答文斋书 姓氏阙

都門別後徒誦采葛轉瞬之際已一年矣嚮者接翰宛見顏色因知合宅均膺福慶眞可大悅豫哉惠以方金一星醃藏赤鬚三尾感戢之深筆謝難盡其時豚兒共患麻疹雖疾不重食減氣衰頃稍就平勿勞遐思又且內迫外纏不安片日之暇所諭諸事口授盛伻歸袟之後幸亮原之不及回緘以此而已古人有踰年不報者伏丐勿以爲疏慢也賢兄所問二條詳陳傷寒治例平生折肱橘井醫國之妙於茲旌矣欣慰欣慰夫傷寒之爲病也正氣邪氣相爲勝負正勝則愈邪勝則死凡小邪中實人則輕而易治小邪中虛人則緩而難治大邪中實人則重而易治大邪中虛人則急而難治此其病勢之必然也初秋以來風疫麻疹非但一國一方之厄而天下之人隨觸其毒者甚多矣其中有服正氣散敗毒散而愈者或不藥而同愈者皆是輕而易治之證也況於服桂枝湯者乎若夫

附录

答文斋书 姓氏阙

都门别后，徒诵采葛，转瞬之际，已一年矣。响者接翰，宛见颜色，因知合宅均膺福庆，真可大悦豫哉！惠以方金一星腌藏赤鬚三尾，感戢之深，笔谢难尽！其时豚儿共患麻疹，虽疾不重，食减气衰，顷稍就平，勿劳遐思。又且内迫外缠，不安片日之暇，所谕诸事，口授盛伻，归袟之后，幸亮原之，不及回缄，以此而已。古人有逾年不报者，伏丐勿以为疏慢也，贤兄所问二条，详陈伤寒治例，平生折肱，橘井医国之妙，于兹旌矣，欣慰欣慰！夫伤寒之为病也，正气邪气相为胜负，正胜则愈，邪胜则死。凡小邪中实人，则轻而易治；小邪中虚人，则缓而难治。大邪中实人，则重而易治；大邪中虚人，则急而难治，此其病势之必然也。初秋以来，风疫麻疹，非但一国一方之厄，而天下之人，随触其毒者甚多矣，其中有服正气散、败毒散而愈者，或不药而同愈者，皆是轻而易治之证也，况于服桂枝汤者乎？若夫缓而难治，急而难治，及重而易治之类，必非吾人以权为之左右，则迂阔拘泥，不能应机也。又处女冒风，为医所误而死者，虽用半夏泻心汤，亦恐缓而难治之候欤！予以贤兄所言，似得闻之一法而三诊欠之，则不可妄处治方耳。又小柴胡汤、白虎汤、承气汤之说，实如来示，无复余蕴，惟白虎者主治烦渴，而不问白胎、黑胎可也。如六经，原是《素》《灵》作俑，使人无适从，盖古之伤寒，不知有如此之传经乎？否也。未见其喭呓①之益于治理矣，故阳明者自六经之例视之，则太阳之下、少阳之上，治其中间。白虎汤反峻于柴胡汤者，此贤兄所疑，尤为卓见，而陷溺五运六经之辈，皆不觉其所以龃龉者也。然谓葛根汤属阳明之剂者，予更难信焉，善读张机之书，则知其当否也。是以予尝治伤风寒者，不立阴阳、卫营、六经之说，或曰浅证，或曰深证，或曰闭证，或曰脱证，此可谓四者以括千变万化之证矣。又所问妇人产后，经水不通而妊娠者，多是月血一滴才见之后也，其不一通而得重身者，恐

---

①喭呓：梦话。

夜中上厕，与尿相通，亦难知焉。故古人所谓暗胎，予未之见也。楮短意长，宜推广之，冗中不次，惟希鉴原。

答植木举因书

　　赐书致自柳枝轩，恍如接颜色，是何文采之巨丽乎！千里连床，似未以水云间之也。就审足下饔寝安宁，不蔡知之，欣抃①至祝，兼惠侧理纸五十页，此为贵府岁贡土宜。比来药囊烂败，已欲他求以补之而不果，雅爱恳到，感刻无量，别有一策子，盥手捧读之，则歉然下问十七条，不但启聩消鄙之言，而羽翼吾道，何其至也！中间推许过盛，无克当，此惕惕然，独愧其不干父蛊矣。尝闻足下卓尔好古，超然有所悟入，著力于经文，游心于刀圭，必欲交济而两能之者也。且足下在京师时，幸蒙光顾，别后屈指十年于兹，不意足下景慕先子之道，荡洗习俗之陋，苟无复古之见，未肯汲汲为此，呜呼如仆！遭悯以来，姑废医业，今以无代其劳、体其心者，而起复为礼，愿怜察焉。顷者乃拟偷闲裁答，四方

---

①抃：拍手，鼓掌。

多有请诊求治之人，内外应接，惟日不足，非敢以是分疏，则迟慢之罪，将终不能免也。无因一面扣之以资切劘①，略裁片楮，以呈左右，承问一气留滞之说，全是先子治体之要，足下既能言之，无复余蕴，实非挈瓶肤受之所能及也。足下以此开诱后生，则当有油然而兴者矣。又承问元气、谷气之说，实如足下之言，然并论先天后天者，尚涉剩语也，仆窃惜焉。何者？吾门常以取正语、辟邪说为务，是故曰元气、谷气，则不曰先天、后天而可矣。运气者流，动辄唱鼓先天、后天、天一、地二、司天、在泉等说，皆是杜撰无用之言，虽使口辨其理，而绝无益乎医事也，贤虑以为如何？又承问吾门诊法，以按腹为第一，切脉为第二，不然，夫人身之虚也、郁也，非以众法参伍错综，则百病异变，亦不可以易知焉耳。古人对疾，必要四诊，然近世取一不及三，而况于按腹、候背乎？仆今加嗅法为七诊，真令病情不能相逸焉。惟于按腹一事，虽古人间用之，亦其法阙如也，故今时之人，按察腹部，直以辨治气形强

---

①劘：切磋。

弱、癥瘕疑似，及妇人血块、重身之难明者，亶已稀矣。是以失得之机，应感之微，非能知道者，精密难言焉，譬犹轮扁斲轮、疾徐苦甘之不可相传也。诊法乘时为之先后，而虽有疝瘕癥癖人，亦不可谓以其先腹后脉为则也。又承问古人立病名者，多由其地、其形而分辨之耳，然诸病有单名者，字皆从疒尤善，故疟痢痫痒、痱痹痿痉等病，皆是单名。若令省其疾字头，则相混而难为病名也。或有复名者，虽不加疒，亦易晓焉。故伤风、伤湿、中暑、中寒、水肿、鼓胀、膈噎、反胃等病，皆是复名。隋唐以来，病名愈多，与证相乱，遂无归一，是以吾门折衷古今所谓病名、病证，亦将删繁就简，以惩革其名说矣。又承问"痰火热痰"四字，固非可拟之名，其余寒痰、湿痰、郁痰、气痰、老痰、新痰、实痰、虚痰、食痰、酒痰、燥痰、惊痰、痰块、痰核、十病九痰等目及说，总失要领，无一足取者也。盖痰者，咽膈中之凝液也，不问外感、内伤，而咽膈气液之易涩滞者，必先生此患，即是病证。后世如朱震亨，动分气、血、痰三字，以为病因, 亦不知其理之故也。《素问》及张机《伤寒论》等书, 尚无痰字, 假用 "涎沫涕喘" 四字耳。予尝读王氏《初月贴》, 始有连用 "淡闷于呕" 四字者, 然则痰字非炎上之义, 而杨升庵亦已论之也, 彰彰矣。又承问温泉, 本是水火二脉, 地中相通相合, 热沸不已者也。丹砂、矾石、硫黄由其有处, 以助酷悍之气, 实是天工之自然, 而非人力之可以代者矣。但州城崎有泉五样, 就中呼号 "新汤" 为最上, 而号 "御所汤" 者次之, 其余号 "疮汤" "常汤" "曼陀罗汤" 者, 皆悉恶汤, 恐是铅锡石毒, 潜伏泉源而渗出混浊者欤! 先子尝有试法, 凡浴三五日, 速愈诸疡者, 必是恶汤, 属冷; 而反发诸疡者, 必是好汤, 属温也, 故主治疝瘕、痹痿、水肿、粉瘤、霉疮、疳疮、便毒、脓淋、疥癣、臁疮诸结毒, 及诸痹、诸痔、打扑、瘀血, 妇人经闭、带下、腰冷、断绪无子等患。若夫疳痫、癫疽、痨瘵、膈噎、诸虚不足、癫疾等人, 皆以禁浴为是, 否则气逆津脱而死, 其不死者则多痼也, 故诸州远近多有温泉, 亦其真好处至少矣。又承问食养之说, 古今未详, 凡此邦日常惯用者，谓之正味，对病撰用者，谓之偏味，均是可啖之物，而其补元气、生血液者，当用正味，即鳗鲡鱼、棘鬣鱼、鳟鱼、海参干、松鱼、凫雁雀、鹑鸡卵等品是也。若夫活瘀血、温痼冷者，当用偏味，即鸡雉、海鲫干、过腊鱼、牛、鹿、猪、兔、腽肭兽肉等品是也。其他海中产物至伙，多脂、美味、可资滋养者，指殆不可以十百屈焉。然肉品用之有节，必不使胜食气，各从其所好为适，亦勿用脍鲊、生冷、坚牢、泥滞、即时难消之物。且山蛤、臭梧桐、虫蚕类，皆能杀虫、愈疳，此亦食疗中之一事耳。又承问灸法有四，一曰开表，二曰行经，三曰温导，四曰彻底，此四者先子自得之见，而非古人所传灸法也。然开表、行经、温导，此三法乃与古人所为不甚相异焉，惟于彻底一法，大不同矣。何者？内伤缓病，酿成疝癖，苟非以灸治之，则不能散其滞、解其结，而活泼其元气之行脚矣，是以艾炷至小，大如米粒，壮数自二三千及六七千，动至十余万者，亦是不强热痛于其人，而累日积月，自喜相进之所致也。又承问艾火一灼谓之一壮，尤善。然捻成艾炷，两头有尖，则取著点墨上时，或垫或顽，必易落下乎。是以今作灸炷，先取艾肉，纸卷压转，至细长如火叉状为度。用时，小切去纸，两头平直，毛茨不起，其灼之易着肉，烧痕亦不展大，令人不厌燃痛。唐时已有近此法者，其炷根下必令平正也。又承问崔氏所立患门四花取法，此邦医家，亦从而用之，然四明高武，已谓为粗工告也，其见卓矣。夫人之为体，上、下、前、后，必有肥瘦、歪正、宽狭、长短之不同，而如今以口吻、乳间、手足寸法，一概取用，则外面点位虽正，而多不中于正脉真穴也。予尝点时，其穴有难明者，必不可以不丁宁反覆焉，灸疮愈后，其痕间有所误，是人不知，而独自益愧报也耳。又有眩人妖僧托梦传神授而点记者，迂怪不经，可深哀哉！吁爱身者，其亦致思焉。又承问心风狂乱，吾门以其名不正，谓之狂痫，或单曰痫，亦可。近世诸州多有此患，凡狂痫、颠痫、呆痫，其经年数之久者，皆非灸药之所能及也，若夫卒痓，元气不虚者，不但灸药治之，而飞泉亦能奏效。或有宜灸不宜药者，或有宜药不宜灸者，或有灸药兼用者，惟在用者活法如何耳，故灸穴、药方不陈于此。又承问李挺云：痞根穴，专治痞块，十三椎下，各开三寸半。若仿其寸法，而点以灼之，则轻证可治，而笃证不可治焉。是以吾门先令病人正坐屈背，则京门上、季胁旁，肋下宛宛，自然露俞，而以指按之，空松透彻也。故不但痞根取法之异，而背腹手足等点位，亦皆虽假用其穴名，多与古式不相合焉，盖足下点时，当审试焉。又承问气形血精为阴阳待对之常者。足下卓见，暗惬鄙意。予尝著《伤风约言》，如以腹为阳分，背为阴分，而不用六经分配之说者，亦其颠置倒施，以失其位也。夫人小天地耳，血赤即象阳色，犹日与火，而其实者为皮肉，为毛发也；精白即象阴色，犹月与水，而其实者为筋骨，为齿爪也。所谓两实相合，而保护其气者，谓之形；内外一贯，而活养其形者，谓之气，气离则形寒而死矣，故气血相对、左气右血等说，皆不足取焉。又承问地黄丸，不拘六味八味，非全谓民瘼无益者焉，兼治疳癖、消渴、血痔、屎闭等患，绝无近世所谓养气滋肾之功矣，凡保续元气，莫如谷肉，而药石惟去百病耳。世间多耽媱欲、妄漏精气之徒，常以服地黄丸、益气汤为要，须知其数日避谷肉之美，而如斯丸汤养育生命也否乎？内伤、诸虚、不足等证，强服此丸者，非但不得其效，反而泥滞，易失食味，大非所宜也。又承问茯苓、芍药不论赤白，甚善。茯苓本无白赤之别，自陶弘景始分使用，诸子雷同，从事其言，独张元素卓然有稍疑之矣。要以润白带微红色，嚼之如粘齿牙者为良；虽赤者，不轻虚，则通宜用之；而浮白不坚，及米泔浸过、曝干者，皆不可用也。芍药亦言白赤主治之异，譬犹一术，自宋始分苍白，何其迂乎！此邦家园芍药，与海西所来者，根、色、性、用、本只一也。信州、和州多出草芍药根，非真芍药，决不可用。盖如陶氏以真芍药为赤，此根为白乎，虽属不类，亦不可知焉。而如李时珍曰：根之赤白，随花之色也。则妄矣。凡本草家如斯謷说，愈多愈乱，尔后医人，或谬泥阴阳运气，或偏信引经报使，反不辨其药之和华、新陈、真伪，惜支离零碎，有害治事也！又承问李杲、朱震亨辈，为医之巨擎也。然二氏皆拘邪说，遂落俗套，是以古今方法，其美之多者，无出于张机之右也，其二氏之所祖本者，亦实在于兹矣。惜乎张机犹从医家者流，不能摈斥空论，如三百九十七法、一百一十三方，亦是吾党，信其可信，而不取其不可取者也。故才略机发，先明其法，而后方亦出入加减，得以活用焉，否则方终无日于相中也，而况卤莽灭裂，自制作方剂乎？凡用方如用兵然，唯善用之则生人，不善用之则杀人，故孔夫子以战疾并慎耳。又承问男、妇、小儿病源、治法，此今非片言之可以分辨也。予尝著《一家稿》，然其书未成，成则奉览，以备采择焉。请陈其略。夫人囚地一声之后，见其天赋生质，如全然无微罅，虽然父母兄弟，多是同病，故气形表里，固当有才所不充处，何者？风寒、饮食、思虑、房欲，此四者互相触冒，自速其辜，虽使不得外感、卒发之患，而至于滞其气、瘀其血、浊其液，则遂生癥癖、疝瘕、痃痞，以为一病因焉。且内伤艰疾之将萌也，其因略相似，而于病名、病证，则各自有不同者矣。是以向之才不充处，此其发病之基，而癥疝亦易靠着，渐渐为之加工，复失其日常之养，则愈以令元气、血液易郁、易虚也耳。其不充处，不问多少，若在咽膈，则后多易干涩，而便于噎证也；若在筋肉，则后多易萎弱，而便于痹证也；或内气易耗消，则成痨瘵；或内气易逆聚，则成鼓胀；或胃气易激动，则成翻胃，或胃气易热蒸，则成黄疸，诸如此类，不可胜记。凡病皆有引路而来，预先自慎议治为要，此非杞人之过计也。盖古今医家之书伙矣，类多虚说妄谈，作之无所益，不作不为欠，此邦庸中佼佼者，亦傲睨异籍，呼吸奇字，专以意气，奔放自豪，先子慨然以辨破之，的实明白，不私其术，已取近正无疵者，而发前人所未言及者也。足下将复古，必如斯而后可尔，所谓书不尽言，言不尽意，何日聚头一场，倾倒平日志愿。时稍向暑，千万自玉。

答早川梅三书

向聆足下自羽州上京师，卓然自立，惟不好随人步趋，乃获敝门人道贤生为友也，心诚慕焉。呜呼！天假良缘乎！生赍捧珍简一缄，再拜启诵，深感厚情，然推奖实为过分，但愧予非其人矣，兼审足下文候康和，忻慰曷加，其所下问数事，亦是非超然于无我者，则不能也，即欲作书奉答，世务未间，忽及冬至祭事前后纷然，迟慢为罪，故托道贤生致其意，不知能粗述之否，先以小札专此为谢，区区迂言，幸其择焉。承谕老妇痢脉有似芤者。然予未能切芤脉，不但芤脉，而牢、革、濡、滑等脉，亦不能辨焉，则谓某病见某脉者，亦未分明矣，凡大、小、浮、沉、迟、数、紧、弦、细、伏、结、促等脉，不问外感、内伤，变体始终不同，虽然伤食无吐泻者，见沉迟脉，伤风有表热者，见浮数脉之类，皆偶然耳，不可以有其一二而概其多矣。古今医家，巧分名象，盖凿凿焉，每诸病何有定脉乎？皆踵其谬而弗之察也。承谕结、促、代脉，何由为止。所谓结、促二脉，多因瘀血、宿食及疝瘕之内碍軟，又在傷風寒之人者至少，其人表氣靜而無熱則結也，表氣動而有熱則促也，皆其血氣觸物蹶突之應爾。代脈多在内外虛脫之證，元氣斷續，左右無次，譬猶燈火將滅之時，頻暗頻明也，非若他脈尚可緩焉。承諭張機《傷寒論》中所舉四章，賢慮未解，意其張機此書，文義簡奧，後人編次，於是疑信相半，而不足取者甚多矣。所謂四章，亦吾門不可取者也，其中云數脈不時則生惡瘡也者，以今觀之，小兒卒然脈數，見痘疹等證者，間亦有之。蓋程應旄謂痘在漢前者，亦此之類乎，若斷句強解，則猶可言焉。其餘諸家之注，皆無益調理者，舍而不論可也。承諭人身癆蟲生於何地？夫癆之為病，其因雖在虛、鬱二者，亦其末勢之篤，皆不能治焉，其不拘其愈與不愈，乃觀其所吐所下蟲形總是蛔蟲，而別無瘵蟲也。《十藥神書》所圖蟲狀，吾黨未目擊焉，且謂傳尸蟲遊食七十二穴中者，亦涉怪矣，若腸胃鬱蒸，則生蚘蟲，當食津液，然非蛔蟲成此病，而有蛔蟲，亦癆中之一惡證耳。

疝瘕之内碍软，又在伤风寒之人者至少，其人表气静而无热则结也，表气动而有热则促也，皆其血气触物蹶突之应尔。代脉多在内外虚脱之证，元气断续，左右无次，譬犹灯火将灭之时，频暗频明也，非若他脉尚可缓焉。承谕张机《伤寒论》中所举四章，贤虑未解，意其张机此书，文义简奥，后人编次，于是疑信相半，而不足取者甚多矣。所谓四章，亦吾门不可取者也，其中云数脉不时则生恶疮也者，以今观之，小儿卒然脉数，见痘疹等证者，间亦有之。盖程应旄谓痘在汉前者，亦此之类乎，若断句强解，则犹可言焉。其余诸家之注，皆无益调理者，舍而不论可也。承谕人身癆虫生于何地？夫癆之为病，其因虽在虚、郁二者，亦其末势之笃，皆不能治焉，其不拘其愈与不愈，乃观其所吐所下虫形总是蛔虫，而别无瘵虫也。《十药神书》所图虫状，吾党未目击焉，且谓传尸虫游食七十二穴中者，亦涉怪矣，若肠胃郁蒸，则生蚘虫，当食津液，然非蛔虫成此病，而有蛔虫，亦癆中之一恶证耳。

承諭欬嗽、呃逆猶酒沸乎？此說尤至當也然如欬嗽不可必以肺金分配而論焉張元素創岐而辨者甚誤矣何塘謂之倒說則似是而其欲強分別者爲可惜耳貴諭中混寫咳字元爲小兒咳笑字當改作欬夫欬嗽屬肺音如足下所言其鳴之者有不同爲風寒瘡毒疝積痰蟲等患或外感或内傷一成元氣逆聚之勢直向喉門如蹶如擾激發以爲聲者也或有兼咽痛聲嘶及啞者故輕疾邪欬間有無害在癆家則周身當輸之氣脫去成蹶慣習不止爲甚可畏焉食道肌理易破易爛肺脘以其爲隣頻頻扇動則食道亦爲之所擦破其肌理纔綻血路隨開或血因欬而出者謂之欬血又直出者多是鮮血或血倂痰而出者謂之痰血其胃内裏面肌皮久熱生泡子含血經久則雖無結毒亦多見瘀邑也若暴吐血足下謂之火者但當曰之熱耳多在癆瘵及中毒傷酒之人豈不其然乎吾門所謂火者天地間常有之而人身中不見之則可曰熱而不可曰火矣承諭一男子患喘急

承谕欬嗽、呃逆犹酒沸乎？此说尤至当也。然如欬嗽，不可必以肺金分配而论焉，张元素创岐而辨者，甚误矣。何塘谓之倒说，则似是，而其欲强分别者，为可惜耳。贵谕中混写咳字，元为小儿咳笑字，当改作欬，夫欬嗽属肺音，如足下所言，其鸣之者有不同焉，风寒、疮毒、疝积、痰虫等患，或外感，或内伤，一成元气逆聚之势，直向喉门，如蹶如扰，激发以为声者也，或有兼咽痛声嘶及哑者，故轻疾邪欬，间有无害。在癆家，则周身当输之气，脱去成蹶，惯习不止，为甚可畏焉，食道肌理，易破易烂，肺脘以其为邻，频频扇动，则食道亦为之所擦破，其肌理才绽，血路随开，或血因欬而出者，谓之欬血，或血并痰而出者，谓之痰血，又直出者，多是鲜血，其胃内里面肌皮久热生泡子含血经久，则虽无结毒，亦多见瘀色也。若暴吐血，足下谓之火者，但当曰之热耳，多在癆瘵及中毒、伤酒之人，岂不其然乎。吾门所谓火者，天地间常有之，而人身中不见之，则可曰热，而不可曰火矣。承谕一男子患喘急，

侍者用水速愈當爲何病治之是則今之哮證也此邦俗呼續怛鴉密元與諸病虛喘不同永成滯患母子相傳不但飲水止之藥湯燒酒及蘿菔汁等品亦能治之當時乘其不意以折暴逆之險勢耳承諭貴境有俗呼鐮鼬者其狀皮肉裂痕如曲尺樣恐一種賊風之所致而華人所謂射工之類歟凡瘡爲曲尺樣者謂之肉理破開其見甚明無復餘議畢竟卒發皶瘰耳然固非內傷而屬外感則足下所謂陽氣鬱發破口彈石之喻予未審其是非如何也承諭鍼灸按摩溫泉各屬外科皆助內治然動輒見惡寒發熱眩暈頭疼積上耳鳴等一二證凡病必因其治方之可受與不可受而有其瞑眩之可喜與不可喜者也雖使當時瞑眩後必諸證去身是即可受之治方而可喜之瞑眩也至其元氣當疲於瞑眩者吾門皆不許其治爲是即不可受之治方而不可喜之瞑眩也蓋病受諸療之時不爲激動邪去積退元氣復初者此其全効之常不待言爲承諭狐魅犯人瘧疾間日痘疹

侍者用水速愈，当为何病治之？是则今之哮证也。此邦俗呼“续怛鸦密”，元与诸病虚喘不同，永成滞患，母子相传，不但饮水止之，药汤、烧酒，及萝菔汁等品，亦能治之，当时乘其不意，以折暴逆之险势耳。承谕贵境有俗呼镰鼬者，其状，皮肉裂，痕如曲尺样，恐一种贼风之所致，而华人所谓射工之类欤？凡疮为曲尺样者，谓之肉理破开，其见甚明，无复余议，毕竟卒发皶瘰耳。然固非内伤，而属外感，则足下所谓阳气郁发，破口弹石之喻，予未审其是非如何也。承谕针灸、按摩、温泉，各属外科，皆助内治，然动辄见恶寒、发热、眩晕、头疼、积上、耳鸣等一二证。凡病必因其治方之可受与不可受，而有其瞑眩之可喜与不可喜者也。虽使当时瞑眩，后必诸证去身，是即可受之治方，而可喜之瞑眩也；至其元气当疲于瞑眩者，吾门皆不许其治为，是即不可受之治方，而不可喜之瞑眩也。盖病受诸疗之时，不为激动，邪去积退，元气复初者，此其全效之常，不待言焉。承谕狐魅犯人，疟疾间日，痘疹

不再，此气之奇者欤？凡狐祟，是狐之神气，暗移于人身中者也。何则昧者能书，聋者能闻之类，其怪可观，曰疟曰痨，以其骤雨与灯盏为譬者，仆意亦以为然。又痘疮认为胎毒之说，未能信焉，多成时疫流行，则一种贼风也。近世丹波州，始有再患之乡，不但小儿，而八十岁翁，已病痘疮，其年数之久，不成他害者，亦可疑焉，故吾门姑以为一奇邪也。张元素以痘疮入于伤寒诸候中者，其见卓矣。若婴儿妱头疮，亦医家必为胎毒，然则胎毒亦似有二种者也，不知尊意以为何如耶？先子孤撑群闹之中，呶呶不已，东驰西突，必不肯舍所学以徇，仆亦继其家学，今当其任，知天下之谤将终不能免也。书中不罄所思，有甚不可者焉。伏颢光贲，拱候领教，不备。

答久津名瑞台书

前日辱顾敝庐，聚头初论医事，谁谓萍水无骨肉哉！其论中谓《灵》《素》本非黄岐之书，且五行亦非运气之事者，贤虑不安，昨蒙函教，圭复不堪，珍感无涯，自今足下无以仆所答为争是非而斗意气者，幸甚！原夫《灵》《素》二书，成于战国之时，而出于秦人炕燔之余也，何者？新陈连句，雅俗同篇，专验之于修己治人之法，则所谓方枘圆凿，北辕适越。仆常有蒿目而忧矣，惟可取者十之二三，而可舍者十之七八也耳。程伊川不信之者，是由其文体时世之异也。如王、吴、马、张诸注，则又从为之辞甚可笑矣。大凡医之所误，肇于《灵》《素》变成高远微妙之理，尔后终无一人致疑于是。吾门千辛万苦，日夕研磨，实定所宗，呶呶不能以自息焉，近世大当医人之病，则瞋目视之，呼为异法，而群疑众怫，概随人声矣！毕竟《灵》《素》者，功之前、罪之魁也，如夫五行者，圣人政事之所先也，《灵》《素》妄以运气强解，至汉渐盛，下及宋明，数学之所分配，其说弥锢，呜呼痛哉！谕中取证于《易》与《周礼》者，仆不全信焉，定六经者则汉儒也，六经之称亦为可疑。《易》及《周礼》，比之《诗》《书》，则难信者居多，而《诗》《书》固可信，惟不可尽取焉耳矣。孟子引证，动在《诗》《书》，未尝有一语之及乎《易》

与《周礼》者也，故五行取证于《尚书》者，岂无所据而云乎？仆尝著《五行论》，可并考焉。窃思足下之质，聪敏辨博，苟读医书，则如淘砂取金而可也，虽然《灵》《素》运气之书，执为圣言神作，敬受之、蔓引之者，未免居乎世之变中而习成性矣，俯望足下准古酌今，必勿为邪说所惑焉，临书忽忽，焰鉴是祷。

答高桥利介书

春间教牍，迟留在外，经十个月，已落掌矣。迈日有人自豫州来，询知足下起居清泰，今又开缄，喜溢眉宇，何借壶公焚符之术乎？承谕《伤寒》六经之说，《素问》一论，而后详于仲景之书，历代诸家，愈习旧污，漫然以为学止此焉，宜乎足下不信之者，其见卓矣！仆亦尝著背腹阴阳说，以一扫三阴三阳之妄也，然如足下以诸病皆生于一气留滞，为不分表里二证者，仆之器根疏陋，尚有积疑未泮。盖邪之中人，从表而入，背腹上下初无定规，必与表气为之豆凑，直有其气之所卒跌，则邪气乘之，暗入乎毛窍一罅，而排冲散漫，自见表里轻重之证矣。

吾門謂諸病皆生于一氣亞滯者，則諸病將發之初路門口也，或有自表留滯者，或有自裏留滯者，其病之已成也，不必曰表曰裏，則食、藥、灸、鍼，全無可下手之地也，是以表裏兩感多入死法，請略舉其要矣。夫治傷寒者，須辨四証，一曰表之淺証，古謂之太陽病，非也，此邪襲擊表氣，而裏氣未激之時，必見惡寒、無汗、頭痛、脊强等候，宜用峻發之劑，即麻黃湯、桂枝湯之類是也；二曰表之深証，古謂之少陽病，非也，此邪滾動表氣，而裏氣已反之時，必見寒熱、嘔吐、耳聾、脇痛等候，宜用和解之劑，即柴胡湯、青龍湯之類是也；三曰裏之閉証，古謂之陽明病，非也，此邪將入之勢，專使元氣煎蒸于表，逆聚於裏，則元氣愈有餘，而腸胃中之酷烈者，必見煩渴、讝語、潮熱、燥屎等候，宜投疏宛元氣之劑，即白虎湯、承氣湯之類是也；四曰裏之脫証，古謂之三陰病，非也，此邪將入之勢，專使元氣奔散於表，畏縮於裏，則元氣愈不足，而腸胃中之疲乏者，必見口乾、舌卷、自利、厥冷等候，宜投保續元氣之

吾门谓诸病皆生于一气亚滞者，则诸病将发之初路门口也，或有自表留滞者，或有自里留滞者，其病之已成也，不必曰表曰里，则食、药、灸、针，全无可下手之地也，是以表里两感多入死法，请略举其要矣。夫治伤寒者，须辨四证，一曰表之浅证，古谓之太阳病，非也，此邪袭击表气，而里气未激之时，必见恶寒、无汗、头痛、脊强等候，宜用峻发之剂，即麻黄汤、桂枝汤之类是也；二曰表之深证，古谓之少阳病，非也，此邪滚动表气，而里气已反之时，必见寒热、呕吐、耳聋、胁痛等候，宜用和解之剂，即柴胡汤、青龙汤之类是也；三曰里之闭证，古谓之阳明病，非也，此邪将入之势，专使元气煎蒸于表，逆聚于里，则元气愈有余，而肠胃中之酷烈者，必见烦渴、讝语、潮热、燥屎等候，宜投疏宛元气之剂，即白虎汤、承气汤之类是也；四曰里之脱证，古谓之三阴病，非也，此邪将入之势，专使元气奔散于表，畏缩于里，则元气愈不足，而肠胃中之疲乏者，必见口干、舌卷、自利、厥冷等候，宜投保续元气之

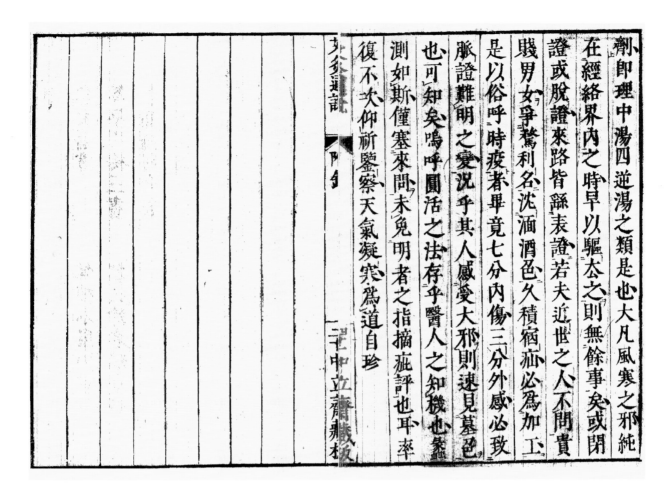

剂，即理中汤、四逆汤之类是也。大凡风寒之邪，纯在经络界内之时，早以驱去之，则无余事矣。或闭证，或脱证，来路皆由表证，若夫近世之人，不问贵贱男女，争鹜利名，沉湎酒色，久积宿疴，必为加工，是以俗呼时疫者。毕竟七分内伤，三分外感，必致脉证难明之变，况乎其人感受大邪，则速见墓色也，可知矣。呜呼！圆活之法，存乎医人之知机也，蠡测如斯，仅塞来问，未免明者之指摘疵评也耳，率复不次，仰祈鉴察，天气凝寒，为道自珍。

[清] 无名道人 授　韩贻丰 述　王旭东 校订

太乙神针心法

清康熙五十六年刻本

　　《太乙神针心法》二卷，灸学著作。清代无名道人授，韩贻丰
（字苊斋）述。清康熙五十六年（1717）成书。名曰神针，实为药
灸，书中记述太乙神针制作、操作、主治病证以及治疗医案。今以
清康熙五十六年本衙藏版影印校订。

序

序

仇序 一

理陰陽其有關於
聖朝之化育者不淺夫豈執岐黃一卷自
袴國手者可同日語也哉余於芭齋
韓子而驚歎其抱負非常器識遠到
其造福於斯民不淺也芭齋爲余友
卓翁學兄諱廷佐公令嗣其學問淵
源得諸庭訓其文章流派直溯王唐

儒者讀聖賢書當竆居伏處時即宜
以安全民物救濟蒼生爲念一旦身
膺民社凡興利除害無不本此痌瘝
一體之意以廣布其撫恤之浚仁而
因出其緒餘以與斯人起厥沉疴救
厥顛連事在於蠲除疾病功同乎燮

　　儒者读圣贤书，当穷居伏处时，即宜以安全民物，救济苍生为念。一旦身膺民社，凡兴利除害，无不本此痌瘝①一体之意，以广布其抚恤之浚仁。而因出其绪余，以与斯人起厥沉疴，救厥颠连，事在于蠲除疾病，功同乎燮理阴阳，其有关于圣朝之化育者不浅。夫岂执岐黄一卷，自矜国手者，可同日语也哉。余于芭斋韩子而惊叹其抱负非常，器识远到，其造福于斯民不浅也。芭斋为余友卓翁学兄讳廷佐公令嗣，其学问渊源得诸庭训，其文章流派直溯王唐，

---

①痌瘝：病痛；疾苦。

其诗赋驰驱唐宋，其书法出入钟王，而其救世神针，累试奇验，则得诸吴山①第一峰前紫霞洞天之异人秘授也。庚寅岁以名进士出宰石楼②，凡所以兴民利，除民害，救民灾，恤民患者，固已颂声洋溢，碑口载衢矣。乃至于伛者能仰，跛者能趋，屈者能伸，卧者能起，垂危者能立苏，举积久危疑之险证，而皆幹旋于锦囊数寸之神针。此真召父杜母③之所未逮，而梁公药笼④中之所未有也。莅石楼五载，辄题授汾郡分府。奉文陛见，暂寓京华，一时名公巨卿，喧传异术，不惮折节，造请车骑，阗门冠盖，恒相

---

① 吴山：地名，在今浙江杭州市西湖东南。
② 石楼：地名，在今山西省西部。
③ 召父杜母：颂扬地方官政绩套语。召父指西汉召信臣，杜母指东汉杜诗，先后任南阳太守，行善政。
④ 梁公药笼：梁公，北宋时由阿拉伯来华定居的骨伤外科专家，宋神宗赐梁姓，意为"国之梁柱"。药笼，盛药器具。

望也。丙申之春，由西河司馬任中督，輸軍餉赴秦省。板屋砂磧間，其攀輿而求治，停驂而醫療者，又不知幾千人矣。則又自念，欲濟世而專恃一手足之力，不若廣其傳於世之為公溥也。於是出無名老人所秘授之心法，訂為全書，付之剞劂，使薄海內外一覽之下，皆知按證而求穴，得穴而用鍼，則所全活者不更多乎？余聞其書成，亟取而讀之，欣然而喜，更殷然有厚望也。蓋此特芭齋救世之慈心，偶寄諸一端耳。來歲服闋登朝，俾盡出其窮居伏處時之抱負，大展其安全民物，救濟蒼生之本願，以克副

仇序 三

望也。丙申之春，由西河司马任中，督输军饷赴秦省。板屋砂碛间，其攀舆而求治，停骖而医疗者，又不知几千人矣。则又自念，欲济世而专恃一手足之力，不若广其传于世之为公溥也。于是出无名老人所秘授之心法，订为全书，付之剞劂，使薄海内外。一览之下，皆知按证而求穴，得穴而用针，则所全活者不更多乎？余闻其书成，亟取而读之，欣然而喜，更殷然有厚望也。盖此特芭斋救世之慈心，偶寄诸一端耳。来岁服阕[1]登朝，俾尽出其穷居伏处时之抱负，大展其安全民物，救济苍生之本愿，以克副

①服阕：守丧期满。

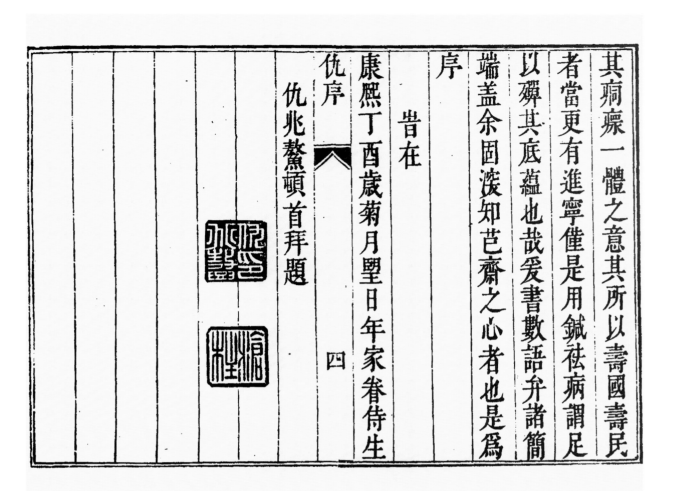

其痌瘝一體之意其所以壽國壽民
者當更有進寧僅是用鍼袪病謂足
以殫其底蘊也哉爰書數語弁諸簡
端蓋余固深知芑齋之心者也是爲

序

　岢在

康熙丁酉歲菊月望日年家眷侍生

仇序

仇兆鰲頓首拜題

其痌瘝一体之意。其所以寿国寿民者，当更有进，宁仅是用针袪病，谓足以殚其底蕴也哉！爰书数语，弁诸简端，盖余固深知芑斋之心者也。是为序。

时在 康熙丁酉岁菊月望日
年家眷侍生仇兆鳌顿首拜题

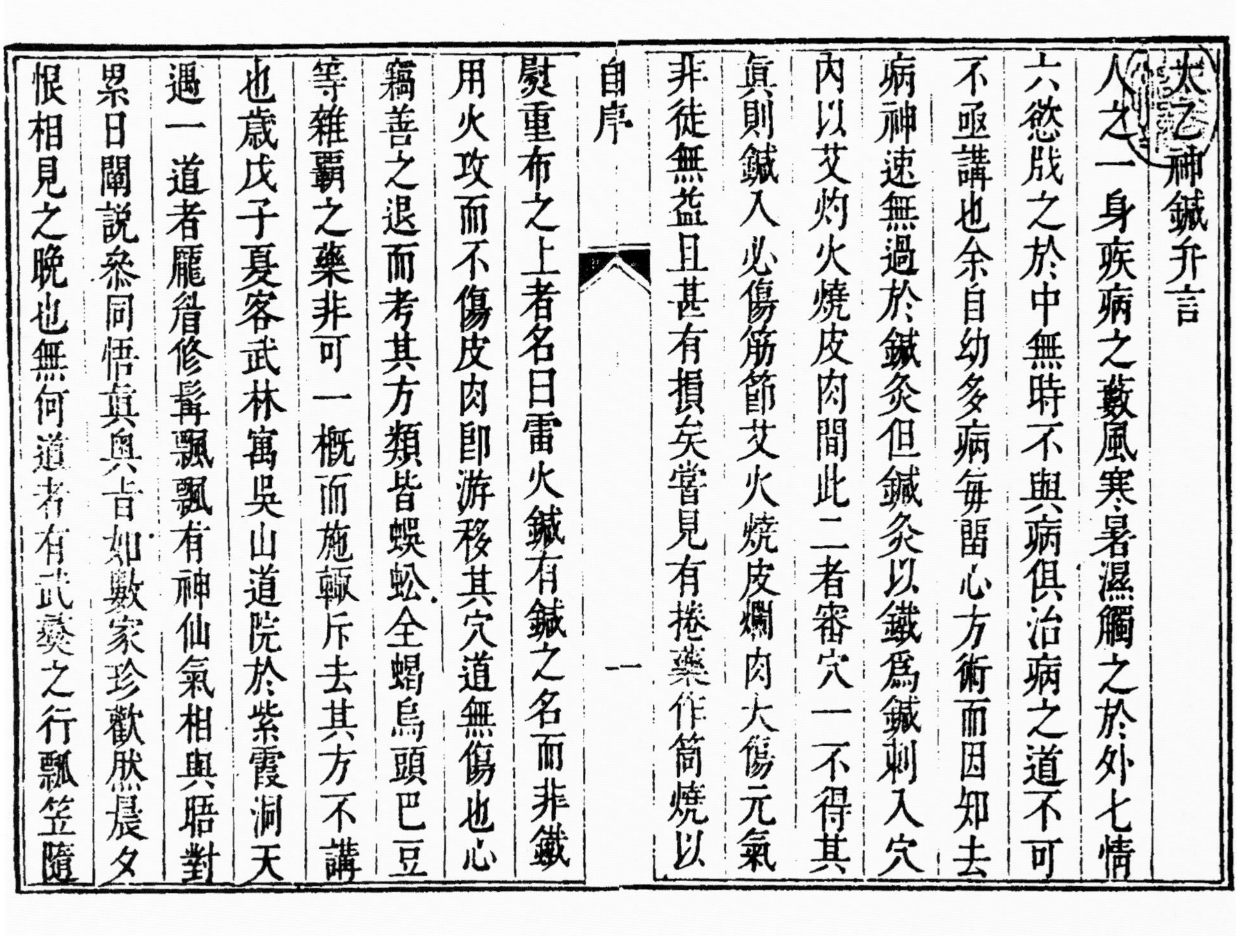

太乙神鍼弁言
人之一身疾病之藪風寒暑濕觸之於外七情
六慾戕之於中無時不與病俱治病之道不可
不亟講也余自幼多病每留心方術而因知去
病神速無過於鍼灸但鍼灸以鐵爲鍼刺入穴
內以艾灼火燒皮肉間此二者審穴一不得其
眞則鍼入必傷筋節艾火燒皮爛肉大傷元氣
非徒無益且甚有損矣嘗見有捲藥作筒燒以
自序　一
熨重布之上者名曰雷火鍼有鍼之名而非鐵
用火攻而不傷皮肉即游移其穴道無傷也心
竊善之退而考其方類皆蜈蚣全蝎烏頭巴豆
等雜覇之藥非可一概而施輒斥去其方不講
也歲戊子夏客武林寓吳山道院於紫霞洞天
遇一道者龐眉修髯飄飄有神仙氣相與晤對
累日闡説參同悟眞奥旨如數家珍歡然晨夕
恨相見之晚也無何道者有武彝之行瓢笠隨

《太乙神针》弁言

人之一身，疾病之薮，风寒暑湿触之于外，七情六欲戕之于中，无时不与病俱。治病之道，不可不亟讲也。余自幼多病，每留心方术，而因知去病神速，无过于针灸。但针灸以铁为针，刺入穴内，以艾灼火烧皮肉间，此二者，审穴一不得其真，则针入必伤筋节，艾火烧皮烂肉，大伤元气，非徒无益，且甚有损矣。尝见有卷药作筒，烧以熨重布之上者，名曰雷火针。有针之名而非铁，用火攻而不伤皮肉，即游移其穴道，无伤也，心窃善之。退而考其方，类皆蜈蚣、全蝎、乌头、巴豆等杂霸之药，非可一概而施，辄斥去其方不讲也。岁戊子夏，客武林，寓吴山道院，于紫霞洞天遇一道者，庞眉[1]修髯，飘飘有神仙气。相与晤对，累日阐说，参同悟真，奥旨如数家珍，欢然晨夕，恨相见之晚也。无何道者有武彝[2]之行，瓢笠随

①庞眉：眉发花白。
②武彝：即今之武夷山。

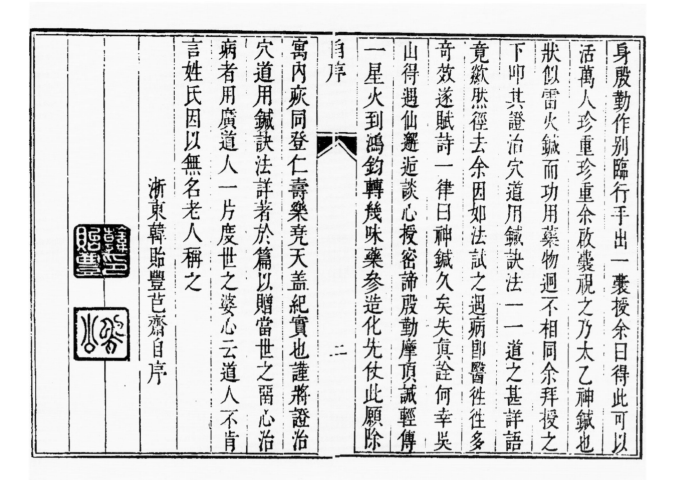

身，殷勤作别。临行，手出一囊，授余曰："得此可以活万人，珍重，珍重！"余启囊视之，乃太乙神针也，状似雷火针，而功用药物迥不相同。余拜授之下，叩其证治、穴道、用针诀法，一一道之甚详，语竟，欻然①径去。余因如法试之，遇病即医，往往多奇效。遂赋诗一律，曰：

神针久矣失真诠，何幸吴山得遇仙；

邂逅谈心授密谛，殷勤摩顶诚轻传。

一星火到鸿钧转，几味药参造化先；

仗此愿除寰内疢，同登仁寿乐尧天。

盖纪实也。谨将证治、穴道、用针诀法，详著于篇，以赠当世之留心治病者，用广道人一片度世之婆心云。道人不肯言姓氏，因以无名老人称之。

浙东韩贻丰艺斋自序

---

①欻然：忽然，迅速。

神鍼心法瑣言

昔黃帝岐伯時鍼砭與方藥並重後世不知鍼砭專事方藥即名醫如張仲景尚不知鍼何況其他此太乙神鍼又與鍼砭之鍼不同蓋無名老人發前人之所未發云

近有一種雷火鍼誤人不淺專用雜霸之藥但有攻克更無滋補且燒灼皮肉潰爛不堪神鍼之藥珍貴異常妙用難測有病者用之其病即除無病者用之大補元氣絕無痛楚潰爛之事

湯藥丸散原為醫病而設無如業醫者不明脈訣不精醫理患病之家又不能深悉時醫之工拙一遇有病輒以死生委之庸醫殺人甚於刀斧可嘆也蓋用藥一誤無可挽回無名老人特創此神鍼之妙用以救人性命於刀斧之下誠有益而無損百發而百中者也

凡用鍼先審是何病證用何穴道以黑墨塗記其穴以紅布七層放於穴上將鍼頭向燭火上點燒按於紅布穴道之上俟藥氣溫溫透入膝理漸開直抵病奧

《神针心法》琐言

昔黄帝岐伯时，针砭与方药并重。后世不知针砭，专事方药，即名医如张仲景尚不知针，何况其他！此太乙神针，又与针砭之针不同，盖无名老人发前人之所未发云。

近有一种雷火针，误人不浅。专用杂霸之药，但有攻克，更无滋补，且烧灼皮肉，溃烂不堪。神针之药，珍贵异常，妙用难测。有病者用之，其病即除；无病者用之，大补元气，绝无痛楚溃烂之事。

汤药丸散，原为医病而设。无如业医者不明脉诀，不精医理，患病之家又不能深悉时医之工拙，一遇有病，辄以死生委之庸医，杀人甚于刀斧，可叹也！盖用药一误，无可挽回。无名老人特创此神针之妙用，以救人性命于刀斧之下，诚有益而无损，百发而百中者也。

凡用针，先审是何病证，用何穴道。以黑墨涂记其穴，以红布七层放于穴上，将针头向烛火上点烧，按于红布穴道之上，俟药气温温透入，膝理渐开，直抵病奥，

神鍼心法瑣言　二

其一種氤氳暢美之致難以言傳若覺太熱將針提起冷定再鍼以七紀數少則一七二七多則六七七也

凡用鍼點燒務透揣穴宜真補瀉浮沉按湏得法鍼火覺冷便再燒之鍼用巳畢熄鍼封固善而藏之以待後用每鍼一枚可治數病毋輕棄擲也

凡用鍼宜天氣晴和人情喜悅窗明几淨日吉時良密室焚香如法用之登時奏效倘遇風雨晦暝及人神所在切湏忌之若果證屬危急亦不必拘鍼用巳畢緘閉言語暫緩飲食偃息片時使藥氣周流暢達於臟腑脈絡之間然後畧飲醇酒數杯借酒力以助藥氣微醺即止遍體酥融

凡用鍼之後務宜葆合元氣禁絕房勞調攝起居撙節飲食勿因病體初痊便爾恣情縱欲病加於小愈慎之慎之

無名老人於紫霞洞天手授神鍼秘密時僅傳治病要穴四十有九囑云後七年當於崆峒山再授丙申春適貽豐奉委押餉赴軍前道經崆峒山下陡憶前言

其一种氤氲畅美之致，难以言传。若觉太热，将针提起，冷定再针。以七纪数，少则一七、二七，多则六七、七七也。

凡用针，点烧务透，揣穴宜真，补泻浮沉，按须得法。针火觉冷，便再烧之。针用已毕，熄针封固，善而藏之，以待后用。每针一枚，可治数病，毋轻弃掷也。

凡用针，宜天气晴和，人情喜悦，窗明几净，日吉时良，密室焚香。如法用之，登时奏效。倘遇风雨晦暝，及人神所在，切须忌之。若果证属危急，亦不必拘。针用已毕，缄闭言语，暂缓饮食，偃息片时，使药气周流畅达于脏腑脉络之间，然后略饮醇酒数杯，借酒力以助药气，微醺即止，遍体酥融。

凡用针之后，务宜葆合元气，禁绝房劳，调摄起居，撙节饮食，勿因病体初痊，便尔恣情纵欲，病加于小愈，慎之！慎之！

无名老人于紫霞洞天手授神针秘密时，谨传治病要穴四十有九，嘱云：后七年当于崆峒山再授。丙申春，适贻丰奉委押饷赴军前，道经崆峒山下，陡忆前言，登山遍访。履巉岩，扪虎豹，渡绝涧，攀藤萝，觅之杳无所得。翌日再往，忽远望翠微深处，有虬松一树，偃盖数亩，白鹤一双，翔舞其间。急趋近前观鹤，瞥见一道者趺坐于盘石之上，谛而视之，则固宛然七年前于紫霞洞天所遇之无名老人也。惊喜之极，拜伏于地，已而握手道故，疑在梦中。老人随命童子出铜人穴道图十四幅相授，曰："用践前言耳。"其图像长可六尺许，五官百骸，筋节脉络，周身穴道，纤毫毕具。盖因一图不能尽载，故分之为十四图，合之止一人之身。诚生平目所未睹者。往贻丰在都门，于太医院内，曾见铜人真形四图：一正面、一背面、一左、一右，以为观止矣。又乌知天壤间更有如斯之大观乎！遂令画史缩成小幅，藏之行笈中，俾得朝夕检阅云。

《心法》上卷所载论证治法，皆本于无名老人之心传口授者而推广之，又于《灵枢》《素问》《内经》及《针灸大成》诸书内，参互考订，删繁就简，撷其菁英，附以鄙见，以成全书。务期得睹此书者，同登寿域，各保天年，不致为庸医所误，则固无名老人所日夜瞠目以望者也。至

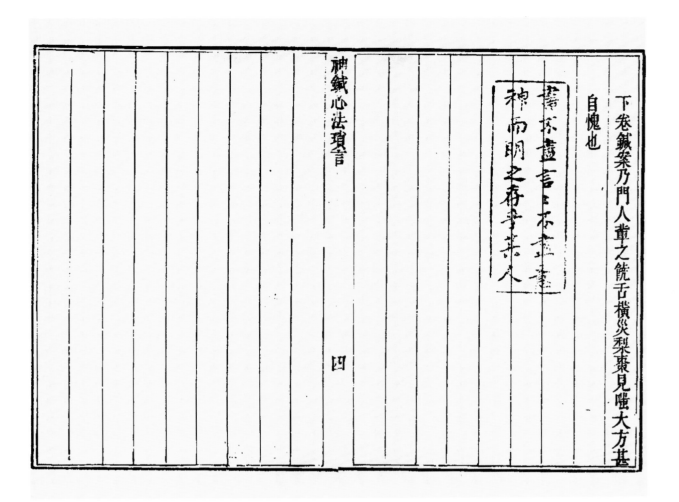

下卷针案，乃门人辈之饶舌，横灾梨枣[1]，见嗤大方，甚自愧也！

---

①横灾梨枣：浪费刻书的梨木和枣木，此为自谦。

《太乙神针心法》卷上

云水无名老人手授　慈湖艺斋韩贻丰述
　　　　　　　武源蔡汝龙霖苍甫
　　　　　　　琴川陆　诚北坨甫
受业　　　武林汪泰来陛交甫　同校
　　　　　　　虞山汪　络梅溪甫
　　　　　　　绵上范毓馨梅谷甫

第一　中风门

论证

　　中风为百病之长，倏然而来，卒不及备，故首重焉。其证候各有不同，或中于脏，或中于腑，或痰、或气、或怒、或喜，莫不乘虚而发也。中于脏者，不省人事，痰涎壅塞，喉中雷鸣，四肢瘫痪，不知疼痛，语言塞涩是也；中于腑者，半身不遂，口眼喝斜，知疼痛，解言语，形色不变，目能识人是也。若夫肝中之状，无汗恶寒，其色青，名曰怒中；心中之状，多汗怕惊，其色赤，名曰思虑中；脾中之状，多汗身热，其色黄，名曰喜中；肺中之状，多汗恶风，其色白，名曰气中；肾中之状，多汗身冷，其色黑，名曰气劳中；胃中之状，饮食不下，痰涎上壅，其色淡黄，名曰食后中；胆中之状，眼目牵连，酣睡不醒，其色綠名曰驚中察其源而得其證按穴用鍼罔不效也每見今人一遇此證即倉皇失措急以薑湯灌之幸而得醒即以參术桂附補之雖苟延性命而癰瘓終身不起矣此無他不知有神鍼故也故夫衛生者不可不知此以寶吾身也業醫者不可不知此以工其術也為人臣子者不可不知此以忠愛我君親也神鍼之時義大矣哉　中俱去聲

凡中風有五不治開口一也閉眼二也遺屎三也遺溺四也喉中雷鳴五也此五者有一即不治見此證候毋輕下鍼

神鍼心法　卷上　二

治法

中風跌倒卒暴昏沉痰涎壅滯不省人事牙關緊閉藥水不下

鍼十二井穴
少商二穴　商陽二穴　中衝二穴　關衝二穴　少衝二穴　少澤二穴

口眼喎斜
鍼聽會　頰車　地倉

口噤不開
鍼頰車　承漿　合谷

左癱右瘓
鍼百會　肩井　肩髃　曲池　陽谿

色绿，名曰惊中。察其源而得其证，按穴用针，罔不效也。每见今人，一遇此证，即仓皇失措，急以姜汤灌之，幸而得醒，即以参、术、桂、附补之。虽苟延性命而瘫痪，终身不起矣。此无他，不知有神针故也。故夫卫生者，不可不知此，以宝吾身也；业医者，不可不知此，以工其术也；为人臣子者，不可不知此，以忠爱我君亲也。神针之时义大矣哉。中俱去声。

凡中风有五不治：开口一也，闭眼二也，遗屎三也，遗溺四也，喉中雷鸣五也。此五者有一，即不治，见此证候，毋轻下针。

治法

中风跌倒，卒暴昏沉，痰涎壅滞，不省人事，牙关紧闭，药水不下　针十二井穴：少商二穴　商阳二穴　中冲二穴　关冲二穴　少冲二穴　少泽二穴

口眼㖞斜　针听会　颊车　地仓

口噤不开　针颊车　承浆　合谷

左瘫右痪　针百会　肩井　肩髃　曲池　阳溪

合谷　中渚　环跳　风市　阳辅　昆仑　涌泉　手三里　足三里

手臂不仁　针腕骨　内关

身折反折　针哑门　肝俞　风府

目上视　针丝竹空

不识人　针水沟　临泣　合谷

风痫　针神庭　百会　前顶　丝竹空　神阙　鸠尾

风眩　针临泣　阳谷　腕骨　申脉

喑哑　针支沟　复溜　间使　合谷　鱼际　灵道　阴谷　然谷　通谷

吐涎　针百会　丝竹空

第二　伤寒门

论证

伤寒之为证也，克日传经走络，变幻不测，世皆祖张仲景医方，甚善也。但其间切脉审经，随时变通，未可执一而论。苟或不察，持一定之方以治万变之证，刻舟求剑，胶柱鼓

瑟以疾病爲嘗方之所以人身爲試藥之壑非不方皆仲景歟而殺人多矣夫藥入於口不能復出一不對證命即隨之可不愼歟

治法
陰證傷寒　鍼神闕三百
發狂傷寒　鍼百勞　間使　合谷　復溜
身熱頭疼　鍼攢竹　大陵　神門　合谷　魚際　中渚　液門　少澤　委中　太白
大便閉塞　鍼照海　章門
小便不通　鍼陰谷　陰陵泉
七日汗不出　鍼風池　魚際　經渠　二間
十四日汗不出　鍼百會　天根
二十一日汗不出　鍼湧泉　百會　三里
淅瀝惡寒慄鼓頷　鍼魚際
過經不解　鍼期門
餘熱不盡　鍼曲池　三里　合谷
不省人事　鍼中渚　三里　大敦

神鍼心法　卷上　一四

瑟，以疾病为尝方之所，以人身为试药之壑，非不方皆仲景，然而杀人多矣。夫药入于口，不能复出，一不对证，命即随之，可不慎欤？

治法

阴证伤寒　针神阙三百

发狂伤寒　针百劳　间使　合谷　复溜

身热头痛　针攒竹　大陵　神门　合谷　鱼际　中渚　液门　少泽　委中　太白

大便闭塞　针照海　章门

小便不通　针阴谷　阴陵泉

七日汗不出　针风池　鱼际　经渠　二间

十四日汗不出　针百会　天根①

二十一日汗不出　针涌泉　百会　三里

淅沥恶寒，寒栗鼓颌　针鱼际

过经不解　针期门

余热不尽　针曲池　三里　合谷

不省人事　针中渚　三里　大敦

①天根：位于会阴，男称"天根"，女称"月窟"。

呕哕 针百会 曲泽 间使 劳宫 商丘

第三 虚损门

论证

余见夫世之治虚损者矣，乍治而不效，屡治而转剧，药不去口，日就尪羸，以底于死亡者踵相接也。而人之患是证者，犹望望焉，求治而不已，噫！不深足哀也乎！夫虚损二字，义各不同，病惟一致。虚者得之，禀受先天虚也；损者得之，戕贼后天损也。分而言之，虚自虚而损自损也。若夫先天虚矣，而后天不知培也；后天损之，而先天日以蚀也。合而言之，虚加损而损益虚也。先后二天缺陷如此，此岂草木根皮所能效女娲氏五色石以补者哉！然则为之奈何？有治之于未病之先者，有治之于既病之后者。治之于未病之先者，自知其先天之虚也，而撙节之，爱养之，惟恐其身之或病，时取要穴而针之，以培其元气，以补其精神，则虚者可得而实矣；治之于既病之后者，自知其后天之损也，而戒严之，慎持之，惟恐其病之不起，时取要穴而针之，以驱其客邪，以除其痼疾，则损者可得而益矣。至若自恃先

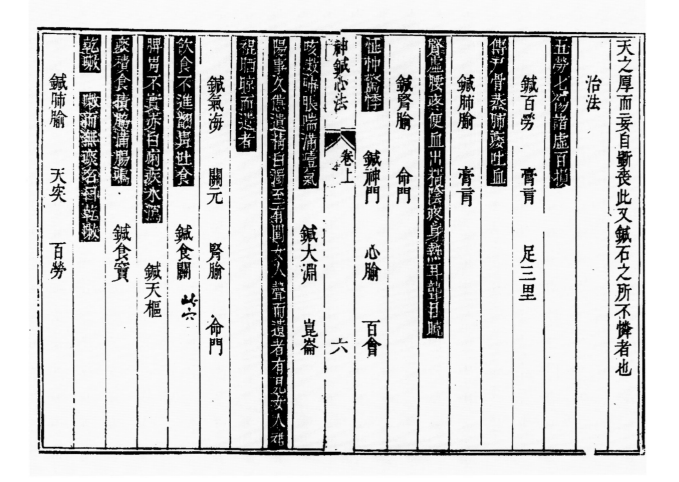

天之厚，而妄自戕丧，此又针石之所不怜者也。

治法

五劳七伤，诸虚百损　针百劳　膏肓　足三里

传尸骨蒸，肺痿吐血　针肺俞　膏肓

肾虚腰疼，便血出精，阴疼身热，耳聋目眩　针肾俞　命门

怔忡惊悸　针神门　心俞　百会

咳嗽，肺胀，喘满，噎气　针太渊　昆仑

阳事久惫，遗精白浊，至有闻女人声而遗者，有见女人裙裤晒晾而遗者　针气海　关元　肾俞

命门

饮食不进，翻胃吐食　针食关①

脾胃不实，赤白痢疾，水泻　针天枢

痰积，食积，胁满，肠鸣　针食窦

干嗽，嗽而无痰，名曰干嗽　针肺俞　天突　百劳

─────────────
①食关：奇穴名，位于中脘旁开一寸半。主治噎膈反胃、饮食不化等。

吐痰不住　鍼天突　上脘　肺腧
乾血癆　鍼百勞　陶道　膏肓
思食癆　鍼中脘　百勞　足三里

凡怯證肉瘦面黑身黃骨露參藥無效飲食不進精神恍惚臥床不起奄奄待斃一息尚存者用鵝油於患人背脊骨上逐節擦之視其脊上著油即乾者幾節著油不乾者幾節人身脊骨共計二十一節七節乾十四節不乾者可治乾者半不乾者半猶可治若乾多於不乾及乾盡者不治也

神鍼心法　卷上　七

第四癆疾門
論證

癆之爲病世人視爲泛常而不知其理之淺微正非可苟焉以從事者外之而五運六氣之未曉內之而十四經絡之不明未許輕言治癆也夫癆之名類戲矣頭疼身熱脊強而脈浮者寒癆也目痛鼻乾口渴自汗終宵不寐而脈長者熱癆也耳聾脇痛寒熱往來口苦喜嘔而脈弦者風癆也熱多寒少口苦咽乾大便澀小便赤而脈來弦數者痰癆也此外有瘟癆癉癆牝癆痎癆勞癆濕癆食癆胃癆

吐痰不住　针天突　上脘　肺俞
干血痨　针百劳　陶道　膏肓
思食痨　针中脘　百劳　足三里

凡怯证，肉瘦面黑，身黄骨露，参药无效，饮食不进，精神恍惚，卧床不起，奄奄待毙，一息尚存者，用鹅油于患人背脊骨上逐节擦之，视其脊上着油即干者几节，着油不干者几节。人身脊骨共计二十一节。七节干，十四节不干者，可治；干者半，不干者半，犹可治；若干多于不干，及干尽者，不治也。

第四　疟疾门

论证

疟之为病，世人视为泛常，而不知其理之深微，正非可苟焉。以从事者，外之而五运六气之未晓，内之而十四经络之不明，未许轻言治疟也。夫疟之名，类伙①矣。头疼身热脊强，而脉浮者，寒疟也；目痛鼻干，口渴自汗，终宵不寐，而脉长者，热疟也；耳聋胁痛，寒热往来，口苦喜呕，而脉弦者，风疟也；热多寒少，口苦咽干，大便涩，小便赤，而脉来弦数者，痰疟也。此外，有瘟疟、瘅疟、牝疟、痎疟、劳疟、湿疟、食疟、胃疟、

①伙：盛多，众多。

瘴瘧疫瘧胎瘧母瘧痕其名不一其病各別可泛常視
之乎 瘴音癉；瘠音皆

治法

寒瘧	鍼大顀	間使	乳根	
熱瘧	鍼間使	三里		
風瘧	鍼百會	經渠	前谷	風池
痰瘧	鍼後谿	合谷		
瘟瘧	鍼中脘	大顀		
瘴瘧	鍼百會	心腧		
牝瘧	鍼關元	氣海		
疲瘧	鍼腰腧	湧泉		
勞瘧	鍼大顀	膏肓		
濕瘧	鍼間使	足三里		
食瘧	鍼中脘			
胃瘧	鍼胃腧			
瘴瘧	鍼神庭	腎腧		
疫瘧	鍼膏肓			
胎瘧	鍼月窟	天根	命蒂	

瘴疟、疫疟、胎疟、疟母、疟痕，其名不一，其病各别，可泛常视之乎？ 瘴音瘅；瘠音皆。

治法

寒疟　针大椎　间使　乳根

热疟　针间使　三里

风疟　针百会　经渠　前谷　风池

痰疟　针后溪　合谷

瘟疟　针中脘　大椎

瘴疟　针百会　心俞

牝疟　针关元　气海

疲疟　针腰俞　涌泉

劳疟　针大椎　膏肓

湿疟　针间使　足三里

食疟　针中脘

胃疟　针胃俞

瘴疟　针神庭　肾俞

疫疟　针膏肓

胎疟　针月窟　天根　命蒂①

①命蒂：脐带，即肚脐。

癃母　有形者鍼本處用梅花鍼法

無形者鍼天突　膻中

癃瘕　鍼氣海

久癃不食　鍼公孫　內庭　厲兌

久癃心煩　鍼神門

第五感冒門

論證

風之襲人有淺深人之患病有重輕淺而重則爲中風淺而輕則爲感冒俗所稱傷風是也不明鍼法而妄用香蘇

治法

芎半發散消痰等劑其不致尅耗元氣而益之病者幾希

頭疼發熱　鍼百會　上脘　中脘

身熱不退　鍼百勞

鼻塞氣喘　鍼百會　神庭　天突

喘急難臥　鍼中脘　期門

咳嗽　鍼列缺　經渠　肺腧　膻中

痰在喉中不能吐不能下　鍼天突　肺腧　膻中

神鍼心法　卷上　九

疟母　有形者，针本处用梅花针法；无形者，针天突、膻中

疟瘕　针气海

久疟不食　针公孙　内庭　厉兑

久疟心烦　针神门

第五　感冒门

论证

风之袭人有深浅，人之患病有重轻。深而重则为中风，浅而轻则为感冒，俗所称伤风是也。不明针法，而妄用香、苏、芎、半，发散消痰等剂，其不致克耗元气而益之病者几希？

治法

头疼发热　针百会　上脘　中脘

身热不退　针百劳

鼻塞气喘　针百会　神庭　天突

喘急难卧　针中脘　期门

咳嗽　针列缺　经渠　肺俞　膻中

痰在喉中，不能吐，不能下　针天突　肺俞　膻中

因嗽咳血　针列缺　三里　百劳　肺俞　乳根　风门　肝俞

数欠而喘　针太渊

咳嗽隔食　针膈俞

喘满　针三间　商阳

喘急不能行　针中脘　期门　上廉

干呕　针间使　胆俞　通谷　隐白

痰涎　针阴谷　然谷　复溜

第六　癫狂门

论证

癫狂之证不一，有疯癫，有心邪而癫，有痰迷心窍而癫，有邪祟鬼物凭之而癫，有失意快怅、抑郁无聊、受屈莫伸、无处发泄而癫。不亟治之，终成废人，且为害不浅也。

治法

风狂　针少海　间使　神门　合谷　后溪　复溜　丝竹空

中惡不省　鍼水溝　中脘　氣海　三里　大敦

心邪　鍼攢竹　尺澤　間使　陽谿

狂言　鍼太淵　陽谿　下廉　崑崙

多言　鍼百會

言語不擇尊卑　鍼唇裏中央肉弦上又用鋼刀刮斷更佳

狂走　鍼風府　陽谷

呆癡　鍼神門　少商　湧泉　心腧

發狂亂跳或登高歌笑或裸身疾走　鍼神門　後谿　衝陽

狐魅神邪迷附狂癲　鍼鬼眼穴

神鍼心法　卷上　十一

第七心脾胃病門

論證

心爲一身之主不可使之有病也萬物非土不生生化
長養元氣者惟脾胃是賴胃司納而不能納脾司出而

中恶不省　针水沟　中脘　气海　三里　大敦

心邪　针攒竹　尺泽　间使　阳溪

狂言　针太渊　阳溪　下廉　昆仑

多言　针百会

言语不择尊卑　针唇里中央肉弦上，又用钢刀刮断更佳

狂走　针风府　阳谷

呆痴　针神门　少商　涌泉　心俞

发狂乱跳，或登高歌笑，或裸身疾走　针神门　后溪　冲阳

狐魅神邪，迷附狂癫　针鬼眼①穴

第七　心脾胃病门

论证

心为一身之主，不可使之有病也。万物非土不生，生生化化，长养元气者，惟脾胃是赖。胃司纳而不能纳，脾司出而

---

①鬼眼：奇穴名，即腰眼穴，当第四腰椎棘突下旁开约3.5寸凹陷中。

不能出，出纳之官一旷，其何以滋营卫、润百骸乎？少思虑，寡嗜欲，节饮食，慎起居，虽有神针，无所用之，是又所称弗药有喜者也。倘曰幸有神针，何病之足惧，而全不加调燮撙节焉，恐摄生者不当如是也。

治法

心痛　针曲泽　间使　内关　大陵　神门　太渊　太溪　通谷　心俞　巨阙

心痛，食不化　针中脘

心烦怔忡　针神门　阳溪　鱼际　腕骨　少商　解溪　公孙　太白　至阴

辛心疼不可忍，吐冷吞酸　针足大趾、次趾内中节纹

思虑过多，心无气力，忘前失后　针百会

心恍惚　针天井　巨阙①　心俞

心喜笑　针阳溪　阳谷　神门　大陵　列缺

---

①巨阙：原作"巨间"，据《神应经》改。

鱼际　劳宫　复溜　肺俞

虚烦口干　针肺俞

嗜卧不言　针膈俞

支满不食　针肺俞

振寒不食　针冲阳

胃热不食　针下廉

胃胀不食　针水分

胃痛　针太渊　鱼际　三里　肾俞　肺俞　胃俞

翻胃　先针下脘，后针足三里　胃俞　膈俞　中脘　脾俞

噎食不下　针劳宫　少商　太白　公孙　三里　中魁　膈俞　心俞　胃俞　三焦俞　中脘　大肠俞

饮食闻食臭　针百会　少商　三里　膻中

食多身瘦　针脾俞　胃俞

不能食　针少商　三里　然谷　膈俞　胃俞　大肠俞

不嗜食　针中封　然谷　内庭　厉兑　阴陵泉　隐白　肺俞　脾俞　胃俞　小肠俞

脾寒　针天枢　三间　中渚　腰俞　三阴交

胃热　针悬钟

胃寒有痰　针膈俞

脾虚腹胀，谷不消　针三里

脾病溏泄　针天枢　三阴交

脾虚不便　针商丘　三阴交

胆虚呕逆，热，上气　针气海

第八　霍乱门

论证

霍乱有阴阳二证，大约水火不调，寒热交战，气逆而成此证。喜通不喜塞耳。若妄投相左之药，恐致误事，不可不慎

重以處此也

治法

霍亂　鍼陰陵　承山　解谿　太白

霍亂吐瀉　鍼關衝　支溝　尺澤　三里　太白　先太谿　後太倉

霍亂嘔吐轉筋　鍼支溝

逆數　鍼關衝　陰陵　承山　陽輔　太白　大都　中封　解谿　丘墟　公孫

神鍼心法　卷上　十五

第九痹厥門

論證

痹者痿痹也。肺主氣，氣者萬物之父，肺者五臟之天，所以出納天地中和之氣，而百骸資始者也。肺病則百骸失其天而無以資始矣，故令人手足痿躄。脉來短者，肺之真臟脉也；脉來數者，火來乘金也。斯證也，持於冬，死於夏，不可不急治之也。厥者，厥逆也。陽氣衰於下，寒氣從五趾至膝上者為寒厥，陰氣衰於下，熱氣循陰股而上者為熱厥，七情之氣拂鬱於中，令人手足厥冷者為氣厥，大怒則形氣

重以处此也。

治法

霍乱　针阴陵　承山　解溪　太白

霍乱吐泻　针关冲　支沟　尺泽　三里　太白　先太溪，后太仓

霍乱，呕吐，转筋　针支沟

霍乱转筋[1]　针关冲　阴陵　承山　阳辅　太白　大都　中封　解溪　丘墟　公孙

第九　痹厥门

论证

痹者，痿痹也。肺主气，气者万物之父，肺者五脏之天，所以出纳天地中和之气，而百骸资始者也。肺病则百骸失其天而无以资始矣，故令人手足痿躄。脉来短者，肺之真脏脉也；脉来数者，火来乘金也。斯证也，持于冬，死于夏，不可不急治之也。厥者，厥逆也。阳气衰于下，寒气从五趾至膝上者，为寒厥；阴气衰于下，热气循阴股而上者，为热厥；七情之气拂郁于中，令人手足厥冷者，为气厥；大怒则形气

①霍乱转筋：原作"逆数"，据《神应经》改。

绝，而血菀于上，血气乱于胸中者，为薄厥；五尸之气，暴疰于人，乱人血气，上有绝阳之络，下有破阴之纽，气与形离，暴厥如死者，为尸厥。所谓一息不运则机缄穷，一毫不续则霄壤判也。昔虢太子病此证，扁鹊以针石熨烙治之而苏。今之医者，多不讲针石，苟临是证，其将束手坐视乎？

治法

风痹　针尺泽　阳辅

积痹　针中脘　胃俞

痰痹　针天突　上脘　肾俞　膈俞

身寒痹　针曲池　列缺　环跳　风市　委中　商丘　中封　临泣

寒厥　针太渊　液门

热厥　针百会　涌泉

气厥　针上脘　气海

薄厥　针百会　阴交

尸厥　针厉兑　列缺　中冲　金门　大都　内庭　隐白　大敦　鬼眼

四肢厥

鍼尺澤　少海　支溝　前谷　三陰交
行間　大都
三里　曲泉　照海　太谿　內庭
第十　積滯脹痛門
論證
痛即除何快如之
而病乃隱伏於其間矣乘虛偶觸諸病竊發神鍼所到脹
人之五臟六腑運行不息法天行健病何由生一有積聚
治法
神鍼心法《卷上》
氣塊冷氣一切氣疾　鍼氣海
結氣上喘及伏梁氣　鍼中脘
心氣痛連脅　鍼百會　上脘　支溝　大陵　三里
心下如杯　鍼中脘　百會
奔豚氣　鍼章門　期門　中脘　巨闕　氣海
噫氣上逆　鍼太淵　神門
氣逆　鍼尺澤　商丘　太白　三陰交

七

针尺泽　少海　支沟　前谷　三阴交　三里　曲泉　照海　太溪　内庭　行间　大都

第十　积滞胀痛门

论证

人之五脏六腑，运行不息，法天行健，病何由生？一有积聚，而病乃隐伏于其间矣，乘虚偶触，诸病窃发，神针所到，胀痛即除，何快如之。

治法

气块冷气，一切气疾　针气海

结气上喘，及伏梁气　针中脘

心气痛连胁　针百会　上脘　支沟　大陵　三里

心下如杯　针中脘　百会

奔豚气　针章门　期门　中脘　巨阙　气海

噫气上逆　针太渊　神门

气逆　针尺泽　商丘　太白　三阴交

夾臍痛　鍼上廉

繞臍痛　鍼水分　神闕　氣海

小腹脹痛　鍼氣海

小腹急痛不可忍及小腸氣外腎吊疝氣諸氣痛及心痛　鍼足大趾次趾下中節橫紋當中

食不下　鍼內關　魚際　三里

腹痛　鍼內關　氣海　膈腧　脾腧　腎腧

神鍼心法〈卷上〉　六

少氣　鍼間使　神門　大陵　少衝　三里　下廉　行間　然谷　至陰　肺腧　氣海

短氣　鍼大陵　尺澤

腹中氣塊　用梅花鍼法

厥氣衝腹　鍼天突　解谿

咳逆　鍼支溝　泉谷　大陵　曲泉　手三里　陷谷　然谷　行間　肺腧　足臨泣

喘逆　鍼神門　陰陵　崑崙　足臨泣

喘逆　针神门　阴陵　昆仑　足临泣

咳逆　针支沟　前谷①　大陵　曲泉　手三里　陷谷　然谷　行间　肺俞　足临泣

厥气冲腹　针天突　解溪

腹中气块　用梅花针法

短气　针大陵　尺泽

少气　针间使　神门　大陵　少冲　三里　下廉　行间　然谷　至阴　肺俞　气海

腹痛　针内关　三里　阴谷　阴陵　中脘　气海　膈俞　脾俞　肾俞

食不下　针内关　鱼际　三里

小腹急痛不可忍，及小肠气，外肾吊，疝气，诸气痛及心痛　针足大趾、次趾下中节横纹当中

小腹胀痛　针气海

绕脐痛　针水分　神阙　气海

夹脐痛　针上廉

①前谷：原作"泉谷"，据《神应经》改。

臍痛　鍼曲泉　中封　水分

心腹脹滿　鍼絕骨　內庭

脹而胃痛　鍼膈俞

肚腹堅大　鍼三里　陰交　丘墟　解谿　神闕　衝陽　期門　水分　膀胱俞

鼓脹　鍼復溜　中封　公孫　太白　三陰交　水分

膨脹氣鳴　鍼合谷　三里　期門

第十一　腫脹門　附紅疸黃疸

神鍼心法　卷上

論證

腫脹起於脾不能宣化故所有飲食不為血為液為精為津為溺而皆成水使之浸淫泛濫於榮衛而或腫或脹乃不可救藥矣治之者清其源濬其流則得之矣

治法

渾身浮腫　鍼曲池　合谷　三里　內庭

四肢浮腫　鍼曲池　通里　合谷　中渚

无

脐痛　针曲泉　中封　水分

心腹胀满　针绝骨　内庭

胀而胃痛　针膈俞

肚腹坚大　针三里　阴交　丘墟　解溪　神阙　冲阳　期门　水分　膀胱俞

鼓胀　针复溜　中封　公孙　太白　三阴交　水分

膨胀气鸣　针合谷　三里　期门

第十一　肿胀门 附红疸、黄疸

论证

肿胀起于脾不能宣化，故所有饮食，不为血、为液、为精、为津、为溺，而皆成水，使之浸淫泛滥于荣卫，而或肿，或胀，乃不可救药矣。治之者，清其源，浚其流，则得之矣。

治法

浑身浮肿　针曲池　合谷　三里　内庭　行间　阴交

四肢浮肿　针曲池　通里　合谷　中渚　液门　三里　阴交

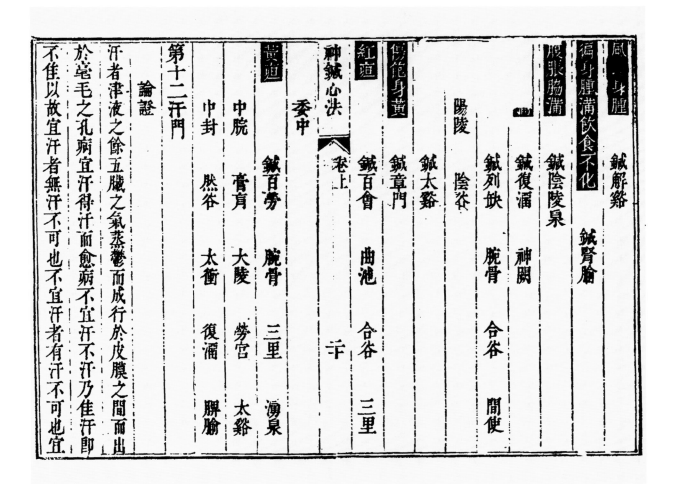

风浮[1]身肿　针解溪

遍身肿满，饮食不化　针肾俞

腹胀胁满　针阴陵泉

肿水气胀满　针复溜　神阙

水肿　针列缺　腕骨　合谷　间使　阳陵　阴谷

消瘅　针太溪

伤饱身黄　针章门

红瘅　针百会　曲池　合谷　三里　委中

黄疸　针百劳　腕骨　三里　涌泉　中脘　膏肓　大陵　劳宫　太溪　中封　然谷　太冲　复溜　脾俞

第十二　汗门

论证

汗者津液之余，五脏之气蒸郁而成，行于皮膜之间，而出于毫毛之孔。病宜汗，得汗而愈；病不宜汗，不汗乃佳，汗即不佳。以故宜汗者，无汗不可也；不宜汗者，有汗不可也。宜

---

①浮：底本版蚀字坏，据《神应经》补。以下"肿水气胀满""水肿""消瘅"诸补字同，不另出注。

汗者無汗，多方服表發之藥以求其有汗，乃無汗仍如故也；不宜汗者有汗，多方服收斂之藥以求其無汗，乃有汗仍如故也，可奈何？學醫者，苟能於此中參究，則不得執泥方藥湯劑，為百試百效之具矣。

治法

無汗　鍼上星　瘂門　風府　風池　支溝　經渠　大陵　陽谷　腕骨　然谷　中渚　液門　魚際　合谷　中衝　少商　商陽　大都　委中　陷谷　厲兌　俠谿

汗不出　曲澤　魚際　少澤　上星　曲泉　復溜　崑崙　俠谿　竅陰

少汗　先補合谷，次瀉復溜

多汗　先瀉合谷，次補復溜

盜汗　鍼曲池　列缺　少商　崑崙　衝陽　然谷

汗不止　鍼百勞　膏肓　腎俞

冷汗　鍼陰交

汗者无汗，多方服表发之药以求其有汗，乃无汗仍如故也；不宜汗者有汗，多方服收敛之药以求其无汗，乃有汗仍如故也，可奈何？学医者，苟能于此中参究，则不得执泥方药汤剂，为百试百效之具矣。

治法

无汗　针上星　哑门　风府　风池　支沟　经渠　大陵　阳谷　腕骨　然谷　中渚　液门　鱼际　合谷　中冲　少商　商阳　大都　委中　陷谷　厉兑　侠溪

汗不出　针曲泽　鱼际　少泽　上星　曲泉　复溜　昆仑　侠溪　窍阴

少汗　先补合谷，次泻复溜

多汗　先泻合谷，次补复溜

盗汗　针曲池　列缺　少商　昆仑　冲阳　然谷

汗不止　针百劳　膏肓　肾俞

冷汗　针阴交

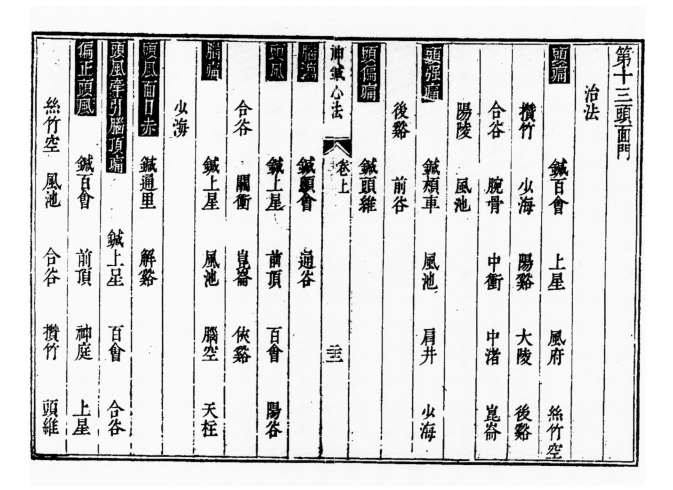

第十三 头面门

治法

头痛 针百会 上星 风府 丝竹空 攒竹 少海 阳溪 大陵 后溪 合谷 腕骨 中冲 中渚 昆仑 阳陵 风池

头强痛 针颊车 风池 肩井 少海 后溪 前谷

头偏痛 针头维

脑泻 针囟会 通谷

头风 针上星 前顶 百会 阳谷 合谷 关冲 昆仑 侠溪

脑痛 针上星 风池 脑空 天柱 少海

头风面目赤 针通里 解溪

头风牵引脑顶痛 针上星 百会 合谷

偏正头风 针百会 前顶 神庭 上星 丝竹空 风池 合谷 攒竹 头维

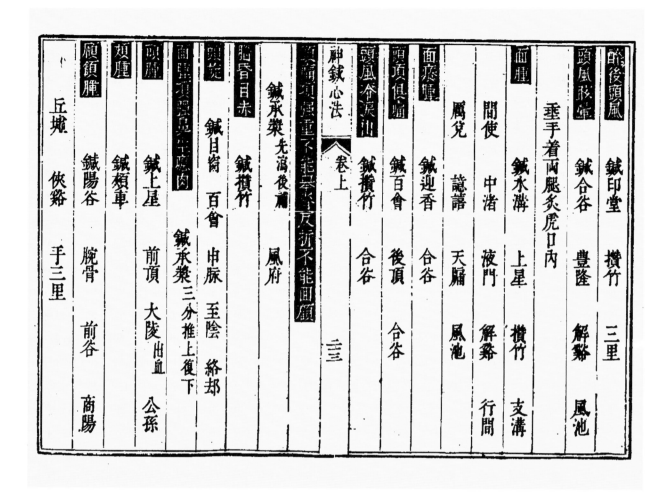

醉后头风　针印堂　攒竹　三里

头风眩晕　针合谷　丰隆　解溪　风池　垂手着两腿，灸虎口内

面肿　针水沟　上星　攒竹　支沟　间使　中渚　液门　解溪　行间　厉兑　噫嘻　天牖　风池

面痒肿　针迎香　合谷

头顶俱痛　针百会　后顶　合谷

头风，冷泪出　针攒竹　合谷

头痛，项强重，不能举脊，反折不能回顾　针承浆先泻后补　风府

脑昏目赤　针攒竹

头旋　针目窗　百会　申脉　至阴　络却

面肿项强，鼻生息肉　针承浆三分，推上复下

头肿　针上星　前顶　大陵出血　公孙

颊肿　针颊车

颐颔肿　针阳谷　腕骨　前谷　商丘　丘墟　侠溪　手三里

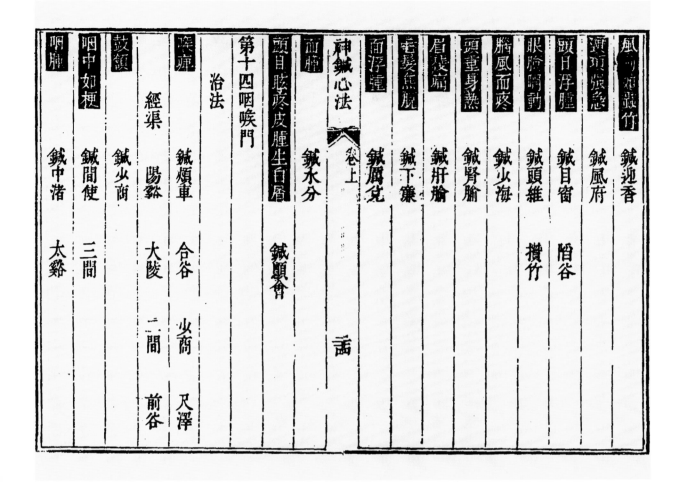

风动①如虫行　针迎香

颈项强急　针风府

头目浮肿　针目窗　陷谷

眼睑𥆧动　针头维　攒竹

脑风而疼　针少海

头重身热　针肾俞

眉棱痛　针肝俞

毛发焦脱　针下廉

面浮肿　针厉兑　面肿　针水分

头目眩疼，皮肿生白屑　针囟会

第十四　咽喉门

治法

喉痹　针颊车　合谷　少商　尺泽　经渠　阳溪　大陵　二间　前谷

鼓颔　针少商

咽中如梗　针间使　三间　咽肿　针中渚　太溪

①动：底本版蚀脱字，据《神应经》补。

咽外肿　针液门

咽食不下　针膻中

咽中闭　针曲池　合谷

咽喉肿痛闭塞，水粒不下　针合谷　少商　兼以三棱针刺手大指背头节上甲根下，排刺三针

双鹅　针玉液　金津　少商

单鹅　针少商　合谷　廉泉

咽痛　针风府

第十五　耳目门

治法

耳鸣　针百会　听宫　听会　耳门　络却　阳溪　阳谷　前谷　后溪　腕骨　中渚　液门　商阳　肾俞

聤生疮，有脓汁　针耳门　翳风　合谷

重听无所闻　针耳门　风池　侠溪　翳风　听会　听宫

目赤　针目窗　大陵　合谷　液门　上星　攒竹　丝竹空

目風赤爛　鍼陽谷

赤翳　鍼攢竹　後谿　液門

目赤膚翳　鍼太淵　俠谿　攢竹　風池

目翳膜　鍼合谷　臨泣　角孫　液門　後谿　中渚　睛明

白翳　鍼臨泣　肝俞

睛痛　鍼內庭　上星

冷淚　鍼睛明　臨泣　風池　腕骨

迎風有淚　鍼頭維　睛明　臨泣　風池

目淚出　鍼臨泣　百會　液門　後谿　前谷　肝俞

風生卒生翳膜兩目疼痛不可忍者　鍼睛明　手中指本節間尖上三壯

眼睫毛倒　鍼絲竹空

青盲無所見　鍼肝俞　商陽左取右右取左

目眥急痛　鍼三間

目昏　鍼頭維　攢竹　睛明　目窗　百會　風府　風池　合谷　肝俞

目风赤烂　针阳谷

赤翳　针攒竹　后溪　液门

目赤肤翳　针太渊　侠溪　攒竹　风池

目翳膜　针合谷　临泣　角孙　液门　后溪　中渚　睛明

白翳　针临泣　肝俞

睛痛　针内庭　上星

冷泪　针睛明　临泣　风池　腕骨

迎风有泪　针头维　睛明　临泣　风池

目泪出　针临泣　百会　液门　后溪　前谷　肝俞

风生卒生翳膜，两目疼痛，不可忍者　针睛明　手中指本节间尖上三壮

眼睫毛倒　针丝竹空

青盲无所见　针肝俞　商阳左取右，右取左

目眦急痛　针三间

目昏　针头维　攒竹　睛明　目窗　百会　风府　风池　合谷　肝俞

丝竹空　肾俞

目眩　针临泣　风府　阳谷　中渚　液门　风池　鱼际　丝竹空

目痛　针阳溪　二间　大陵　三间　前谷　上星

风目眶烂，风泪出　针头维　颧髎

眼痒眼疼　针光明泻　五会

目生翳　针肝俞　命门　合谷　商阳　瞳子髎在目外眦五分，得气乃泻。

小儿雀目，夜不见物　针手大指甲后一寸，内廉横纹头白肉际

第十六　鼻口门

治法

鼻有息肉　针迎香

衄血　针风府　曲池　合谷　三间　二间　后溪　前谷　委中　申脉　昆仑　厉兑　上星　隐白

鼽衄　针风府　二间　迎香

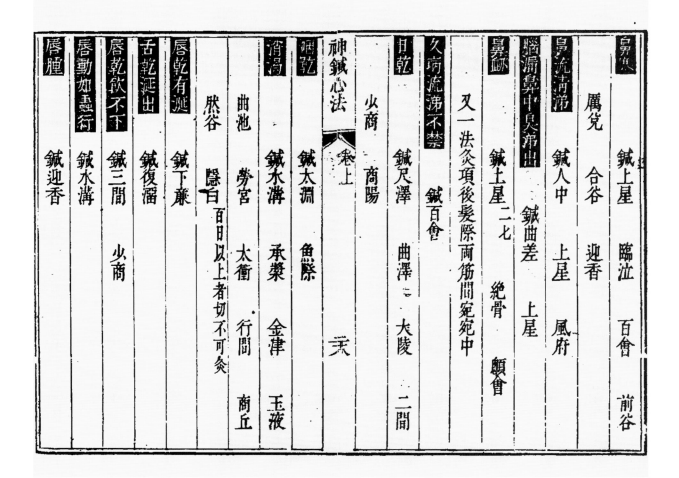

鼻塞　针上星　临泣　百会　前谷　厉兑　合谷　迎香

鼻流清涕　针人中　上星　风府

脑漏，鼻中臭涕出　针曲差　上星

鼻衄　针上星二七　绝骨　囟会　又一法：灸项后发际两筋间宛宛中

久病流涕不禁　针百会

目干　针尺泽　曲泽　大陵　二间　少商　商阳

咽干　针太渊　鱼际

消渴　针水沟　承浆　金津　玉液　曲池　劳宫　太冲　行间　商丘　然谷　隐白百日以上者，切不可灸。

　唇干有涎　针下廉

　舌干涎出　针复溜

　唇干饮不下　针三间　少商

　唇动如虫行　针水沟

　唇肿　针迎香

神鍼心法　卷上

口喎眼喎　鍼頬車　水溝　列缺　太淵　合谷　二間　地倉　絲竹空
目瞤　鍼頬車　支溝　外關　列缺　內庭　厲兌
失音不語　鍼間使　支溝　靈道　魚際　合谷　復溜　然谷　陰谷
舌緩　鍼太淵　合谷　衝陽　內庭　風府　三陰交
舌強　鍼瘂門　少商　魚際　二間　中衝　陰谷　然谷　厥谷
舌黃　鍼魚際
齒寒　鍼少海　厲兌
齒痛　鍼商陽　少海
齒齲惡風　鍼合谷　厲兌
齦痛　鍼角孫　少海
舌齒腐　鍼承漿　勞宮　各二壯
牙疼　鍼曲池　少海　火海　陽谷　陽谿　二間

三九

口喎眼喎　针颊车　水沟　列缺　太渊　合谷　二间　地仓　丝竹空

口瞤　针颊车　支沟　外关　列缺　内庭　厉兑

失音不语　针间使　支沟　灵道　鱼际　合谷　阴谷　复溜　然谷

舌缓　针太渊　合谷　冲阳　内庭　风府　三阴交

舌强　针哑门　少商　鱼际　二间　中冲　阴谷　然谷

舌黄　针鱼际

齿寒　针少海

齿痛　针商阳

齿龋恶风　针合谷　厉兑

龈痛　针角孙　少海

舌齿腐　针承浆　劳宫各二壮

牙疼　针曲池　少海　阳谷　阳溪　二间

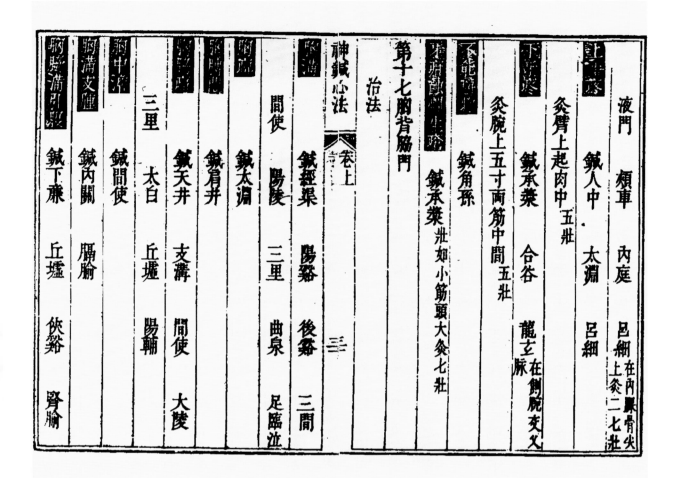

液门　颊车　内庭　吕细 在内踝骨尖上，灸二七壮

　　上牙疼　针人中　太渊　吕细　灸臂上起肉中五壮

　　下牙疼　针承浆　合谷　龙玄[①]在侧腕，交叉脉。灸腕上五寸两筋中间五壮

　　不能嚼物　针角孙

　　牙疳蚀烂生疮　针承浆壮如小箸头大，灸七壮。

第十七　胸背胁门

治法

　　胸满　针经渠　阳溪　后溪　三间　间使　阳陵　三里　曲泉　足临泣

　　胸痹　针太渊

　　胸膊闷　针肩井

　　胸胁痛　针天井　支沟　间使　大陵　三里　太白　丘墟　阳辅

　　胸中澹　针间使

　　胸满支肿　针内关　膈俞

　　胸胁满引腹　针下廉　丘墟　侠溪　肾俞

---

①龙玄：奇穴名，位于腕横纹上 2 寸，桡骨茎突上方之静脉处。

神应心法　卷上

胸烦　鍼期门
胸中寒　鍼膻中
肩背酸疼　鍼风门　肩井　中渚　支沟　後谿　腕骨　委中
心胸痛　鍼曲泽　内关　大陵
胸满，血膨有积块；霍乱，肠鸣喜噎　鍼三里　期门　向外刺二寸不补不泻
胁满　鍼章门
胁痛　鍼肠谷　腕骨　支沟　膈俞
缺盆痛　鍼太渊　商阳　足临泣
胁与脊引　鍼肝俞
背腹项急　鍼大顀
腰脊强直不能动侧　鍼腰俞　肺俞
腰脊痛楚　鍼委中　复溜
腰背伛偻　鍼风池　肺俞
背拘急　鍼经渠
肩背相引　鍼二间　商阳　委中　昆仑

三三

胸烦　针期门

胸中寒　针膻中

肩背酸痛　针风门　肩井　中渚　支沟　后溪　腕骨　委中

心胸痛　针曲泽　内关　大陵

胸满，血膨有积块；霍乱，肠鸣喜噎　针三里　期门向外刺二寸，不补不泻。

胁满　针章门

胁痛　针阳谷　腕骨　支沟　膈俞　申脉

缺盆痛　针太渊　商阳　足临泣

胁与脊引　针肝俞

背腹项急　针大椎

腰背强直，不能动侧　针腰俞　肺俞

腰脊痛楚　针委中　复溜

腰背伛偻　针风池　肺俞

背拘急　针经渠

肩背相引　针二间　商阳　委中　昆仑

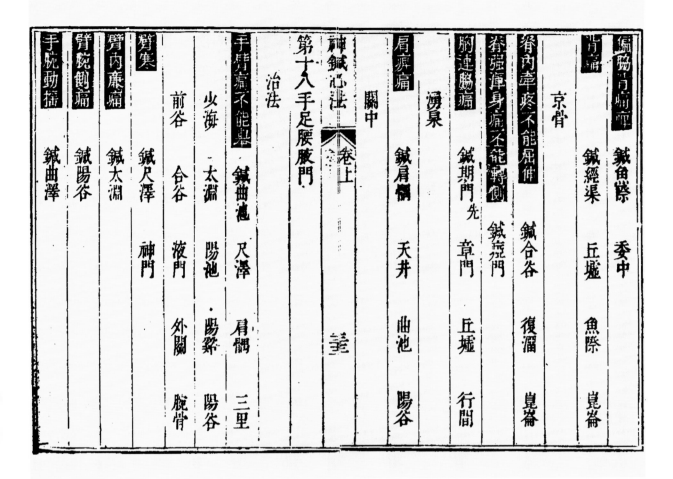

偏胁骨痛痹　针鱼际　委中

背痛　针经渠　丘墟　鱼际　昆仑　京骨

脊内牵疼，不能屈伸　针合谷　复溜　昆仑

脊强浑身痛，不能转侧　针哑门

胸连胁痛　针期门先　章门　丘墟　行间　涌泉

肩痹痛　针肩髃　天井　曲池　阳谷　关冲[①]

第十八　手足腰腋门

治法

手臂痛不能举　针曲池　尺泽　肩髃　三里　少海　太渊　阳池　阳溪　阳谷　前谷　合谷
液门　外关　腕骨

臂寒　针尺泽　神门

臂内廉痛　针太渊

臂腕侧痛　针阳谷

手腕动摇　针曲泽

---

① 关冲：原作"关中"，据《神应经》改。

腋痛　针少海　间使　少府　阳辅　丘墟　申脉　足临泣

肘劳　针天井　曲池　间使　阳溪　中渚　阳谷　太渊　腕骨　列缺　液门

手腕无力　针列缺

肘臂痛　针肩髃　曲池　通里　手三里

肘挛　针尺泽　肩髃　少海　间使　大陵　后溪　鱼际

肩臂酸重　针支沟

肘臂手指不能屈　针曲池　三里　外关　中渚

手臂麻木不仁　针天井　曲池　外关　经渠　支沟　阳溪　腕骨　上廉　合谷

手臂冷痛　针肩井　曲池　下廉

手指拘挛筋紧　针曲池　阳谷　合谷

手热　针劳宫　曲池　曲泽　内关　列缺　经渠　太渊　中冲　少冲

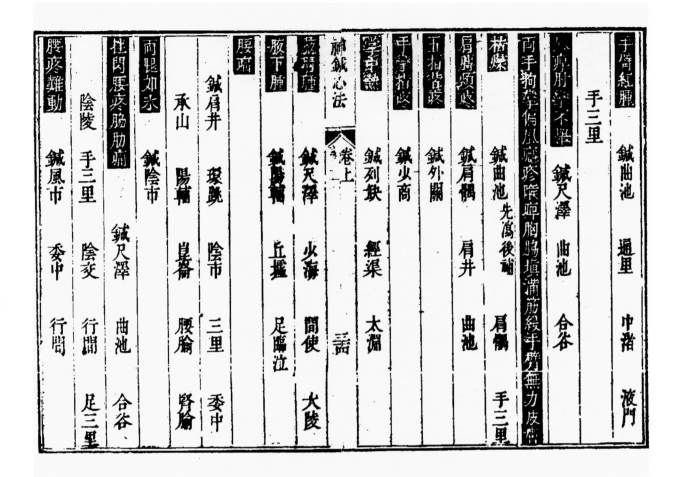

手臂红肿　针曲池　通里　中渚　液门　手三里

风痹肘挛不举　针尺泽　曲池　合谷

两手拘挛，偏风，瘾疹，喉痹，胸胁填满，筋缓手臂无力，皮肤枯燥　针曲池先泻后补　肩髃
手三里

肩膊烦疼　针肩髃　肩井　曲池

五指背疼　针外关

手挛指疼　针少商

掌中热　针列缺　经渠　太渊

腋肘肿　针尺泽　少海　间使　大陵

腋下肿　针阳辅　丘墟　足临泣

腰痛　针肩井　环跳　阴市　三里　委中　承山　阳辅　昆仑　腰俞　肾俞

两腿如水　针阴市

挫闪腰疼，胁肋痛　针尺泽　曲池　合谷　阴陵　手三里　阴交　行间　足三里

腰疼难动　针风市　委中　行间

鍼腰俞　委中　湧泉　小腸俞　膀胱俞
【腰胻痛】鍼環跳　風市　陰市　委中　承山　昆侖　申脈
【照海痛】鍼委中　三里　三陰交
【腿膝酸疼】鍼環跳　陽陵　丘墟
【腿膝痛】鍼委中　三里　曲泉　陽陵　風市　昆侖　解溪
【膝胻股腫】鍼委中　三里　陽輔　解溪　承山

神應心法　卷上

【腰如坐水】承山　鍼陽輔
【足痿不收】鍼復溜
【風痹脚胻麻木】鍼環跳　陰陵　陽輔　太溪　至陰
【腳氣】鍼肩井　膝眼　風市　三里　承山　太衝　丘墟
【足寒熱】鍼三里　委中　陽陵　復溜　然谷　行間　中封　大都　隱白

腰脊强痛　针腰俞　委中　涌泉　小肠俞　膀胱俞

腰腿痛　针环跳　风市　阴市　委中　承山　昆仑　申脉

腰膝内痛　针委中　三里　三阴交

腿膝酸疼　针环跳　阳陵　丘墟

腿膝痛　针委中　三里　曲泉　阳陵　风市　昆仑　解溪

膝胻股肿　针委中　三里　阳辅　解溪　承山

腰如坐水　针阳辅

足痿不收　针复溜

风痹，脚胻麻木　针环跳　阴陵　阳辅　太溪　至阴

脚气　针肩井　膝眼　风市　三里　承山　太冲　丘墟

足寒热　针三里　委中　阳陵　复溜　然谷　行间　中封　大都　隐白

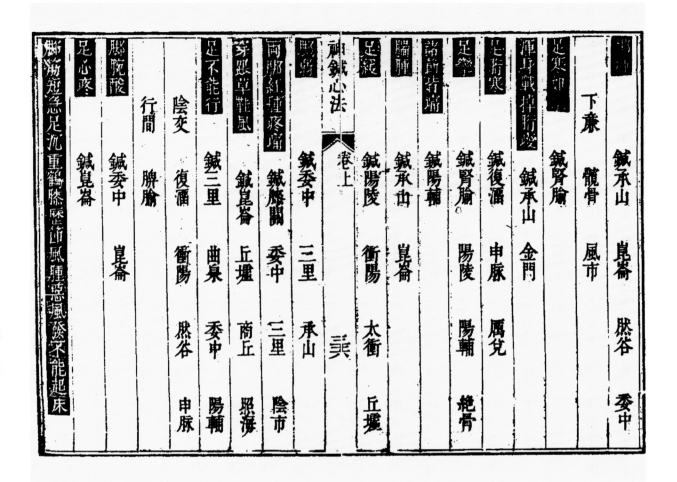

脚肿　针承山　昆仑　然谷　委中　下廉　髋骨①　风市

足寒如冰　针肾俞

浑身战掉，腨酸　针承山　金门

足胻寒　针复溜　申脉　厉兑

足挛　针肾俞　阳陵　阳辅　绝骨

诸筋皆痛　针阳辅

脚肿　针承山　昆仑

足缓　针阳陵　冲阳　太冲　丘墟

脚弱　针委中　三里　承山

两脚红肿疼痛　针膝关　委中　三里　阴市

穿跟草鞋风　针昆仑　丘墟　商丘　照海

足不能行　针三里　曲泉　委中　阳辅　阴交　复溜　冲阳　然谷　申脉　行间　脾俞

脚腕酸　针委中　昆仑

足心疼　针昆仑

脚筋短急，足沉重，鹤膝，历节风肿恶风，发不能起床

---

①髋骨：奇穴名，在膝盖上，梁丘旁两外开1.5寸。主治鹤膝风，下肢痿痹。

针风市①

腰痛不能久立，腰膝酸重，及四肢不举　针跗②阳

腰重痛不可忍，及转侧起卧不便，冷痹脚筋挛急，不得屈伸　灸两脚曲䐃③两纹头，四处，各三壮。一同灸，用两人两边同吹至火灭。若午时灸了，至晚或脏腑鸣，或行一二次，其疾立愈。

腰痛不能举　针仆参二穴，在跟骨下陷中，拱足取之，灸三壮。

膝以上病　灸环跳　风市

膝以下病　灸犊鼻　膝关　三里　阳陵

足踝以上病　灸三阴交　绝骨　昆仑

足踝以下病　灸照海　申脉

腿痛　针髋骨

脚气　一风市百壮或五十壮　二伏兔针三分，禁灸　三犊鼻五十壮　四膝眼　五三里百壮　六上廉

七下廉百壮　八绝骨

脚转筋，发时不可忍者

---

①风市：《神应经》作"风池"。

②跗：通"跗"。

③䐃：腘、膝部位。

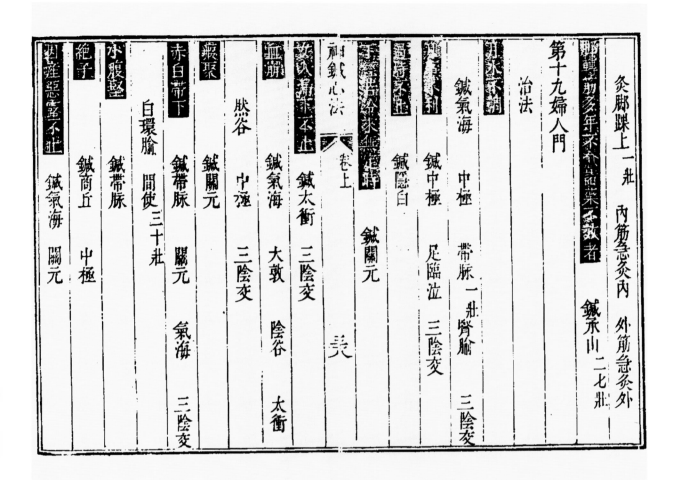

灸脚踝上一壮　内筋急灸内，外筋急灸外

　　脚转筋多年不愈，诸药不效者　针承山二七壮

第十九　妇人门

治法

月水不调　针气海　中极　带脉一壮　肾俞　三阴交

月事不利　针中极　足临泣　三阴交

过时不止　针隐白

下经若冷，来无定时　针关元

女人漏下不止　针太冲　三阴交

血崩　针气海　大敦　阴谷　太冲　然谷　中极　三阴交

瘕聚　针关元

赤白带下　针带脉　关元　气海　三阴交　白环俞　间使三十壮

小腹坚　针带脉

绝子　针商丘　中极

因产恶露不止　针气海　关元

産後諸病　鍼期門

乳痛　鍼下廉　三里　俠谿　魚際　委中　少澤　足臨泣

乳腫痛　鍼足臨泣

難産　鍼太衝　合谷補　三陰交瀉

橫生死胎　鍼太衝　合谷　三陰交

橫生手先出　灸右足小趾尖三壯立產，炷如小麥大

子上逼心氣悶欲絕　鍼巨闕　合谷補　陰交瀉　如子手搠母心生下男左女右手心有鍼痕可驗不然在人中或腦後有鍼痕

産後血暈不識人　鍼支溝　三里　三陰交

墮胎後手足如冰厥逆　鍼肩井五分若覺悶亂急補三里

胎衣不下　鍼中極　肩井

陰挺出　鍼曲泉　照海　大敦

無孔　灸膻中　少澤補　此二穴神效

血塊　鍼曲泉　復溜　三里　氣海　丹田　三陰交

神鍼心法〈卷上〉　三九

产后诸病　针期门

乳痛　针下廉　三里　侠溪　鱼际　委中　少泽　足临泣

乳肿痛　针足临泣

难产　针太冲　合谷补　三阴交泻

横生死胎　针太冲　合谷　三阴交

横生手先出　灸右足小趾尖三壮立产，炷如小麦大。

子上逼心，气闷欲绝　针巨阙　合谷补　阴交泻　如子手搠母心，生下男左女右，手心有针痕可验。不然，在人中，或脑后有针痕。

产后血晕不识人　针支沟　三里　三阴交

堕胎后，手足如冰厥逆　针肩井五分。若觉闷乱，急补三里。

胎衣不下　针中极　肩井

阴挺出　针曲泉　照海　大敦

无孔　灸膻中　少泽补　此二穴神效

血块　针曲泉　复溜　三里　气海　丹田　三阴交

妇人经事正行，与男子交，日渐羸瘦，寒热往来，精血相竞　针百劳　肾俞　风门　中极　气海　三阴交　若以前证作虚劳治者，非也。

女子月事不来，面黄干呕，妊娠不成　针曲池　支沟　三里　三阴交

经脉过多　针通里　行间　三阴交

欲断产　灸右足内踝上一寸　合谷　又一法：灸脐下二寸三分三壮　肩井

一切冷惫　灸关元

不时漏下　针三阴交

月水不调，因结成块　针间使

第二十　小儿门

治法

大小五痫　针水沟　百会　神门　金门　昆仑　巨阙

惊风　针腕骨

瘈疭五指掣　针阳谷　腕骨　昆仑

摇头，张口，反折　针金门

风痫，目戴上　针百会　昆仑　丝竹空

脱肛　针百会　长强

卒疝　针太冲

角弓反张　针百会

泻痢　针神阙

赤游风　针百会　委中

秋深冷痢　针脐下二寸及三寸动脉中

吐乳　灸中庭在膻中下一寸六分

卒痫及猪痫　灸巨阙三壮

口有疮蚀龈，臭秽气冲人　灸劳宫二穴各一壮

卒患腹痛，肚皮青黑　灸脐四边各半寸三壮　鸠尾骨下一寸三壮

惊痫　顶上旋毛中灸三壮　耳后青络灸三壮，炷如小麦大

风痫，手指屈如数物者　鼻上发际宛宛中灸三壮

二三岁，两目眦赤　大指、次指间后一寸五分灸二壮

囟门不合　脐上脐下各五分各三壮，灸疮未发囟门先合

夜啼　灸百会二壮

肾胀偏坠　灸关元三壮　大敦七壮

猪痫如尸厥，吐沫　灸巨阙三壮

食痫先寒热，洒淅乃发　灸鸠尾上五分三壮

羊痫　九椎下节间灸三壮　又法：大椎灸三壮

牛痫　鸠尾灸三壮　又法：鸠尾　大椎各三壮

马痫　仆参二穴各三壮　又法：风府　脐中各三壮

犬痫　两手心　足太阳　肋户各一壮

鸡痫　足诸阳各三壮

牙疳蚀烂　承浆针灸皆可

遍身生疮　针曲池　合谷　三里　绝骨　膝眼

腋肿，马刀疡　针阳辅　太冲

热风瘾疹　针肩髃　曲池　曲泽　环跳　合谷　涌泉

疡肿振寒　针少海

疥癣疮　针曲池　支沟　阳溪　阳谷　大陵　合谷　后溪　委中　三里　阳辅　昆仑　行间
三阴交　百虫窠

第二十一　疮毒门

治法

疔疮生面上与口角　灸合谷

疔疮生手上　灸曲池

疔疮生背上　针肩井　三里　委中　临泣　行间　通里　少海　太冲

瘰疬　少海，先针皮上，候三十六息，推针入内，须定浅深，追核大小，勿出核，三十二下乃出针。

天池　章门　临泣　支沟　手三里　阳辅灸百壮　肩井随年壮。

痈疽发背　针肩井　委中　又：以蒜片贴疮上，灸之。如不疼，灸至疼；如疼，灸至不疼。愈多愈好

溺水死者①，经宿可救　即解死人衣带，灸脐中。

狂犬咬伤人　即灸咬处疮上。

蛇咬伤人　灸伤处三壮，仍以蒜片贴咬处，灸蒜上。

人脉微细不见，或有或无　宜于少②阴经复溜穴上，用圆利针针至骨处，顺针下刺，候回阳脉，阳脉生时方可出针。

---

①溺水死者：此下至"人脉微细不见"共四条，《神应经》另作一门，为"杂病部"。

②少：原作"小"，形近之误，据《神应经》改。

神鍼心法 卷上

第二十二 腸痔大便門 同楊氏騎竹馬灸法

揚賜 治法

腸鳴 鍼三里 陷谷 公孫 太白 三陰交 章門 水分 神闕 胃腧 三焦腧

揚鳴瀉泄 鍼神闕 水分 三間

金泄 鍼上廉 下廉

暴泄 鍼隱白

洞泄 鍼腎腧

溏泄 鍼太衝 神闕 三陰交

泄不止 鍼神闕

出泄不覺 鍼中脘

痢疾 鍼曲泉 太谿 太衝 丹田 脾腧 小腸腧

便血 鍼承山 復溜 太衝 太白

大便不禁 鍼丹田 大腸腧

大便不通 鍼承山 太谿 照海 太衝

痈疽疮毒　同杨氏骑竹马灸法

第二十二　肠痔大便门

治法

肠鸣　针三里　陷谷　公孙　太白　三阴交　章门　水分　神阙　胃俞　三焦俞

肠鸣而泄　针神阙　水分　三间

食泄　针上廉　下廉

暴泄　针隐白

洞泄　针肾俞

溏泄　针太冲　神阙　三阴交

泄不止　针神阙

出泄不觉　针中脘

痢疾　针曲泉　太溪　太冲　丹田　脾俞　小肠俞

便血　针承山　复溜　太冲　太白

大便不禁　针丹田　大肠俞

大便不通　针承山　太溪　照海　太冲

太白　章门　小肠俞　膀胱俞

大便下重　针承山　解溪　太白　带脉

闭塞　针照海　太白　章门

泄泻　针曲泉　阴陵　然谷　束骨　隐白　中脘　天枢　脾俞　三焦俞　大肠俞　肾俞

五痔　针委中　承山　飞扬　阳辅　复溜　太冲　侠溪　气海　会阴　长强

肠风　尾闾骨尽处灸百壮，即愈。

大小二便不通　灸胃脘三百壮

肠痛痛　针太白　陷谷　大肠俞

脱肛　针百会　尾闾七壮　脐中随年壮

血痔，泄，腹痛　针承山　复溜

痔疾，骨疽蚀　针承山　商丘

久痔　针二白在掌后四寸　承山　长强

第二十三　阴疝小便门

治法

寒疝腹痛　针阴市　太溪　肝俞

疝瘕　阴跷此二穴在足外踝下陷中，主卒疝小腹疼痛，左取右，右取左，灸三壮。女人月水不调亦灸。

卒疝　针丘墟　大敦　阴市　照海

癫疝　针曲泉　中封　太冲　商丘

疝癖小腹下痛　针太溪　三里　阴陵　曲泉　脾俞　三阴交

疝瘕　针阴陵　太溪　丘墟　照海

肠癖瘭疝，小肠痛　针束骨　大肠俞　通谷灸百壮

偏坠水肾　针归来　大敦　三阴交

阴疝　针太冲　大敦

疝癖膀胱小肠　燔针刺五枢　气海　三里　三阴交　气门①百壮

阴肾偏大，小便数，或阴入腹　针大敦

阴肿　针曲泉　太溪　大敦　三阴交　肾俞

阴茎痛　针阴陵　曲泉　行间　太冲　三阴交

①气门：奇穴名，在关元旁开三寸，主治不孕、崩漏、阴挺、淋证、尿闭、小肠疝气等。

阴谷 大敦 太溪 肾俞 中极

阴茎痛，阴汗湿 针太溪 鱼际 中极 三阴交

转脬，不溺淋沥脬，膀胱也 针关元

肾脏虚冷，日渐羸瘦，劳伤阴疼，凛凛少气，遗精 针肾俞

遗精白溺 针肾俞 关元 三阴交

梦遗失精 灸曲泉百壮 中封 太冲 至阴 三阴交 膈俞 脾俞 肾俞 关元 三焦俞

寒热气淋 针阴陵泉

淋癃 针曲泉 然谷 阴陵 行间 大敦 涌泉 小肠俞 气门百壮

小便黄赤 针阴谷 太溪 肾俞 气海 关元 膀胱俞

小便五色 针委中 前谷

小便不禁 针承浆 阴陵 委中 太冲 膀胱俞 大敦

小便赤如血　针大陵　关元

妇人脬转不利小便　灸关元二七壮

遗溺　针神门　鱼际　太冲　大敦　关元

阴痿丸骞　针阴谷　阴交　然谷　中封　大敦

阴挺出　针太冲　少府　照海　曲泉

疝气偏坠　以小绳量患人口两角，为一分作三，折成三角如△样，以一角安脐心，两角在脐下两旁尽处是穴。患左灸右，患右灸左，二七壮立愈，二穴俱灸亦可。

膀胱气攻两胁，脐下阴肾入腹　灸脐下六寸两旁各一寸，炷如小麦大，患左灸右，患右灸左。

太乙神针心法卷上终

鍼案紀畧序

天下事聞之者恒不如見之者之深切著明也

傳聞之下或得其半未得其全或信為真或疑

為偽惟身遇目擊始能不爽纖毫我於鄞江邵

君克承所集鍼案紀畧一書乃知其親灸我韓門

兄用鍼治病之神從旁目覩手書而不少

謬者也慈谿

韓門兄芑齋諱貽豐浙東名進士嘗遊武林紫

陽山得異人手授太乙神鍼屢試屢驗已而鳴

琴屈產之鄉旋膺司馬之任數載於茲醫名與

政聲並震然公初不以為秘東西南北遇病

即醫貴賤賢愚罔所區別有奉金為壽者一切

麾而去之以是聲稱更籍甚余前承乏襄垣山

川間阻未獲褰裳把晤聆口碑傳頌已洋洋盈

耳會丙申仲夏公聞訃以內艱離任而余於

季冬代公為政適公尚未南旋因得時過

《针案纪略》序

天下事，闻之者，恒不如见之者之深切著明也。传闻之下，或得其半，未得其全，或疑为伪，惟身遇目击，始能不爽纤毫。我于鄞江邵君克承所集《针案纪略》一书，乃知其亲炙我韩门兄用针治病之神，从旁目睹手书而不少谬者也。

慈溪韩门兄芑斋讳贻丰，浙东名进士。尝游武林紫阳山，得异人手授《太乙神针》，屡试屡验。已而鸣琴屈产之乡，旋膺司马之任，数载于兹，医名与政声并震。然公初不以为秘，东西南北，遇病即医，贵贱贤愚，罔所区别。有奉金为寿者，一切麾而去之，以是声称更籍甚。余前承乏①襄垣，山川间阻，未获褰裳把晤，聆口碑传颂，已洋洋盈耳。会丙申仲夏，公闻讣以内艰②离任，而余于季冬代公为政。适公尚未南旋，因得时过

---

① 承乏：谓职位一时无适当人选，暂由己充数。为自谦之语。
② 内艰：丧母。

鍼案紀畧序

請益見戶外之履常滿凡大小疾厄無不應鍼而愈參苓可廢問切無庸立起沉疴頓蘇危疾昔之聞所聞者今乃得見所見矣鍼誠神矣哉余因請公盡記其治證奇效以示後學公笑曰余療人多矣何能一一筆之余向有及門邵子紀畧一帙可觀也遂請讀終卷始知公之聲名洋溢即輦轂之下鄰邦之遠亦莫不知有太乙神鍼者噴噴頌海內活人仁術無踰於此噫鍼誠神矣哉我公幼穎異其邺侯璩子骨飫領老門伯卓齋先生庭訓橋梓駢秀科甲蟬聯文章名世而外即以天下為己任平日讀書抱道拯濟蒼生固自有大於此者行看服闋登庸洊膺異數躋槐棘而沛霖雨調鼎鼐而燮陰陽仰體聖天子萬物得所之懷登斯民於仁壽者其鴻猷偉略正未可量良相良醫公且以一身兼之矣

二

请益。见户外之履常满，凡大小疾厄，无不应针而愈，参苓可废，问切无庸，立起沉疴，顿苏危疾。昔之闻所闻者，今乃得见所见矣。针诚神矣哉！余因请公盎记其治证奇效，以示后学。公笑曰："余疗人多矣，何能一一笔之？然余向有及门邵子《纪略》一帙可观也。"遂请读。终卷始知公之声名洋溢。即辇毂①之下，邻邦之远，亦莫不知有太乙神针者。啧啧！颂海内活人仁术，无踰于此。噫！针诚神矣哉！我公幼颖异，具邺侯璩子骨，饫②领老门伯卓斋先生庭训，桥梓③骈秀科甲，蝉联文章，名世而外，即以天下为己任。平日读书抱道，拯济苍生，固自有大于此者。行看服阕登庸④，洊膺⑤异数。跻槐棘而沛霖雨，调鼎鼐而燮阴阳，仰体圣天子万物，得所之怀，登斯民于仁寿者，其鸿猷伟略，正未可量。良相良医，公且以一身兼之矣。

①辇毂：帝王的车驾，引申为帝都。
②饫：饱足。
③桥梓：父子。
④登庸：选拔任用。
⑤洊膺：受到特殊礼遇。洊，通"荐"。

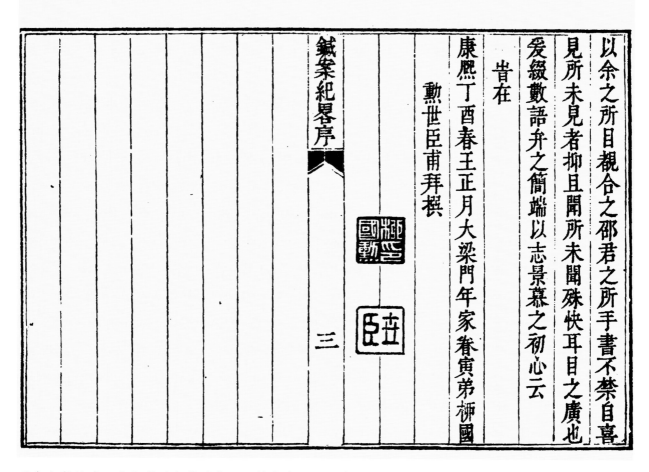

以余之所目睹，合之邵君之所手书，不禁自喜，见所未见者，抑且闻所未闻，殊快耳目之广也。爰缀数语，弁之简端，以志景慕之初心云。

时在 康熙丁酉春王正月

大梁门①年家眷寅弟②柳国勋③世臣甫拜撰

---

①大梁门：开封古城的西门。

②寅弟：督抚与州县官互称寅弟，与下僚称年家眷弟。

③柳国勋：人名。清康熙四十五年（1706）选授山西潞安府襄垣县知县，康熙五十五年（1716）任汾州府同知。

中国针灸 大成 七二六

太乙神鍼心法卷下

子壻　馮可英如經甫　仝校

受業姑蘇姚世琦又韓甫

受業鄞江邵天祐克承甫謹錄

長男　嗣英西園甫

次男　奎英元林甫　仝訂

鍼案紀畧小引

神鍼心法　▷卷下◁　一

鍼案紀畧者紀先生用鍼奏效之神不能紀詳但紀其
畧也先生於戊子夏得神鍼秘授於吳山之紫霞洞天是
秋需次此上舟行所過凡停橈泊槳之處遇病即鍼鍼到
病除比入都都人士已莫不知有先生神鍼也先生謁選
得山右石樓令石小邑在萬山中民不知醫往往多天札
先生惻然憫之于興利剔弊外亟亟以救民爲務遂出其
神鍼爲民療疾活人無筭遠近隣壞之求治者扶老攜幼
趾錯於道當是時也善政仁聲徧播省會　大中丞暨
方伯　廉鎮聞先生名咸奇之召治悉應于愈甲午秋奉
憲委攝永寧州篆先生活永人一如活石人也已而汾郡
司馬缺員先生以茂猷殊績　特膺題薦隨本

《太乙神针心法》卷下

子婿　冯可英如经甫　同校

受业姑苏姚世琦又韩甫

受业鄞江邵天祐克承甫　谨录

长男　嗣英西园甫　同订

次男　奎英元林甫

《针案纪略》小引

　　《针案纪略》者，纪先生用针奏效之神，不能纪详，而但纪其略也。先生于戊子夏，得神针秘授于吴山之紫霞洞天。是秋需次北上，舟行所过，凡停桡泊桨之处，遇病即针，针到病除。比入都，都人士已莫不知有先生神针也。先生谒选，得山右①石楼令。石，小邑，在万山中，民不知医，往往多天札。先生恻然悯之，于兴利剔弊外，亟亟以救民为务，遂出其神针，为民疗疾，活人无算。远近邻壤之求治者，扶老携幼，趾错于道。当是时也，善政仁声，遍播省会。大中丞暨方伯廉镇，闻先生名，咸奇之，召治，悉应手愈。甲午秋，奉宪委摄永宁州篆，先生活永人一如活石人也。已而汾郡司马缺员，先生以茂猷殊绩，特膺题荐。随本

①山右：即今山西省。

陛谒，名动京师。自中堂、列卿、满汉大人、同年世好而下，莫不以沉疴望救，争相延致，倒履而迎，恨相见晚也。既抵汾郡司马任，随押饷兰皋，于是秦晋两省，无不人沐神针救济之惠矣。先生莅石楼五载，署永宁半载，寓京半载，陛任司马客秦半载，前后所活人不可数计。夫函丈之间，书事纪言，固弟子职也，目睹济世之神功，而不能操觚[1]以纪其盛，抑亦吾党之羞也。佑不敏，谨得约略神针奇效之梗概，著之简末，以志不忘。书不尽言，此何足以尽先生，挂一漏万，高明自能鉴之。

受业邵天祐百拜谨识

《针案纪略》

先生任石楼，甫下车，一生员以乃郎不率教责之，因大怒气重，痰壅塞喉，死。举家皇急，其弟奔诉。适先生公坐，乃手授神针一枚，令针百会一穴，肝俞两穴，针三下。有痰一丸从喉间跃出，气通而苏。随走谢。先生呼乃郎到案，杖责示惩，论以至情至性，多方开导，父子感泣而去。

有清涧生员某者，能文而健讼，人皆侧目，远近闻名。一日以奇疾就医。先生曰："吾今得以化之矣。"为下数针，立愈。生狂喜，顿首谢。先生曰："毋谢也，吾针誓不救恶人，吾颇晓风

① 觚：用作书写的木简。

鉴，观兄品格，自是善良，将来当以文章显。但可惜阴骘纹上不知何以少损，幸保重，恐此病复发，吾针亦不能回天也。"生惶恐悔罪，卒为善士。

永和一少年，患疯狂，百治不痊，其父兄缚送求治。先生为针百会二十一针。升堂公坐，呼少年前来，命去其缚，予杖者十，杖毕而醒，问以前事，茫然不知也。

山右风气好斗，轻生命案最多。先生之治石楼也，遇有斗殴昇伤来验者，即审视其伤之重轻，轻者不究，其有伤重垂死者，视奄奄一息尚存，即以绛雪丹三钱，用热酒冲开灌之。但得入口，使恶血不得冲心，可保无虞。倘气已绝，口噤不受药，急以神针针之，俟气回声出，乃以药灌；再于受伤处，以药敷之。责令行凶人保辜调养，俟伤痕平复示审。审之日，一据理之曲直是非为断。倘行凶人曲而非，则于本罪之外，更治其行凶之罪；倘受伤人曲而非，则仍照罪科，断略不假借而另治行凶者以应得之罪。于是斗殴之风渐息，而自伤以图诬者，亦不敢作奸矣。间有重伤，俱获保全。故终其任，无一命案也。

壬辰夏六月，山右大中丞苏公令媳，患血隔[1]年余，莫能

---

①血隔：即血膈。妇女因忧思郁怒，肝气损伤，气滞血凝，瘀血内阻，胃失和降所致胸膈疼痛如刺，食入复吐，经血不行，大便干黑如羊屎等。

療。中丞飛檄汾郡郡尊招先生，先生承命而往。時適有精於方藥者在座，同入內診脈。中丞問曰："此何證?"先生曰："此氣血雙虛證也。"中丞令針藥並施。先生曰："用藥不用針，用針不用藥。或先用藥，用藥而效則不必用針；或先用針，用針而無效則再用藥。"中丞乃令先用針。為針數處，一日而病退經行，二日而飲食進，三日而元氣復。由是神針之名大震省中，各上憲爭相延治矣。

臬憲岳公長公郎沙世兄，頸患一毒，毒在頸之左，不能左顧，不潰不散者年餘矣。無醫不醫，無藥不藥，罔效也。臬憲令先生治之。先生治以梅花針法，應手漸消，頸得左顧，七日平復如初。岳公大喜，延譽同寅僚屬，與蘇大中丞同聲而贊，嘖嘖不置口。於是，藩憲查公以腿疾邀治，糧憲彭公以頭風邀治，闔憲馮公以足疾邀治。其餘各府廳州縣之在省者，凡有疾，無不紛紛求治，蓋其門如市焉。

先生公出則必攜針藥以自隨，每至一村莊，老幼男婦即遮道擁輿，不得前。非因有病而求針乞藥，即因病愈而叩頭稱謝也。先生即停輿良久，應之無倦容。甲午初秋，蒙

疗。中丞飞檄汾郡郡尊招先生，先生承命而往。时适有精于方药者在座，同入内诊脉。中丞问曰："此何证?"先生曰："此气血双虚证也。"中丞令针药并施。先生曰："用药不用针，用针不用药。或先用药，用药而效则不必用针；或先用针，用针而无效则再用药。"中丞乃令先用针。为针数处，一日而病退经行，二日而饮食进，三日而元气复。由是神针之名大震省中，各上宪争相延治矣。

臬宪岳公长公郎沙世兄，颈患一毒，毒在颈之左，不能左顾，不溃不散者年余矣。无医不医，无药不药，罔效也。臬宪令先生治之。先生治以梅花针法，应手渐消，颈得左顾，七日平复如初。岳公大喜，延誉同寅僚属，与苏大中丞同声而赞，啧啧不置口。于是，藩宪查公以腿疾邀治，粮宪彭公以头风邀治，闿宪冯公以足疾邀治。其余各府厅州县之在省者，凡有疾，无不纷纷求治，盖其门如市焉。

先生公出则必携针药以自随，每至一村庄，老幼男妇即遮道拥舆，不得前。非因有病而求针乞药，即因病愈而叩头称谢也。先生即停舆良久，应之无倦容。甲午初秋，蒙

民風捐貲建造明倫堂 啟聖宮名宦鄉賢祠朔望必親
石樓地瘠民愚鮮知禮教先生下車即重學校端士習厚
繪圖以傳乃闕典爾
此地無工詩者不能歌詠其事又無良畫史為著色點染
妻抱頭痛哭已而大喜歡笑一村之人咸驚嘆為異事惜
初廼也重起身整衣斂衽向先生叩頭其夫適亦還家夫
圍如堵問若輩何事到吾家二子其告以故爽然如夢之
命吾去矣言畢而醒瞪目驚視見一村男婦都來觀看叠
各二十一鍼鍼畢即叩頭謝曰吾今不敢為祟矣願乞饒
神鍼心法　卷下　　　　　五
至令之跪則跪因跪而受鍼為鍼其百會一穴鬼眼二穴
容屏息若有所俟者隣媼訝之初不解其何意俄而先生
因命駕至其家其母正在袒裼狂跳中忽自覓衣覆體斂
不知所往問家在何處手指前村云即此是吾家也先生
登高阜或上窑房莫能禁也吾父因母病出外訪醫求藥
病幸愈吾母即患風狂晝夜不思眠食白日裸身狂走或
吾父病垂危吾母心患之每夜半露禱閱旬月不衰吾父
此何為者則跪而稟曰吾母有病求治也問汝母何病曰
郡尊委盤永寧倉庫道經田家會忽有二人扶輿而行問

郡尊委盘永宁仓库，道经田家会，忽有二人扶舆而行。问："此何为者?"则跪而禀曰："吾母有病，求治也。"问："汝母何病?"曰："吾父病垂危，吾母心患之，每夜半露祷阅，旬月不衰。吾父病幸愈，吾母即患风狂，昼夜不思眠食，白日裸身狂走，或登高阜，或上窑房，莫能禁也。吾父因母病出外访医求药，不知所往。"问："家住何处?"手指前村云："即此是吾家也。"先生因命驾至其家。其母正在袒裼狂跳中，忽自觅衣覆体，敛容屏息，若有所俟者。邻媪讶之，初不解其何意，俄而先生至，令之跪则跪，因跪而受针，为针其百会一穴，鬼眼二穴，各二十一针。针毕，即叩头谢曰："吾今不敢为祟矣，愿乞饶命，吾去矣!"言毕而醒，瞪目惊视，见一村男妇都来观看，叠围如堵，问若辈何事到吾家。二子具告以故，爽然如梦之初回也。重起身，整衣敛衽，向先生叩头。其夫适亦还家，夫妻抱头痛哭，已而大喜欢笑。一村之人咸惊叹为异事，惜此地无工诗者，不能歌咏其事，又无良画史为着色点染绘图以传，乃阙典尔。

石楼地瘠民愚，鲜知礼教。先生下车即重学校，端士习，厚民风；捐资建造明伦堂、启圣宫、名宦乡贤祠。朔望必亲

諸人煙稠密之所宣講

上諭三令五申勸民敦本興行勉為良善一時政簡刑清風移
俗易每日公坐並無案牘之勞堂下膜拜紛紛則皆遠近
人民求治病而來者也先生一一問其所病或手自診脈
疏方或親為點穴用鍼或給與湯藥丸散莫不人厭所欲
而去故至今秦晉豫三省之與石樓鄰者皆家家尸祝先
生不朽也

　　山右學院孔公諱尚先者出京時即患半身不遂比到任
謁中丞　中丞曰何不令韓石樓一治
之時先生適以公事在會城公即遣人延請先生至公出
迎則使二人扶掖而行步不能移寸及坐敘談語格格不
吐音含糊氣斷續先生為鍼環跳風市三里各二十一鍼
公忽下牀自走於庭不煩人扶掖布武接武甚自適也已
而連起飛腿者三如兒童嬉戲狀以示筋舒血活無復病
楚意喜極不可名言然而音之含糊氣之斷續猶是也翌
日先生又為鍼天突膻中甫十四鍼公方仰臥受鍼忽吐
音措詞琅然條貫感頌先生大德刺刺不休先生禁之使
無多言多言傷氣公曰我向者喉間不知為何物所塞自

神鍼心法　卷下

中丞曰何不令韓石樓一治

六

諧人烟稠密之所，宣讲上谕，三令五申，勤民敦本，兴行勉为良善。一时政简刑清，风移俗易，每日公坐，并无案牍之劳，堂下膜拜纷纷，则皆远近人民求治病而来者也。先生一一问其所病，或手自诊脉疏方，或亲为点穴用针，或给与汤药丸散，莫不人厌所欲而去。故至今秦晋豫三省之与石楼邻者，皆家家尸①祝先生不朽也。

　　山右学院孔公讳尚先②者，出京时即患半身不遂。比到任，谒中丞，步履艰难之极，中丞曰："何不令韩石楼一治之?"时先生适以公事在会城。公即遣人延请先生至。公出迎则使二人扶掖而行，步不能移寸。及坐叙谈，语格格不吐，音含糊，气断续。先生为针环跳、风市、三里各二十一针。公忽下床，自走于庭，不烦人扶掖，布武接武③，甚自适也。已而连起飞腿者三，如儿童嬉戏状，以示筋舒血活，无复病楚，意喜极不可名言。然而音之含糊，气之断续犹是也。翌日，先生又为针天突、膻中，甫十四针。公方仰卧受针，忽吐音措词琅然条贯，感颂先生大德，刺刺不休。先生禁之，使无多言，多言伤气。公曰："我向者喉间不知为何物所塞，自

①尸：牌位，神主牌。
②孔公尚先：即孔尚先，字庵山，山东海宁人。时任提督山西学政。
③布武接武：快步疾走和小步前进。

知语不达意，甚恚之。今全无隔碍，得以畅我所欲言。如之，何其不言耶？"公既德先生，意欲有以厚报之。及公按汾校士①，先生念朝廷作人大典，孤寒进身所系，绝不干之以私，士林咸重先生清介，为不可及也。

先生之摄篆永宁也，每日政事之暇，辄以神针治病，视石楼为更多，无不手到病除，笔难殚述。而最奇者有起死回生之一事，此古今所不经见者也。甲午冬，先生以公事往大武镇。道经同生沟路，遇乡保禀称，本村于昨夜殴死一人。先生急命干役疾往，拘其凶首，毋使遁，而单骑赴死者之家验看，则遍身重伤，尸挺僵，已无生气矣。先生自念："此乃真命案也。"死者之父母，年皆七十以外，贫而且病，所依惟此一子，今其子死，二老决不能活矣。奈何恻然不忍坐视，不得已因取针，针其百会，聊以自尽厥心，非敢谓其能必活也。时天气甚寒，令村人各解衣以热体轮熨尸身，又于锅中熬水令沸，令村人各以其手探汤极热，更番揉擦尸之手足。无何，尸得人气，体顿柔。针至十四针，忽喉中作响，口鼻微吐有气。诊其脉，脉忽动。先生喜曰："有救矣！"针至

---

①校士：考评士子。

二十一鍼則喉間大出聲痛哭手足能屈伸舒展口稱遍
體痛不可忍則皆其被毆處也睜開雙眼淚如雨下見先
生在座訴冤不住口先生呼酒來以藥飲之於其破損流
血處以藥糝之其遍體傷痛處俱以鍼鍼之責令凶首保
辜調養如限內死仍抵償其父母見其子忽活喜出望外
村中人舉嘆息而去閱兩月後先生早視堂事忽見一人
持狀口稱求和息訊之即前同生溝之人被人毆死死經
一夜而救之活者也視其狀貌較前肥偉俄而其父母向
前稟云吾子不但傷痕平復且更健已能務庄農矣不願
終訟聽審也先生念人雖已活而法不可縱將凶首予杖
示儆准令和息存案救一人於已死而保全其兩家於不
夗州人咸頌之不衰云
夫神鍼之起死回生者多矣然大約因其病在垂危醫
藥所不能救而神鍼救之耳未有毆死之人遍體重傷
死經一夜氣斷脈絕四肢僵直而能令之復活者也故
曰最奇也此蓋先生淥憫其父母之老病孤苦勢在必
死一念惻隱之心不忍坐視感動彼蒼乃獲此奇驗非
神鍼本來原有此一種治法也當日祐因從遊騎後乘

神鍼心法　卷下　八

二十一针，则喉间大出声痛哭，手足能屈伸舒展，口称遍体痛不可忍，则皆其被殴处也。睁开双眼，泪如雨下，见先生在座，诉冤不住口。先生呼酒来以药饮之，于其破损流血处以药糁之，其遍体伤痛处俱以针针之。责令凶首保辜调养，如限内死，仍抵偿。其父母见其子忽活，喜出望外，村中人举叹息而去。阅两月后，先生早视堂事，忽见一人持状，口称求和。息讯之，即前同生沟之人，被人殴死，死经一夜而救之活者也。视其状貌，较前肥伟。俄而，其父母向前禀云，吾子不但伤痕平复，且更健，已能务庄农矣，不愿终讼听审也。先生念人虽已活，而法不可纵，将凶首予杖示儆，准令和息存案。救一人于已死，而保全其两家于不死，州人咸颂之不衰云。

夫神针之起死回生者多矣。然大约因其病在垂危，医药所不能救，而神针救之耳。未有殴死之人，遍体重伤，死经一夜，气断脉绝，四肢僵直，而能令之复活者也，故曰最奇也。此盖先生深悯其父母之老病孤苦，势在必死一念，恻隐之心，不忍坐视，感动彼苍，乃获此奇验，非神针本来原有此一种治法也。当日祐因从游骑后乘，

目擊其事深以為奇故記之　天祐又識

太原鎮臺駐劄平陽府金公諱國正者由花馬池副將特

陞太原總鎮赴京

陛見於乙未之孟夏初十日道經永寧州先生迎於道左公下

騎腿蹲地不能起立先生叩其故公曰我向有腿疾今因

赴京期促兼程取道鞍馬勞頓舊疾復發安得一名醫為

我療之先生曰我能為公已此疾乃同至公寓為點數穴

手下鍼應手痛止翌日腿如故公因得以晝夜疾馳於是

月之二十四日至京師二十五日即引見而

皇上於二十六日幸熱河矣公請隨

駕

上以地方重大命即赴任公履任杜包苴絶弊竇潔己奉公愛

惜士卒訓練行伍兵民相安平陽人以為得沾金公之愷

澤皆出先生之國手也

先生於乙未之季夏朔日蒙山右

撫憲蘇大中丞以先

生才能特疏

題陞汾郡司馬先生於十一日自永寧任

內束裝赴京引

見至初秋三日到京時

駕幸熱河候至仲冬十七日引

出都門抵新任自到京以迄出京無日不以神鍼療人其

目击其事，深以为奇，故记之。天祐又识。

太原镇台驻扎平阳府，金公讳国正①者，由花马池副将特升太原总镇，赴京陛见，于乙未之孟夏初十日道经永宁州。先生迎于道左，公下骑，腿蹲地不能起立。先生叩其故，公曰："我向有腿疾，今因赴京期促，兼程取道，鞍马劳顿，旧疾复发，安得一名医为我疗之？"先生曰："我能为公已此疾。"乃同至公寓，为点数穴，手下针，应手痛止。翌日腿如故，公因得以昼夜疾驰。于是月之二十四日至京师，二十五日即引见，而皇上于二十六日幸热河矣。公请随驾。上以地方重大，命即赴任。公履任杜包苴，首绝弊窦，洁己奉公，爱惜士卒，训练行伍，兵民相安。平阳人以为得沾金公之恺泽，皆出先生之国手也。

先生于乙未之季夏朔日，蒙山右抚宪苏大中丞，以先生才能特疏题升汾郡司马。先生于十一日自永宁任内束装赴京引见，至初秋三日到京时，驾幸热河。候至仲冬十七日，引见于淡宁居。至腊月初三日，出都门抵新任。自到京以迄出京，无日不以神针疗人。其

①金国正：回族名将，以击退倭寇，促建新炮，爱兵如子闻名。

贫穷孤苦，奇险残废，所全活者不可胜计，而当事贵官、大人、缙绅、先生之尊恙，所积久而莫治者，皆以神针起之。一时争相延致，皆以得先生先到其门为大幸事。所酬金帛无算，委积充庭宇，先生丝毫一无所受。使者固进，先生则固辞，终完璧去。先生旅邸，萧然安之若素，而购药制针，昼夜不倦，不惜倾囊倒筐，以觅珍药。出都门时，至不能备行李，多方假贷始得行。盖一介不取，先生之天性然也。住京用针奇效之处，难以指屈。在先生，过而不留，初不欲表暴于人，而吾党从游之下，诚不欲使先生济世神功任其湮没，因与同人约略笔之简牍，不过偶举数端，以志大概，未能一一都载也。

先生之寓京邸也，凡有患病者，莫不求治，治即应手愈，一时名噪都下。王公大人皆延之上座。满洲大司农①穆公讳和伦②者，先是左手患木风，指不能伸屈。坐朝房语之同列，咸云此将来半身不遂之兆，何不令韩司马针治？穆公颔之。比归第，有盛京二户曹以公务晋谒，公问曰："来何迟耶？"对曰："适观韩司马为人用针治耳聋，针毕即愈，因相欢笑，故来迟耳。"穆公曰："君等固善韩司马乎，何

①大司农：户部尚书。
②穆公和伦：即穆和伦。曾任兵部侍郎、礼部尚书，后调至户部。曾因失职被康熙贬官，后复用。

神鍼心法　卷下　二

不爲我一致之　二戶曹應曰諾因以　公命延先生
生至爲用七鍼指即伸縮無恙　穆公大奇之出金帛贈
先生一無所受　公因作清語語　二戶曹曰韓先生愈
我疾不受我若年少將來出做督撫可以圖報今老矣
何以報之惟有煩二君致意求傳心法多製神鍼施人濟
世以廣先生陰德耳逾兩月　穆公患腿疾入　朝必恃
杖而行因力辭乞休
皇上倚重　穆公不欲聽其引退　公步履艱難不得已准
其所請時先生偶往通州自通歸又延先生治爲鍼環跳
風市三里鍼數次腿疾頓瘳　穆公雖年高精神本矍鑠
而步履又得如故
皇上見之大喜遂復有司農之　命云
盛京戶郎多公諱永俄者曩爲浙省杭郡理事司馬與先
生之　尊公太先生同舉卓異與先生最莫逆因新陞禮
垣來京
陛見歡然道故其表弟某者新陞　御馬圈大人候
皇上迴鑾亦欲引　見而患耳聾　多公問曰耳聾亦可用鍼
否先生曰未之試也前日敝同年　汪武曹先生以耳聾

不为我一致之?"二户曹应曰："诺。"因以公命延先生。先生至，为用七针，指即伸缩无恙。穆公大奇之，出金帛赠先生，一无所受，公因作清语，语二户曹曰："韩先生愈我疾不受谢。我若年少，将来出做督抚，可以图报。今老矣，何以报之？惟有烦二君致意，求传心法，多制神针，施人济世，以广先生阴德耳。"逾两月，穆公患腿疾，入朝必恃杖而行。因力辞乞休，皇上倚重穆公，不欲听其引退，见公步履艰难，不得已，准其所请。时先生偶往通州，自通归，又延先生治，为针环跳、风市、三里，针数次，腿疾顿瘳。穆公虽年高，精神本矍烁，而步履又得如故。皇上见之大喜，遂复有司农之命云。

盛京户郎多公讳永俄者，曩为浙省杭郡理事司马，与先生之尊公太先生同举卓异，与先生最莫逆。因新升礼垣来京，陛见欢然道故。其表弟某者新升御马圈大人，候皇上回銮，亦欲引见，而患耳聋，多公问曰："耳聋亦可用针否？"先生曰："未之试也，前日敝同年汪武曹先生以耳聋邀治因無暇往遣門人治之竟得全愈今嘗試之何如因與之用鍼耳之無聞者已數年矣乃鍼其左耳則右耳忽然有聞鍼其右耳則右耳忽然有聞鍼畢纖悉細響左右兩耳皆聞之正歡笑間適又有一戶曹齊公諱格坦者來共坐談歎爲異事二公隨同詣大司農穆公公怪其來遲而對以因觀韓司馬用鍼治耳聾而穆公即令二公招先生也自此滿洲大人先生之求治者殆無虛日矣

原任大司空徐公諱元正者系先生尊公卓齋太先生之同年也在京邸患病半年杜門謝客先生神鍼之名已遍京畿而徐公未之聞也適一日先生爲翰林侍讀陳公諱恂者治痰嗽因談及徐公抱恙徐公之宅與陳宅斜對不遠先生遂步詣其第以年家子求見閽者不與通稱主人有病謝客先生曰我正爲病而來非尋常干謁也固求見徐公因令入至臥室先生見徐公滿面虛浮風氣兩口角流涎不已語含糊不能出喉兩腿沉重足趑趄不克踰戶限先生爲診其脉曰此證非鍼不可遂呼燃燭舉手向頂門欲用鍼徐公及其令孫皆大惶駭

神鍼心法 卷下

卅二

邀治，因无暇往，遣门人治之，竟得全愈。今尝试之，何如？"因与之用针。耳之无闻者已数年矣，乃针其左耳则右耳忽然有闻，针其右耳则左耳忽然有闻。针毕，纤悉细响，左右两耳皆闻之。正欢笑间，适又有一户曹齐公讳格坦者，来共坐谈，叹为异事。二公随同诣大司农穆公，公怪其来迟，而对以因观韩司马用针治耳聋，而穆公即令二公招先生也。自此，满洲大人、先生之求治者，殆无虚日矣。

原任大司空[1]徐公讳元正[2]者，系先生尊公卓斋太先生之同年也，在京邸患病半年，杜门谢客。先生神针之名已遍京畿，而徐公未之闻也。适一日，先生为翰林侍读陈公讳恂者治痰嗽，因谈及徐公抱恙，徐公之宅与陈宅斜对不远，先生遂步诣其第，以年家子求见。阍者[3]不与通，称主人有病谢客。先生曰："我正为病而来，非寻常干谒也，固求见。"徐公因令人至卧室，先生见徐公满面虚浮风气，两口角流涎不已，语含糊不能出喉，两腿沉重，足趑趄不克踰户限。先生为诊其脉曰："此证非针不可。"遂呼燃烛，举手向顶门欲用针，徐公及其令孙皆大惶骇，

①大司空：工部尚书。
②徐公元正：徐元正，康熙四十八年（1709）进士。工诗文，由编修官渐至工部尚书。
③阍者：守门人。

云："此处安可用火攻强之？"再三终不允。先生怅怏而出。自念此我父同年好友，岂可膜视？越日又往谒，终持前说，不允用针也。先生曰："老年伯近亦有所闻乎？"徐公曰："闭门卧病，无所闻也。"先生曰："盍俾令孙往外一询之亲友乎？"徐公曰："何询乎？"先生曰："但询贻丰之贱名，即知矣。"先生又怏怅而出。居数日，有人款先生之门者，三叩不得见先生，先生他往也。比归问之，则固徐公之令孙遍询亲友，得一一闻先生用针之神效，深悔从前不听先生用针，而今急欲延先生为一用针也。先生前往，为针百会、神庭、肾俞、命门、环跳、风市、三里、涌泉诸穴道，俱二十一针。方针之初下也，以为不知当作如何痛楚。及药熨气行，氤氲不可名状，即连声赞叹，以为美妙难言。积久周身之病，一时顿去。徐公喜极，始叹服真神针也。因谓先生曰："足下抱如此神技，曩者何不为胡司寇[1]一治乎？"时胡司寇已患病仙游，先生曰："丰到京时，即闻司寇有恙，意欲往治，以素昧平生，无因不得至前。至今犹耿耿。丰诚恐老年伯步司寇后尘，故前者两次登门，不惜自炫求售耳。"徐公嗟叹良久，自以得遇先生为大幸也。翌日即往谒其座师，原

---

[1] 司寇：即刑部尚书。

答云先七鍼腰不疼得以坐起又一使來問用鍼可有效否
否答云正在用鍼使者去則又一使來問已曾用鍼可
遲治得否答云尚可治使者去則又一使來問診過脈否可
寓半日之頃　中堂三遣使問先一使來問診過脈否
醫環坐百藥莫挽　中堂患之乃延先生鍼治先生到陸
蔘哺熱骨瘦如柴腰腎疼痛難忍飲食少進坐臥不安名
於嗣息患失血者年餘成癆瘵證終日咳嗽吐痰不止身
功讀書刻意作文幾乎嘔出心肝屢戰場屋不利中年艱
令甥也才識通明詞華敏瞻　中堂愛之常稱為美才苦
同門陸兄諱誠字省存別號北垞者　中堂太倉王公之

神鍼心法　卷下　　　兩

不受

曰我若受之則前者兩經冒耻自薦專為利而來矣卒辭

言其公郎世兄南來以厚禮酬先生先生不受固強之先生謝

皇上自熱河回鑾徃前途迎駕

駕奏對稱旨

鍼療所患欵洽流連恨相見晚也　徐公既得病愈會

徐公告之故且語以詳　王公深嘉嘆遂招先生徃為用

任大司農華亭王公　王公握手驚問曰尊恙固頓愈耶

任大司农华亭王公。王公握手惊问曰："尊恙固顿愈耶?"徐公告之故，且语以详。王公深嘉叹，遂招先生往为用针疗所患，款洽流连，恨相见晚也。徐公既得病愈，会皇上自热河回銮，往前途迎驾，奏对称旨。其公郎世兄南来，以厚礼酬先生，先生不受，固强之。先生谢曰："我若受之，则前者两经冒耻自荐，专为利而来矣，卒辞不受。"

同门陆兄讳诚，字省存，别号北垞者，中堂太仓王公之令甥也。才识通明，词华敏瞻，中堂爱之，常称为美才。苦功读书，刻意作文，几乎呕出心肝，屡战场屋不利。中年艰于嗣息，患失血者年余，成痨瘵证，终日咳嗽吐痰不止，身发晡热，骨瘦如柴，腰肾疼痛难忍，饮食少进，坐卧不安。名医环坐，百药莫挽。中堂患之，乃延先生针治。先生到陆寓半日之顷，中堂三遣使问。先一使来问："诊过脉否? 可还治得否?"答云："尚可治。"使者去，则又一使来问："已曾用针否?"答云："正在用针。"使者去，则又一使来问："用针可有效否?"答云："先七针，腰不疼得以坐起；再七针，嗽差痰减；再七针，

以施貧乏之患病而不能來者先生曰年嫂夫人之病法
誤事不小也　薄公知鍼方不易傳乃煩先生購藥製鍼
授以訣七日之內水消脹退飲食大進始悔從前之服藥
此利溥者也　薄公喜極再來問更當鍼何穴先生又口
腹內如雷鳴即起下行二便遂通自言七八年中所未有
我當授鍼法因口授以訣　薄公乃如法用鍼甫七鍼覺
非尋常之證須於五鼓天未明時用鍼須年先生自治之
消瘦飲食少進二便不利已八年矣延先生治先生曰此
之則徃來有聲時或上下於肩背間循環如潮汐狀肌膚
神鍼心法　卷下
時贊勸　薄公力行善事而又勤於操作理內政凤興夜
諭德薄公諱有德者先生癸未同年也其夫人賢而慧
折節稱弟子受業焉
之內病果霍然精神復舊陸兄念先生再造洪恩無可報
能日徃親爲用鍼乃授門人汪梅溪口訣令徃治之一月
問則諸病已退七八分矣　中堂大喜先生應酬甚繁不
元氣可復也　中堂聞之喜出望外翌日　中堂又遣使
身熱已退大約三日可以去病七日可以除根一月之內
三五

身热已退。大约三日可以去病，七日可以除根，一月之内元气可复也。"中堂闻之，喜出望外。翌日中堂又遣使问，则诸病已退七八分矣。中堂大喜。先生应酬甚繁，不能日往亲为用针，乃授门人汪梅溪口诀，令往治之，一月之内病果霍然，精神复旧。陆兄念先生再造洪恩无可报，折节称弟子受业焉。

谕德薄公讳有德[①]者，先生癸未同年也。其夫人贤而慧，时时赞劝薄公。力行善事，而又勤于操作，理内政，凤兴夜寐，积劳成疾，胸腹腰胁之间常有水，痛胀作楚，令女婢揉之，则往来有声，时或上下于肩背间，循环如潮汐状，肌肤消瘦，饮食少进，二便不利，已八年矣。延先生治，先生曰："此非寻常之证，须于五鼓天未明时用针，须年先生自治之，我当授针法，因口授以诀。"薄公乃如法用针，甫七针，觉腹内如雷鸣，即起，下行二便遂通，自言七八年中所未有此利导者也。薄公喜极，再来问，更当针何穴？先生又口授以诀。七日之内，水消胀退，饮食大进，始悔从前之服药，误事不小也。薄公知针方不易传，乃烦先生购药制针，以施贫乏之患病而不能来者。先生曰："年嫂夫人之病，法

---

① 薄公有德：薄有德，与韩贻丰同年进士，位列二甲第七名。

在不治，今得全愈，乃其平日力行善事之报，非我之力也。今复施针济人，将来福寿不可量。"薄公令嗣长公讳海者，振振麟趾，耆年成进士，读中秘书。每皇上幸热河，必陪驾，特令傔直南书房，时正在热河，闻母夫人积病顿瘳，喜不自胜，寄惠亲笔诗笺斋联致札，殷勤称谢。

湖南粮宪王公讳奕鸿者，中堂太仓公仲嗣也。其母夫人患病多年，其证约略与薄夫人相似，而加以遍身疼痛，呕吐不止，从前时发时愈，近乃日日如此，病势转剧。时湖南粮宪之命初下，王公正欲奉母赴任，而病势如此，心甚忧惶。延先生诊视，先生亦授以口诀如薄公，令王公自治，旬日病全愈。择吉奉母登舆，同赴湖南任。于是中堂府内，凡患病者皆延先生治，独少司农以不信神针，为他药所误，惜哉！

中翰昝公讳如颖者，壬辰进士也。患病数月，二旬不饮食矣。公自知病不起，命嗣君豫①备后事，遂自制辞世诗，与亲知相永诀。台中吴公讳蔚起者，先生之同门也，与

---

① 豫：通"预"。

昝公善，闻公病笃，烦先生往视之。先生至，观公气色如灰，声低喉涩，瞳神黯然无光，私语其嗣君曰："此甚难治。"公觉之，乃哀，恳先生曰："我今年六十七岁矣，即死，不为天。但得遇神针而不一用而死，死且不瞑目。我生平好酒而不好色，幸祈为我下一针。"先生见其情词恺切，乃勉为用针。于是令卧床坦腹，扪其脐下有一痞，周围径七寸，坚硬如石。先生以梅花针法，重重针之，又针其三脘，又针其百劳、百会，皆二十一针。针毕，令饮醇酒一杯。公摇手曰："吾酒不入口者，已两月余矣，恶闻酒气。"拒酒不肯饮，先生固强之，公攒眉勉受。讵杯甫到唇而酒已满引落喉，觉酒味甚佳，连饮五七杯。自喜曰："吾生矣！"起坐床，视其面，盎然如春，语声忽高亮，目光炯炯，身中顿有力。自下床陈设座席，呼酒列肴款先生。台中杨公讳汝谷，严公讳开昶者，公之好友也，得公辞世诗笺，恐公旦晚已作古人，疾来问讯，排闼直入，则见公俨然坐于主席，双手擎杯敬先生，全无病状，不觉骇然。公一一告之故，二公咸大欣幸，各自言所病，恳先生治之。越宿，公腹痞渐消，缩可三寸许；三日如弹丸，七日而尽消。公曰："我非先生已死

太乙神针心法

七
四
三

清康熙五十六年刻本

神鑱心洪　卷下　六

矣，先生重生我也。踵門叩謝，書其柬曰：重生晚弟眢某頓首拜。先生璧其柬不敢當也。公病既愈，遂入閣視事，閣下諸先生咸駭嘆，僉謂重生云。

淮安運倅張淵度兄諱涵者，在京需次，八九年矣而不得遇一缺。會七月間淮安缺出，應歸八月，一缺止有一人。友咸為加額，而淵兄亦自為深喜也。無何，淵兄於中秋十八日兩腿忽患腫痛，十九日即延醫，至二十二日，數名醫連進藥不效，腫痛加劇。凡是月之應選官例，於二十四日赴吏部過堂，二十五日赴天安門掣籤，二十六日赴九卿驗看。淵兄自十八日患病，日甚一日，不能下榻，心甚憂之。二十三日未刻，先生在寓，偶與諸同人燕坐，忽一人控飛騎疾馳到門，投兩刺，視之，則張天門先生、吳豹文先生帖也，請先生往報國寺，促疾往。先生到寺門，使者引入，竟造淵兄榻前，則以腿疾求治。淵兄見先生至，愁苦呻吟不可名狀，自謂需次多年，幸得一缺，乃病出意外，萬萬不能過堂、掣籤、驗看矣，奈何！奈何！先生慰之曰：毋慮，我能使君明日過堂，後日掣籤，再後日驗看，無恙也。淵兄聆先生言，未深信，猶惋嘆不自巳。先生視

矣，先生重生我也。"踵门叩谢，书其柬曰："重生晚弟眢某顿首拜。"先生璧其柬不敢当也。公病既愈，遂入阁视事，阁下诸先生咸骇叹，佥谓重生云。

淮安运倅①张渊度兄讳涵者，在京需次，八九年矣而不得遇一缺。会七月间淮安缺出，应归八月，一缺止有一人。咸友咸为加额，而渊兄亦自为深喜也。无何，渊兄于中秋十八日两腿忽患肿痛，十九日即延医，至二十二日，数名医连进药不效，肿痛加剧。凡是月之应选官例，于二十四日赴吏部过堂，二十五日赴天安门掣签，二十六日赴九卿验看。渊兄自十八日患病，日甚一日，不能下榻，心甚忧之。二十三日未刻，先生在寓，偶与诸同人燕坐，忽一人控飞骑疾驰到门，投两刺，视之，则张天门先生、吴豹文先生帖也，请先生往报国寺，促疾往。先生到寺门，使者引入，竟造渊兄榻前，则以腿疾求治。渊兄见先生至，愁苦呻吟不可名状，自谓需次多年，幸得一缺，乃病出意外，万万不能过堂、掣签、验看矣，奈何！奈何！先生慰之曰："毋虑。我能使君明日过堂，后日掣签，再后日验看，无恙也。"渊兄聆先生言，未深信，犹惋叹不自已。先生视

①倅：副职。

其两腿红肿，热如炽炭，按其两手臂膊、胸膛、脊膂，皆冷如水。因先针其涌泉二穴各四十九针，忽上身皆暖；再针其百会一穴四十九针。一时，亲友之环立而观者，皆注目视其两腿，忽惊相谓曰："腿之红淡矣！"俄而曰："退矣！"俄而又曰："腿之肿收矣，消矣，按之凉矣，不热矣！"而渊兄亦自觉痛楚之顿除，可以伸缩而舒展。盖先生深得以下治上，以上治下之秘密，故针涌泉于下，而能令上身之冷者暖；针百会于上，而能使下身之热者凉，腿之红肿者退消也。计先生到张寓已日昃，用针直至半夜。针毕，渊兄倦而卧，栩栩然酣睡，甚自得。自十八日患病以来，连宵不寐，未尝一夕入黑甜乡有如此者也。次日为二十四日，正当过堂之期，吏部将应选官一一过堂点名。讫时，少宰汤公顾谓左堂李公曰："今日有一盐运判当过堂，闻其腿患肿痛，想不能来也。"语未毕，忽人丛中跃出一人，昂然挺立堂下，向堂上拱手高声曰："卑职在。"汤公大惊，盖少宰早风闻其患腿疾，谓必不能来，而忽然立于堂下，所以惊也。询其腿疾因何得愈，则具以先生神针对。遂与之一例过堂、点名讫。次日为二十五日，赴天安门掣签，一人自掣

神鍼心法　　卷下　二十

大小官員之凡在京候引　見而患病者莫不求先生用

左堂李公　右堂湯公皆延先生用鍼而　滿　漢文武

先生堅璧不受也先生之神鍼即傳　吏部堂上於是

無暇赴席辭不徃而煩　吳豹文先生致厚禮奉酬先生

肆筵設席盛召賓朋陪宴謝先生先生適以徃內城用鍼

都無恙君未之信也今何如　淵兄心服頓首謝不已因

生曰向者君愁苦呻吟時我言我能使君過堂掣籤驗看

運倅不必引　見即可領憑赴任矣　淵兄走謝先生先

一缺如探囊物再次日爲二十六日赴　九卿驗看無恙

大凡一切病證其初不宜即服補劑而中風痛風木風爲

尤忌都門　諸貴人喜服人參雖極清苦者亦必竭力購

參以服之爲恃此可無恐也每一患病即延太醫調治太

醫非補劑不疏方　諸貴人非補劑之方不肯服以致邪

氣受補日盛一日而病乃深根固蒂而不去矣故死於病

者十之一二死於藥者十常八九甚可嘆也先生用鍼遇

素不曾服藥者雖十年二十年之痼疾無不一鍼立愈倘

或久服補劑必須斷藥七日方可用鍼其見效遲久不能

一缺，如探囊物。再次日为二十六日，赴九卿验看无恙，运倅不必引见，即可领凭赴任矣。渊兄走谢先生，先生曰："向者君愁苦呻吟时，我言我能使君过堂、掣签、验看，都无恙，君未之信也，今何如？"渊兄心服，顿首，谢不已。因肆筵设席，盛召宾朋陪宴谢先生。先生适以往内城用针，无暇赴席，辞不往，而烦吴豹文先生致厚礼奉酬先生，先生坚璧不受也。先生之神针哄传吏部堂上，于是左堂李公、右堂汤公皆延先生用针。而满汉文武大小官员之凡在京候引见而患病者，莫不求先生用针，以人多不及尽载耳。

大凡一切病证，其初不宜即服补剂，而中风、痛风、木风为尤忌。都门诸贵人喜服人参，虽极清苦者，亦必竭力购参以服之，为恃此可无恐也。每一患病，即延太医调治，太医非补剂不疏方，诸贵人非补剂之方不肯服，以致邪气受补，日盛一日，而病乃深根固蒂而不去矣。故死于病者十之一二，死于药者十常八九，甚可叹也。先生用针，遇素不曾服药者，虽十年、二十年之痼疾，无不一针立愈。倘或久服补剂，必须断药七日，方可用针，其见效迟久，不能如不服藥者之神速也。先生在都門，力勸諸貴人毋得輕服人參。諸貴人聞先生之言，如夢初醒，所省參費不少，而一時參舖與太醫之門，未免有車馬冷落之嘆。

先生神鍼，得之吳山異授。本為貧賤人而設，非以治富貴人也。富貴之人，有力延醫服藥，何須用此？惟貧賤之人，無力具醫藥，一遇疾病，即束手待斃。故仙師特授此方於先生，以補造物之缺陷。先生治貧賤人，往往應手即愈，而治富貴人，有遲速之不同，則以貧賤人素不服藥，無先入者為之主，且其平時藜藿不飽，無甘脆肥濃以腐其腸；斲喪不多，無皓齒蛾眉以伐其性，此其所以一遇神鍼而病去之速也。至於富貴人或有速效者，或有遲久而後效者，其間不能無少差別耳。

神鍼心法 卷下

神鍼雖用火攻，不似用艾灸者之燒皮爛肉，其疼痛為難忍也。雖名為鍼，不似用鐵鍼者之插皮入肉，或致損骨傷筋也。先生每出必攜鍼自隨，遇病即治。又著鍼書一小本，贈人以鍼併贈以書，令人一覽之下，證治穴道了然在目。依證尋穴，按穴用鍼，療急病於倉卒危疑之際，全性命於無醫少藥之鄉，可以自利且以利人，意良厚也。寓內不乏

三三

如不服药者之神速也。先生在都门，力劝诸贵人毋得轻服人参。诸贵人闻先生之言，如梦初醒，所省参费不少，而一时参铺与太医之门，未免有车马冷落之叹。

先生神针，得之吴山异授。本为贫贱人而设，非以治富贵人也。富贵之人，有力延医服药，何须用此？惟贫贱之人，无力具医药，一遇疾病，即束手待毙。故仙师特授此方于先生，以补造物之缺陷。先生治贫贱人，往往应手即愈，而治富贵人，有迟速之不同，则以贫贱人素不服药，无先入者为之主，且其平时藜藿不饱，无甘脆肥浓以腐其肠；斲丧不多，无皓齿蛾眉以伐其性，此其所以一遇神针而病去之速也。至于富贵人或有速效者，或有迟久而后效者，其间不能无少差别耳。

神针虽用火攻，不似用艾灸者之烧皮烂肉，其疼痛为难忍也。虽名为针，不似用铁针者之插皮入肉，或致损骨伤筋也。先生每出必携针自随，遇病即治。又著针书一小本，赠人以针并赠以书，令人一览之下，证治穴道了然在目。依证寻穴，按穴用针，疗急病于仓卒危疑之际，全性命于无医少药之乡，可以自利且以利人，意良厚也。寓内不乏

見後便欲束裝乃攀留者依依不忍舍至臘月初三日方得出
都門先生亦誠勞矣所往來名公鉅鄕同譜世講不能一
一詳載其官爵姓氏會我太先生暨　太師母同登八裘
袠承在　朝諸貴人自　中堂而下凡用鍼者各賦雙壽
詩以致稱祝瑤章煥彩錦字騰輝洵大觀也詩刻另帙茲
集不載

至者如故也再遷於刑垣掌科錢公第不數日而聞風躍
踵至者又如故也三遷於臺中吳公第不數日而聞風踵
踵至者仍如故也不得已復歸舊寓仲冬十七日引

寫以稍避喧乃初遷於諭德薄公第不數日而聞風踵

先生寓京本爲引見非行醫也而鍼法盛行自早至晚
肆應不遑疲精役神無少休息承同年好友相愛謀爲遷

先生之雅量容人有如此

也取直何害使其鍼而不效則不久將自廢矣何以究爲
借此以圖目前生活計耳使其鍼而有效是代我廣施鍼
於市者左右請捕治之先生曰無庸也此不過無賴窮人
先生之神鍼既盛傳都下遂有倣式冒名僞造神鍼以鬻

好善君子倘與先生有同志則神鍼之所及益廣矣

神鍼心法 卷下 　　　　　　　　三三

好善君子，倘与先生有同志，则神针之所及益广矣。

先生之神针既盛传都下，遂有仿式冒名，伪造神针以鬻于市者，左右请捕治之。先生曰："无庸也，此不过无赖穷人，借此以图目前生活计耳。使其针而有效，是代我广施针也，取直何害？使其针而不效，则不久将自废矣，何以究为？"先生之雅量容人有如此。

先生寓京，本为引见，非行医也。而针法盛行，自早至晚，肆应不遑，疲精役神，无少休息。承同年好友相爱，谋为迁寓以稍避喧，乃初迁于谕德薄公第，不数日而闻风踵至者如故也；再迁于刑垣掌科钱公第，不数日而闻风踵至者又如故也；三迁于台中吴公第，不数日而闻风踵至者仍如故也。不得已复归旧寓。仲冬十七日引见后，便欲束装。乃攀留者，依依不忍舍。至腊月初三日，方得出都门。先生亦诚劳矣，所往来名公、巨乡、同谱、世讲①，不能一一详载其官爵姓氏。会我太先生暨太师母同登八裘②，承在朝诸贵人，自中堂而下，凡用针者，各赋双寿诗，以致称祝，瑶章焕彩，锦字腾辉，洵大观也，诗刻另帙，兹集不载。

---

①世讲：朋友的后辈。
②裘（zhì）：即帙，量词。八裘即八十岁。

先生于乙未之腊月初三日出都门，二十一日抵介休，二十二日上汾州司马任。丙申仲春，奉宪委押解兵饷二十万两赴甘肃军前，十八日自省启行，至孟夏二十一日事竣言旋。凡车辙所往来，遇病即医，医即立愈，未能殚述，聊记一二于下。

先生行至匼河，有一骑疾驰而来问："舆中可是押西饷韩分府否？我小主觉罗托禧同富舅舅自京往兰州，富舅舅患肘臂疼痛，在京闻神针之名，未及请治，今因往兰州藩司署中，道过介休，原拟在介求治，适值分府押饷西行，故特破站兼程，以冀追及，得一面为幸。"未几，两骑到，二公下马握先生手，殷勤讲道来意。觉罗托禧者，陕西平庆临巩藩台驻扎兰州折公讳尔金之大世兄也；富舅舅者，世兄之母舅也。世兄言："我家君患病，两腿沉重，步履维艰，将来到兰，得以求治，诚天假之缘也。"而富公亦以治肘臂为恳，先求惠数针，先生出针付之，举订于藩署领教。二公因急欲取道，遂疾驰先去。治效见后。

先生行至隆德邑，邑侯吴君讳房校者，中堂安溪李公婿也，谒先生于公廨。下马两足蹒跚，先生问其故，云自抵任后即患足疾，且言阖衙上下皆患病，而其夫人之病为更剧。先生即于座中，为针其两环跳各二十一针。针毕，足无恙矣。吴君喜甚，延先生至署，一幕宾呻吟于榻，问之，患肠风，便血脱肛，而小便又赤浊，痛不可忍。先生手点数穴，令门下治之，各穴皆四十九针。翌日两便之疾都瘳。吴君益喜甚，延先生入内，求治其夫人。夫人患病十余年矣，骨瘦如柴，遍身疼痛，两手十指拳曲不能伸，两足不能下地，饮食不进，晡热往来，医药莫疗。先生诊脉毕，出针书一本，为点示用针之穴凡数十处，授诀吴君，令自治之。其余臧获仆妾之患病者，俱为点穴给针焉。治效见后。

　　季春二十六日，先生至兰州。次日谒藩宪折公，相见甚欢，延入内衙。斋饭毕，折公即以腿疾求治。先生为折公用针，已七针矣，而全不知痛痒，先生为停针少憩以待之。适富公在座，云："前承惠我神针，我途中自试，因不知穴道，即于痛处着针，针后本处之痛除，而痛流于他处。在于所流痛处针之，则痛仍归本处。以此痛益甚，奈何？"先生曰："此乃徒治其流，不治其源之故也。"为伊针数穴，针毕痛除，即往箭厅，挽强弓射百步外，矢皆贯革。富公喜曰："我以

神鍼心法　卷下

臂病不親弧矢者已十年矣，今復得，一逞少年伎倆，何快如之。

折公兩腿沉重，每踰門限及上下階級甚艱難，不知痛痒，名爲木風，此最難治。先生乃先瀉後補。瀉之四十九鍼，補七鍼，而腿中覺疼，先生曰：可治矣。因誠之曰：自今用鍼後，切須加意保養，禁房勞，慎喜怒，忌發風動氣之物，乃可望愈。折公遵教七日，果全瘳。

臨洮驛憲田公諱呈瑞者，其大世兄諱周字邗叔，年十八歲，能文章，工詩賦，英姿煥發。忽兩目患青盲，白日無所見。先生視其兩瞳神皆散，散將盡，乃曰：此目不急治，終身無目矣。爲鍼神庭、臨泣各數十鍼，翌日目遂明，瞳神如故。咸歎爲神。

平慶臨鞏臬憲巴公諱錫者，聞先生名，承枉顧，復邀叙談，歡若平生。巴公留心醫道，志在活人，見先生神鍼，傾心悅服，款曲連連，虛懷諮詢。先生出鍼書，爲一一講貫，并贈鍼焉。

巡撫甘肅寧夏平慶臨鞏大中丞綽公諱奇者，在軍前已久，太夫人暨夫人皆抱恙，醫不能療。藩、臬、驛

臂病不亲弧矢者已十年矣，今复得，一逞少年伎俩，何快如之！"

折公两腿沉重，每踰门限及上下阶级甚艰难，不知痛痒，名为木风，此最难治。先生乃先泻后补。泻之四十九针，补七针，而腿中觉疼，先生曰："可治矣。"因诚之曰："自今用针后，切须加意保养，禁房劳，慎喜怒，忌发风动气之物，乃可望愈。"折公遵教七日，果全瘳。

临洮驿宪田公讳呈瑞者，其大世兄讳周字邗叔，年十八岁，能文章，工诗赋，英姿焕发。忽两目患青盲，白日无所见。先生视其两瞳神皆散，散将尽，乃曰："此目不急治，终身无目矣！"为针神庭、临泣各数十针，翌日目遂明，瞳神如故。咸叹为神。

平庆临巩臬宪巴公讳锡者，闻先生名，承枉顾，复邀叙谈，欢若平生。巴公留心医道，志在活人，见先生神针，倾心悦服，款曲留连，虚怀咨询。先生出针书，为一一讲贯，并赠针焉。

巡抚甘肃宁夏平庆临巩大中丞绰公讳奇者，在军前已久，太夫人暨夫人皆抱恙，医不能疗。藩、臬、驿

神鍼心法　卷下　棠

三宪之夫人，每日上院请太夫人暨夫人安，因道及先生神针治病之神效，太夫人闻言色喜，明日遣人延先生。先生以中丞不在署，辞不往。太夫人则烦驿宪田公子奉陪先生进署，而令中丞二公子出迓先生于辕门。太夫人患左臂不仁，所服丸散、汤剂、药酒无筭，甚且艾灸、铁针，备尝痛楚，而莫之一效，垂十余年如一日。先生为针肩井、肩髃、曲池各二十一针，宿疾顿瘳，太夫人喜甚。

绰公夫人之恙甚多，宜用针之处，不一而足。以其穴在遍身，先生不便亲点，乃令一童子赤身，将夫人所当用针之穴，照夫人周身分寸，一一画于童身之上，而令女奴之解事者，一一照依童身所画之穴，为夫人点穴而用针。凡三昼夜，夫人遍体之穴皆针毕，而周身之宿疾尽霍然矣。其余上下男妇人等之用针而病痊者，不可以数计也。

先生住兰数日，欲押饷赴军前禀辞。藩宪曰：“可无劳远涉也，我早已具详富大人，将此饷即于兰库兑收，稍迟数日，详文即当批发来也，君可安心在此施针，以疗民疾苦。"先生既承藩宪款留，遂于方提塘家开局施针。凡在兰现任文武大小各衙门，与夫军民人等，及四方远近之闻风而至者，应接不暇，全活甚多。

闰三月十六日，奉到富大人批文，将所解军饷准于兰库兑收；十七日兑贮兰库讫，先生遂欲辞行返晋，而各宪俱力为攀留。至二十五日，始束装启行。是日也，祖道①郭门外者，车马络绎，百姓扶老携幼，挥泪相向，皆依依不忍舍，送至三十里外而回。

先生于二十五日自兰启行回晋，循原途而返，所过居民望治者甚众。先生停车悉为疗治，每过一村落，即有居民捧香跪道而迎者，问之则皆前日到兰求治而病愈者也。先生下车慰劳再三，有款留先生至其家而烹茗以献者，有以鸡黍馈者，有以果蔬进者，有以酒醴奉者，儿童妇女欣瞻色笑，欢然如赤子之见慈母焉。

孟夏三日至平凉府，东关内隆德邑侯吴君，奉平庆驿盐宪卢公之命，走请先生。因自述其夫人之病，自授针后，如法针治一月全愈，今且饮食大进，精神复旧，步履无恙，两手和柔，日事女工针黹，总理米盐凌杂，保全性命，内

<hr>

① 祖道：古代为出行者祭祀路神和设宴送行的礼仪。

助无虚，则皆先生再造之恩也。举家上下之病，无不尽愈，惟有早晚焚香顶祝耳。先生至卢公署，卢公大喜曰："某在都门即耳熟盛名，以未获一识荆州为怅，今得把晤，真三生之幸也。"卢公以尊公太翁在京患半身不遂，求先生惠针寄京。先生出针并授针书点示要穴付之，卢公感极。有爱女二八，颈患瘰疬求治，先生为点穴留针，令卢公自治之。前任道宪李公、严公俱有恙，至署求治，先生急欲就道，亦与点穴留针，卢公坚留不克，先生遂行。

先生解饷往还咸阳皋兰间，因得纵观看函天府之雄，华岳崆峒之峻，潼关沣灞之险，骊山温泉之奇，凡所过名山大川，古迹胜景，辄流连感慨上下古今，不能自已，一一皆有题咏，诗刻另帙，兹集不载。

先生于孟夏之二十一日回至介休，于仲夏之十一日，闻太师母周太君之讣，当是时也，抢地呼天，五中崩裂，断水绝粒者数日，几不欲生。亲朋再三勤慰，则以太先生在堂，始勉强视息。在署举襄后，迁居旅馆，闭门读礼。缘乏南旋资斧，久滞介休，弗获奔丧回籍，日夜望故乡啼泣，而远近之求治病者，猬集蜂拥。先生于衰经中，施针舍药，不少倦。有穷人射利者，求针入手，售于他处，每针一枚可得白镪①四金，先生知之而不问也。先生之神针，不特医人之病，而且以济人之贫，神针之利人也，亦溥②矣哉。

上《针案纪略》，记先生莅任石楼者九条，摄篆永宁者二条，引见寓京者十四条，解饷客秦者十四条，而以闻讣离任一条，殿之篇末，不过存什一于千百，此外疏漏甚多也。天祐赋姿愚钝，笔性奔鄙，无宋玉、侯芭③之藻，采风华以敷扬盛事，不能将先生当日之奇验一一传神写照，但据实直书而已。自知固陋无文，见嗤艺苑，其有语不雅驯，词不达意之处，敢求当代名公宗匠赐之针砭，幸甚，幸甚！

天祐谨识

---

①白镪：白银。

②溥：广大。

③宋玉、侯芭：均为中国古代著名文学家。

恳傳太乙神鍼投詞

具投詞　受業范毓馨

投爲懇　恩傳授太乙神鍼事

伏以

道戒輕傳石室韞琅函之笈、心存溥濟錦囊披雲篆之章、

仰體好生之仁功侔相業

俯慰虔求之意法衍燈傳叩秘密之弘宣快痌瘝之盡

愈羣登壽域咸躋春臺

神鍼心法　卷下　三

恭惟

芭翁韓老夫子　門下

四明間氣

三晉福星

溯家學之流芳允矣文開八代

紀傳臚之繩武依然瑞現五雲

詩禮趨庭科甲蟬聯而濟美

詒謀式穀芝蘭鵲起以蜚英

由名進士出宰花封惠露潤翠金逡巡以艮有司薦

恳传《太乙神针》投词

具投词　受业范毓馨

投为恳　恩传授《太乙神针》事

伏以

道戒轻传石室韫琅函之笈，心存溥济锦囊披云篆之章

仰体好生之仁，功侔相业

俯慰虔求之意，法衍灯传

叩秘密之弘宣，快痌瘝之尽愈

群登寿域，咸跻春台

恭惟

芭翁韩老夫子门下

四明间气，三晋福星

溯家学之流芳允矣，文开八代　纪传胪之绳武依然，瑞现五云

诗礼趋庭科甲，蝉联而济美　诒谋式谷芝兰，鹊起以蜚英

由名进士出宰花封，惠露润翠金逡迹；以良有司荐

升分府，威风震汾水东西。于鸣琴制锦之余闲，懋医国安民之大业。疏灵方而疗病，橘井泉香；庀妙药以除疵，杏林春暖。仁政必先无告，活鳏寡孤独者奚止千人；慈心普运神功，起残疾疲癃者难以亿计。现宰官身而度世，直与勾漏[1]齐驱；舍君臣药以给求，不学伯休[2]守价。声传秦晋，儿童妇女知名；鉴洞膏肓，扁鹊仓公再见。顾方药已推独步，乃神针更显灵踪。领太乙之真传，吹彻杖头藜火；拜吴山之仙授，携来肘后青囊。虽用火攻，非同艾灸；亦参药味，全异汤煎。疗积久之沉疴，须臾脱体；起垂危之笃疾，顷刻回生。去年引见驻京华，求治纷纷踏穿户限；今岁飞轮诣兰郡，乞针攘攘填拥街衢。莫不户颂重生，家炫再造者也。毓馨一介迂儒，半通末绶。承祖宗之积累，惧陨越夫家声；奉贤哲为楷模，希范围于善轨。非言仗义，偶排杂以解纷；岂曰轻财，聊周贫而济乏。久仰龙门之峻思，御李以无由；顷瞻熊轼之临欣，识荆之有幸。猥[3]不自揣，欲滥附于参苓；妄想心传，冀厕班于桃李。在孺子未必可教，恭修进履

①勾漏：地名。在今广西北流县东北。晋葛洪曾任勾漏令，故代指葛洪。
②伯休：即东汉民间医生韩康。此人卖药价格公道，从不讲价。
③猥：谦辞，犹言辱。

之文惟

先生許令前來慨踐傳書之約

開群生之活路

砌普渡之法橋泥首皈誠洗心聽教

伏願

弘敷化雨

大播宗風

救濟心殷擴善與人同之量

提携念切殫誨人不倦之懷勿終秘夫靈文祈盡傳夫

神鍼心法　卷下

奧旨趨馬融之絳帳敢夸東道之稱登卜氏之葩壇

願續西河之派情深立雪意切坐風不斬

太乙神鍼授我愚蒙後學幸邀

諾允敬立誓言毓馨自得法之後決不敢浪授輕傳

洩秘妙決不敢貪財圖利揹索窮人決不敢見艷

而起淫心借醫漁色決不敢受

師恩而昧根本飲水忘源即醫不謟富而欺貧不沽名而買

師訓逢人施藥遇病即醫不惜貲而吝費不勤始而怠終倘盟誓之有違甘

之文；惟先生许令前来，慨践传书之约。开群生之活路，砌普渡之法桥。泥首皈诚，洗心听教。

伏愿

弘敷化雨，大播宗风，救济心殷扩善与人同之量，提携念切殚诲人不倦之怀。勿终秘夫灵文，祈尽传夫奥旨。趋马融[1]之绛帐，敢夸东道之称；登卜氏[2]之葩坛，愿续西河之派。情深立雪意，切坐风不斩。

太乙神针授我愚蒙后学，幸邀诺允，敬立誓言：毓馨自得法之后，决不敢浪授轻传，妄泄秘妙；决不敢贪财图利，揹索穷人；决不敢见艳冶而起淫心，借医渔色；决不敢受师恩而昧根本，饮水忘源。自当谨守诚言，凛遵师训，逢人施药，遇病即医，不谄富而欺贫，不沽名而买誉，不惜资而吝费，不勤始而怠终。倘盟誓之有违，甘

---

①马融：东汉儒家学者，著名经学家，尤长于古文经学。设帐授徒，门人常有千人之多。

②卜氏：即子夏，孔子弟子。

天诛之立殛。

弟子毓馨，无任激切，悲哀悚惶，待命之至，须至投词者。

当先生在吴山传授神针之时，无名老人自言走遍天涯，阅人多矣，未敢滥传，独授之于先生，诚慎之也，诚重之也。尔时对天盟誓，决不敢轻泄妄传，以亵越此大道，非比偏方小术，可以逢人而说，信口而谈者也。世人见神针奇效如神，身上之宿疾方瘳，心中之妄想顿起，便向先生恳授秘方，殊可笑也。吾党从游者不少，惟范子梅谷得授真诠。先生慎重择人，不敢负当日之盟誓，以获罪于无名老人。观投词、诫文两篇，大略可睹矣。

天祐谨识

《太乙神针》传授渊源诚文

窃惟太乙神针者，乃起死回生之妙道，救人济世之神方，藏之名山洞府之中，韫之金匮石室之内，迥异寻常医术，诚为教外别传。名曰针，非金，非银，非铁，盖扁鹊仓公之所未谈；虽用药，不汤，不散，不丸，亦轩皇岐伯之所深宝。起痼疾于俄顷，疗沉疴于须臾。此非海岛奇方所能伯仲，又岂龙宫秘帙所得后先者哉？是以历代相承，嫡严宗派，一灯遥映，焰接薪传。不是吾徒，赘千金而弗顾；果然道器，畀①一贯以何言。仆迹混尘埃，身惭仙骨，幼年访道，寻勾漏之丹砂；壮岁成名，慕旌阳②之政绩。粤在戊子仲夏，偶憩浙水之吴山，遂于紫霞洞天获拜神针之仙授。踏破铁鞋而难觅，欣开云锦以披宣。记摩顶之诚词，秘之三缄其口；镌微言于心版，行之百倍其功。以故自出宰石楼，暨分知汾郡，无时不以利济为念，无日不以神针活人。常极目斯世之茫茫，多方接引；问谁是吾门之楚楚，可与传心。未尝不抱和璞而自怡，抚牙琴而独赏也。何意汾水介山之内，乃有乐道好善之人如范子毓馨者，以忠孝立心，以慈祥接物，生平之

---

① 畀：同"畁"，给予。

② 旌阳：指晋代道士许逊，曾任旌阳县令，勤政为民，人称"许旌阳"。

敦伦饬纪，固已对衾影而无惭；济困扶危，载口碑而不朽矣。犹以未闻大道，志切彷徨，欲得神针，心如饥渴，不辞折节之雅，爰来问道于盲。沥血投词，见性天之流露；刿心立愿，征质地之惇庞。哀恳者三，精诚积而不懈；顿首者九，善念苦而弥恭。既邂逅而遇伊人，可始终而秘我法用。是出三千年始开之妙蕴，剖破元机；将五百载偶现之精华，敷扬奥旨。何修得此，知君夙世植灵根；永矢勿谖，听我当前申诚约。所有条款具列于下：

四不针

○不忠不孝，乖悖五伦者不针；

○恶人淫妇，该受阴谴者不针；

○少妇闺女，病在胸腹者不针；

○孀妇尼僧，独处一室者不针。

五不许

○不许男女混杂，妄动淫心，致败行检。

○不许贪财图利，揸勒穷人。其有富贵之家，或赠珍药，或馈药资，出于情愿者不禁。

○不许醉中为人用针，及身污不净。

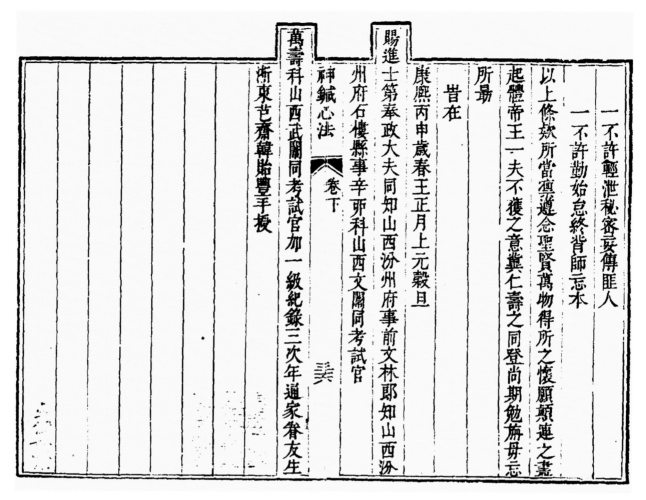

○不许轻泄秘密，妄传匪人。

○不许勤始怠终，背师忘本。

以上条款，所当凛遵。念圣贤万物得所之怀愿，颠连之尽起；体帝王一夫不获之意冀，仁寿之同登，尚期勉旃，毋忘所勖^①。

时在 康熙丙申岁春王正月上元谷旦^②

赐进士第奉政大夫同知山西汾州府事前文林郎

知山西汾州府石楼县事

辛卯科山西文闱同考试官

万寿科山西武闱同考试官

加一级纪录三次

年通家眷友生浙东芑斋韩贻丰手授

<hr>

①勖：勉励。

②上元谷旦：上元，即农历正月十五日；谷旦，指良晨，常用为吉日代称。

太乙神针

[清] 范毓䄷 撰　卞雅莉 校订

清同治七年刻本

　　《太乙神针》不分卷，针灸学著作。清代范毓䄷撰。此书与韩贻丰所撰《太乙神针心法》为姊妹篇。作者乃韩贻丰入室弟子，太乙神针传人。书中详细记载太乙神针的方药组成和制作要领，具体说明了施针穴位及相应病候，补充并完善了《太乙神针心法》内容。今以清同治七年（1868）刻本影印校订。

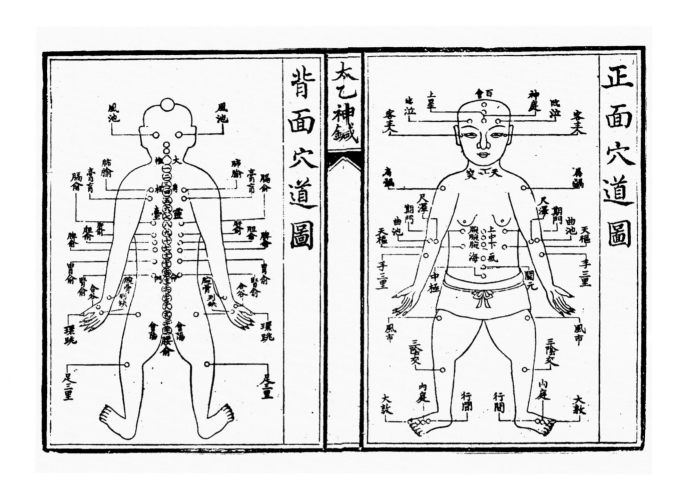

正面穴道图（图见上）

背面穴道图（图见上）

太乙神鍼原序

化之經脉概執成方以治病一涉疑似即有毫釐千
里之謬人命相關可不慎哉范公推其根源欲於診
視之外求所以治病之神與去病之速莫若鍼灸第
鍼砭之法有用鐵鍼者有用金石者有用艾灸鍼灼
者種種不一雖有救急之功而焦頭爛額傷其肌膚
是一病未除又增一病亦非善道惟有雷火鍼一法
鍼既非鐵且不著肉最為善治但考其藥品多用蜈

雍正間粤東潮州總鎮范公毓錡號培蘭者留心壽
世徧閱方書深歎議論不一而人之疾病亦不一以
不一之議論治不一之疾病豈不夏夏其難之然而
繩墨貴在變通成法不可拘滯嘅夫今之庸醫不分
經絡受病之由不按陰陽表裏之症專以湯頭為準
舛誤甚多藥之不效實由藝之不精也夫以微茫變

太乙神针原序

雍正间，粤东潮州总镇范公毓锜，号培兰者，留心寿世，遍阅方书，深叹议论不一，而人之疾病亦不一，以不一之议论治不一之疾病，岂不戞戞其难之？然而绳墨贵在变通，成法不可拘滞，嘅夫今之庸医，不分经络受病之由，不按阴阳表里之症，专以汤头为准，舛误甚多，药之不效，实由艺之不精也。夫以微茫变化之经脉，概执成方以治病，一涉疑似，即有毫厘千里之谬。人命相关，可不慎哉！范公推其根源，欲于诊视之外求所以，治病之神与去病之速，莫若针灸。第针砭之法，有用铁针者，有用金石者，有用艾灸针灼者，种种不一。虽有救急之功，而焦头烂额，伤其肌肤，是一病未除又增一病，亦非善道。惟有雷火针一法，针既非铁，且不着肉，最为善治。但考其药品，多用蜈

太乙神鍼 二

蚣、乌头、巴豆等物，率皆猛烈劫制，倘遇屛弱羸怯之躯，贻害不免，每为踌躇。适有道人，踵其署而传其秘，号曰太乙神针。制同雷火法，而药皆纯正，且用法隔布七层，不伤肌肉，非若铁针与金石艾灸者令人彷徨畏惧也。范公心窃喜之，遂择吉依法制造。每遇人有风寒暑湿、痼疾沉疴，治无不效。即多制药针，详列症治，遍送世人。数十年来济人不少。山阴王公大德得其针法，会稽沈公士元任江宁尉，患手指麻木，王公出针治之，立愈。沈公遂亦制针遍赠。壬辰秋，余得其传，因足染木疾，多年不愈，如法制针，未及自治，先治癆病两人，风病一人，血病三人，无不应手而愈。余病亦随治即瘥。洵乎此针功效异常，其为仙传无疑矣。愿与常世宝之。

浙东周雍和识

太乙神鍼

又序

乾隆辛亥余遊南豐夏六月右臂酸痛大指麻木而案頭雲積不能舉筆居停徐岫東先生授余太乙神鍼書歷言經驗之妙即依方修合十日內連灸四次大指即能屈伸復於六日內灸三次酸痛亦止右臂運動如常遂錄是書存之行匣後遇沉疴無不奏效癸丑夏於分甯署中出示同人爭相傳鈔吳門彭筠岩曰與其鈔而藏諸己曷若刊而公諸世乎爰刊刷徧送流傳益廣經驗愈多不能縷述則此書之傳誠壽世之妙術耶

淮陽邱時敏謹書

三

又序

　　乾隆辛亥，余游南丰。夏六月，右臂酸痛，大指麻木，而案头云积，不能举笔。居停徐岫东先生授余太乙神针书，历言经验之妙，即依方修合。十日内连灸四次，大指即能屈伸。复于六日内灸三次，酸痛亦止，右臂运动如常。遂录是书，存之行匣，后遇沉疴，无不奏效。癸丑夏，于分宁署中出示同人，争相传抄。吴门彭筠岩曰：与其抄而藏诸己，曷若刊而公诸世乎？爰刊刷遍送，流传益广，经验愈多，不能缕述，则此书之传，诚寿世之妙术耶。

淮阳邱时敏谨书

太乙神針方

　　艾绒三两　硫黄二钱　真麝　乳香　没药　丁香　松香　桂枝　杜仲　枳壳　皂角　细辛　川芎　独活　穿山甲　雄黄　白芷　全蝎各一钱

　　上为末。称准分两，和匀。预将大纸裁定，将药铺纸上厚分许，层纸层药，凡三层，卷如大指粗细。擀令极坚，以桑皮纸厚糊六七层，再以鸡蛋清通刷外层，务须阴干，勿令泄气。

用针法

　　○用针先审是何病症，取何穴道，用笔圈记其穴，以红布七层安于穴上候针。

　　○将针向灯烛上烧透，对正穴道，放于红布上，候药气温热渐透肌腠，直入病奥，便觉氤氲清爽，应效

之速難以言傳若太熱將鍼略提起俟熱定再鍼

以七記數少則一七多則七七亦可

一燒鍼務令著透輕重浮沉按須得法鍼火若滅便

再燒之

一用過藥鍼以極乾竹筒封藏便可復用

一宜天氣晴和明窻淨几密室無風之處敬謹焚香

如法用鍼登時奏效更須擇吉若遇人神所在之

日不宜鍼灸切須忌之惟急症不得不從權耳

一鍼後靜臥片時使藥氣周流暢達於臟腑脈絡之

間然後起飲醇酒數盃借酒力以行藥氣微醺為

度切忌冒風

一鍼後務宜謹攝起居保養元氣禁止房事撙節飲

食勿因病體已痊便爾恣情縱慾自作不靖與鍼

何尤

之速，难以言传。若太热，将针略提起，俟热定再针。以七计数，少则一七，多则七七亦可。

○烧针务令著透，轻重浮沉，按须得法，针火若灭，便再烧之。

○用过药针以极干竹筒封藏，便可复用。

○宜天气晴和，明窗净几，密室无风之处，敬谨焚香，如法用针，登时奏效。更须择吉，若遇人神所在之日，不宜针灸，切须忌之。惟急症不得不从权耳。

○针后静卧片时，使药气周流畅达于脏腑脉络之间。然后起饮醇酒数杯，借酒力以行药气，微醺为度。切忌冒风。

○针后务宜谨摄起居，保养元气，禁止房事，撙节饮食，勿因病体已痊，便尔恣情纵欲，自作不靖，与针何尤。

太乙神鍼 六

逐日人神所在不宜鍼灸

初一在足大指　初二在外踝　初三在股内　初四在腰　初五在口　初六在手　初七在内踝　初八在腕　初九在尻　初十在腰背　十一在鼻梁　十二在髮際　十三在齒　十四在胃脘　十五在遍身　十六在胸　十七在氣衝　十八在股内　十九在足　二十在内踝　廿一在手小指　廿二在外踝　廿三在肝及足　廿四在手陽明　廿五在足陽明　廿六在胸　廿七在膝　廿八在陰　廿九在膝脛　三十在足趾

穴道取寸法

以男左女右手中指第二節屈指兩紋尖相去為一寸取稻草心或薄篾片皆易折而不伸縮用繩則伸縮而不準

逐日人神所在不宜针灸

初一在足大指	初二在外踝	初三在股内	初四在腰	初五在口	初六在手
初七在内踝	初八在腕	初九在尻	初十在腰背	十一在鼻梁	十二在发际
十三在齿	十四在胃脘	十五在遍身	十六在胸	十七在气冲	十八在股内
十九在足	二十在内踝	廿一在手小指	廿二在外踝	廿三在肝及足	廿四在手阳明
廿五在足阳明	廿六在胸	廿七在膝	廿八在阴	廿九在膝胫	三十在足指

穴道取寸法

以男左女右手中指第二节，屈指两纹尖相去为一寸，取稻草芯或薄篾片，皆易折而不伸缩，用绳则伸缩而不准。

太乙神鍼

凡中風頭風風癎角弓反張忘前失後氣絶脫肛目淚耳聾鍼百會穴從鼻直上入髮際五寸旋毛陷中可容指處醫宗金鑑云直上兩耳尖頂隔中

凡腦冷鼻塞腦漏汗不出目睛痛鍼上星穴從髮際直上一寸或從眉心上四寸

凡頭痛目眩出淚流涕鍼神庭穴從鼻上直入髮際五分即眉心上三寸五分

凡喉瘡喉風哮喘氣噎肺癰咯血喉中有聲鍼天突穴結喉下二寸陷中

凡心腹疼痛驚悸痰疾伏梁氣蠱狀如覆盆黃疸積塊熱病腹鳴飲食不化虛勞時症血痰風癎等症鍼上脘穴臍上五寸

凡翻胃吐食心下脹滿狀如伏梁傷寒飲水過多腹脹氣喘寒癖飲食不進赤白痢面色痿黃五隔鍼

七

凡中风、头风、风癎，角弓反张，忘前失后，气绝脱肛，目泪耳聋，针百会穴从鼻直上入发际五寸，旋毛陷中可容指处。《医宗金鉴》云：直上两耳尖顶陷中。

凡脑冷鼻塞，脑漏，汗不出，目睛痛，针上星穴从发际直上一寸，或从眉心上四寸。

凡头痛目眩，出泪流涕，针神庭穴从鼻上直入发际五分，即眉心上三寸五分。

凡喉疮、喉风，哮喘气噎，肺痈咯血，喉中有声，针天突穴结喉下二寸陷中。

凡心腹疼痛，惊悸痰疾，伏梁气蛊，状如覆盆，黄疸积块，热病腹鸣，饮食不化，虚劳时症，血痰风癎等症，针上脘穴脐上五寸。

凡翻胃吐食，心下胀满，状如伏梁，伤寒饮水过多，腹胀气喘，寒癖，饮食不进，赤白痢，面色萎黄，五隔，针凡肚腹坚硬，痃癖气块，小便赤涩，身体羸瘦，翻胃气胀，不嗜饮、食不化，针下脘穴脐上二寸。

凡男子阳事久惫，妇人经水不调，及滞气成块，状若覆盆，腹胀气喘，心脐下冷痛，面赤，脏气虚惫，真气不足，一切气疾不化，肌瘦，四肢无力，奔豚七症，腹胀结块，脱阳阴症缩肢卵，妇人临经行房，羸瘦崩中，月事不调，产后恶露不止，绕脐绞痛，闪著腰痛，小儿遗尿，针气海穴脐下一寸五分。

凡男子遗精白浊，脐下冷痛，小便痛涩遗沥，溺血，妇人赤白带下，经水不调，胞门闭塞，胎漏下血，产后恶露不止，针关元穴脐下三寸。

凡男子奔豚抢心，遗沥失精，五淋七疝，小便赤涩，妇人经水不调，不受胎孕，冷气积聚冲心，脐下结块，

太乙神鍼

凡傷寒結胸咳嗽吐膿肚腹膨脹霍亂吐瀉婦人熱入血室產後因飲食不進鍼期門穴兩乳下第二肋疼骨端

凡夾臍痛沖心腹赤白痢疾泄瀉飲食不化男子一切血損婦人結血成塊鍼天樞穴臍兩旁各開二寸許陷中

凡手臂酸痛不能提物鍼肩髃穴肩端兩骨間

凡偏風不遂兩手拘攣捉物不得臂細無力肘內寒冷而痛傷寒餘熱不盡舉體痛痒如虫嚙皮脫瘓

失精無子胎衣不下惡露不行血結成塊于門腫痛小腹寒痛臨經行房瘦弱陰痒痛鍼中極穴臍下四寸

凡目痛內障赤白翳腋腫脅下痛鍼臨泣穴從兩目中直上髮際五分陷中

凡兩額暴痛口眼歪斜牙關緊閉失音不語鍼客主人穴兩耳前骨上宛中間開口即空處

九

失精无子，胎衣不下，恶露不行，血结成块，子门肿痛，小腹寒痛，临经行房，瘦弱，阴痒痛，针中极穴脐下四寸。

凡目痛内障，赤白翳，腋肿，胁下痛，针临泣穴从两目中直上发际五分陷中。

凡两额暴痛，口眼歪斜，牙关紧闭，失音不语，针客主人穴两耳前骨上宛中间开口即空处。

凡伤寒结胸，咳嗽吐脓，肚腹膨胀，霍乱吐泻，妇人热入血室，产后因饮食不进，针期门穴两乳下第二肋疼骨端。

凡夹脐痛冲心腹，赤白痢疾，泄泻，饮食不化，男子一切血损，妇人结血成块，针天枢穴脐两旁各开二寸许陷中。

凡手臂酸痛，不能提物，针肩髃穴肩端两骨间。

凡偏风不遂，两手拘挛，捉物不得，臂细无力，肘内寒冷而痛，伤寒余热不尽，举体痛痒如虫啮，皮脱，瘦

太乙神鍼

瘀癲疾癮疹鍼曲池穴屈手按胸肘彎　凡風痹手臂不舉汗出中風小兒慢驚痰疟鍼尺澤　穴紋見肘中動脉處即肘彎橫紋當中屈肘　《金鑑》云屈肘橫紋筋骨罅中　凡手臂不仁肘彎難伸偏風以及頰頷紅腫齒痛瘰癧鍼手三里穴曲池下二寸銳內端按之肉起　凡兩腿麻木左癱右瘓行步不得一切脚氣鍼風市　穴端立垂手於股外中指尖到處　凡疝氣遺溺失精足痿不能行鍼三陰穴內踝踝尖上三寸大骨下陷中　凡十般水腫四肢厥逆咽喉引痛久疟不食惡聞人聲口歪齒齲鍼內庭穴足大指次指岐骨縫間動脉應手陷中　凡白濁溺難腹脹心痛咳逆吐血煩悶短氣手足浮腫四肢厥逆而冷鍼行間穴足大指次指岐骨縫　凡小腸疝氣小便頻數陽縮入腹陰囊偏大臍腹腫

疢，癞疾，瘾疹，针曲池穴屈手按胸，肘弯横纹尖尽处。

凡风痹手臂不举，汗出中风，小儿慢惊，痰疟，针尺泽穴肘中动脉处，即肘弯横纹当中，屈肘纹见。《金鉴》云：屈肘横纹筋骨罅中。

凡手臂不仁，肘弯难伸，偏风，以及颊颔红肿，齿痛，瘰疬，针手三里穴曲池下二寸锐内端，按之肉起。

凡两腿麻木，左瘫右痪，行步不得，一切脚气，针风市穴端立垂手于股外，中指尖到处。

凡疝气，遗溺失精，足痿不能行①，针三阴交②穴内踝踝尖上三寸，大骨下陷中。

凡十般水肿，四肢厥逆，咽喉引痛，久疟不食，恶闻人声，口歪齿龋，针内庭穴足大指次指歧骨缝间，动脉应手陷中。

凡白浊溺难，腹胀心痛，咳逆吐血，烦闷短气，手足浮肿，四肢厥逆而冷，针行间穴足大指次指歧骨缝间，动脉应手陷中。或云在大指次指之间足背上。

凡小肠疝气，小便频数，阳缩入腹，阴囊偏大，脐腹肿

---

① 行：此下原有"膝"字，据《明堂灸经》卷三删。
② 交：原无，据《明堂灸经》卷三补。

胀而痛，尸厥如死，脚气红肿，行步艰难，妇人血崩，针大敦穴足大指端去爪甲韭叶许毛中。《金鉴》云：外侧聚毛中。

凡耳聋虚鸣，脱颔口噤，颊肿牙疼，针风池穴在耳后陷中，按之引耳内。

凡五劳七伤，遍身发热，诸般疟疾，针大椎穴第三节颈骨下，第一节脊骨上间。

凡脊膂强痛，咳吐不止，癫狂谵语，疢疢发热，针身柱穴大椎穴下三节骨下间，按其窍中。

凡患气喘不得卧，针灵台穴第六节骨下窍间。

凡腰腹引痛，头疼如破，里急，痿疢，针命门穴十四节骨下窍中。

凡腰胯脊痛，不能俯仰，足痹不仁，妇人月水枯闭，针腰俞穴尾尻骨节上窍间。

凡传尸骨蒸，肺痿吐血，咳嗽，胸膈气喘，针肺俞穴三脊骨下两旁各开一寸五分。《金鉴》云：以手搭肩，左取右，右取左，当中皆末处。

凡五劳七伤，诸虚百损，肺痿咯血，咳嗽吐痰，寒热往来，四肢无力，人身百病，无不主之，针膏肓穴四脊骨下，两旁各开一寸五分。《金鉴》云：正坐，曲脊，从髀骨上角摸索，至髀骨下头，其间当有四肋三间，按其中一间空处，是其穴也。

凡血症心痛，翻胃吐食，自汗，四肢怠惰，针膈俞穴第七脊下各开三寸，正坐取之。

凡多怒躁急，气促逆咳血，目眩黄疸，针肝俞穴九脊下各开二寸。

凡骨蒸劳热，舌干咽痛，头疼目黄，食不下，干呕并血，血症，针胆俞穴第十脊下。《金鉴》云：各俞皆去脊中二寸，故不从寸半之说。

凡诸般黄疸，四肢不收，痹痛膈疼，久患泄痢，翻胃吐食，膈气积聚，痰疟寒热，针脾俞穴十一脊骨下各开二寸。

凡胃寒腹胀，肠鸣翻胃，呕吐，小儿羸瘦，针胃俞穴十二脊下各开二寸。

凡腎經虛憊，腰痛如折，便血出精，陰痛身熱，耳聾目眳，膝攣足寒，針腎俞穴十四脊下各開二寸，亦有一寸五分。《金鑒》云：與臍平。

凡五痔腸癖，兩臀尖痛，泄瀉久痢，陰汗濕痒，腸風脫肛，針會陽穴尾尻骨兩旁各開二寸。尻骨節上兩旁各開寸半亦可。《金鑒》云：五分。

凡狂惕，煩悶，驚風，腕肘不得屈伸，針腕骨穴手外側腕前起骨下陷中，即小指直上處。

凡鼻血不止，唇吻不收，瘖不能言，口噤偏風，風疹頭痛，針合谷穴大指次指歧骨間陷中，即虎口兩叉骨縫中。

凡中風中痰，半身不遂，腰胯強直，股痛相引，腰脅不得轉側，諸風寒濕，風痺風疹，針環跳穴在髀樞中，側臥，屈上足，伸下足取之。足後跟到處即是。大腿曰股，股上曰髀，楗骨之下，大腿之上，兩骨合縫之所曰髀樞，當環跳穴處也。

凡五勞七傷，翻胃氣隔，腸鳴肚痛，疝癖膨脹，胸膈蓄血，咳嗽稠痰，腿膝酸痛，足痿失屧，針足三里穴膝下

太乙神鍼　西

採製艾葉本草云艾味苦氣溫陰中之陽無毒主灸百病三月三日五月五日採曝乾陳久者良辟惡殺鬼製艾先要令乾燥入臼搗細篩去塵屑搗取潔白為上令焙大燥則灸有力火易燃如潤無功以上按穴治病不可舛誤如遇周身疼痛跌蹪損

三寸行外廉以手掌按膝頭中指尖到處股外旁也膝蓋骨下三寸在骭骨外廉兩肋肉分宛宛中平坐垂足取之在背金鑑作大筋肉

傷骨節疼痛瘀血不散及癰疽發背對口疔瘡痰核瘰癧一切無名腫毒各於患處鍼之痛者鍼至不痛不痛者鍼至痛即愈以及窮鄉僻壤無藥之處帶備神鍼見病即鍼到病除真屬快事不但保身兼可積德願與同志廣為傳布以濟世焉

道光己酉年仲夏昆陵袁質夫較訂

三寸，行外廉，以手掌按膝头，中指尖到处，股外旁也。膝盖骨下三寸，在骭骨外廉两筋肉分宛宛中，平坐垂足取之，在背。《金鉴》作大筋肉。

采制艾叶

本草云：艾，味苦，气温，阴中之阳，无毒。主灸百病。三月三日、五月五日采，曝干。陈久者良。辟恶杀鬼。制艾先要令干燥，入臼捣细，筛去尘屑，捣取洁白为上。令焙大燥，则灸有力，火易燃；如润无功。以上按穴治病，不可舛误，如遇周身疼痛，跌磕损伤，骨节疼痛，瘀血不散，及痛疽发背，对口疔疮，痰核瘰串，一切无名肿毒，各于患处针之。痛者针至不痛，不痛者针至痛，即愈。倘水陆舟车，客途旅次，以及穷乡僻壤，无药之处，带备神针，见病即针，针到病除，真属快事，不但保身，兼可积德。愿与同志广为传布以济世焉。

道光己酉年仲夏昆陵袁质夫校订

用生薑一大片厚二分許中扎數小孔平放應鍼穴

道之上用麫捏一小碗如酒盃大椀底亦扎數小孔

將神鍼內藥料拆出再加蘄艾絨少許捏作團置於

椀內點著平放於薑片之上頃刻之間藥氣即可透

入如覺甚熱將薑片略略抬起停片刻即再放下看

椀內藥將著盡即取起另換每一次換藥三四回便

太乙神鍼

十五

可收止每日或一次或兩次不拘

太乙神鍼有兩種用法一將鍼懸起離布半寸許

藥氣自能隔布透入一將鍼實按布上藥氣更易

透入然懸起一法取效較緩實按一法輕則布易

燃重則火易滅均有微碍不如以鍼為灸較為妥

當取效亦速今夏余右臂患麻左膀作痛數月未

瘥山陰唐煜軒大令以所製太乙神鍼授余先用

附：太乙神针灸法

用生姜一大片，厚二分许，中扎数小孔，平放应针穴道之上，用面捏一小碗，如酒杯大，碗底亦扎数小孔，将神针内药料拆出，再加蕲艾绒少许，捏作团，置于碗内，点着，平放于姜片之上，顷刻之间药气即可透入。如觉甚热，将姜片略略抬起，停片刻，即再放下。看碗内药将着尽，即取起另换。每一次换药三四回便可收止。每日或一次或两次不拘。

太乙神针有两种，用法：一将针悬起，离布半寸许，药气自能隔布透入；一将针实按布上，药气更易透入。然悬起一法，取效较缓；实按一法，轻则布易燃，重则火易灭，均有微碍。不如以针为灸，较为妥当，取效亦速。今夏余右臂患麻，左膀作痛，数月未瘥，山阴唐煜轩大令以所制太乙神针授余，先用

懸鍼法痛麻雖減而未能脫然繼用實按法苦其
不便因變而為灸又思灸法皆用艾作團點著置
所患處顧團小則藥力不濟團大則皮膚易傷故
用麵椀隔薑灸之收束艾火不使零星散亂而藥
氣溫煖半刻許已直透病奧頓覺肌腠筋絡之間
氤氳暢達余每日灸一次凡三日而所患若失竊
謂此法可為太乙神鍼之一助用敢詳疏其法刊

附書後公諸世人

咸豐六年十二月朔滄洲葉圭書識於濟東道署之

及園

悬针法，痛麻虽减，而未能脱。然继用实按法，苦其不便，因变而为灸。又思灸法皆用艾作团，点着，置所患处，顾团小则药力不济，团大则皮肤易伤，故用面碗隔姜灸之，收束艾火，不使零星散乱，而药气温暖，半刻许已直透病奥，顿觉肌腠筋络之间氤氲畅达。余每日灸一次，凡三日而所患若失。窃谓此法可为太乙神针之一助用，敢详疏其法，刊附书后，公诸世人。

咸丰六年十二月朔沧州叶圭书识于济东道署之及园

太乙神鍼

余於同治乙丑由閩言旋抵家月餘覺右足面時有
閃痛步履維艱竊意千里遠歸間關跋涉為損勞筋
骨所致而不知染患風疾也旋即瘥去遂亦置之不
加理會於次年秋在武林又復舉發較前為甚竟至
不能行走始悟風患而病與時深矣急飲五加皮及
愈風等酒以治之雖覺稍瘥而時發時止
殊為所苦迨至丁卯仲春驟然大發足面上連小腿

同治癸亥余官楚北元旦日兩膝為風濕所注屈伸
皆痛半載未瘥夏仲忽得是書即依方修合按穴鍼
灸不旬日病良已其功效之速不亦神乎惜板存他
處未能流通爰重授剞劂並附記之以廣其傳

浙東王省三識

同治癸亥，余官楚北，元旦日两膝为风湿所注，屈伸皆痛，半载未瘥。夏仲忽得是书，即依方修合，按穴针灸。不旬日，病良已，其功效之速不亦神乎！惜版存他处，未能流通，爰重授剞劂，并附记之，以广其传。

浙东王省三识

余于同治乙丑，由闽言旋抵家月余，觉右足面时有闪痛，步履维艰。窃意千里远归，间关跋涉，为损劳筋骨所致，而不知染患风疾也。旋即瘥去，遂亦置之不加理会。于次年秋在武林又复举发，较前为甚，竟至不能行走。始悟风患而病与时深矣。急饮五加皮及愈风等酒以治之。虽觉稍瘥，无所大碍，而时发时止，殊为所苦。迨至丁卯仲春，骤然大发，足面上连小腿红肿，非常疼痛难忍，寸步不能移动，遍购方药，服洗兼施，均无效验。适有同寓吴门费喆如二尹，见而询及，检授是书，阅之方病吻合，遂即依方合制，其原料约需四金，因艰于资斧，只合十分之一，仅得如大灯烛者一针。如法针治，三四后红肿皆消，旬日之间，痛亦渐止。至半月后而竟霍然，行动步履如常，并无稍碍，洵称神效。因思余所患，仅惟足风，已得奏效神速，若此以针所载各疾，定能俱验无疑，且价廉而事省，较便于他项医调，盖可以减料合制，或合十之一二分，或三五分，均无不可。诚为简妙良方。乃版存他处，购刷为难，惜其尚欠传布。爰手录之，冀广流行，并述经验之由，俾得咸知神妙，遇病即针，为寿世益人之助也。

同治七年清和上浣会稽倪德培心田氏附识

图书在版编目（ＣＩＰ）数据

中国针灸大成. 针法卷. 云岐子论经络迎随补泻法；治病针法；针灸法总要；选针三要集；
灸膏肓腧穴法；痈疽神秘灸经；采艾编；艾灸通说；太乙神针心法；太乙神针 /石学敏
总主编，王旭东，陈丽云，尚力执行主编. — 长沙 ： 湖南科学技术出版社，2023.4
　　ISBN 978-7-5710-1928-0

　Ⅰ. ①中… Ⅱ. ①石… ②王… ③陈… ④尚… Ⅲ. ①《针灸大成》②针灸疗法－中国－古代
Ⅳ. ①R245

中国版本图书馆 CIP 数据核字(2022)第 219932 号

中国针灸大成 针法卷
YUNQIZI LUN JINGLUO YINGSUI BUXIE FA ZHIBING ZHENFA ZHENJIU FA ZONGYAO XUANZHEN SAN YAO JI

JIU GAOHUANG SHUXUE FA YONGJU SHE MI JIUJING CAI AI BIAN AI JIU TONGSHUO TAIYI SHENZHEN XINFA TAIYI SHENZHEN

云岐子论经络迎随补泻法 治病针法 针灸法总要 选针三要集
灸膏肓腧穴法 痈疽神秘灸经 采艾编 艾灸通说 太乙神针心法 太乙神针

总 主 编：石学敏
执行主编：王旭东　陈丽云　尚　力
出 版 人：潘晓山
责任编辑：李　忠　姜　岚
出版发行：湖南科学技术出版社
社　　　址：长沙市芙蓉中路一段 416 号泊富国际金融中心
网　　　址：http://www.hnstp.com
湖南科学技术出版社天猫旗舰店网址：
　　　　　http://hnkjcbs.tmall.com
邮购联系：0731-84375808
印　　　刷：长沙沐阳印刷有限公司
　　　　　（印装质量问题请直接与本厂联系）
厂　　　址：长沙市开福区陡岭支路 40 号
邮　　　编：410003
版　　　次：2023 年 4 月第 1 版
印　　　次：2023 年 4 月第 1 次印刷
开　　　本：889mm×1194mm　1/16
印　　　张：50.25
字　　　数：669 千字
书　　　号：ISBN 978-7-5710-1928-0
定　　　价：850.00 元